John Howard's Esq.

Mitgliedes der königl. Soc. der Wissenschaften

Nachrichten

von den vorzüglichsten

Krankenhäusern und Pesthäusern in Europa.

Nebst einigen Beobachtungen über die Pest und fortgesezten Bemerkungen über Gefängnisse und Krankenhäuser.

Aus dem Englischen.

Mit Zusäzen des deutschen Herausgebers, welche besonders die Krankenhäuser angehen.

Mit Kupfern und Tabellen.

Leipzig,
bey Georg Joachim Göschen. 1791.

Vorrede.

Daß mitten unter den vielen, sich schnurstracks widersprechenden und schwankenden Grundsätzen und Urtheilen unsers Zeitalters, und bey dem Tumulte mannichfaltiger Gefühle und einer eigenen, alles beherrschenden Eigenliebe und Selbstsucht unsers nun ablaufenden Jahrhunderts nicht in wenigen Gegenden die menschenfreundlichsten Gesinnungen zu gleicher Zeit merklich zu wirken anfangen, kann und wird niemand in Zweifel ziehen wollen.

Armuth und Verdorbenheit der Sitten, Verfälschung der heiligsten Pflichten und wichtigsten Tugenden, Schwelgerey und Ausschweifungen, welche mancherley Seuchen erzeugen und unglückliche Säuglinge aller Hülfe berauben, machen Armenhäuser, Gefängnisse und Zuchthäuser, Krankenhäuser, Waysenhäuser und Findelhäuser nothwendig.

Es ist daher mit Recht die Sorgfalt, welche man für die Verpflegung der ver-

arm-

armten, verführten, erkrankten und unerzogenen Menschheit trägt, eine Hauptangelegenheit unsers Zeitalters geworden.

Deßhalb ist man neuerlich darauf bedacht gewesen, entweder neue Anstalten zu treffen, oder die alten schon getroffenen zu verbessern, um diesen Gebrechen unsers Zeitalters abzuhelfen, und dem leidenden Theile der Gesellschaft so viel wie möglich unter die Arme zu greifen *).

*) Sehr neugierig bin ich auf eine Schrift, von der mir bis jezt nichts, als der bloße Titel bekannt worden ist: Nouveau plan de Constitution pour la medecine en France, présenté a l'Assémblée nationale par la Societe Royale de Medecine à Paris. 1790. 4. — Eben so sehnlich sehe ich der Lectüre einer Schrift des Herrn Prof. Franck in Pavia entgegen: *Jean Pierre Frank* Plan d'ecole clinique ou methode d'enseigner la pratique de la medecine dans un hopital academique. à Vienne. 1791. 8. ches Wappler.

Ungemein viel, mehr, als schwerlich ein anderer würde ausgerichtet haben, leistete John Howard, von dessen Bemühungen uns zeither so viele Journale unterhalten haben *); und bald werden wir nun auch eine Biographie dieses so vortrefflichen und einzigen Mannes zu lesen bekommen **). Schade, daß ihm der Tod mitten in der Ausführung seiner edelsten Absichten gestört hat ***)!

So

*) Die Berlinische Monatsschrift a. a. O — Das hannöverische Magazin 85 und 86. Stück. 1790. — Neue Litteratur und Völkerkunde. September. 1790. S. 236. u. m.

**) Vom Herrn Fick in Erlangen erwarten wir täglich die Lebensbeschreibung Howards.

***) Wie man sagt, so wird ein anderer Engländer gleiches Namens den angefangenen Plan auszuführen bemüht seyn. Intelligenzblatt d. A. L. Z. No. 87. 1790.

So viel ich aber auch den großen, edlen, und mit ausnehmender Geduld und unerschütterlicher Standhaftigkeit handelnden Howard unablässig rühmen sollte, so muß ich jedoch der Wahrheit getreu anmerken, daß er, wie ihn auch Herr Metzger *) deßhalb tadelt, da er, wie er selbst in seinem Werke sagt, sich vorgenommen hatte, blos Thatsachen, und was er gesehen hatte, aufzuzeichnen, sehr oft ein sehr flüchtiger Beobachter war, vieles wohl dann und wann übersah und nicht immer die beste Ordnung in seinem Vortrage befolgte, welches mich auch besonders bewogen hat, dies und jenes, was nicht ausgeführt war, wegzulassen, und andere

*) Annalen der Staatsarzneykunde. I. 1. 200.

Stellen so viel, als es mir möglich war, zu ergänzen.

Ferner habe ich einige Veränderungen mit vorliegender Uebersezung vorgenommen, und einige Zusäze hinzugefügt; von diesem meinem Unternehmen muß ich jezt Rechenschaft ablegen.

Ich habe nemlich einige Schilderungen von Verpflegungshäusern, welche für Deutschland weniger Interesse zu haben schienen, entweder abgekürzt oder völlig weggelassen, so auch einige weniger vollständige und für Grosbrittannien allein gehörige Beschreibungen von Zuchthäusern und Spitälern übergangen, weil den deutschen Lesern die Bekanntschaft mit dem Local dieser oder jener Gegend in Grosbritannien abgieng. Ein Gleiches habe ich in Ansehung anderer Stellen und einiger Anmerkungen thun müssen, um mehreren Wiederholungen zu entgehen: so wie ich auch einige Anmerkungen des Originals in Text aufzunehmen für gut befunden habe.

Ferner, um das Buch meinen Landsleuten nicht zu kostbar zu liefern, habe ich mehrere Kupferplatten des Originals, welche Ansichten von Gegenden oder Plane und Risse von Pesthäusern vorstellten, welche auch dem englischen Original blos zur Zierde dienten, weglassen müssen.

Warum ich zu **Howards** Bemerkungen über die Pestkrankheit nur wenige Anmerkungen hinzugefügt habe, darüber habe ich mich in dem Nachtrage erklärt.

Meine Zusäze erstrecken sich blos über die Krankenhäuser: denn da von den Gefängnissen, Zuchthäusern und Waysenhäusern die Herren **Krünitz**, (ökonom. Encyclopädie. Sechzehnter Band, S. 586.) **Köster**, (in den Zusäzen zu einer frühern Schrift des **Howard**) **Rulf**, **Schulze** und andere uns Nachrichten lieferten, und da Herr **Wagnitz** in Halle uns ein weitläuftiges Werk über die Zuchthäuser zu schreiben versprochen hat *), so glaubte ich um desto mehr, mich auf

*) So wie ich eben sehe, ist der erste Band davon schon herausgekommen: H. B. **Wagnitz** historische Nachrichten und Bemerkungen über die merkwürdigsten Zuchthäuser in Deutschland. Nebst einem Anhange

auf dasjenige Fach einschränken zu dürfen, auf welches ich auf meinen Reisen besonders und in der Absicht, um über die Spitäler einmal etwas zu schreiben schon vor zehen Jahren meine Aufmerksamkeit gerichtet hatte.

Sollten einige meiner gelehrten Gönner und Freunde meine angefangene Arbeit einer Fortsezung werth achten, und mich geneigt unterstüzen wollen, so ersuche ich sie, auch das zu lesen, was ich über vielleicht in der Zukunft hinzuzusetzende Beyträge im Nachtrage erinnert habe.

O daß

hange über die zweckmäßigste Einrichtung der Gefängnisse und Irrenanstalten. 1ster Band. Halle, 1791. 8. Gebauer.

O daß ich doch nur ein Hunderttheil von dem, was Howard leistete, für die bedrängte Menschheit gethan haben möchte!

Leipzig, den 15. May. 1791.

D. Christian Friedrich Ludwig.
P. P.

Inhalt

Inhalt.

Einleitung.

Drit-

Dritter Abschnitt.

Vierter Abschnitt.

Fünfter Abschnitt.

Sechster Abschnitt.

Siebenter Abschnitt.

Achter Abschnitt.

Einlei-

Einleitung.

Bey meiner letztern Reise hatte ich nicht ohne Betrübniß beobachtet, daß, ohnerachtet der Anstalten und Einrichtungen, welche in unserm Lande und auch sonst in andern Ländern getroffen worden sind, um die Gesundheit in den Gefängnissen und Spitälern bestens zu erhalten, dennoch ansteckende Krankheiten gelegentlich entsprangen und sich verbreiteten. Auch hatte ich Gelegenheit, auf meinen Reisen verschiedene Pesthäuser zu sehen und zu bemerken, wie sehr alle im Handel begriffene Nationen dieser für das menschliche Geschlecht so fürchterlichen Züchtigung ausgesetzt sind, welche sich bemühen, durch die Erbauung solcher Gebäude dem Uebel zu widerstehen, und so mußte ich freylich auch wahrnehmen, wie noch so roh und unvollständig in diesem Betracht unsere eigene Polizey wäre. So fiel mir auch ein, daß Einrichtungen, welche die ansteckendsten Krankheiten zu verhüten im Stande wären, auch viele nützliche Winke und Anleitungen geben könnten, um der Verbreitung der contagiösen Krankheiten überhaupt Grenzen zu setzen. Diese und so auch noch verschiedene andere Betrachtungen machten, daß ich in meinem Buche von dem Zustande der Gefängnisse u. s. w.*) den Wunsch äußerte, daß uns doch irgend ein zukünftiger Reisender Nachrichten von den Pesthäusern zu Leghorn, Ancona und an andern Plätzen geben möchte. Endlich entschloß ich mich selbst, diese Nachrichten zu liefern, und suchte selbst alle nur immer nöthige

*) The State of the Prisons in England and Wales; with preliminary observations and an account of some foreign Prisons. by *John Howard* F. R. S. Warrington. 1777. 4. — Ueber Gefängnisse und Zuchthäuser. Ein Auszug aus dem Engl. des William (John) Howard von G. L. W. Köster. Leipzig, 1780. 8. — Der Titel der gegenwärtigen Schrift, welche wir in einer Uebersetzung unsern Lesern vorlegen, ist: An Account of the principal Lazarettos in Europe; with various papers relative to the plague: together with further observations on some foreign prisons and hospitals; and additional remarks on the present state of those in Great Britain and Ireland by *John Howard* F. R. S. Warrington printed by Will. Eyres; and sold by T. Cadell, I. Johnson C. Dilly and I. Taylor in London 178[illegible] 4. mit 22 Kupfern — Auszüge und Nachrichten von diesem Buche stehen in der Allg. L. Z. No 145. 17[illegible] und in der berlinischen Monatsschrift October und Novembr. 1780. auch in dem Critical Review 1789. p 9. u. Monthly Review Febr. 1790. p 134.

nöthige Belehrungen davon einzuziehen und so reiste ich zu Ende des Jahres 1785 aus, um die vorzüglichsten Pesthäuser in Frankreich und Italien zu besuchen. Ich legte den Aerzten in denselben eine Reihe Fragen vor, welche die Natur und die Verhütung der Pest betrafen; und da sie mir nicht genugsame Antworten geben konnten, so gieng ich noch selbst nach Smyrna und Constantinopel. Denn obschon die Bewohner des türkischen Reichs von den neuen Erfindungen und Entdeckungen in Künsten und Wissenschaften wenig unterrichtet sind, so sah ich doch ein, daß wegen der genauen Bekanntschaft mit der Krankheit, von welcher hier die Rede ist, und wegen der großen Verschiedenheit zwischen ihren Gebräuchen und Sitten und den unsrigen, einige Behandlungen dürften bey ihnen gefunden und einiger Unterricht können eingeholt werden, welcher mehr polizirten Nationen nicht unwichtig seyn könnte. Mir gefiel also meine Idee, ich wollte nicht allein selbst etwas lernen, sondern ich hoffte auch im Stande zu seyn, den Bewohnern dieser entferntern Gegenden Kenntnisse mittheilen zu können, wenn sie nemlich neugierig genug wären hier über nachzuspähen und geneigt seyn sollten, die Methoden, ansteckende Krankheiten zu behandeln und zu verhüten, anzunehmen, welche unter uns für die besten sind erkannt worden.

Und dieses waren meine Plane. Die gütige Vorsehung, welche mich bis jetzt erhalten hatte, war ferner so gnädig, mir ihren Schutz auch auf dieser Reise zu schenken.

Eine Folge dieser meiner Untersuchungen überzeugte mich von der Nothwendigkeit gut eingerichteter Pesthäuser für dieses Land und besonders in Betracht der Handlung, wovon ich, ich gestehe es, vorher ganz und gar keine gehörige Idee gehabt hatte. Die Umstände, woraus ich dieses folgerte, wird man in einigen besondern Stellen meiner Erzählung fernerhin finden; denn ich will bey dieser Schrift, so wie bey meiner vorherigen, mich vorzüglich auf die Herêrzählung von Thatsachen einschränken. Gründliche Schiedsrichter mögen entscheiden, wieviel Aufmerksamkeit diese Thatsachen verdienen und welche Maaßregeln man treffen könnte, um sie anzuwenden und Nutzen davon zu ziehen.

Nach meiner Rückkunft aus der Levante war ich begierig zu erfahren, was für Verbesserungen währened meiner Abwesenheit in unsern Gefängnissen gemacht worden wären, und zu sehen, in wie weit den vielen Mißbräuchen und Mängeln, welche ich dem Publicum vorgelegt hatte, wäre abgeholfen worden. Daher gieng ich auch, nachdem ich die londner Gefängnisse und die Schiffspitäler besucht hatte, nach Irrland, kehrte durch Schottland wieder zurück und reiste ferner noch durch einen Theil von England.

Ich bin nicht eben Willens, mein ganzes Reisejournal abzuschreiben und alles umständlich zu erzählen, was ich sah. Als ich meine erste Nachricht von den Gefängnissen herausgab, so schien eine besondere und umständliche Nachricht davon nöthig zu seyn, da der abgehandelte Gegenstand nemlich dem Publikum

blikum so neu war und viele Dinge eine große Veränderung verlangten. Man hat mehrere Verbesserungen getroffen und ist damit auch noch jetzt beschäftiget, wovon ich dem Leser auch recht gern einige Nachricht geben will, und die Schuldigkeit wird es auch von mir verlangen anzuzeigen, was noch immer ferner einer Verbesserung bedürfen möchte. In Ansehung dieser beyden Stücken meiner zuvollziehenden Pflicht, bitte ich mir zu glauben, daß ich ungern tadeln, und mit Vergnügen loben werde.

Erster Abschnitt.

Nachricht von den vornehmsten Pesthäusern in Europa.

Das erste Pesthaus, welches ich besuchte, war das zu Marseille. Die Anstalt für die Gesundheitspflege (le Bureau de Santé) ist in der Stadt am Ende des Haafens. Sie besteht in einem Vorhof und zwey Zimmern für die Berathschlagungen. In dem Vorhof werden die eidlichen Aussagen der Schiffscapitaine angenommen, welche in ihren Booten bis zu dem eisernen Gitter kommen. In einer Entfernung von zwey Fuß ist ein eisernes Gitter mit einem Thor, welches blos die Bedienten der Intendanten und Directoren, welche hier den Dienst haben, aufmachen und in blauer Livrée mit Silberborten gehen. Hier nun werden die Briefe und Suppliken von den Capitainen, welche in ihren Schiffen Quarantaine halten, mit einer eisernen Zange, welche in einen Wassereimer Weinessig, der zu dieser Absicht bereit steht, gesteckt wird, im Empfang genommen. Ueber dem Buche, in welches die eidlichen Aussagen der Schiffscapitaine zur Uebersicht für das Publikum eingeschrieben werden, ist eine Nachricht angeheftet, welche verlangt, daß man die Blätter nicht zerreißen soll, und sollten sie zerrissen worden seyn, so soll es der Anstalt und Pflege angezeigt werden. In diesem Vorhofe sind auch

auch Verordnungen aufgehängt, nach welchen, wenn die Schiffscapitains examinirt werden, keine andere Personen gegenwärtig seyn sollen, als welche zu der Anstalt gehören; und die Capitains von den Kaufmannsschiffen, welche keine Gesundheitspäße bey sich haben, sollen verbunden seyn, eine Quarantaine in dem Pesthause zu halten.

In dem ersten von den beyden Directionszimmern hängt ein Plan von dem Pesthause und das Bild von einer Person, welche an der Pest stirbt; so auch die Namen der Directoren und die Anzeige der Wochen, in welchen sie der Anstalt vorstehen. Zwey oder auch mehrere sind täglich gegenwärtig, um die eidlichen Aussagen der Capitaine, wenn sie ankommen, anzunehmen, Wachen und Thorwärter anzuordnen und für andere Bedürfnisse des weitläuftigen Pesthauses zu sorgen.

Das Pesthaus liegt auf einem hohen Felsen zunächst der Stadt am Ende des Meerbusens und steht mit dem vordern Theil des Gebäudes nach Südwest und kann über den Eingang in den Haafen gebieten. Es ist sehr groß und seine Lage ist sehr bequem für den beträchtlichen Handel, den die Franzosen nach der Levante treiben. Außer andern Zimmern für die Passagiere sind noch vier und zwanzig große Stuben hier, von welchen sich einige in der ersten Etage befinden und sich in eine zweite Gallerie, welche mit einem Gitter umgeben ist, öffnen. In diesen Stuben sind Verschläge für die Betten, welche die Passagiere und die Wachen mit sich bringen müssen. Die

Wachen werden von der Verpflegungsanstalt selbst beordert und ihre Anzahl richtet sich nach der Anzahl der Passagiere eines jeden Schiffs, welches Quarantaine hält. Wenn nicht mehr als drey Passagiere da sind, so bekommen sie nur eine Wache, wofür sie täglich zwanzig Sols und die Lebensmittel bezahlen müssen. Ein Passagier also, der allein ist und keine Gesellschaft bey sich hat, hat keinen Beystand, der für ihm diese Ausgabe mit bezahlt.

Vier, fünf oder sechs Passagiere bekommen zwey Wachen und sieben drey. Diese Wachen besorgen zu gleicher Zeit auch die Bedienung und kochen für die Passagiere, es müßten denn diese ihre Speisen aus dem Gasthofe hohlen lassen.

Innerhalb des Pesthauses ist noch das Haus der Gouverneurs und eine Kapelle, in welcher regelmäßig Gottesdienst gehalten wird; so wie auch ein Gasthof, aus welchem diejenigen, welche in der Quarantaine sind, ihr Mittags- und Abendessen bekommen können, und diesen ist zu gleicher Zeit das Privilegium zu Theil worden, sie mit Wein versehen zu können. Zwey Tage, ehe die Quarantaine geschlossen ist, werden die Rechnungen eingeschickt, welche an den Cassirer müssen bezahlt werden, und nun bekommen sie ein reines Patent. *)

Die

*) Gesetzt, die Rechnungen sind zu hoch ausgefallen, so sind Magistratspersonen in der Stadt, welche sie prüfen und taxiren sollen; jedoch sollen diese nicht allezeit ihrer Pflicht nachkommen.

Die Quarantaine derjenigen Passagieres, welche mit einem nachtheiligen Gesundheitsbriefe oder in einem von den beyden ersten Schiffen von den nemlichen Platze her mit einem vortheilhaften Gesundheitsbriefe kommen, dauert ein und dreyßig Tage, wozu man noch den Tag ihrer Ausfuhr rechnet. Kömmt einige Nachricht von der Pest ein, welche an dem Orte ausgebrochen seyn soll, welchen sie mit einem vortheilhaften Gesundheitsbriefe verließen, nachdem sie ihn eben verlassen hatten, so können sie von ihm keinen Vortheil ziehen, denn in diesem Falle müssen sie sich funfzehn Tage innehalten und auch geräuchert werden,*) bevor sie herunter kommen und in die Sprachsäle gelassen werden dürfen. Und im Falle, daß einer von ihrer Gesellschaft dieses thut, so müssen sie von neuem Quarantaine halten.

Die Sprachsäle sind lange Gallerieen mit Sitzen zwischen den Thüren, und sind durch hölzerne Balustraden und Drathgitter abgesondert, und außer diesen mit noch anderen Balustraden, welche zehn Fuß weit davon entfernt sind, und in dieser Entfernung können diejenigen, welche Quarantaine halten, ihre Freunde sehen uud sich mit ihnen unterhalten, wenn sie nun eben hiernach ein Verlangen tragen sollten. Die Drathgitter sind vorzüglich angebracht, um zu verhindern, daß sie sowohl ihnen nichts reichen kön-

*) Die Räucherungen werden neunmal wiederholt und dies kostet neun Livres, und es giebt mehrere, die es für unnöthig halten. In den Pesthäusern von Venedig ist es nicht gebräuchlich.

können, als auch von ihnen nichts können gereicht bekommen. Und damit nichts könne übergeworfen werden und keiner entlaufen könne, so ist ein doppelter Wall um das Pesthaus angelegt.

An dem Thorwege ist eine Klingel, damit man die Personen, welche in diesem Verschlusse sind, rufen kann und an der Anzahl und dem Zuge der Schelle weiß eine jede Person, wenn sie gerufen worden.

Die Schiffe müssen auf der Insel Pommegue vor Anker liegen, wo ein Gouverneur und mehrere Officiers sich aufhalten, um das Schiffsvolk in Ordnung zu halten und um zu verhindern, daß ganz und gar keine Communication unter ihnen statt finde *). Von hier werden die Güter bis zu dem Pesthause in großen Booten gebracht, welche zu dieser Absicht angelegt sind. Baumwolle, die mit einem schlechten Gesundheitspaß ankommt, muß auf dem Verdeck sechs Tage verbleiben, und die nächsten sechs Tage müssen die ersten Ballen auf der Brücke des Pesthauses liegen bleiben, ehe wieder andere von den Trägern können angenommen werden, und alsdann wird die Ladung von dem Schiffe herein gebracht. Hingegen wenn das Schiff einen guten Gesundheitspaß mit sich bringt, so wird es weit geschwinder abgela-

*) Bisweilen muß der Gouverneur einige französische Seeleute in das Pesthaus schicken, weil sie, wenn sie während der Quarantaine nicht bezahlt haben, dann und wann aufrührisch sind.

geladen und darf nur zwanzig Tage Quarantaine halten: es müßte denn eines von den beyden ersten Schiffen seyn, oder es müßten Nachrichten eingekommen seyn, daß die Pest ausgebrochen, nachdem es von dem Haafen ausgegangen wäre, in dem es geladen worden und in diesem Falle muß es so lange Quarantaine halten, als ich vorhin von den Passagiers angemerkt habe. Und ist noch in andern Städten der Levante die Pest, so werden zu den zwanzig Tagen Quarantaine noch fünf hinzugesetzt. Die Ballen Baumwolle werden der freyen Luft ausgesetzt und aller zehn Tage wird ein Saum der Säcke geöffnet. Kostbare Waaren werden in die Waarenhäuser gebracht, welche mit offnen Balustraden versehen sind, damit die freye Luft durchziehen kann *).

Zu Genua liegt das Pesthaus an der See zunächst der Stadt selbst, und ist von den übrigen Gebäuden entfernt **). Der Plan desselben ist regelmäßig,

*) Die Franzosen haben auf jedem Schiff einen Sekretair, welcher allezeit am Ufer die Quarantaine hält und darauf sieht, daß die Effecten der verschiedenen Personen nicht unter einander gemischt oder verdorben werden. Auch giebt er bisweilen den Arzt ab und ist sonst auch am Bord zu gebrauchen.

*) Von den Mitteln, welche man auch sonst angewendet, um die Pest zu verhüten, kann man einiges finden in Antonii Porti Firmani de Peste libr. III. Romae 1659. 4. p. 55. — So eben sehe ich, daß uns

mäßig, die mittelste Straße theilt die Plätze gehörig ab, welche dreyhundert und zehn Fuß lang und fünf und zwanzig breit sind. In der Mitte des einen Platzes ist eine kleine Capelle, welche an drey Seiten offen ist, damit die in die Höhe gestellte Hostie von den entgegengesetzten Zimmern her könne gesehen werden.

Beym Eingange ist ein Wachzimmer für zehn Soldaten und ein geräumiges Backhaus. Unten herum sind mehrere gewölbte Zimmer für Passagiers, welche sich in einen Corridor öffnen, in welchem Thüren sind, um die Passagiers der verschiedenen Schiffe von einander trennen zu können. Diese Zimmer sind funfzehn Fuß sieben Zoll lang, und vierzehn Fuß drey Zoll breit, und eilf Fuß und einen halben hoch. Der Corridor ist zehn Fuß neun Zoll weit, und von dem Grunde des Gebäudes durch hohe hölzerne Pallisaden getrennt; in der Höhe sind sechs und dreyßig Zimmer in der vordern Seite des Gebäudes nebst noch zwölfen angelegt, welche dem Gouverneur zugehören. Auf der einen Seite sind eilf, und auf der andern zehn Zimmer. Fast alle Zimmer sind sich in der Länge und Breite einander gleich, ohngefähr sechzehn Fuß neun Zoll lang, vierzehn Fuß neun Zoll breit und eilf Fuß sechs Zoll hoch, mit zwey einander gegenüber stehenden Fenstern, welche ohngefähr vier Fuß hoch und drey breit sind, und sechs Fuß von dem Boden her gerechnet anfangen. Es sind

uns Herr Dr. Domcier mit Fragmenten über Italiens Medicinalanstalten im hannöverischen Magazine 48. Stück, 1790. zu beschenken anfängt.

sind aber die Fenster in allen Stuben zu klein, der Fußboden ist von Ziegelsteinen, und das Dach ist gewölbt. In jeder Stube ist in einer Ecke ein Kamin, und in der andern ein verschlossener Abtritt in Form eines Cabinets. Diese Zimmer öffnen sich in einen eilf Fuß weiten Corridor, welcher große Fenster nach dem Grunde zu hat; und Thüren, welche drey bis vier Zimmer verschließen können, nach Maaßgabe der Anzahl der Passagiers eines jeden Schiffs. Vor allen Fenstern sind eiserne Gitter und Fensterladen, allein mit Glas sind sie nicht versehen. Zunächst und hinter den Zimmern des Gouverneurs ist eine Kapelle. Sind mehrere von den Passagieren bedeutend krank, so hält sich der Kaplan in der Wohnung des Gouverneurs auf und der Arzt und der Wundarzt müssen in ihren Zimmern in der Ecke in einem von den Plätzen bleiben.

In der zweyten Etage sind Niederlagen, welche aber sehr enge sind, da sie nur sechzehn und einen halben Fuß weit sind, und auch die Fenster sind sehr klein, weil sie auf der einen Seite nur zwey Fuß im Viereck groß sind, und auf der andern drey Fuß hoch und zwey Fuß neun Zoll breit. Die Fußboden sind von Stein, allein dieses ist nicht der beste Gebrauch, rohe gutgebrannte Ziegel sind hierzu am besten, weil sie nicht so leicht feucht werden. In diesen Niederlagen sind auswendig breite Ziegelmauern, auf welchen die Baumwollsäcke geöffnet und gelüftet werden. Die Thüren sind einfach, allein breite gefalzte und über einander liegende Thüren würden noch vorzüglicher gewesen seyn, auch hätte in jeder Niederlage noch eine Scheidewand seyn sollen, damit die Träger mit noch weniger Gefahr angesteckt zu werden hätten durchgehen können. Die Wände zunächst der Treppen, welche inwendig zu diesen Niederlagen führen, sind so wie die in der ersten Etage zu enge, denn sie sind nur drey und einen halben Fuß weit.

In der Mitte hinter der Kapelle sind zwey große Säle, hundert und fünf und zwanzig Fuß lang und fünf und zwanzig breit. Die Einrichtung und der Raum zum Heraufbringen der Säcke ist gut angelegt, denn er ist zehn Fuß weit, allein der Thorweg ist nur vier Fuß weit. Diese Plätze würden gute Zimmer für die Kranken, welche frisch und lustig seyn würden, abgeben; auch hat jeder dieser Säle zwanzig Fenster mit Fensterläden, allein ohne Glas.

Vorn befinden sich drey Thürme oder erhöhte Zimmer. Der mittlere gehört mit zu den Zimmern des Gouverneurs; von den Fenstern her kann er die ganzen untern Plätze des Gebäudes und die Corridors übersehen. Allein ein besonderer Vorzug, den dieses Pesthaus hat, besteht in einer Quelle welche von den Gebirgen herkommt und zu der Heilsamkeit desselben vieles beyträgt. Der Kanal ist bey seinem Eingang zu dem Boden des Gebäudes volle sechs Fuß weit, und kann zum Waschen des leinenen Zeugs sehr wohl gebraucht werden; da sich nun ferner auch in ihm alle Abtritte öffnen, so entfernt er aus den Zimmern allen üblen Geruch.

Auch sind hier drey Zimmer zu Gefängnissen angelegt, um die liederlichen Seeleute hineinzubringen, welche zu dem Quarantaineschiff gehören, und für die Wachen und die Thürsteher, wenn sie etwan Unordnungen anfangen, oder wegen Räubereyen verklagt werden. Die Hauptstrafe ist, daß sie allein eingesperrt werden, und die Zimmer sind zu dieser Absicht ganz vorzüglich zweckmäßig angelegt.

Auch dieses Pesthaus ist so wie das zu Marseille mit einem doppelten Wall umgeben. Zwischen diesen Wällen ist ein Gottesacker für die Protestanten, allein ohne Leichensteine und Inschriften. Hier ist unser ehemaliger Consul Herr Holford begraben, und wie ich zu Genua war, starb in dem großen Spital ein Schottischer Matrose, welcher, da er bis zu dem letzten Augenblick seines Lebens den Grundsätzen seiner Religion getreu blieb, ebenfalls hier begraben wurde.

Zunächst dieses Pesthauses befindet sich ein geräumiger Garten, welcher mit zu demselben vormals gehörte, aber von dem Rathe der Stadt unter der Bedingung gekauft wurde, daß, wenn eine epidemische Krankheit in der Stadt auskommen, und Platz zu Zeltern und so weiter erforderlich seyn sollte, so wolle man ihn dem Pesthause wieder zukommen lassen.

Von dem wohleingerichteten Pesthause zu Leghorn giebt uns Herr Barbolani in seinem 1785 in Quart herausgegebenen Buche: Ordini di sanità Nachricht.

Das Pesthaus zu Neapel wird wegen seiner Einrichtung nicht durchgängig und von allen gelobt.

Zu Maltha ist eine doppelte Art von Quarantaine gebräuchlich, eine für diejenigen, welche mit guten Gesundheitspässen ankommen, und eine andere für diejenigen Schiffe, welche mit schlechten Gesundheitspässen eintreffen. Die erstere heißt die kleine Quarantaine, und hält achtzehn Tage an, und die Schiffe, welche sie halten müssen, liegen beym Eingange in den Hafen zunächst der Gesundheitspflege (health office). Um den Passagieren und dem Schiffsvolk ihren Aufenthalt so angenehm wie möglich zu machen, ohne daß doch daraus nachtheilige Folgen entstehen können, und damit sie sich Provision kaufen, und mit ihren Freunden unterhalten können, so sind abgesonderte Verschläge, und steinerne Pfeiler mit Schranken und Pallisaden angebracht, und zwey Soldaten müssen hier Schildwach stehen, um alle zweckwidrige Vereinigung zu verhindern.

Hier laden einige von den Schiffen von Morea und andern Plätzen her das Getreide um. In einer kleinen Entfernung von hier ist eine Kirche, welche auf einer Anhöhe liegt, und vor diejenigen eingerichtet ist, welche hier die Quarantaine halten. Ich sahe, daß ein Brief, welcher eben von einem Schiff aus der Türkey mitgebracht wurde, mit ein paar eisernen Zangen angefaßt, in Weineßig getaucht, und alsdann in eine Kapsel gethan wurde, welche ohngefähr eine Viertheilstunde auf ein Drathgitter gelegt wurde, unter welchem Stroh und wohlriechende Dinge ange-

angebrannt worden waren. Nachher wurde erstlich die Kapsel aufgemacht, und der Brief von einem der Directoren der Anstalt herausgenommen. Dies ist die gewöhnliche Weise, mit der man hier Briefe annimmt.

Die grosse Quarantaine wird in dem Pesthause gehalten, welches auf einer Halbinsel zunächst der Stadt liegt; auf dem erhabensten Theile der Halbinsel liegt das Fort Manuel, das Pesthaus aber, welches an dem Ufer liegt, befindet sich in einer weniger luftigen Gegend. Von Zeit zu Zeit hat man dieses und jenes darzu gesetzt. Der alte Theil ist zu unbrauchbar, und zum Lüften der Baumwolle und anderer Waaren untauglich. Es hat sechzehn Zimmer und zwey Etagen, in der obern Etage sind deren acht, welche sich in einen Balcon öffnen, und gegenüberstehende Fenster haben. Allein alle waren ausserordentlich schmutzig.

In der zweyten Abtheilung dieses Gebäudes befinden sich zwey Höfe mit Zimmern und Schuppen, welche für die Passagiere und für das Lüften der Waaren weit bequemer eingerichtet sind. Diese beyden Höfe sind einhundert und einen Fuss lang, und drey und sechzig Fuss breit. Man war eben mit dem Bau zweyer neuen Gebäude und einer Capelle beschäftigt, und wenn dieses alles wird beendigt seyn, so wird das Pesthaus in einem solchen Zustande seyn, dass sechs bis sieben Schiffe werden abladen, und hier Quarantaine halten können.

Am Ende des Pesthauses ist ein großer geräumiger Hof mit steinernen Trögen für das Vieh, welches man von der barbarischen Küste herbringt. An dem obern Theil dieses Hofes in einer schönen sanft aufsteigenden Gegend befinden sich einige große und gute Schuppen mit steinernen Krippen, und über diesen sind zwey bis drey Stuben angebracht.

Hier ist auch ein Begräbnißplatz, und auch ein Platz, wo man die Körper derjenigen verbrennt, welche an der Pest verstorben sind.

Man trägt die größte Sorge, die Ansteckung so viel wie möglich zu hintertreiben. Schiffe, welche mit schlechten Gesundheitspässen einlaufen, müssen achtzig Tage Quarantaine halten: allein nach Verlauf von vierzig Tagen dürfen sie ihren Wohnort ändern und die Capitaine dürfen alsdann ans Gestade kommen. Die verschiedenen Sorten von Waaren werden von einander abgesondert und in guter Ordnung unter Dach gebracht. Die Baumwolle wird aus den Säcken, in denen sie sich befindet, herausgenommen und in eine Reihe von Haufen auf Breter gelegt, welche auf steinernen Pfeilern achtzehn Schuh von dem Boden erhöht angebracht sind; und bey dem Wiedereinpacken werden sie einem Mann zugeworfen, welcher sie in die Säcke steckt und in denselben niedertritt; dieses muß ihn nothwendig der Gefahr der Ansteckung ganz vorzüglich aussetzen, wenn noch irgend welche darinnen enthalten seyn sollte. Ob nun schon diese Art, die Ansteckung aus der Baumwolle zu bringen,

gen, die sicherste seyn dürfte, so ist sie doch nicht für die Handelsleute die angenehmste, nicht nur weil sie kostsplittriger ist, sondern auch noch aus folgendem Grunde: die Baumwollenballen werden nemlich öfters, wenn man sie auf Kameelen nach den Seehäfen bringt, auf dem Wege abgenommen und auf feuchte und schmutzige Plätze gelegt, wodurch ihre Aussenseite verderbt wird. Wenn sie nun also Haufenweise herausgenommen und in dem Lazareth wieder umgepackt worden, wie ich eben beschrieben, so kommen die verdorbenen Stücken nach inwendig zu liegen, und alsdann scheint die Baumwolle durchgängig verdorben zu seyn, und dadurch werden die Vortheile bey dem Handel sehr vermindert. Diese Beobachtungen gaben mir drey große englische Schiffe an die Hand, welche eben Quarantaine hielten, als ich hier war.

Die Gesundheitspflege zu Zante ist in der Stadt auf der Wasserseite. Hier werden die eydlichen Aussagen der Capitaine angenommen, so wie sie ankommen. Kommen sie von der Levante oder von der barbarischen Küste, so müssen die Personen zwey und vierzig Tage Quarantaine halten, kommen sie aber von Morea, nur zwey und zwanzig Tage; kommen sie aber von irgend einer andern Gegend her, so wird ihnen und den Passagieren insgemein erlaubet, durch die Gebäude der Gesundheitspflege nach der Stadt zu gehen, so wie ich that, als ich von Malta hier ankam. Drey Herren von Stande stehen ein Jahr lang dieser Pflege vor und zwar ohne Gehalt und andere Vortheile.

Das alte Pesthaus*) liegt ohngefähr eine halbe Viertelstunde von der Stadt in einer allmählig heraussteigenden Gegend zunächst der See. Hier werden die Waaren in ein großes Boot, welches der Verpflegungsanstalt gehört, geschafft, und von dem Schiffsvolke, das unter der Quarantaine ist, gerudert, welches ein kleineres Boot in einiger Entfernung erwartet. Der Eingang ist ein bedeckter Thorweg zehn Schuh weit und für die Zolleinnahme wohl eingerichtet.

Auf der einen Seite ist ein Zimmer für die Wache, welche aus einem Corporal und vier Soldaten besteht, und auf der andern Seite befindet sich ein Zimmer für einen Subprior. Der Prior selbst befindet sich in dem Zimmer über der Einfahrt, und steht unter den Directoren der Gesundheitspflege zu Venedig.

Zwischen dem auswendigen und inwendigen Thorweg befindet sich des Nachts eine Wache für den mittlern Hof, wozu der Thorweg mit Pallisaden besetzt

*) Ein anderes Pesthaus wird das neue genannt, welches für eine beträchtliche Anzahl von Bauern bestimmt ist, welche nach Morea gehen, um hier im Herbste zu arbeiten und wenn sie von hier zurückkommen, so halten sie eine Quarantaine von sieben Tagen; und zu der nemlichen Zeit halten andere Personen, welche von Morea herkommen, eine Quarantaine von vierzehn Tagen in dem alten Pesthause.

besetzt ist. Dieser Hof ist ohngefähr einhundert und dreyßig Schuh lang und fünf und dreyßig Schuh breit. In diesen öffnen sich auch die Thore von den andern Höfen, drey auf jeder Seite. Auf der einen Seite sind vorzüglich den Passagieren Plätze angewiesen, und in jedem von diesen sind vier Zimmer und in einem von ihnen ist eine Küche. Auf der andern Seite befinden sich tiefe große Schuppen für die Waaren mit einer Scheidewand. In einem jeden dieser Höfe befindet sich ein Ziehbrunnen.

An dem entferntern Ende ist ein kleiner gepflasterter Hof, welcher ein wenig höher als die übrigen Höfe ist. Auf der einen Seite desselben befindet sich ein niedlicher eingeschlossener Garten, welcher den Römischcatholischen Mönchen gehört, welche in einer kleinen Entfernung von hier ein Kloster haben und auf der andern Seite eine Kapelle, in welcher drey von den Mönchen den Dienst haben, und auch noch eine griechische Kapelle. — Ich habe die Beschreibung von diesem Pesthause ziemlich ausführlich geliefert, weil seine Lage und der ganze Plan desselben mir einige gute Ideen von der Erbauung eines Zuchthauses an die Hand gab *).

*) Die Grundsätze, nach welchen Herr Howard ein Zuchthaus erbaut haben will, findet man in seinem Buche über Gefängnisse und Zuchthäuser von Hrn. Köster herausgegeben S. 125. und August Friedrich Rulfs beyde Schriften über Werk- und Zuchthäuser, mit einer Vorrede vom Prof. Beckmann Göttingen, 1785. 8. gehören auch hierher.

Nachdem ich die jetzt eben beschriebenen Pesthäuser besucht hatte, segelte ich nach Smyrna, und von da nach Constantinopel ab. Um aber die Quarantaine selbst auf die strengste Art zu halten, gieng ich wieder nach Smyrna und von da mit einem venezianischen Schiffe, welches einen schlechten Gesundheitspaß hatte, nach Venedig.

Hier kam, nachdem unser Schiff von einen Piloten zu dem Platze, wo es für Anker liegen sollte, gebracht worden war, ein Abgesandter von der Gesundheitspflege zu dem Capitain, und ich gieng mit ihm in sein Boot, um zu sehen, wie er würde abgehört werden, wie er seine Briefe abgeben würde, und wie übrigens die Untersuchung würde veranstaltet werden. Den folgenden Morgen kam ein Abgesandter in einer Gondel, um mich in das neue Pesthaus zu bringen; Man brachte mich also mit meiner Bagage in ein Boot, welches mit einem zehn Fuß langen Strick an ein anderes Boot befestiget war, in welchem sechs Ruderknechte saßen. Als ich dem Platze, wo ich landen sollte, näher kam, so wurde der Strick gelößt und mein Boot wurde mit einer Stange an das Ufer gestoßen, wo eine Person mich empfing, welche sagte: Sie sey von dem Magistrat beordert, mein Aufseher zu seyn. Bald nachdem ich angelandet war, kam der Subprior und zeigte mir meine Wohnung, welche ein sehr schmutziges Zimmer, voller Ungeziefer, und ohne Tisch, Stuhl, und Bett war. Diesen Tag und den nächsten Morgen wendete ich darzu an, daß ich einer Person mein

Zim-

Zimmer scheuern ließ; allein auch dieses konnte das unangenehme und widerliche dieser meiner Wohnung nicht aufheben, noch auch den beständigen Kopfschmerz vertreiben, welchen ich bey den Besuchen anderer Pesthäuser und einiger Spitäler in der Türkey anhaltend gehabt hatte. Dieses Pesthaus ist für die Türken und die Soldaten, und das Schiffvolk dieser Schiffe, welche die Pest am Bord bekommen, bestimmt. In einem von diesen abgesonderten Plätzen befand sich das Schiffvolk von einem Schiffe, welches einige Tage vor mir von Ragusa angekommen war, nachdem es von Ankona und Triest dahin getrieben worden war. Mein Aufseher schickte eine Nachricht von meinem Gesundheitszustand an die Gesundheitspflege, und nachdem dieses unserm Consul vorgelegt worden war, so wurde ich nach dem alten Pesthause gebracht, welches der Stadt näher liegt. Da ich ein Schreiben von dem Venezianischen Ambassadeur zu Constantinopel an den Prior erhalten hatte, so hofte ich eine rechte gute Wohnung zu bekommen; allein ich war nicht so glücklich, denn die Wohnung, welche mir angewiesen wurde, bestand aus einer Stube unten, und einer in der Höhe, und war nicht weniger unangenehm, als meine vorige. Ich erwählte mir die untere Stube zum Schlafen, welche einen Fußboden von Ziegelsteinen hatte, und wo ich fast ringsum mit Wasser umgeben war. Jedoch nach sechs Tagen ließ mich der Prior in eine andere Wohnung bringen, die in mehr als einem Betracht besser war, und aus vier Zimmern bestand. Hier hatte ich eine angenehme

Aussicht, aber die Zimmer waren nicht gut mit Meublen versehen, voller Schmutz und nicht weniger auffallend widrig, als die Krankenstuben des schlechtesten Spitals. Die Wände meiner Stube waren aller Wahrscheinlichkeit nach wohl seit einem ganzen halben Jahrhundert nicht gereinigt worden, und waren wohl von ansteckender Materie gesättigt; ich ließ also sogleich alles mit warmen Wasser abwaschen um den widrigen Geruch zu entfernen; allein es half nichts; ich verlohr alle Eßlust, und ich glaubte in der Gefahr zu seyn, ein schleichendes Hospitalfieber zu bekommen. Ich schlug vor, man sollte mein Zimmer mit in warmen Wasser gelöschtem Kalk weißen; allein strenge Vorurtheile setzten sich meinen Wünschen entgegen; jedoch an einem Morgen geschah es durch den Beystand und die Güte des Grosbrittannischen Consuls, welcher so gut war, mir einen Viertel-Scheffel frischen Kalk zu dieser Absicht zu verschaffen, und nun wurde mein Zimmer unmittelbar so schön und so frisch, daß ich Nachmittags Thee darinnen trinken, und die folgende Nacht schlafen konnte. Den Tag drauf waren die Wände eben so trocken, als schön, und in wenig Tagen bekam ich meinen Appetit wieder. So verschafte ich um einen geringen Preiß und zur Verwunderung der andern Bewohner dieses Pesthauses, mir selbst, und denen, die nach mir dieses Zimmer beziehen werden, ein angenehmes und gesundes Zimmer statt eines schmutzigen und von Ansteckungsmaterie angefüllten Wohnplatzes.

Ueber

Ueber der Einfuhre sind zwey große Zimmer oder Waarenhäuser, auf welchen die Bilder von drey Heiligen, welche für die Schutzpatrone dieses Pesthauses gehalten werden, in Stein gehauen stehen. Vormals wenn Personen, welche die Pest hatten, aus der Stadt gebracht wurden, so wurden sie in eines von diesen Zimmern vierzig Tage gebracht und mußten nachher noch einmal vierzig Tage in dem zweyten sich aufhalten, ehe sie frey gelassen wurden.

Offenbar sind die Einrichtungen der übrigen Pesthäuser in Europa nach diesem venezianischen eingerichtet worden, und ich will daher von den Einrichtungen desselben und der Art, die Quarantaine zu halten, hier einige ausführlichere Nachrichten geben.

Die folgende Nachricht ist größtentheils von einer Instruction abcopirt, welche im Jahre 1770 unserm Gouvernement übersendet wurde, und ich verdanke den Gebrauch davon der Gefälligkeit des Hrn. Richie, unsers Consuls in Venedig. Ich habe diesen Aufsatz während meiner zwey und vierzig tägigen Quarantaine genau durchgegangen, und liefere ihn hier meinen Lesern mit einigen Verbesserungen und Beobachtungen.

Die Gesundheitspflege zu Venedig ist im Jahre 1448 durch ein Decret des Raths errichtet worden, eben zur Zeit einer außerordentlich um sich greifenden und verwüstenden Pest, und ist nachher immer durch verschiedene folgende Decrete mehr befestiget und besser eingerichtet worden, bis sie endlich in die vortreffliche Ordnung kam, in der sie noch für jetzt ist. Diese beträchtliche Anstalt wird von drey Commissarien regiert, welche jährlich dazu aus dem Senat gewählt werden. Diese müssen täglich auf die beste Ordnung und alles Erforderliche für das Pesthaus Achtung geben; und hierinnen stehen ihnen zwey andere Commissarien und noch zwey außerordentliche bey, welche vormals als Assistenten gedient haben und Männer von Verstand und Erfahrung sind. Diese zuletzt von mir genannten nehmen ihren Platz am Bord ein, wenn es ihnen nöthig scheint oder wenn schwere und gefahrvolle Fälle ihren Rath nothwendig machen. Die Gewalt und das Ansehen dieses Gerichts ist weit ausgedehnt und höchst wichtig, denn wenn alle sieben Magistratspersonen beysammen sitzen, so sind ihre Urthelsprüche entscheidend und ertragen keine Appellation, so wie auch in Civil- und Criminalsachen, wenn sie ihnen bekannt werden. Daher ist dieses Gerichte auch eins von den vorzüglichsten im ganzen Gouvernement und deßhalb ist es allezeit mit Personen von ausgezeichneter Rechtschaffenheit und Reputation, und solchen Personen, die ein gutes Auskommen haben besetzt, damit sie sich nicht so leicht bestechen lassen, da ihre Einkünfte sehr gering sind, ob diese Stellen schon der Schritt zu einträglichen Aemtern sind. Ich kann jetzt nicht besonders alles, was diese Anstalt angeht, in eine ausführliche Beschreibung bringen, sondern ich will es blos in so weit thun, als es nöthig ist, um einen vollständigen Begriff von der Einrichtung und Ordnung

nung zu geben, nach welcher die Waaren und Passagiere gereiniget werden, welche von verdächtigen und angesteckten Plätzen herkommen. Also zuerst muß ich eine Nachricht von der Gesundheitspflege selbst, von den Pflichten und dem Ansehen der Magistratspersonen u. s. w. geben und darauf eine besondere Nachricht von den Pesthäusern, den Prioren in denselben, denen Voigten (guardians), den Abgesandten, Thorstehern, der Art, die Schiffscapitains von verdächtigen Orten zu empfangen, ihre Nachrichten anzunehmen, und die Quarantaine der Passagiers und die Reinigung der Güter im Pesthause zu besorgen; woben ich auch noch einiger andern kleinen Umstände gedenken werde, welche mit diesen erwähnten mehr oder weniger dürften in Verbindung stehen.

Zu diesem Gerichte gehört auch allezeit ein Secretair, welcher ein Notarius, Advocat und Fiscal seyn muß, und einige Schreiber, welche es zeitlebens bleiben, oder doch wenigstens so lange, als sie sich gut betragen, und diese bekommen ihre gehörigen Gehalte. Die Prioren der Pesthäuser sind diesem Bord unterworfen, so wie auch die Voigte und die Abgesandten, deren besondere Pflichten ich nachher beschreiben werde; so giebt es auch in den verschiedenen Theilen der Stadt Aufseher welche über den Proviant auf den öffentlichen Märkten, in den Gewölben, oder sonst an andern Plätzen die Aufsicht haben müssen, welche Berichte von allen dem liefern müssen, wovon sie glauben können, daß es der öffentlichen Gesundheit nachtheilig seyn könnte, so wie sie

auch

auch verbunden sind, auf die Bettler ein wachsames Auge zu haben, und alle Abscheu erregende und schädliche Krankheiten zu verhüten, welche von Mangel, Armuth, oder ähnlichen vorkommenden Ursachen entspringen können; sie müssen auch ein genaues Verzeichniß von allen Todten halten, und die Körper derer, welche ohne eine vorhergegangene Krankheit gestorben sind, müssen von dem Arzt und Wundarzt, welche unmittelbar zu der Gesundheitspflege gehören, untersucht werden. Diese beyden haben ihren bestimmten Gehalt, und werden am Bord in solchen Fällen zu Rathe gezogen, in welchen man von ihren Kenntnissen guten Nutzen verhoffen kann. Auch sind sie bey ansteckenden Krankheiten verbunden, sich selbst in die Spitäler zu begeben, und sich der Pflege der Kranken anzunehmen *).

Venedig hat zwey Quarantainenhäuser zur Reinigung der Waaren, die eine Ansteckung annehmen können, wenn sie von verdächtigen Plätzen kom-

*) Außer der Gesundheitspflege zu Venedig hat jede einigermaßen angesehene und in Handel begriffene Stadt ihre eigene Anstalt nach dem nemlichen Plane wie die Hauptstadt, über welche die Vornehmen, welche nicht handeln, die Aufsicht haben, welches Dienstes sie sich freywillig unterziehen, weil sie sich es zu einer Ehre schätzen, für die Gesundheit ihrer Mitbürger zu sorgen. Die nothwendigen Bedienten und Schreiber werden von den dazu gehörigen Gemeinden bezahlt, und alle diese Verpflegungsanstalten stehen unter der zu Venedig.

kommen, und vor die Bequemlichkeit der Passagiere, welche Quarantaine halten, so wie auch zu der Aufnahme von Personen und Effecten, welche zu Pestzeiten angesteckt werden. Das alte Pesthaus ist eine halbe Stunde, und das neue ohngefähr fünf Viertel-Stunden beyde auf kleinen Inseln angebracht, und von aller Gemeinschaft nicht nur durch breite Canäle, die sie überall umgeben, sondern auch durch hohe Wälle, von einem großen Umfang, ohngefähr vierhundert geometrische Schritte im Umfang ausgeschlossen. Sie sind nur eine Etage hoch, und sind in eine große Anzahl von Zimmer, die größer und kleiner sind, eingetheilt und unterabgetheilt, in welche die Passagiere aufgenommen werden. Alle diese Zimmer haben ihre besondern Eingänge und Treppen, und jede Reihe von ihnen hat einen offnen Hof nach der Vorderseite mit Grasplätzen, welche aber nicht zu hoch wachsen dürfen; allein es dürfen darauf ganz und gar keine Bäume und Kräuter wachsen, und auch so in einer guten Entfernung weiter hin nicht. An einigen Wällen und in einigen andern Plätzen sind Schuppen angebracht, doch aber nicht so, daß sie unter den Wohnungen der Passagiere stehen, und diese sind so versorgt, daß die Waare keinem Schaden vom Regen, oder sonst ausgesetzt seyn können, und daß doch auch nicht zu gleicher Zeit die Luft eingesperrt ist. Eine weitläuftige Beschreibung würde meinen Lesern beschwerlich fallen, zumal da ich von dem alten Pesthause einen Grundriß geliefert habe *).

Die

*) Diesen haben wir aber in der Uebersetzung, da er uns nicht wichtig genug schien, weggelassen.

Die innere Regierung und Aufsicht in diesen Pesthäusern ist in einem jeden einem Officier übertragen, welchen man den Prior nennt, welcher von der Hauptverpflegungsanstalt gewählt wird, und in Ansehung der Verwaltung seines Amts vor dieser Rechenschaft abzulegen verbunden ist. Er hat einen Gehülfen, den er sich selbst erwählen kann, und welcher von dem Magistrat bestätiget wird. Beyde bekommen einen hinlänglichen Gehalt, und sind verbunden, in dem Pesthause selbst zu wohnen. Die Verwaltung ihres Amtes ist eine Sache von großem und bedeutendem Ansehen, und der Magistrat ist hierinnen sehr sorgfältig, und überträgt es niemand anders, als solchen Personen, die sich dazu vollkommen zu schicken scheinen; wer dieses Amt verwaltet, darf mit niemand aus dem Magistrate, noch auch mit jemand von den Subalternen verwandt seyn, darf ganz und gar kein Interesse für die Schifffarth oder den Handel haben, und in der Ausübung seiner Amtspflichten ist er den strengsten Vorschriften unterworfen, von welchen ich die vorzüglichsten anführen will.

Alle Abend muß er alle Thore und Thüren der verschiedenen Höfe und Wohnungen bey Sonnenuntergang durchsehen, so wie auch die äußeren Thorwege und die Thüren der Zimmer, in welchen die Passagiere, die Waaren, und die Thorwärter und Träger sind; er nimmt auch die Schlüssel davon jederzeit zu sich, und läßt sie vor Sonnenaufgang nicht wieder öffnen, und wenn irgend von Seiten der Ansteckung

etwas

etwas zu vermuthen ist, so muß er für immer auf die Thüren und Pforten Acht geben, und sie können nur im nothwendigsten Fall, und zwar in seiner Gegenwart geöffnet werden.

Hunde, Katzen, und andere dergleichen Hausthiere darf er nicht frey in dem Pesthause herum laufen lassen.

Er darf weder kaufen, noch verkaufen. Mit den Passagieren oder andern Personen in dem Pesthause darf er keinen Handel oder Vergleiche schließen, noch auch den andern so etwas zu thun erlauben; es mögen nun Verträge seyn, von welcher Art sie wollen, oder es mag eine andere Art von Erwerb betreffen, oder auch eine Versteigerung; noch darf er irgend jemanden Notariatsgeschäfte erlauben, er müßte denn von dem Bord her besondere Erlaubniß darzu bekommen haben, denn alles andere ist für Null und nichtig zu erklären.

Er soll nicht zulassen, daß Fischerboote, noch sonst andere kleine Fahrzeuge in eine bestimmte Entfernung von dem Pesthause kommen, auch darf er ganz und gar keine Gemeinschaft zwischen denen, die die Quarantaine halten, und solchen Booten zulassen.

Er muß ein Buch halten, in welches alle diejenigen geschrieben werden, welche in die Quarantaine kommen, und zugleich auch ein Generalinventarium über ihre Habseligkeiten halten, und nun auch noch ein besonderes Jnventarium von allen Gütern und Waa-

Waaren, die hier eingebracht werden, und diese muß er der Anstalt der Gesundheitspflege überschicken, und zwar wenigstens monatlich einmal.

Er kann weder Personen noch Effecten derselben zur Quarantaine übernehmen, wofern er nicht einen Auftrag von der Anstalt der Gesundheitspflege darzu erhalten hat, und ein solches Mandat muß allezeit von einem Abgesandten begleitet werden, und eben so muß es auch gehalten werden in Ansehung ihrer Loslassung aus dem Pesthause. Ferner darf er auch diejenigen, welche in der Quarantaine sind, nicht besuchen lassen, er habe denn einen Befehl hierzu erhalten, welche von der Anstalt der Gesundheitspflege in solchen Fällen unentgeldlich ausgegeben werden *). Allein öffentliche Mäckler sind von diesen Besuchen gänzlich ausgeschlossen, gesetzt sie sollten auch eine Erlaubniß zu dieser Absicht bekommen haben.

Er muß Sorge tragen, daß Ruhe und gute Ordnung unter den Passagieren und den Thorwärtern gehalten werde, und darf weder spielen noch trinken, noch andere Leibesübungen und Vergnügungen zulassen, welche Gelegenheit zur Vermischung von Gesellschaft von verschiedenen Quarantainen geben, oder

*) Zunächst der Wohnung des Priors sind Sprachzimmer, in welchen diese Besuche in Gegenwart des Priors, des Subpriors oder des Voigts oder aller zusammen zugelassen werden.

oder auch sonst die Aufsicht über den Platz hindern könnten.

Wenn ein Passagier oder ein Träger krank wird, so muß der Prior vermittelst des Beystandes des Gouverneurs Sorge tragen, daß er, von den übrigen so viel wie möglich abgesondert werde, und es muß ohnmittelbar Nachricht an den Bord gegeben werden, damit ein Arzt abgeschickt werden könne, um die Natur der Krankheit sorgfältig zu untersuchen, und es kann auch zu gleicher Zeit noch ein anderer Arzt mit darzu genommen werden; allein die vorgeschriebenen Vorsichtsregeln dürfen nicht übertreten werden, oder sie müssen alsdann in den nehmlichen Zimmern bleiben, bis die Quarantaine vorüber ist. Der Prior hat das Recht, die Pflichten eines Notarius im Nothfall zu vollziehen, denn es wird, ohne eine ausdrückliche Ordre vom Bord kein Notarius zugelassen; er kann also letzte Willen und Testamente abfassen, doch nicht anders, als in der Gegenwart von fünf Zeugen. Wenn jemand stirbt, und der Arzt der Gesundheitspflege nebst dem Wundarzt nicht erklären, daß dieser Tod von einer ansteckenden Ursache herkomme, und wenn sie in ihrem Berichte hierüber nicht ganz ausführlich deutlich schreiben, so müssen alle diejenigen, welche mit dem Verstorbenen in einer Quarantaine waren, dieselbe vom neüen anfangen, und dieses eben so oft, als ein verdächtiger Tod unter ihnen vorkommt. Zunächst dem Pesthause ist ein Begräbnißplatz, wohin die Todten alle nackend begraben werden, und zwar von denen, die zu ihren bestimmten Abtheilungen gehören, und wenn eine Vermuthung von Ansteckung dabey ist, so wird eine gehörige Quantität ungelöschter Kalk oben auf das Grab geworfen, welches fünf bis sechs Fuß tief seyn muß.

Der Prior muß darauf sehen, daß die Voigte von den bestimmten Quarantainen die Passagiere anhalten, alle ihre Habseligkeiten, und andern Effecten täglich der freyen Luft auszusetzen, und daß sie allen denjenigen den besten Beystand leisten, welche unter ihrer Aufsicht stehen.

Er muß jedes von denen Zimmern, welches sich unter der Quarantaine befindet, wenigstens täglich zweymal besuchen, einmal frühmorgens und ein zweytesmal Nachmittags, um zu sehen, ob die Passagiere gehörig bedient und mit dem nöthigen versorgt sind, damit alles nach den Vorschriften der Anstalt, und nach den vorsichtigen Gesetzen, die auf die Gesundheit abzwecken, vor sich gehe. So muß er auch alle Arten von Waffen, welche den Passagieren gehören, zu sich nehmen, welche ihnen wiederum müssen zugestellt werden, so bald die Quarantaine beendiget ist.

Marketender werden hier nicht geduldet, sondern diese müssen sich am Bord aufhalten, um das Pesthaus mit nöthigen Provisionen zu versehen. Diese sind verbunden täglich zu kommen, und zu überbringen, was die Passagiere verlangen, und zwar um einen bestimmten Preiß, alle übertriebene Forderungen werden nachdrücklich bestraft; sie dürfen in das Pesthaus nicht hineinkommen, sondern es ist ihnen

ihnen ein bestimmter Platz angewiesen, wo die Voigte und die Passagiere hinkommen, um ihre Provisionen in Augenschein zu nehmen, und um wiederum ihre Aufträge geben zu können. Die Marketender haben Körbe, welche an sieben bis acht Fuß lange Stangen gebunden sind, in welchen sie diesen alles hinreichen, und zwar in der Gegenwart des Priors, oder seines Substituten, welcher dafür Sorge trägt, daß das Geld, welches der Marketender dafür erhält, erst in Weineßig muß eingetaucht werden. Diese Marketender sind dem Magistrat unterworfen, und können, wenn sie gegen die Vorschriften und Ordres handeln, die ihnen zum Durchsehen immer vor Augen gehängt sind, auch hiernach gehörig bestraft werden *).

Wenn Briefe aus dem Pesthause geschrieben werden, so müssen diese auf die gewöhnliche Art von dem Voigte, welcher eben dieser Abtheilung vorstehet, geräuchert werden, alsdann werden sie vermittelst eines spanischen Rohrs dem Prior gereicht, und von diesem werden sie bisweilen noch einmal parfümirt, und alsdann weggesendet. Er muß die Träger zur Reinigung der Güter anhalten, auch müssen sie die dazu gehörigen Schuppen ausfegen, und rein halten, so wie auch die Plätze auswendig herum; auch muß

*) Alle Morgen kamen zwey Marketender in ihren Booten mit Provision, Holz u. s. w. an das alte Pesthaus an. Der Preiß von Butter, Brod, Milch, Früchten und Brennmaterialien, die ich brauchte, war um ein Drittel größer, als der in der Stadt.

er dafür Sorge tragen, daß weder Wolle noch Baumwolle, oder sonst so etwas herumfliege, oder auf dem Boden liegen bleibe, wo etwa Personen vorbeygehen können, und er muß ein wachsames Auge darauf haben, daß die Thorhüter, Träger, und übrigen Bedienten des Pesthauses täglich ihre Pflichten gehörig ausüben, wie wir dieses an einer andern Stelle noch weitläuftiger aus einander setzen wollen.

Der Prior kann, während er seinem Amte vorsteht, von keinem andern Gerichte arretirt werden, als von dem Magistrat, welcher der Gesundheitspflege selbst vorgesetzt ist; noch kann er auch von irgend einem Gerichte in Civil- oder Criminalsachen verfolgt werden, noch können auch Personen und ihre Effecten in dem Pesthause, so lange die Quarantaine anhält, angehalten werden. Dem Prior ist es auf das genaueste auferlegt, ja kein Geld oder irgend eine andere Erkenntlichkeit von den Passagieren, für seine viele Mühe und Arbeit zu verlangen, noch darf er auch den Gesetzen zu Folge keine Geschenke von den Passagieren annehmen, welche Quarantaine halten, noch auch von den Kaufleuten, deren Waaren unter seiner Aufsicht sind; Blos hat er das Recht, eine kleine Erkenntlichkeit für jeden Ballen und Packt zu fordern, welches der Magistrat zu bestimmen hat. Allein er und seine Gehülfen erwarten immer ein freywilliges Geschenk. Ich gab dem Prior sechs Sequinen, dem Subprior dreye, und dem Voigt eine, so wie mir diejenigen sagten, die ich darum befragte. Eine Sequine ist ohngefähr neun Schilling.

Der

Der Prior und sein Substitut müssen sich sorgfältig hüten, weder die Waaren, noch die Passagiere, die in der Quarantaine sind, anzurühren, und sie müssen daher bey ihren Spaziergängen und Besuchen allezeit ein spanisch Rohr mit sich führen, um die Passagiere in einer gehörigen Entfernung zu halten. Allein wenn durch einen unglücklichen Zufall sie doch sollten berührt worden seyn, so müssen sie von der Zeit an, von welcher man vermuthet oder vermuthen kann, daß sie angesteckt sind, Quarantaine halten, und andere Personen müssen auf eine Zeitlang ihren Platz einnehmen. Sollten sie auf eine boshafte Art berührt worden seyn, so wird die Person, die dieses verübte, verhältnißmäßig bestraft, und diese Strafe von dem Magistrat der Gesundheitspflege bestimmt.

Weder der Prior, noch sein Substitut darf das Pesthaus verlassen, er müßte denn von den Magistratspersonen abgerufen werden, oder ein Geschäft vollziehen, welches zu seinem Amte gehörte, allein in seinen Privatangelegenheiten nie ohne ausdrückliche Erlaubniß *).

Zu der Gesundheitspflege in Venedig gehören sechzig Voigte, von denen einige die Aufsicht über die Quarantainen der Passagiere und der Waaren haben, und auf die Träger und Bedienten in dem Pesthaus Achtung geben, indem ein anderer Theil

 die

*) Commissioni in via d'istruzione, al nuovamente eletto Priore del lazaretto. In Venezia, 1726. 4.

die Quarantainen der Schiffe und ihre Compagnieen am Bord besorgen muß, wohin sie sogleich bey ihrer Ankunft abgeschickt werden, und diese Aufsicht setzen sie bis zu ihrer Abreise fort. Alle diese haben täglich ihren gehörigen Unterhalt von den Passagieren, den Schifmeistern und Kaufleuten, in deren Diensten sie ohnmittelbar stehen. Sie müssen den Passagieren in dem Pesthause aufmerksame Dienste leisten, für ihre Bequemlichkeiten sorgen, auf sie Achtung geben, und genau darauf sehen, daß keine Vermischung der verschiedenen Quarantainen vorgehen kann; denn jede Abtheilung von Passagieren, die zu einem Schiff gehören, haben ihren bestimmten Voigt, so wie auch über die Waaren und die Thürsteher besondere Voigte die Aufsicht haben; keiner von den Passagieren darf aus den Grenzen des angewiesenen Platzes herausgehen, er müßte denn von dem Voigte, welcher mit seinem Stock versehen ist, um die andern in einer gehörigen Entfernung von sich zu halten, begleitet werden. Bey der Ankunft der Passagiere muß er alle ihre Coffres und Kisten u. s. w. öffnen lassen, seine Hände in jedes dieser Habseligkeiten stecken, dasjenige, was darin enthalten ist, in eine Note bringen, und wenn er Contreband darinnen findet, so muß der Prior es dem Magistrat bekannt machen, und dieser bestimmt nachher nach Verhältniß eine Strafe. Sie müssen ein wachsames Auge auf die Gesundheit ihrer Passagiere haben, und allezeit dem Prior davon Nachricht geben, so oft sie einige Krankheitssymptomen wahrnehmen. Ueber die Träger müssen sie die strengste Aufsicht halten, damit diese nicht ihre täg-

liche

liche Arbeit, welche in Lüften und Bewegen der Waaren besteht, die unter ihrer Aufsicht sind, vernachläßigen; und im Fall sie nun nachläßig, nicht sorgfältig und aufmerksam genug sind, so müssen sie dem Prior davon Nachricht geben, welcher es bey dem Magistrat anzeigt, und alsdann werden die Thürsteher bestraft. Die Voigte stehen unter dem Prior, und im Fall sie nachläßig und lügenhaft sind, so werden sie ernstlich, und wohl gar mit dem Leben bestraft.

Die Pflichten der Voigte an dem Bord der Schiffe sind noch strenger, und verlangen noch größere Aufmerksamkeit; denn da sie keinen Prior haben, der sie bey irgend einem zufälligen Umstand regieren kann, wie dieses im Pesthause selbst der Fall ist, so müssen sie mit der Anstalt der Gesundheitspflege selbst in ohnmittelbarer Verbindung stehen, und von allen dem, was vorfällt, sogleich Nachrichten ertheilen. Wenn sie denn nun ihren Posten antreten, so müssen sie zuförderst ein genaues Verzeichniß von allem Schiffsvolk halten, welches sie der Anstalt überschicken müssen; auch müssen sie sie alle Tage mustern lassen, damit nicht etwan eine Krankheit unter sie komme, oder auch welche davon laufen. Auch müssen sie ein bestimmtes und genaues Verzeichniß über alle Waaren und Effecten am Bord ohne alle Ausnahme halten, wovon sie eine Copie auch der Anstalt überschicken, um zu verhüten, daß Contreband heimlich könne zurückgehalten werden. Außerdem müssen sie auf keine Weise erlauben, daß irgend etwas aus dem Schiffe

 her.

herausgebracht werden darf, noch dürfen sie zulassen, daß irgend ein Boot, noch ein anderes Fahrzeug ohne Erlaubniß sich nähere, und wenn Besuche zu dem Capitain, oder andere Leute zu dem Schiffsvolke kommen dürfen, so muß doch der Voigt allezeit bey der Unterredung zugegen seyn, damit die gehörigen Vorsichtsregeln in Ansehung der Gesundheit recht wohl beobachtet werden. Auch müssen sie auf die Marketender Achtung geben, welche das Schiff während der Quarantaine bedienen, damit diese ihre Pflichten gewissenhaft vollbringen, und den besten Vorschriften zu Folge zur Erhaltung der Gesundheit, so wie in dem Pesthause, alle Sorgfalt anwenden. Unter keiner einzigen Bedingung dürfen sie den Passagieren zulassen, die Quarantaine am Bord des Schiffs zu halten, und wenn irgend einer in der Verkleidung eines Matrosen am Bord zurück bleiben sollte, so muß er, oder wenn es mehrere sind, auch diese nach dem Pesthaus geschickt werden, und das Schiff muß seine Quarantaine von dem Tage ihrer Entweichung erneuern; und dieß geschicht auch, wenn Waaren am Bord verheimlichet worden sind, nachdem die übrige Ladung nach dem Pesthaus geschickt worden ist.

Die abgeordneten Begleiter sind Bedienten, deren sich der Magistrat der Gesundheitspflege bedient, um alle Schifscapitaine nach der Anstalt zu führen, um Nachricht von ihnen zu geben, und sie gehörig wieder an Bord zu begleiten, worauf die Capitaine in ihr eignes Boot, und die Abgesandten wiederum in die ihrigen gehen; auch müssen sie alle Passagiere zu

dem

dem Pesthause begleiten, als auch eine jede Barke (lighter) voll Waare dahin absenden, und sie müssen Achtung geben, daß das Schiffvolk auf den Booten wiederum an Bord zurückkehre, ohne sich mit andern zu vermischen; auch liegt ihnen ob, oder doch wenigstens den ältesten von ihnen, alle Briefe zu empfangen, zu öffnen, und zu durchräuchern, welche nehmlich mit Schiffen von verdächtigen Orten herkommen, und allen Capitainen, Matrosen, oder auch Passagieren ist aufs strengste verbothen, Briefe an Bord anzunehmen, oder welche an das Ufer zu schicken, ohne daß nicht die Gesundheitspflege die nöthige Formalität damit vorgenommen hat: sie werden nachher noch einmal gesiegelt und nach ihren Aufschriften gehörig vertheilt. Diese Bothen oder Bedienten, deren es sieben giebt, werden auch überhaupt zu allen Bothschaften für die Anstalt gebraucht, um entweder nach dem Pesthause, oder nach den Schiffen die die Quarantaine halten, oder in andern Geschäften, welche die Gesundheitspflege in der Stadt angehen, Bothschaft zu gehen, sie haben keine bestimmte Einnahme, sondern sie werden verschiedentlich bezahlt, nachdem sie Schiffscapitaine oder Passagiere, oder Waaren begleiten.

Alle die Träger werden zur Reinigung der Güter in dem Pesthause angewendet, und stehen unmittelbar unter der Aufsicht und Jurisdiction des Magistrats der Gesundheitspflege: so lange, als sie nehmlich hier bleiben, hat der Prior und die Voigte die Aufsicht über sie, und wenn sie in der Vollziehung ihrer Pflicht einen Fehler begangen haben, so werden sie nach der Strenge der Gesetze bestraft, so wie alle Delinquenten in Fällen, die die Gesundheit angehen. Jeder Kaufmann muß seinen eigenen Träger haben, allein ihre Namen müssen sie in der Anstalt angeben, und müssen auch approbirt seyn. Auch darf man keine aus dem gemeinen Haufen herausnehmen, sondern sie müssen täglich ihren bestimmten Lohn bekommen. So muß auch die Anzahl derselben mit der Anzahl der Ballen in Verhältniß stehen, und allezeit über vierzig dergleichen muß ein solcher Träger gesetzt werden.

Von der Aufnahme der Schiffscapitaine, von verdächtigen Plätzen, und wie man von ihnen Berichte einziehet.

Ich muß hier in voraus anmerken, daß alle Schiffe in Venedig angenommen werden, und so auch die, von denen man weiß, daß sie mit der Pest behaftet sind. Nun werden aber die Regeln in Ansehung der Gesundheit in jedem Falle auf das genaueste befolgt, und in diesem Falle noch etwas mehr, allein übrigens weicht man von der einmal eingeführten Einrichtung ganz und gar nicht ab. Auch muß ich nothwendig bemerken, daß alle Schiffe und Waaren, welche von irgend einem Theile des türkischen Reichs herkommen, unvermeidlich eine volle Quarantaine von vierzig Tagen halten müssen; denn da die Türken nicht genug Vorsicht anwenden, diese fürchterliche Krankheit zu verhüten oder sich dafür in Sicherheit zu setzen, und davon zu befreyen, so schließen die Venetianer

ganz

ganz richtig, daß es vergeblich sey, und höchst gefährlich, den Gesundheitscertificaten nur in irgend etwas zu trauen, gesetzt sie wären auch von ihren eigenen Consuln oder andern abgefaßt, und zwar in Plätzen, wo das Uebel, obschon die Ansteckung nicht offenbar wahrgenommen wird, in den Waarenballen verborgen liegen kann, welche von andern Plätzen dahin gebracht worden sind. Außerdem müssen die Schiffe von Zante, Zephalonia und andern venetianischen Inseln allezeit eine Quarantaine von dreyßig Tagen halten, oder wenigstens von drey Wochen, und öfters auch von vierzig Tagen, weil sie, da sie so nahe an Morea liegen, und täglich Communication mit den Bewohnern dieser Insel haben, sehr öfters die strengen Vorschriften in Ansehung der Gesundheit vernachläßigen oder doch den Ueberbrechern derselben sehr leicht nachsehen, obschon alle von ihnen ein bestimmtes Amt haben, in welcher Verbindung sie hauptsächlich ihres Unterhalts oder ihrer Ernährung wegen stehen müssen, weil die Producte dieser Inseln nicht einmal für den dritten Theil ihrer Einwohner hinreichend sind. Um also die beschwerlichen Folgen einer solchen Nachläßigkeit zu verhüten, so ist eine Vorschrift gegeben, welcher zu Folge man alle Schiffe und alle Waaren bey ihrer Ankunft von diesen verdächtigen Plätzen mit der nehmlichen Vorsicht behandelt, als ob sie würklich und in der That angesteckt wären, und um aller Gefahr vor ihrer Ankunft zu begegnen, so ist den Piloten streng und bey Kopfstrafe verbothen, nicht an den Bord irgend eines türkischen Schiffs zu gehen, oder an den Bord eines Schiffs,

Schiffs, das von den benachbarten Inseln herkommt, noch darf sich das Schiffsvolk unter einander vermischen; ja sogar es ist keinem Piloten erlaubt, an den Bord irgend eines Schiffs zu gehen, gesetzt auch, daß es selbst von der Gesundheitspflege für ein reines und unschädliches wäre erklärt worden; oder gesezt, daß es die Nothwendigkeit erfordern sollte, so dürfen sie alsdann nach ihren eignen Booten nicht zurückkehren, sondern sie müssen am Bord bleiben, bis das Schiff von der Gesundheitspflege für frey erklärt worden ist, und im Fall daß sie Quarantaine halten, so muß der Pilote sich derselben unterziehen. Auch ist ihnen streng die Ordre ertheilt, keine andere als mit Theer bestrichenen Stricke zu haben, und wenn nun die Schiffe, auf welche sie Acht geben, von verdächtigen Plätzen herkommen, so müssen sie den Capitain erinnern, daß er das gewöhnliche Signal solcher Schiffe in die Höhe zieht, damit nicht andere Boote und Fahrzeuge unbemerkterweise mit ihnen in eine Unterredung kommen mögen; wenn also das Schif in den Hafen läuft, oder sobald das oben erwähnte Signal wahrgenommen wird, (denn die Gesundheitspflege hält besonders eine Person, um von der Annäherung dieser und aller andern Schiffe Nachricht einzuziehen), so wird ein Voigt an Bord geschickt, dessen Pflichten von diesem Augenblick anfangen, und so lange fortdauern, bis das Schiff Quarantaine gehalten. Außerdem in gefährlichen Fällen wird, sobald das Schiff in der angeführten Lage vor Anker liegt, eine Barke mit einem Commando Soldaten ausgeschickt, um in einer gewissen Entfernung

von

von dem Schiff zu seyn, und darauf Achtung zu geben, daß nichts wider die eingeführten Gesetze begangen wird. Alsdann geht einer von den Abgesandten ab, um dem Capitain nach der Gesundheitspflege zu bringen, sein Boot hält sich alsdann in einer bestimmten Entfernung von dem des Capitains, reinigt den Weg, und trägt Sorge, daß keine Communication zwischen denen in dem verdächtigen Boot und dem andern vorgehen könne. Wenn diese nun an dem Platz, wo die Gesundheitspflege ist, bald anlanden, welcher Platz so eingerichtet ist, daß der Capitain und das Volk mit denen an dem Ufer sprechen können, ohne zu nahe zu kommen, so wird er sogleich in einen verschlossenen Eingang zu diesem Endzweck geführt, welcher an die Gesundheitspflege anstößt; und hier muß ein gerichtlicher Schreiber, durch ein Fenster in einer sichern Entfernung Nachricht von ihm einholen. Die gewöhnlichen Fragen, welche ihn vorgelegt werden, sind folgende: woher er komme; wenn er seinen Hafen verlassen habe; ob er einen guten Gesundheitsbrief mitbringe oder nicht; welchen Weg er genommen habe; ob er auch noch andere darzwischen liegende Hafen berührt habe; ob er in sie eingelaufen sey oder nicht; ob er Fahrzeuge auf der See angetroffen habe, und von welcher Nation; ob er entfernt von ihnen gewesen, oder sie von ihm; wie viele Menschen er auf seinem Schiffe habe, und ob darunter einige Passagiere; ob sie alle während der Reise gesund geblieben, oder ob einige von ihnen gestorben, und erkrankt wären; worinne seine Ladung bestehe, und ob er diese alle in einem Haafen aufgenommen habe? Alles dieses schreibt ein

ein Registrator oder gerichtlicher Schreiber nieder, und alsdann werden alle seine Papiere, und alle seine Briefschaften ihm abgefodert. Die ersten Pappiere, die nun untersucht werden, nachdem alles zuerst gehörig ist geräuchert worden, ist der Gesundheitspaß, welchen man mit den Nachrichten vergleicht, welche der Capitain gegeben, sowohl in Ansehung der Beschaffenheit der Gesundheit des Platzes, von welchem er kommt, als auch der Anzahl der Seeleute und Passagiere am Bord; und wenn irgend ein Capitain sich sollte, ohne einen Gesundheitspaß zu haben, vorstellen lassen, so ist es eine unveränderliche Vorschrift der Anstalt, sowohl das Schiff, als auch die Ladung eine volle Quarantaine halten zu lassen. Sollten nun zwischen den Gesundheitspässen, und den Nachrichten des Capitains, und in der Anzahl der Personen, die sich auf dem Schiffe befinden, Verschiedenheiten finden, so wird dieses alles auf das genaueste untersucht, und wenn schon auch das Schiff von einem Orte herkommt, wo auch nicht die geringste Vermuthung von Ansteckung seyn sollte, so wird es bewacht, bis die Sache mehr aufgeklärt ist, und bemerkt man irgend eine Spur von einem boshaften Plane des Capitains, um den Magistrat zu hintergehen, indem er falsche Berichte ertheilte, so ist eine Todesstrafe darauf gesetzt, und er wird auch gehörig darnach bestraft; wenn nun aber die Anzahl im Schiffe größer ist, als sie die Gesundheitspäße angeben, so hat man Grund zu vermuthen, daß die überzähligen Personen, von dem Bord eines andern Schiffes sind aufgenommen worden, ohne hinreichende

chende Beweise für ihren Gesundheitszustand zu haben, und wenn die Anzahl geringer ist, so hat man Ursache zu glauben, daß sie durch eine ansteckende Krankheit sey vermindert worden. Allein wenn die vorgelegten Puncte alle zur Genüge eintreffen, so können alle Schiffe mit guten Gesundheitspässen ungehindert abladen, nachdem der Capitain gehörig befragt worden und Nachricht gegeben hat, und nun kann er ohne einen Abgesandten an Bord wieder zurückkehren. Allein wenn das Schiff von irgend einem Theile der türkischen Besitzungen oder von andern verdächtigen Plätzen kömmt, so wird der Capitain mit allen denen Formalitäten an Bord zurückbegleitet, mit welchen er dahin gekommen war. Der Voigt, der schon sich am Bord befindet, fängt sogleich bey der Zurückkunft des Capitains an, seine Pflichten auszuüben, indem er alsbald eine ausführliche Liste von allem Schiffsvolk niederschreibt, und insbesondere auch ihre Kleidung und ihre Effecten anmerkt, welche beyde Schriften er alsdann der Pflege überschickt, um mit den Nachrichten des Capitains verglichen zu werden, und ist dem Capitain die Erlaubniß gegeben worden, daß er umpacken darf, so muß er ein genaues Register von allen den Stücken aufnehmen, welche aus dem Schiffe genommen werden, welches auch mit zu der Anstalt geschickt wird, um mit demjenigen verglichen zu werden, was der Capitain angegeben hat.

Von

Von der Quarantaine der Passagiers.

Sind Passagiers am Bord, so wird, sobald die angeführten Formalitäten vorüber sind, ein Befehl von der Gesundheitspflege ausgesendet, sie in das Pesthaus zu bringen, und insgemein gehen sie erst in ein Boot und der Abgesandte nimmt sie alsdann in das seinige; kommen sie nun aber in dem Pesthause an, so übergiebt er sie dem Prior und führt das Schiffsboot wieder zurück. Die Passagiers finden ihren für die Pflege der Gesundheit angestellten Voigt (guardian of health) in dem Pesthause; nun wird ihnen ein Zimmer angewiesen, ihre Kleider und ihre Effecten, die sie täglich brauchen, werden untersucht und aufgezeichnet, und den Tag nach ihrer Ankunft im Pesthause fangen sie ihre Quarantaine zu zählen an, welche sie unter den vorher beschriebenen Vorsichtsregeln vollenden.

Von dem Umladen der Waaren und von der Art und Weise, sie nach dem Pesthause zu bringen.

Alle Güter und Effecten, welche einer Ansteckung fähig sind und von verdächtigen Plätzen kommen, müssen nach dem Pesthause gebracht werden, um hier Quarantaine zu halten, und nichts darf in dem Schiff zurückbleiben, sondern alles dasjenige, was keine Ansteckung annehmen kann, und was in ganzen Packen beysammen ist, kann bey der Ankunft des Schiffs abgeladen werden, nachdem dasselbe

Erlaub-

Erlaubniß erhalten hat, und zwar in Gegenwart eines Abgesandten, welcher allezeit auch wohl darauf Achtung geben muß; so wie auch der Voigt des Schiffs am Bord. Bey dem Transport der Waaren nach dem Pesthaus muß die größte Vorsicht angewendet werden; die Lastboote dürfen keine Seile haben oder der Prior behält sie mit dem Gute bey sich und die Stricke müssen wohl mit Teer überzogen seyn. Die Matrosen, welche zu dem Schiff gehören, müssen sie laden, und in ihren eigenen Booten nach dem Pesthause bringen, und bey dem Hinfahren und bey dem Herfahren muß sie ein Abgesandter allemal begleiten. Der Prior nimmt sie in Empfang, wie wir vorhin schon anmerkten, und überliefert sie der Sorgfalt der Träger und Voigte, und diese müssen dafür stehen, und einer der Seeleute bleibt in dem Pesthause zurück, um für die Güter Sorge zu tragen, und um für die Ladungsbriefe zu stehen, welche eben hier sich mit in der Quarantaine befinden. Wenn nun die ganze Ladung umgeladen, gehörig abgetheilt, und in dem Pesthause rangirt worden ist, so fängt die Quarantaine so wohl des Schiffs, als auch der Güter an, nicht aber eher.

Von der Reinigung der Güter und Waaren in dem Pesthause.

Die Güter, welche gereinigt werden sollen, kommen in hierzu besonders bestimmte Schuppen in dem Pesthause, und zwar in verschiedner Ordnung nach der verschiedenen Art und nach den Zeichen der Ballen, so daß keine Unordnung und Verwechselung statt finden kann.

Die Wolle wird völlig aus den Ballen und Säcken herausgenommen, in Haufen gelegt, welche nicht über vier Fuß hoch seyn dürfen, diese werden täglich zweymal in Bewegung gesetzt und umgewendet, und die Haufen werden von denen hierzu beorderten Bedienten des Pesthauses mit entblößten Händen und Aermen unter einander gemischt, und zwar immer nach und nach vierzig Tage lang, und aller fünf Tage werden sie, außer daß man die gewöhnliche Behandlung mit ihnen vornimmt, auch noch von ihren Plätzen in andere Stellen gelegt.

Mit der Seide, Flachs, Federn, und ähnlichen dergleichen Waaren, wird die nehmliche Behandlnng vorgenommen.

Baumwolle und Garn, Kameelhaare und Biberhaare in Ballen, werden auf verschiedene Art gereinigt. Die Ballen werden alle auf der einen Seite aufgetrennt, und die angestellten Träger und Taglöhner müssen alle Tage ihre entblößten Hände und Aerme in verschiedene Stellen bis in die Mitte der Ballen hineinstecken, und zwar zwanzig Tage hinter einander, alsdann werden die Ballen zugenäht, umgedreht, und auf die nehmliche Art die folgenden zwanzig Tage behandelt, womit die Quarantaine beendigt wird; allein die Tage, in welchen die Ballen geöffnet werden, werden nicht mit zu den vierzigen gerechnet.

Wollene und leinene Tücher, und alle Waaren, welche in Falten gelegt sind, werden aufgewickelt, und Falte bey Falte umgedreht, indem die hierzu angestellten Träger und Aufwärter, die nackenden Aerme zwischen die Falten hineinstecken und sie unten und oben öfters lüften müssen. Ist man gewiß, daß sie angesteckt sind, so müssen sie außer der täglichen Bewegung aus den Falten gelegt, und in der freyen Luft, so oft es das Wetter zuläßt, auf Rahmen ausgespannt werden. Teppiche, Bettdecken, Matratzen, und andere Waaren von Wolle und Seide, Flachs, Bücher, Pergament und alle Arten von Pappiere, Säcke voll Haare und dergleichen Dinge werden der Luft anhaltend ausgesetzt und in ihr täglich zwey bis dreymal umgedreht und herumbewegt.

Das Pelzwerk gehört mit zu den gefährlichsten Artikeln und muß höchst sorgfältig gereiniget werden, immer muß es der Luft ausgesetzt bleiben, und recht oft in Bewegung gebracht und ausgeklopft werden; ingleichen auch Haare und Straußenfedern.

Taback, Corduan, Schaaf- und Geisfelle, so wie alle trocken abgeputzte Felle müssen in Haufen gelegt, und dann und wann herumgewendet werden; sind es aber Artikel, welche dem Anstecken weniger ausgesetzt sind, so werden sie insgemein in zwanzig Tagen frey gelassen. Wachs von Bienen und Schwämme werden gereiniget, indem sie in Salzwasser, das nicht gestanden, acht und vierzig Stunden lang getaucht werden, und alsdann werden sie frey gelassen. Es ist daher in dem Pesthause ein beson-

 derer

derer Platz zu dieser Absicht bestimmt, und auch ein Aufseher angestellt, der hierauf Achtung geben muß.

Wachs- und Talklichter müssen wegen der baumwollenen Dachte in denselben die völlige Quarantaine halten; will aber der Eigenthümer zulassen, wie eben angemerkt worden, daß sie eingetaucht werden können, so sind sie ebenfalls frey. Thiere mit wollnen und langen Haaren müssen auch die ganze Quarantaine halten; allein diejenigen, welche kurzes gerades Haar haben, werden gereinigt, indem man sie am Ufer schwimmen läßt; das Federvieh reiniget man, indem man es so lange mit Weineßig bespritzt, bis es völlig naß ist.

Es giebt auch noch andere Artikel, welche nicht angesteckt werden können, und welche also der Quarantaine nicht unterworfen zu werden brauchen, ob sie es schon auch bisweilen durch zufällige Umstände werden können; so zum Beyspiel in Salzwasser gelegte Häute, welche, wenn sie hinreichend eingesalzen und feucht sind, frey sind; hingegen sind sie trocken, so müssen sie sich auch den Formalitäten der Quarantaine unterziehen. Asphalt ist an und für sich frey, und kann an das Land gebracht werden; allein ist er eingewickelt und in Materien eingepackt, welche für die Ansteckung empfänglich sind, so muß er auch Quarantaine halten, und dieses gilt ebenfalls von allen an sich freyen Artikeln, welche von dem, womit sie eingepackt, nicht können abgesondert werden, oder wenn die Eigenthümer sich dieses nicht wollen

gefal-

gefallen lassen, und alsdann sind sie in dem Pesthause den gehörigen Vorschriften unterworfen.

Viele Artikel sind allezeit frey, wenn sie in ganzen Haufen kommen, und so auch andere, wenn sie auch schon eingepackt sind, weil entweder die Emballage an und für sich frey ist, oder weil sie durch die flüchtigen Eigenschaften der Dinge, die darin enthalten sind, gereinigt ist, oder weil sie bald weggenommen, oder unschädlich gemacht werden kann. Von der ersten Art sind alle Arten von Saamen, und Rinden, Salz, Flachssaamen, und überhaupt alle Arten von Saamen, Marmor, Mineralien, Holz, Erden, Sand, Alaun, Vitriol, Elephantenzähne u. dgl. Von der zweyten Art sind Zucker, Käse, Butter, Pinchen, frische und trockne Früchte und alles gesalzene und geräucherte Fleisch u. dgl. Battargo, Materialwaaren, Farben u. dgl. was leicht von der Emballage kann abgesondert werden. Von der dritten Art sind die Liqueurs aller Art, die Brandtweine, die Oehle, die Weine, wenn nur die Spundlöcher verpicht sind, es sey nur kein Kanefas oder sonst etwas von der Art in denselben. Corinthen, Rosinen und Pech sind frey, gesetzt sie wären auch in eine Kanefas Emballage eingeschlagen, weil man voraussetzt, daß sie ihrer Natur nach, als auch dem nach, was sie ausdünsten, die Ansteckung verhüten, und blos die Säume und die Ecken müssen mit Theer überzogen werden.

Die Venetianer waren vormals die erste und vorzüglichste Handlungsnation in Europa, und die

Vorschriften, die Quarantaine in ihren Pesthäusern zu vollziehen, sind weise und gut. Allein jetzt ist in allen Stücken, welche man nur zu beobachten Gelegenheit nehmen kann, eine solche Nachläßigkeit, und eine solche fehlerhafte Ausübung in Ansehung dieser Vorschriften, daß die Quarantaine fernerhin ganz unnütz ist, und daß sie nicht vielmehr, als eine Einrichtung zur Versorgung für Officiere und Invaliden ist *).

Bey meiner Reise von Smyrna in einem venetianischen Schiff mit einem nachtheiligen Gesundheitspaß legten wir zuerst zu Modon in Morea vor Ancker. Hier kam ein türkischer Officier am Bord und gab auf uns Acht, bis wir wieder den Haafen verließen, und um zu sehen, ob dieses unser alleiniges Geschäfte wäre. Drauf legten wir zu Zante vor Anker, wo einige Passagiers landeten, und hier wurden wir einen bis zwey Tage über die gewöhnliche Zeit aufgehalten, weil der Capitain Caffee und dergleichen an die dasigen Einwohner einzeln verkaufte. Zunächst ankerten wir auf einer Insel nordwärts von Corfu; hier giengen der Capitain und die Passagieres an das Ufer und die Einwohner kamen an Bord, um Matratzen und dergleichen einzuhandeln. Castel Novo gegen über, ohngefähr zwey Meilen davon

*) Wie dieses von so vielen vortrefflichen Anstalten gilt, bey denen durch die Thätigkeit der ersten Vorgesetzten auch nichts in dem zweckmäßigsten Plane vergessen wurde, bey denen aber in der Folge an die Stelle der Thätigkeit Nachläßigkeit eintrat.

davon ist die Gesundheitspflege, bey welcher alle Schiffe, die von der Levante kommen, in dem Haafen für Anker legen müssen. Hier wohnte der Eigenthümer des Schiffes und der Capitain und die Passagieres giengen meist alle Tage in die Stadt und beschäftigten sich Tag und Nacht mit Umladen und Einladen der Waaren, welches einen Aufschüb von acht Tagen machte. Die unter dem Capitain stehenden Bootsleute schafften ganz unverholen den Tag über Waaren zu ihren Freunden auf das Land und brachten mit diesen die Zeit bis zu dem nächsten Tag zu. Ein Schiff von Ragusa und auch noch andere, welche hier vor Anker gelegt hatten und mit guten Gesundheitspässen versehen waren, verbanden sich ungehindert mit uns und handelten mit uns. Ich beobachtete, daß ein halb nackter Mensch, es war ein Soldat, täglich zweymal zu uns in einem Boote kam, auf welchem ein Knabe das Ruder führte, und dieser bekam Biscuits und warme Speisen, in der Erst stellte ich mir vor, daß er käme, um sich etwas zu erbetteln; aber bald darauf erfuhr ich, daß er ein Aufseher von unserm Schiff war, und bey den Officieren, welche der Gesundheitspflege vorstanden, in Sold stand. Auf der Insel Molita zunächst der Küste von Dalmatien legten wir wieder vor Anker, und der Capitain und zwey von den Passagiers giengen sogleich an das Ufer; hier verweilten wir drey Tage, um mit den Einwohnern Handel zu treiben, und verlohren dadurch den Vortheil eines günstigen Windes, wodurch der Geiz des Capitains gehörig bestraft wurde.

Dergleichen Umstände überzeugten mich von der Wahrheit der Bemerkung, welche ein griechischer Kaufmann machte, der ein beträchtliches Eigenthum am Bord dieses Schiffes hatte; daß nehmlich allen Capitains und allem Schiffsvolke auf den levantischen Schiffen völlig verbothen werden sollte, auf ihren Reisen Handel zu treiben. Diesem Gebrauch zu Folge werden die Güter öfters so lange zurückgehalten, daß sie eine Verkaufzeit versäumen und die Passagiere und das Schiffsvolk wird auch größerer Gefahr ausgesetzt, wenn irgend ansteckende Ausdünstungen auf dem Schiff seyn sollten. Allein vorzüglich setzt dieses die Einwohner der Inseln und der Küsten des mittelländischen Meeres der unaufhörlichen Gefahr aus, daß ihre Gegenden für immer der Pest ausgesetzt sind. Hinreichend bestätigte sich dieses auf eine sehr traurige Art vor einigen Jahren in Dalmatien, und noch vor kurzem erzählte man mir, daß in ein kleines Dorf, welches zu Ragusa gehört, die Pest übergetragen wurde, so daß alle Einwohner, ausgenommen zwey bis drey, daran starben, welche auf Ordre des Magistrats an die benachbarten Aufseher selbst erschossen wurden.

Zu Triest sind zwey Pesthäuser, eines davon ist neu, und beyde sind rein und wohl eingerichtet, und ein Contrast von dem, was ich neuerlich in Venedig gesehen hatte. Die Fußböden in der obersten Etage sind gedielt, und die in dem untern Raume mit gewöhnlichen Ziegelsteinen ausgelegt, die Zimmer waren achtzehn und einen halben Schuh lang und funfzehn breit, und hatten eine reine Bettstelle, Stuhl und Tisch. In der Entfernung von ohngefähr zwanzig Ellen ist es von einem doppelten Wall umgeben, allwo sich die Begräbnißplätze für die Römischcatholischen, die Griechen und die Protestanten befinden. Es ist ein laufend Wasser von den nächstliegenden Hügeln dabey, welches gehörig um den Wall herum geführt und von großem Nutzen ist.

Ich bin dem Director dieser Gesundheitspflege sehr vielen Dank für die Gesetze und Tariffs dieses Pesthauses, wovon zu Trieste 1769 eine italienische und deutsche Nachricht gedruckt worden ist, schuldig, so wie auch für die Erlaubniß, den Plan zu copiren, und auch für die Plane der Pesthäuser zu Marseille und Venedig, welche ich hier zu finden so glücklich war.

Zweyter Abschnitt.

Vorschläge zu einem neuen Plan eines Pesthauses.

Nachdem ich nun von den vorzüglichsten Pesthäusern in Europa Nachricht gegeben habe, so darf ich wohl auch auf den folgenden Seiten mich unterstehen das zu thun, was ich in Ansehung der Gefängnisse that; ich will nemlich die Grundlinien zu einem Plan eines wohleingerichteten Pesthauses ziehen. — Viele Pesthäuser sind zu enge und haben mehr das Ansehen von einem Gefängnisse und zum öftern habe ich Capitaine, welche bey dem levantischen Handel angestellt waren, sagen hören, daß der Muth ihrer Passagieres gar sehr zu sinken pflegte, wenn sie daran gedächten, daß sie in denselben lange eingeschlossen seyn sollten. In denjenigen, welche ich besucht habe, habe ich verschiedene blasse und niedergeschlagene Personen und viele frische Gräber gesehen. Um also diesen so nachtheiligen Folgen so viel, wie möglich zuvor zu kommen, sollte man einem Pesthause das allerreizendste Ansehen verschaffen. Besonders würde ein großer und schöner Garten sowohl sehr schicklich, als auch für die Gesundheit sehr zuträglich seyn. S. Taf. 3.

Allein ich will diese Beobachtung jetzt übergehen, und im Allgemeinen einige Bemerkungen über Qua-

Quarantainen und Pesthäuser anstellen; darauf will ich Nachricht von einigen Vortheilen in Betracht des Handels sowohl, als auch der Gesundheit geben, und ich wünsche, daß einige Anwendungen und gute Einrichtungen für England hieraus erwachsen mögen. Ich werde ferner in den folgenden Blättern die Antworten einiger auswärtigen Aerzte auf eine Reihe von Fragen liefern, welche ich ihnen vorzulegen Gelegenheit nahm, in der Hinsicht, daß bey uns vielleicht einmal ein Pesthaus könnte errichtet werden, und daß unser Land öfters von einer so fürchterlichen Plage, als die Pest ist, könnte heimgesucht werden, wo alsdann die Meynungen berühmter und erfahrner Aerzte in diesem Uebel von großem Nutzen seyn könnten.

Beobachtungen über die Quarantainen und Pesthäuser.

1. Alle Schiffe, welche der Quarantaine unterworfen werden können, sollten, wenn sie an unserm Ufer ankommen, verbunden seyn, eine rothe Flagge oder ein anderes Signal oben an die Kreuzstange des Mastbaumes aufzustecken, um alle andere Schiffe vor der Communication mit diesen zu warnen; und alle diejenigen, welche ohnerachtet dieser Warnungen an Bord kämen, sollten angehalten seyn, die Quarantaine zu halten.

2. Alle Boote, welche zu einem Schiff in der Quarantaine gehören, so wie auch alle kleine Fahrzeuge, welche zu dem Umladen angewandt werden, sollten allezeit, so oft sie von dem Schiffe ausgeschickt

schickt werden, eine rothe Wimpel an dem Mastbaume aufstecken.

3. Die Flügel des Schiffes, durch welche die Waaren abgeladen werden, (hatch-ways) dürfen nicht eher geöffnet werden, bis der Capitain und seine Gehülfen ihre eidlichen Aussagen eingegeben haben, und alle Passagieres, der Sekretair und diejenigen Schiffsleute, welchen es erlaubt seyn mag, das Schiff zu verlassen, müssen unter einer ganz strengen Geldstrafe in das Pesthaus gebracht werden.

4. Der Platz, welcher bestimmt seyn soll, die eidlichen Aussagen anzunehmen, muß so eingerichtet seyn, daß die Person, welche sie annimmt, sich allezeit so stellen muß, daß der Wind gegen diejenigen gerichtet ist, welche sie geben. Dieses muß so viel wie möglich an der Barriere des Pesthauses beobachtet werden, wo man mit denjenigen sprechen kann, welche Quarantaine halten. Allein gehet dieses nicht an, so müssen sie in einer größern Entfernung von einander gestellt werden.

5. Da während der langen Reisen nach England gleichsam eine Art von Quarantaine gehalten wird, und da es meiner Meinung nach nur gar zu wahrscheinlich ist, daß die Ansteckung, ohne sich zu zeigen, in einer Person sich nicht über acht und vierzig Stunden zurückhalten könne; so könnte man den Personen, welche in der Quarantaine sind, wohl erlauben, das Pesthaus eher zu verlassen, als es jetzt in andern Gegenden gebräuchlich ist. Vielleicht wäre ein Auf-

Aufenthalt von zwey und zwanzig Tagen hinreichend genug.

6. Das Beräuchern der Passagieres, wie es in Marseille gebräuchlich ist, ist von Vortheil; denn es kann eine Person die Ansteckung mit sich in ihren Kleidern herum tragen und sie andern mittheilen, ohne sie selbst aufzunehmen, wie dieses der Fall auch bey dem Gefängnißfieber seyn kann. Allein dies muß bloß zu Ende der Quarantaine bey denjenigen geschehen, welche mit den Kleidern herausgehen, welche sie trugen, als sie hineinkamen.

7. Vorzüglich muß man darauf sehr Acht geben, daß alle Matrosen und Passagiers, so wie auch alle die übrigen von denjenigen Personen, welche in der Quarantaine sind, in gehöriger Entfernung gehalten werden. Der Grund, warum ich diese Vorschriftsregel gebe, ist folgender. Ich habe sehen Personen, die nur eben in Schiffen mit schlechten Gesundheitspässen angekommen waren, an die Barriere des Pesthauses gehen und den Personen ganz nahe kommen, deren Quarantaine fast vorüber war, wodurch die Gefahr, die Pest mitzutheilen, offenbar hervorgebracht wurde. — Und hier will ich Gelegenheit nehmen zu beobachten, daß diese Krankheit, überhaupt nicht bloß durch die Berührung, irgend mehr als das Gefängnißfieber oder die Blattern aufgefangen wird, sondern entweder durch die Inoculation oder durch das Einathmen der faulichten Dünste, welche rund um den angesteckten Gegenstand schweben, und welche, wenn sie hinzu gelassen werden, die ganze Blutmasse in eine Gäh-

rung

rung versetzen, und zwar bisweilen so jähling und so heftig, daß sie ihren ganzen Bau verderben, und Fäulniß und den Tod in weniger denn acht und vierzig Stunden hervorbringen. Diese Ausdünstungen können von einem Platz zu einem andern, vermittelst irgend einer Substanz, an der ein Geruch Platz einnehmen kann, wie z. B. Wolle, Baumwolle u. dgl. sind, geführt werden, und eben so, wie der Geruch von Taback von einem Platz zum andern zieht.

Diese Ideen von der Communication der Pest haben gemacht, daß die vorher angeführten Vorschriften sind angenommen worden; und wären die Vorschriften, nach welchen die Quarantaine gehalten werden soll, hiernach eingerichtet, so würden einige Einschränkungen in den Pesthäusern können abgeschafft werden, und man würde mehr Sorgfalt darauf verwenden, andere zu erdenken, und auch anzuwenden *).

Man

*) Es ist merkwürdig, daß der Körper von einem an der Pest Verstorbenen die Luft mit schädlichen Ausdünstungen nicht ansteckt. Dies glaubt man in der Türkey durchgängig so gewiß, daß der gemeine Türke mit solchen Leichnamen ohne alle Scheu umgeht. Der Gouverneur in dem französischen Spitale zu Smyrna erzählte mir, daß bey der letzten fürchterlichen Pest sein Haus fast durchgängig von einem übeln und ekeln Geruch wäre angefüllt gewesen, (besonders wenn er die Fenster geöffnet, welche nach dem großen Begräbnißplatz hinausgiengen, allwo täglich auch eine Anzahl unbegraben liegen blieb)

und

Man könnte fragen, wie ist es aber möglich, daß, wenn die Pest durch angesteckte Luft kann mitgetheilt werden, ein ganzer Körper eines Menschen in einer Stadt, worinne sie herrscht, von derselben könne frey bleiben, wie es der Fall z. B. mit den Engländern in der Türkey ist, und warum bekommt nicht auch jedermann in einer solchen Stadt die Krankheit? In Ansehung der ersten dieser Fragen, kann man beobachten, daß die Ansteckung in der Luft sich nicht weit über den angesteckten Gegenstand erstrecke, sondern sie versteckt sich hauptsächlich gleich der zunächst eines Stückes Aas in eine von Winden befreyte Stelle. Ich bin davon so überzeugt, daß ich ganz und gar kein Bedenken getragen habe, in die freye Luft zu gehen, nur habe ich mich gehütet, daß der Wind dieser Person, die an der Pest krank war, mich nicht angieng, und habe ihr sogar an den Puls gefühlt. Auf die andere Frage kann mit der Frage, woher es komme, daß von einer Anzahl Personen, welche ebenfalls der Ansteckung von den Blattern und von den Gefängnißfiebern ausgesetzt sind, es einige nicht bekommen? geantwortet werden. Vielleicht sind selbst die Aerzte nicht im Stande, diese Frage gehörig aus einander zu setzen. Demohnerachtet ist es überhaupt nur gar zu gewiß, daß es von

und dennoch hätte es weder seiner noch der Gesundheit seiner Familie geschadet. Ein wohlhabender Kaufmann in der nemlichen Stadt sagte mir ebenfalls, daß ihm und seiner Familie dasselbe wiederfahren, ohne irgend eine üble Folge davon zu bemerken.

von etwas in dem Zustand des Bluts abhängen und in den Constitutionen solcher Personen liegen müsse, welche nicht leicht angesteckt werden können. — Die Reichen bekommen seltner die Pest, als die Armen, theils weil sie sorgfältiger die Ansteckung vermeiden, und größere und luftigere Zimmer haben, theils, weil sie reinlicher sind, bessere und besonders viel vegetabilische Nahrung zu sich nehmen, und dies ist, wie ich glaube, auch der Grund, warum Protestanten dieser Krankheit weniger ausgesetzt sind, als die Catholicken zur Zeit der Fasten, und ebenfalls, warum die Europäer weniger und seltner davon befallen werden, als die Griechen, und vornehmlich die Juden *). Und sollten diese nicht deswegen in größerer Sicherheit seyn, weil sie auf die Beschaffenheit ihrer Speisen mehr achten, und mehr nach einer einfachen Diät leben?

Beobachtungen über die Wichtigkeit eines Pesthauses in England.

Da ich mich wegen der Aehnlichkeit des Gegenstandes verleiten ließ, meine Beobachtungen über die Gefängnisse und Spitäler bis zu den Pesthäusern fortzusetzen, so war auch bey meiner letzten Reise meine hauptsächlichste Hinsicht dahin gerichtet, Nachrichten von den Einrichtungen und Planen von den Pesthäusern zusammen zu bringen. Da ich drey englische Schif-

*) Die armen Griechen und Juden nehmen viel Oel zu ihrer Nahrung, und dieses ist ihnen nachtheilig.

Schiffe fand, welche eine lange und beschwerliche Quarantaine zu Malta hielten, so fiel mir ein, daß ein Pesthaus in England viel Zeit und Unkosten ersparen könnte, und daß dieses ein Vortheil für die Handlung abgeben müsse. Daher fragte ich über diesen Gegenstand unsre Consuls zu Zante und Smyrna, den Canzler Boddington und einige verständige und verdienstvolle Kaufleute um Rath und bat sie, sie sollten mir hierüber ihre Meinung sagen. Das Resultat hiervon war eine einstimmige Empfehlung meines Gedanken. Ich erhielt von den Kaufleuten zu Konstantinopel folgenden Brief, von dem ich ihrer Erlaubniß zu Folge einen Gebrauch machen könnte, welchen ich wollte.

Mein Herr!

Wir glauben, daß es keines Lobes bedarf, wenn wir Ihnen mit diesem Schreiben beschwerlich fallen, lediglich in der Absicht, Ihnen eine jede Nachricht zukommen zu lassen, von welcher wir Meister werden können, und von welcher wir glauben, daß sie Ihnen bey dem lobenswürdigen Plane, den sie sich entworfen haben, von Nutzen seyn kann.

Wir wissen, daß, als vor einiger Zeit von dem Erbauen eines Pesthauses in England die Rede war, der Haupteinwurf dagegen in dem großen Aufwand bestand, welchen die Nation machen müßte, und welcher bey dem türkischen Handel keine gleichbeträchtliche Vortheile brächte. Wir sind nur gar zu wohl davon überzeugt, daß der Mangel eines Pesthauses in England die Ursache gewesen ist, daß der türkische Handel bis jetzt der Regierung nicht wichtiger geschienen hat, und daß die Errichtung eines solchen der Nation daher nicht als eine Sache von grosser Wichtigkeit konnte vorgestellt werden. Die Errichtung eines Pesthauses aber würde nicht blos die unmittelbaren Vortheile haben, welche aus einem weitläuftigen und blühenden Handel entstehen können, sondern sie könnte auch das Königreich vor der Gefahr in Sicherheit setzen, der es jetzt ausgesetzt ist, daß nemlich die Pest in dasselbe eingeführt werden kann. Daß aber ein Pesthaus diese beyden Vortheile hervorbringen könne, hoffen wir hinreichend Ihnen vor Augen zu legen und beweisen zu können.

Es ist durch eine Parlementsacte entschieden, daß, wenn irgend ein Schiff für England in irgend einem türkischen Haafen ladet, und mit einem nachtheiligen Gesundheitspasse absegelt, so soll ein dergleichen Schiff allezeit eine Quarantaine zu Malta, Leghorn oder Venedig halten: die zahllosen Unbequemlichkeiten also, welche sich unserm Exporthandel entgegen setzen, sind zu groß, als daß sie ihn nicht fast gänzlich unterdrücken sollten. Ein einziger Fall eines Pestkranken in dieser großen Stadt und ihren Environs oder ein einziger Mensch, der von einem angesteckten Orte herkömmt, wenn schon die ganze Stadt davon frey ist, verpflichtet den Consul, nachtheilige Gesundheitspässe zu geben. Da nun keine Nachrichten, die Pest anlangend, von den Türken können eingezogen

gezogen werden, und da die griechische Nation zunächst die zahlreichste in der Stadt ist, so wenden sich die Consuls an die Deputirten dieser Nation, um eine Information zu bekommen, wenn irgend einige Nachrichten von der Pest etwan ausgestreut sind, und nach der Nachricht nun, die sie hier bekommen, richten sie sich, und geben entweder vortheilhafte, oder nachtheilige Gesundheitspässe. Es ist öfters geschehen, daß die Griechen selbst, fälschlich Nachrichten von der Pest ausgesprengt haben, und daß ihre Deputirten die Consuln von Umständen, die sich in ihrer Nation sollten zugetragen haben, informirt haben, wenn weder in der Stadt, noch in den umliegenden Gegenden die Pest war. Der Bewegungsgrund, warum sie diese falsche Information geben, liegt am Tage. Die Griechen treiben drey viertel von dem holländischen und italiänischen Handel; also ist es ihr Interesse, und unglücklicher Weise auch das Interesse einer jeden andern Nation, unsern Handel, so viel wie möglich, zu unterdrücken, wozu sie keine bessern Mittel anwenden können, als daß sie unsere Schiffe verbinden, eine lange und kostspielige Quarantaine in dem Hafen des mittägigen Meers zu halten, wodurch die Baumwolle, welche ihre Hauptladung ausmacht, sowohl als der Hauptartikel von beyden Handlungen nicht weniger denn sieben Monat auf seinem Wege nach London aufgehalten wird. Dieser lange Zwischenraum verschaft den Griechen Zeit, ihre Schiffe zu laden, und da sie nun in Holland eine ganz kurze Quarantaine halten, wovon wir nachher weiter unten etwas mehr anführen wollen, so versehen sie unsere Märkte durch eine starke Exportation von Baumwolle, welche sie hier zu gleicher Zeit mit uns laden, zwey bis drey Monate eher, als unsere Schiffe England erreichen können. Hierdurch geschieht es, daß mehr, denn die Hälfte von der türkischen Baumwolle, welche in England verbraucht wird, von den Holländern zum großen Vortheil ihres Handels mit den Türken und Nachtheil unseres Handels herbeygeschaft wird; und hierdurch kann es geschehen, daß, weil unser Handel den strengsten Gesetzen der Quarantaine unterworfen wird, aus dem Grunde, um der Nation ihr Bestes zu befördern, die Pest desto leichter in das Königreich von den Holländern kann gebracht werden. Um zu beweisen, daß dieses wirklich zu befürchten sey, und auch in keinem geringen Grad, so müssen wir ihnen benachrichtigen, auf was für eine Art die holländischen Schiffe, welche hier laden, wenn die Pest am ärgsten ist, in Holland die Quarantaine halten. Bey ihrer Ankunft in Helvoetsluys wird ein Arzt am Bord geschickt, um das Schiffsvolk zu untersuchen, bey welcher Gelegenheit er ihnen an den Puls fühlet; drauf kehrt er sogleich an das Ufer zurück und giebt Nachricht von ihrem Gesundheitszustand: drey oder vier Tage nachher wird das Schiff an einem Platz in der Entfernung von dem Stück See, was noch durchschifft werden kann, angewiesen und zwey oder drey Lastboote werden hinausgeschickt, in welche die Baumwolle gebracht wird, welche auf den Verdecken ist, und die Flügel des Schiffs werden geöfnet, mit dem Vorgeben die Waaren, welche tief unten liegen, dadurch der Luft auszusetzen, weil dieses den Haupttheil

von

von der Ladung ausmacht, und diese bleiben nun unberührt, bis die vierzig Tage vorüber sind, worauf sie in die Waarenhäuser der Kaufleute oder in die Schiffe gebracht werden, welche sie weiter nach England bringen sollen. Sie sehen also, mein Herr, daß ein Theil von diesen Waaren eine sehr unbedeutende Quarantaine hält, und der übrige Theil hält eigentlich ganz und gar keine; denn da die Luft nicht in den untern Theil von dem Schiff dringen kann, welcher allezeit ganz mit Baumwolle ausgestopft ist, so können die vierzig Tage, die sie nach ihrer Ankunft in dem Schiffe bleiben, für nichts anders gerechnet werden, als ob sie eben so lange Zeit noch länger unterweges geblieben wären. Folglich wird die Baumwolle nach England gebracht, ohne vorher auch nur im geringsten gereinigt zu seyn, und gesetzt, daß sie nun vorher sollte angesteckt gewesen seyn, so ist nichts leichter, als daß auf diese Art die Ansteckung nach England gebracht werden kann. Englische Schiffe können nur geradeweges hier vor England vierzig Tage nach dem letzten Vorfall eines beobachteten Pestkranken geladen werden, und wenn irgend etwas in der Zeit, in der sie laden, vorfällt, so müssen sie entweder mit den wenigen Waaren, die sie auf das Schiff gebracht haben, davon gehen, oder sie müssen sonst in dem Hafen warten, und wegen der beschwerlichen und drückenden Ungewißheit bis vierzig Tage nach dem letzten Vorfall, von welchem es immer nicht gewiß ist, ob er wahr, oder erdichtet ist, den entgegengesetzten Plan vorziehen, ihr Laden fortsetzen, und mit einem nachtheiligen Gesundheitspasse davon gehen, um in einem Pesthause der mittelländischen See die Quarantaine zu halten. Holländische Schiffe hingegen, mögen drey Monath lang laden, sie mogen den größten Theil von ihrer Ladung in die Schiffe bringen, während der Zeit, daß die Pest grassirt, und demohnerachtet bekommen sie, wenn sie nach dem letzten Vorfall noch vierzig Tage in den Hafen geblieben sind, vortheilhafte Gesundheitspässe, denen zu Folge sie alsdann blos ein und zwanzig Tage ganz geschwind, wie wir oben angemerkt haben, eine Quarantaine halten.

Unsere Regierung hat zwar mit Recht eine Quarantaine auf die Baumwolle gelegt, welche von Holland nach England gebracht wird, allein wir wissen, daß, wenn dies der Fall war, die Quarantaine in Holland durch die Nachsicht derer, die sie anordnen sollten, abgekürzt worden ist; und auf solche Art ist der Endzweck unserer Regierung, welche eine solche Quarantaine vorschrieb, völlig vernichtet worden. Diese nun so ganz vorzügliche Unachtsamkeit bey einem so ernsthaften Gegenstand, als die Anordnung von den Quarantainen allen Nationen seyn muß, verschaft den holländisch-türkischen Handel einen großen Vortheil für dem unsrigen, so daß ihre Regierung verleitet wird, die Gefahr zu übersehen, in welche die Nation dadurch läuft, und wenn in Holland über die Nothwendigkeit der Errichtung eines Pesthauses, um dieser Gefahr entgegen zu gehen, Gegenvorstellungen gemacht wurden, und wenn die tödtlichen Folgen, welche die Pest in ganz Europa anrichten könnte, auch dargethan wurden, so

woll-

wollten die sparsamen Holländer dennoch das Interesse ihrer Handlung dem der Menschheit vorziehen, und einem so nachdrücklichen Grund kein Gewicht geben, daß sie zur Antwort gaben; es würde noch Zeit genug seyn; an ein Pesthaus zu denken, wenn die Engländer ein dergleichen würden gebaut haben. Die holländischen Handelsleute sind uns auf unsern eigenen Märkten so offenbar überlegen, daß blos die Nothwendigkeit der Uebermachung des Gelds uns antreiben kann, überhaupt Baumwolle einzuladen, während daß die Pest hier wüthet, denn nach unserer Ankunft, sind unsere Märkte schon damit versehen, da sie auch noch außer dem auf zehn Procent extra Cargo machen, welches in die Häfen, wo sie Quarantaine halten, gebracht wird, und wir müssen also unsere Waaren mit einem großen Verlust verkaufen. Dieser Umstand allein ist schon hinreichend, um zu zeigen, wie unbedeutend gegenwärtig unser Handel ist, und wie gering der Vortheil ist, den unsere Nation davon zieht. In welche ganz andere Lage also würde uns die Errichtung eines Pesthauses setzen? Könnten wir also die Holländer um die Vortheile bringen, deren sie sich jetzt erfreuen, so würden wir im Stande seyn, die ganze Menge von Baumwolle auf unsere Märkte zu liefern, welche dieselben verlangen können, und anstatt nur fünftausend Ballen schicken zu können, würden wir jährlich mehr denn doppelt so viel versenden; und da bey einer gehörigen Regulation des levantischen Handels wir blos die Producte dieser Gegend mit den Gütern, die wir von England ausschicken, erwerben können, so würde auch die Einfuhre von unsern Manufacturen in dem nehmlichen Verhältnisse zunehmen. Die Menge der Schiffe, welche zu diesem Handel würden angewendet werden müssen, würde gleichfalls doppelt groß seyn müssen, und durch den Gewinn der Fracht, welcher jetzt an die Holländer für die Baumwolle, welche sie nach England senden, bezahlt wird, würde der Nation ein desto zuverläßiger Vortheil, nebst den Vortheilen, welche von der Erweiterung der Schifffarth entstehen würden, benebst der Zunahme der Consumption der Manufacturen erwachsen; Vortheile, welche jetzt die Holländer, unsere Nebenbuhler, genießen, deren Glück im Handel sich auf unsern Ruin gründet.

Freylich müssen wir eingestehen, daß der Bau eines Pesthauses der Nation eine beträchtliche Summe kosten würde, allein wir glauben auch, daß die Handlungsvortheile, welche sie davon ziehen würde, schon allein eine hinreichende Erstattung für einen solchen Aufwand seyn würden. Und nicht blos die Schiffe, die in den türkischen Häfen laden, sondern auch alle Häfen in dem mittelländischen Meere würden zu seiner Aufrechthaltung und Unterstützung etwas beytragen.

Jedennoch wir wollen auch annehmen, daß der türkische Handel dem Gouvernement nicht wichtig und würdig genung scheinen sollte, um es zu verleiten, hierfür ein Pesthaus zu erbauen, so muß doch wohl allein schon die bloße Betrachtung, daß die Nation für einer großen Gefahr gesichert werden könnte, in welche sie offenbar jetzt läuft, wenn sie von der Pest ange-

angefallen wird, hinreichend und important genung seyn, das Gouvernement zu bestimmen, etwas zu thun, was jeder Staat in Italien für so nothwendig hielt, daß auch die unbedeutendsten unter ihnen ihre Pesthäuser haben. Die Kenntnisse, welche sie sich in Ansehung der Plane und Einrichtungen derselben und auch aller übrigen Pesthäuser in Europa auf ihrer gegenwärtigen Reise erworben haben, sind zu groß, als daß wir Ihnen eine noch bessere Nachricht sollten davon geben können.

Sollten Ihre Vorstellungen den Erfolg, den sie verdienen, bewirken, so wird die Nation vollkommen erfahren, und durch ein neues Beyspiel sich davon überzeugen, daß von dem Eifer und den Bemühungen einer einzelnen Person, welche von den edelsten Bewegungsgründen angetrieben sich selbst für die Menschheit aufopfert, die beträchtlichsten Vortheile können gezogen werden, und wir und ein jedes andere Mitglied der levantischen Compagnie werden es Ihnen verdanken, daß Sie unsern entkräfteten Handel wieder rege gemacht und aufgelebt haben.

Smyrna den 3ten July 1786.

William Barker.
Joseph Franel.
Richard Lee jun.
Eduard Lee u. s. w.

Diesen Brief zeigte ich zwey englischen Häusern zu Salonika, damit sie ihm entweder ihren Beyfall schenken oder ihre Gegengründe angeben sollten, und erhielt folgende Antwort.

Mein Herr

Wir haben mit aller Aufmerksamkeit den Brief durchgelesen, den die Factorey zu Smyrna über die Errichtung eines Pesthauses in England an Sie geschrieben hat, und wir finden die Gründe, welche diese Herren hierfür angegeben haben, so vollkommen wichtig und wahr, und ihre Meynung stimmt mit der unsrigen über diesen Gegenstand so überein, daß wir nichts anders hinzusetzen können, als daß wir aufrichtig wünschen, Ihre Bemühungen möchten mit einem guten Erfolg gekrönt werden. Denn wir sind davon völlig überzeugt, daß die Errichtung eines Pesthauses in England nicht nur sehr viel beytragen werde, um unsern Handel nach der Levante zu vermehren und um die Nation für die Gefahr in Sicherheit zu setzen, welche ihr immer von der Pest droht, welche nur gar zu leicht einreißen kann, da die Holländer, welche von der Türkey kommen, eine so nachläßige Quarantaine halten. Wir sind u. s. w.

Salonica John Olifer.
den 21sten July 1786. Bartholomew Edw. Abbott.

Zu den nun jetzt eben bekannt gemachten Briefen will ich noch folgende Gründe für die Errichtung eines Pesthauses in England hinzusetzen, welche mir ein sehr geschickter Kaufmann in der Levante mittheilte.

Erstlich: Unsere Baumwollen-Manufacturen würden alsdann weit regelmäßiger mit türkischer Baum-

Baumwolle unmittelbar von dem Platze her, wo sie wächst, versehen werden, und folglich würde alsdann die Gelegenheit, sich von Holland, Franckreich und Italien her zu versorgen aufhören müssen, welches zu einem nicht geringen Nachtheil für die Nation, seitdem die Consumption dieses Artikels in England so beträchtlich wurde, nur gar zu sehr der Fall war*), da

*) Vielleicht ist der Handel nach der Türkey vortheilhafter als irgend ein anderer, denn wir bekommen hier rohe Materialien, welche wir bearbeitet wieder zurückschicken. Denn wir bezahlen die Baumwolle nicht mit Geld, sondern mit Manufacturwaaren. Dieser gesperrte Handel ist sehr ergiebig, man wird es aus vorliegendem Verzeichnis sehen können.

Verzeichniß

der Güter, welche im Jahr 1786 von London nach der Türkey gesandt worden.

289 Ballen 1590 Stück Tuch das Stück Lstl	15	—		L.	23850	—
1333 Ballen 50140 St. Rasche oder Chalons	3	—	—		150420	—
171 Ballen 17143 St. Nesseltücher und Kattune	1	10	—		25714	10
1642 Fässer und Kisten Zinn	18	—	—		29556	—
650 Kistchen Zinnplatten.	2	12	—		1690	—
5330 St. Bley 700 fodder	19	—	—		13300	—
1316 Fässer Kugeln und Schrot 230 Tonnen.	20	—	—		4600	—
204 Packen gearbeitete Stahlwaaren	40	—	—		8160	—
45 Kisten raffinirter Zucker 450 Ctr.	3	—	—		1350	—
66 Kistchen Penduln und Taschenuhren.	200	—	—		13200	—

da diese Baumwolle in der Türkey mit Manufacturwaaren der drey erwähnten Nationen erworben, gemeiniglich, und ich kann wohl auch sagen, allezeit, auf den Londner Märkten mit Wechselbriefen auf London noch einmal gewonnen wird, da hingegen die von der levantischen Compagnie eingeführte Baumwolle blos mit Producten, von England eingefahren, kann erkauft werden.

Zweytens: Da man berechnet hat, daß wenigstens die Hälfte von der Baumwolle, die in England verarbeitet wird, in Holland, Frankreich und Italien erkauft wird *), und da diese Baumwolle, wie

225	Säcke Ingber 250 Ctn. :	2	—	—	500	—
12	Kisten Cochenille. 2400 Pf. :	—	16	—	1920	—
83	Kisten Indigo 25000 Pf. :	—	6	—	7500	—
243	Ballen Pfeffer 72900 Pf. :	—	1	3	4556	5
50	Fässer Schießpulver : :	3	—	—	1,50	—
37	Kisten Gewehre : :	40	—	—	1480	—
12	Kisten Caffé. 100 Ctr. : : :	4	—	—	400	—
94	Packen Irdne Waare : : :	10	—	—	940	—
109	Packen Schiffstaue : : :	10	—	—	1090	—
62	Oxhofft Rum : : : :	15	—	—	930	—
130	Tonnen Westindisch Färbeholz. : : :	10	—	—	1300	—
40	Tonnen Brasilienholz : : :	12	—	—	480	—
49	Kisten Semen Amomi oder Piment : : :	40	—	—	1960	—
40	Kisten Vitriol.	10	—	—	400	—
					Lstl. 295446.	15.

*) So viel man mir benachrichtiget, so werden von achtzehntausend Ballen Baumwolle aus der Türkey nur sechstausend durch englische Schiffe eingeführt.

wie man annehmen kann, alsdenn, sobald ein Pesthaus erbaut worden seyn wird, unmittelbar von den Plätzen, wo sie wächst, eingeführt werden kann, so wird folglich alsdenn ohngefähr die halbe Tonnage, die jetzt von der levantischen Compagnie angewendet wird, nöthig seyn, und zwar zu keinem geringen Vortheil der Nation, welcher von dem offenbaren Profit der Fracht, der Zunahme der Schifffahrt und der Vermehrung unserer Ausfuhre an Gütern erwächst.

Drittens: Wenn einige meynen, daß die Türkey von unsern Fabriken- und Stapelwaaren nicht mehr brauchen würde, als jetzt davon verbraucht wird, so muß man vielmehr bemerken, daß, so wie die Einfuhre von Baumwolle nach Holland, Frankreich und Italien abnehmen sollte, wenn auf den londner Märkten keine Nachfrage darnach wäre, so würde ihre Ausfuhre verhältnißmäßig auch abnehmen und dieses würde folglich zur Ausbreitung unsers Handels viel beytragen. Alsdann würden die Holländer nicht länger unser Zinn und Bley verfälscht nach den türkischen Märkten schicken können. Diese und die Franzosen würden alsdann eine geringere Menge von Leinwand dorthin senden, und dieses würde unsern Schallons oder geschorenen wollenen Tuche, welches schon jetzt anfängt, dem französischen Leinwandhandel zu schaden, mehr Platz machen.

So könnten wir auch die Türken mit einem Theil der Ost- und Westindischen Waaren versehen,

welche

welche sie von den Franzosen, Holländern und andern Nationen für jetzt bekommen.

Viertens: Das Erbauen eines Pesthauses in England und das Verbot der Einfuhre von irgend verschiedenen türkischen Gütern auf irgend einem andern Wege, als unmittelbar nach England würde die wirksamsten Mittel zur Verhütung der Einführung der Pest, weswegen wir jetzt, wegen der Baumwolle, welche wir von den Holländern bekommen, sehr großer Gefahr ausgesetzt sind, abgeben. Diese pflegen, ob sie schon zur Zeit der Pest in die Levante schiffen, so lange sie in Holland Quarantaine halten, die Baumwolle niemals weder zu öffnen, noch zu lüften, wie dieses in den Pesthäusern im mittägigen Meere geschieht, sondern sie wird schleunigst in ihren ersten Ballen nach England geschickt, wo sie wiederum eine so eilige Quarantaine hält, und alsdann werden sie nach unsern Manufacturstädten geschickt, wo sie erst umgepackt werden, und wer wird also daran zweifeln, daß nicht auf diese Art die Pest sehr leicht könne eingeführt werden.

In Ansehung der Gefahr von der Einführung der Pest von Holland her, will ich nur folgende Stelle aus des Dr. Hodges Abhandlung von der Pest in London im Jahr 1665 hersetzen, welche die oben angeführte Meynung bestätigen wird. „In „Ansehung des Ursprunges unserer Pest trage ich „kein Bedenken, dem vollkommensten Ansehen ei„nes unläugbaren Zeugnisses zu Folge zu behaupten, „daß sie in diese Insel zuerst durch Ansteckung kam

„und

„und daß sie von Holland her in Waaren gebracht „wurde, wo sie das verwichene Jahr schon große „Verwüstungen angerichtet hatte, und sollte jemand „verlangen noch mehr ihrem Ursprung nachzuspähen, „so muß ich anmerken, daß, wenn man anders Nach„richten trauen darf, der Saamen davon von dem „türkischen Reiche nach Holland gebracht worden ist, „und zwar mit der Baumwolle, welche ganz ungemein „leicht die Ansteckung in sich faßt."

Ferner will ich anmerken, daß ein Pesthaus in England noch folgende Gefahr verhüten würde. Einige Kaufleute in der Levante nemlich schicken die Baumwolle, wenn die Schiffe mit nachtheiligen Gesundheitspäßen ausgehen müßen, nach den Inseln oder einigen anderen Plätzen, welche von der Ansteckung frey sind, um daselbst Quarantaine zu halten. Allein diese Quarantaine ist, wie ich selbst gesehen habe, eine sehr unbedeutende, von ohngefähr zwanzig Tagen und sie berechtiget die Schiffe doch gute Gesundheitspässe zu bekommen, mit welchen sie nach England kommen, und dieses kann keine hinreichende Sicherheit versprechen.

Dritter Abschnitt.

Einige die Pest betreffende Bemerkungen. Antworten auf einige die Pestkrankheit angehende Fragen.

Bey meiner letztern Abreise versahen mich zween meiner Freunde, welche Aerzte sind, Dr. Aikin und und Dr. Jebb, mit mehreren Fragen, welche die Pestkrankheit betrafen, welche ich den erfahrensten Practikern an den Orten, die ich zu besuchen gedachte, vorlegen sollte. Ich erfüllte diesen Auftrag so gut als ich konnte, und brachte die Resultate davon in verschiedenen Papieren in der französischen und italiänischen Sprache mit zurück, welche Dr. Aikin, dessen Beystande ich in Ansehung mehrerer Puncte in diesem Werke Dank schuldig bin, in eine solche Ordnung gebracht und abgekürzt hat, daß ich sie nun in einem zusammenhängenden Ganzen bekannt machen kann. Diese Bemerkungen überliefere ich hiermit dem Publikum, und man wird daraus abnehmen können, welche Meynungen in Ansehung dieser Krankheit in den Gegenden etwas gelten, in welchen aus Erfahrungssätzen dieselbe am besten erkannt ist, und auch um nebenbey einige vorzüglich wichtige Thatsachen, in Betracht um sie zu verhüten darzuthun.

Erste Frage.

Wird die Ansteckung der Pest am gewöhnlichsten durch die Berührung mitgetheilt?

Raymond, ein Arzt zu Marseille. Bisweilen.

Demollins, ein Wundarzt zu Marseille. Es giebt Beyspiele von Personen in dem Pesthause, welche angesteckte Sachen und Körper berühren, und dennoch die Krankheit nicht auffangen, welches alles von ihrem Temperamente abhängt.

Giovanelli Arzt des Pesthauses zu Leghorn. Die Pest kann nicht ohne nahe Berührung oder Annäherung eines angesteckten Körpers oder Substanz mitgetheilt werden, und die Luft kann nicht das Vehiculum der Infection abgeben *).

They, Arzt am Pesthause zu Malta. Alle diejenigen, welche sich der Atmosphäre eines mit der Pest behafteten Körpers nähern, nehmen die Ansteckung durch das Einathmen auf, und man hat fast durchgängig beobachtet, daß das Contagium eher ist empfangen worden, ehe man sich der kranken Person

*) Samoilowitz ist der nehmlichen Meinung. (Abh. von der Pest in Moscau, 1771. Leipzig 1785.) A. d. U.

Person näherte oder sie berührte *). Jedoch kann es sich auch zutragen, daß eine Person die nemliche Stube bewohnen und auch einen Pestkranken berühren kann, ohne angesteckt zu werden. Mir selbst sind dergleichen Beyspiele vorgekommen.

Morandi, ein Arzt zu Venedig. Berührung ist eines der wirksamsten und gefährlichsten Mittel, die Ansteckung mitzutheilen; allein zu der Entwickelung ihrer Wirkungen ist eine Prädisposition in dem Körper, der die Krankheit empfangen soll, nothwendig.

Verdoni. Arzt zu Triest. Insgemein wird sie durch die Berührung mitgetheilt. Sie ist durch eine vorgehaltene und daran gerochene Blume überliefert worden, erst von zwey Personen, welche frey blieben, und alsdann von einer dritten, welche davon befallen wurde, und in vier und zwanzig Stunden darauf starb.

Ein jüdischer Arzt zu Smyrna. Die Ansteckung wird in der That allein durch die Berührung mitgetheilt; denn alle diejenigen, welche sich für der Berührung angesteckter Personen oder Dinge hüten, bleiben frey. Jedennoch gehört zu dem Effect

*) Verosimile est, quod miasma pestilens, non vnice rebus insectis adhaereat; sed etiam plus minusue dilutum, per atmosphaeram loci grauius vexati sese diffundat. *Orraeus* descriptio Pestis, quae anno 1770. in Iassia et 1771. in Moscua grassata est. Petropoli. 1784. 4. p. 190. A. d. U.

Effect der Berührung eine gewisse Disposition in der Luft; denn öfters machen wir die Beobachtung, daß Personen von andern Gegenden anlangen, und dennoch breitet sich die Krankheit nicht aus. Allein worinnen diese Disposition bestehet, läßt sich schwerlich darthun. In diesem Clima fängt die Krankheit insgemein zu Ende des Frühlings an zu erscheinen, und fährt bis mitten in den Sommer fort, und, das ist ganz sonderbar, daß bey trüben Wetter und so lange der Sirocco = Wind anhält, ihre Anfälle desto öfterer sind. Auch empfangen einige bey der nemlichen Beschaffenheit der Luft die Ansteckung, indem andere den nemlichen Gefahren, ob sie schon denselben ausgesetzt sind, dennoch entgehen. Beobachtungen zu Folge scheint es, als ob cachectische Personen und die Constitutionen, welche viele Säure haben, sie nicht so fertig empfiengen. Die contagiösen Miasmata mögen wohl in dem Körper einige Zeit schlafend liegen, ohne den geringsten Schaden anzurichten, bis sie durch eine jählinge Furcht *) und Schrecken oder je heftige Hitze eines Bades in Bewegung gesetzt worden sind.

Bruder Luigi von Pavia, Prior an dem Hospital der heiligen Antonia zu Smyrna. Die Pest

 wird

*) Dieses glaubte auch schon **Riviere** und mehrere andere. S. die Anmerkungen des französischen und deutschen Uebersetzers zu **Cullens** Anfangsgründen der practischen Arzneykunst. Zweyter Band. Zweyte Ausgabe. Leipzig 1789. S. 116. u. ff welche alle lesenswürdig sind. A. d. U.

wird allen denen Beobachtungen zu Folge, welche ich in einer Zeit von achtzehn Jahren habe machen können, durch Berührung mitgeheilt.

Zweyte Frage.

Entsteht die Pest wohl jemals von freyen Stücken?

Raymond. Unleugbare Erfahrung beweißt, daß sie blos von Berührung entsteht.

Demollins. Die Pest ist von jeher blos durch Waaren oder Personen über die See her nach Marseille gebracht worden.

Giovanelli. Da die Krankheit allezeit mit den nemlichen Zufällen erscheint, so ist es wahrscheinlich, daß sie nicht von sich selbst entspringt, sondern daß sie die Folge einer besondern Contagion ist.

They. Einige contagiöse Fieber entstehen von selbst; andere entstehen von der Mittheilung der Contagion. Man glaubt, die Pest sey in Egypten zuerst entstanden, und habe sich von da aus von selbst verbreitet *).

Mo-

*) Man glaubt, daß die Pest blos in Aegypten und auf den Küsten von Syrien u. s. w. epidemisch sey, und daß sie sich daselbst mehr durch eine Art von überbleibender Ansteckungsmaterie, als durch die Erzeugung einer neuen Pest erhält. Cullen a. a. O. p. 121. A. d. U.

Morandi. Die contagiösen Fieber entstehen niemals von sich selbst, sondern werden allezeit von einem besondern Gifte erzeugt.

Verdoni. Ich kenne kein Fieber, was eigentlich contagiös könnte genannt werden, und ich zweifle, daß selbst die Pest als ein solches könne betrachtet werden. Meine Gründe dafür liegen in den höchst verschiedenen Weisen, in welchen die Pest in verschiedenen Jahren erscheint *), und in den verschiedenen Graden, in welchen sie sich verbreitet. Daher glaube ich, daß die contagiösen Fieber von selbst entstehen.

Der jüdische Arzt. Den ältesten Nachrichten zu Folge ist die Pest allezeit durch Contagion nach Smyrna gebracht worden, und niemals hat sie sich von selbst h er erzeugt.

Br. Luigi. Sowohl alte, als auch alltägliche Beobachtungen in dieser Stadt beweisen, daß die Pest alleinig von der Contagion herrührt.

 Dritte

*) Beweise hierfür findet man bey allen hierher gehörigen Schriftstellern, und auch ist ausgemacht, daß die Pest an den Orten, an welchen sie gewöhnlich zu erscheinen pflegt, ein verschiedenes Ansehen hat. Man schlage nur den Ingrassias, Massaria, Jessenius a Jessen, Septalius, Diemerbröck, de Penna. Mead, Hodges, Lobb, Chenot, Schreiber, Orräus, Mertens, Samoilowitz, Lange und mehrere andere darüber nach. A. d. U.

Dritte Frage.

In welcher Entfernung rund um den Patienten ist die Luft angesteckt? In wiefern bringen unmittelbare Berührung — getragene angesteckte Kleider oder das Berühren anderer Dinge — diese Krankheit hervor?

Raymond. Man kann ohne Gefahr mit dem Angesteckten umgehen in der Entfernung einer Barriere, welche blos einige wenige Schritte weit absteht.

Demollins. Die Luft um den Patienten ist mehr oder weniger angesteckt nach dem Grade des Giftes, welches ausdünstet. Hier in unserm Pesthause spricht man mit denen, welche die Quarantaine halten in der Entfernung von ein paar Barrieren einige wenige Schritte von einander und ohne sich für die Contagion zu fürchten. Hieraus ergiebt sich, daß die Pest blos durch die Berührung mitgetheilt wird, oder noch mehr durch getragene angesteckte Kleider *).

Giovanelli. Ist von einer angesteckten Person die Rede, welche sich in einem Zimmer befindet, in welchem kein Ventilator ist, so kann man mit Recht sagen, die ganze Atmosphäre sey gefährlich; allein spricht man von einen Patienten, der der freyen Luft ausgesetzt ist, so hat man beweisen wollen, daß die Sphäre der Infection sich nicht über fünf geometrische Schritte von dem Körper des Angesteckten ausbrei-

*) S. Cullen a. a. O. S. 138.

breite. In dieser Entfernung ist man in Sicherheit. Das unmittelbare Berühren einer angesteckten Person oder andern Sache ist durch höchst ungünstige Erfahrungen sehr gefährlich befunden worden; allein zu welchem Grad, dies ist nicht gewiß bestimmt worden.

Them. Die Ansteckung erstreckt sich blos einige Schritte und die ansteckenden Stoffe werden in der Entfernung von ohngefähr zehn Schritten so von der Luft verbessert, daß sie alle ihre Wirksamkeit verlieren. Durch die Berührung angesteckter Dinge, besonders derer, die porös sind, als Kleider, Wolle, Häute u. s. w. kann sie mitgetheilt werden.

Verdoni. Von dem Augenblicke der Ansteckung an bis zu der Zeit, wo die Natur das ansteckende Principium ganz vertheilt hat, welches insgemein in vierzig Tagen geschieht, so lange ist es allezeit möglich, daß die Ansteckung mitgetheilt werden kann. Der Grad der Ansteckung steht mit dem Volumen Luft, welches den Patienten umgiebt, in Verhältniß; die Luft aber, welche das contagiöse Principium an sich zieht, vertheilt es und zersetzt es auch. Angesteckte Substanzen theilen die Krankheit viele Jahre nachher noch mit, nachdem sie nun mehr oder weniger der Luft ausgesetzt waren, oder von derselben durchstrichen werden konnten.

Der jüdische Arzt. Der Grad der Ansteckung in der Luft um den Kranken herum, hängt von der größern oder geringern Bösartigkeit der Krankheit und andern Umständen ab. Die Luft um die Patienten, welche arm sind, steckt mehr an, als die um die Reichen. Da sich dieses nun aber so verhält, so bin ich der Meynung, daß man bey der stärksten Contagion einen Patienten ganz sicher in der Entfernung von zwey Ellen sehen könne, wenn die Fenster im Zimmer nicht alle zu sind.

Br. Luigi. Die Ansteckung ist größer oder geringer nach der Heftigkeit der Contagion; allein ich habe keine genauen Beobachtungen in Ansehung der Entfernung gemacht. Die Krankheit wird durch die Berührung aller angesteckten Sachen mitgetheilt und besonders durch das nahe Einathmen des Athems einer kranken Person *).

Vierte Frage.

Welche sind die Jahreszeiten, in welchen die Pest hauptsächlich vorkömmt, und welchen Zwischenraum beobachtet man zwischen der Anstecku[n]g und der Krankheit?

Raymond. Die Pest kommt in allen Jahreszeiten vor; allein weniger häufig zur Zeit der Tag- und Nachtgleichen.

De-

*) Das Berühren theilt uns allein die Pest mit, die Luft sey aber keineswegeges das Vehiculum davon. Samoilowitz S. 18. — Communissima infectionis via per contactum obseruata; quamuis etiam per inspirationem & ingesta fieri indubium sit. Orraeus p. 151.

Demollins. Sie richtet in allen Jahreszeiten große Verwüstungen an, allein vorzüglich in der größten Sommerhitze.

Von der Ansteckung bis zur Krankheit vergehen zwey oder drey Tage.

Giovanelli. Die Pest erscheint zu allen Zeiten, auf die nemliche Art wie die Gifte auch jederzeit ihre Wirkungen hervorzubringen pflegen. Allein Beobachtungen haben gelehrt, daß ihre nachtheiligen Folgen größer und heftiger in der heißen Jahreszeit als in der kalten sind, und es scheint, als ob der Sommer und die ersten Monate vom Herbst am meisten zu fürchten wären *).

Den Zwischenraum zwischen der Ansteckung und der Krankheit kann man mit Gewißheit nicht angeben, weil dieses von der besondern Constitution des Kranken abhängt.

They. Warme, feuchte Jahreszeiten tragen sehr viel zu der Hervorbringung aller ansteckenden

*) S. *Io. Iessenii a Iessen* de cauenda tollendaque peste. Pragae 1606. 4. *Carol. Patinus* de peste. Aug. Vindelicor. 1683. 4. p. 17. Nach den Bemerkungen der ältesten Beobachter trägt, die nasse warme Witterung sehr viel zur Erzeugung der Pest bey. *Massaria* p. 26. — Quod tempus ad pestem suscipiendam magis congruum sit, vt ab ea commodius cauere possimus, inquirendum duximus. Illud enim Valescus de Taranta finem aestatis et autumni principium esse dixit. *Ant. Porti* de peste Libri tres. Romae 1589, 4. p. 50.

Krankheiten bey. Die Zwischenzeit zwischen der Ansteckung bis zum Ausbruch der Krankheit ist verschieden, und richtet sich nach der Heftigkeit des Giftes und der Constitution des Patienten. Bisweilen wirkt sie langsam, bisweilen schnell wie ein Bliz.

Verdoni. Der Frühling ist die vorzüglichste Jahrszeit für die Pest.

Fast immer wirkt die Krankheit durch Berührung, wie ein electrischer Schlag. Bisweilen verhält sich in einer Person das ansteckende Principium, ohne irgend eine merkliche Wirkung hervorzubringen, und nach einigen Tagen theilt es sich unmerklich einer dritten mit, in welcher es, wenn sie dazu prädisponirt ist, wirksam wird; oder es kann auch nach und nach auf die nemliche Art andern mitgetheilt werden, bis es verdünstet und ganz vernichtet wird, wie dieses in Smyrna 1783 der Fall war. In Körpern, welche dazu prädisponirt sind, versteckt sie sich sehr selten bis zum dritten Tag.

Der jüdische Arzt. Antwortete wie der erste.

Br. Luigi. Die Pest hat die tödlichsten Folgen vom April bis zum July, und man hat für beständig beobachtet, daß große Kälte und Hitze sie vermindert, und häufige Thaue sie vertilgt haben.

Die Kraft der Ansteckung zeigt sich in den ersten vier und zwanzig Stunden, mehr oder weniger nach der Verschiedenheit des Temperaments.

Fünf-

Fünfte Frage.

Welches sind die ersten Symptomen der Pest — bestehen sie nicht gemeiniglich in einem Schwellen der Drüsen der Leistengegend und an der Achsel?

Raymond. Es versteckt sich die Pest sehr öfters unter der Gestalt eines entzündungsartigen oder eines hitzigen und bösartigen Fiebers. Geschwollene Drüsen sind dann und wann das erste Symptom.

Demollins. Die ersten Symptomen der Pest sind verschieden; allein die gewöhnlichsten sind Leistenbeulen und geschwollene Drüsen in der Achselgegend, Parotiden und Pestbeulen an den verschiedenen Theilen des Körpers*).

Giovanelli. Die ersten Symptomen sind Schwäche, Fieber, außerordentlich starker Durst, worauf viel Hitze folgt; und darauf stellen sich Pestbeulen und Leistenbeulen in den Backendrüsen, in der Achselgegend und in der Leistengegend ein. Diese wird noch eher angefallen, als die Achselgegend.

They. Geschwülste in der Achselgegend und der Leistengegend sind in der That die Hauptkennzeichen der Pest; jedoch sind sie weder die einzigen noch auch die ersten; und jezuweilen kommen sie ganz und gar

*) Cullen und die Anm. des fr. Uebers. S. 125.

gar nicht vor; wenn sich die Pest unter der Gestalt von andern Krankheiten versteckt.

Morandi. Eigentlich sind die geschwollenen Drüsen Symptomen der zweyten Periode und vorher stellen sich diejenigen Fiebersymptomen ein, welche unmittelbar nach der Reception der Contagion zu folgen pflegen; als Kopfweh, Trägheit, großer Verlust aller Kräfte, Trockenheit der Zunge, Erbrechen, Schlucken, Zittern, Durchfall.

Verdoni. Die ersten Symptomen richten sich nach der Constitution des Jahres und des daran befallenen Körpers und nach dem Platz, wo sie hervorgebracht wird, oder woher sie kam. Im Jahre 1783. waren alle Theile von Natolien von der Pest angesteckt, und von hier wurde die Krankheit nach Smyrna gebracht, welches in der Mitte liegt, wo sie, ohne eine Person zu tödten, verlöschte. Insgemein rührt die Pest, wenn sie von Constantinopel nach Smyrna kömmt, wenig Unheil an. Die von Egypten her verursacht überall große Verwüstungen. Die von Thebais ist allezeit fürchterlich, und kömmt sie nach dem untern Egypten, so wird sie tödlich. Die Leistendrüsen sind am meisten davon befallen.

Der jüdische Arzt. Das Schwellen der Drüsen ist selten das erste Symptom. Man kann täglich Patienten sehen, welche, wie man vermuthet, an einer andern Krankheit leiden, und in zwey, drey, oder mehreren Tagen zeigen sich erst die Drüsengeschwulsten oder Pestbeulen, wodurch sich die

Pest zu erkennen giebt. Im Gegentheil viele, welche den gewöhnlichen Kennzeichen zu Folge die Pest zu haben scheinen, werden in einem oder zwey Tagen ohne die mindeste Geschwulst und äußerliche Erscheinung wieder wohl. Die ersten Zufälle sind Schauer, Frösteln, Ekel oder Erbrechen, Verlust aller Kräfte und Fieber. Allein diese Symptomen sind sehr vielen Krankheiten gemein; die pathognomonischen Kennzeichen sind eine Verschiedenheit des Pulsschlages auf beyden Seiten mit dem Umstande, daß hiervon ein vorhersagendes Kennzeichen kann hergenommen werden; und man hat beobachtet, daß, wenn der Puls auf der Seite der Geschwulst oder der Pestbeule voller und oft schlagender war, so war es ein günstiges Zeichen; im Gegentheil ist er kleiner, so zeigt dieses mehr Malignität an und ist zu fürchten. Ferner hat man unter den ersten Symptomen einen sichtbaren Pulsschlag in den Halsschlagadern wahrgenommen, am meisten auf der kranken Seite und eine außerordentlich glänzende Lebhaftigkeit in den Augen nebst einer Art von Zusammenziehung und Verkleinerung in dem Auge der kranken Seite *).

Br.

*) Ausführlich beschreibt den Gang und die Grade der Krankheit Samoilowitz in s. Abh. von der Pest. Leipzig 1785. S. 26. und folgg. — **Van den Heuvell** nimmt eine einzige Art der Pest, hingegen drey Unterabtheilungen an. **Orräus** bemerkt erst die Periode der Ansteckung, zweytens die langsame Pest, ferner die hitzige Pest, und endlich die allerhitzigste Pest. A. d. U.

Br. Luigi. Die vorzüglichsten Symptomen von der Pest sind trübe und funkelende der Augen, die Zunge ist mit einem weißen Schleim überzogen, und an der Spitze sehr roth; öfters beißen sich die Pestkranken in die Lippen, heftiges Kopfweh und Unfähigkeit ihn aufrecht zu halten; ein Gefühl von Kälte in den Lenden, Erbrechen und Schwäche sind ihre Symptomen. Das Aufschwellen der Drüsen gehört nicht mit zu den ersten Symptomen.

Sechste Frage.

Ist es wahr, daß es zwey verschiedene Fieber sind mit den nemlichen Symptomen, eines ist eigentlich die Pest und wird in einer gewissen Entfernung durch die Luft mitgetheilt und ohne Berührung; da hingegen das andere, welches man insgemein Contagion nennt, alleinig durch die Berührung mitgetheilt wird oder wenigstens durch die Annäherung angesteckter Personen oder Sachen?

Morandi. Vielfältigen Beobachtungen zu Folge ist es gewiß, daß es zwey Sorten Pestilentialfieber giebt, die in ihren Erscheinungen einander gleich sind; eines von diesen entsteht von der Verderbniß der Luft allein, und theilt sich in jeder Entfernung mit; die andere wird allein durch die Berührung

rührung oder Annäherung hervorgebracht. Die erstere von diesen ist das eigentliche Pestilenzialfieber, die letztere ein contagiöses Fieber.

Verdoni. Der Unterschied dieser Fieber ist ohne Nutzen, weil das, welches durch die Berührung mitgetheilt wird, völlig mit dem überein kommt, welches durch die Luft in einer gewissen Distanz, besonders in einem engen Raume mitgetheilt wird.

Der jüdische Arzt. Man kann auf keine Weise annehmen, daß es zwey Arten Pest gebe; jedoch geschieht es bisweilen, daß Personen von der Pest befallen sind, ohne zu wissen, woher sie kam *).

Br. Luigi. Ich halte dafür, daß es nur eine einzige Art Pest gebe, ob sie schon von verschiedener Bösartigkeit seyn kann.

*) Nach Cullen ist die Pest ein höchst ansteckendes Faulfieber oder Typhus, das mit einer außerordentlichen Schwäche verknüpft ist, und bey dem an einem ungewissen Tage Pestbeulen zum Vorschein kommen. 2. Band. S. 116. Von zwey verschiedenen Fiebern findet man keine Nachricht bey den Schriftstellern. Jedoch verschiedene Unterschiede in Ansehung der Symptomen und im Gange der Krankheit merkt Samoilowitz an. A. d. U.

Siebente Frage.

Welche Behandlung findet in der ersten Periode statt — welche in den spätern Perioden — was weiß man in Ansehung der Fieberrinde, der virginianischen Schlangenwurzel, des Weins, Mohnsafts, der reinen Luft, und der Anwendung des kalten Wasser?

Raymond. Die Krankheit wird wie eine entzündungsartige behandelt. Man hat noch keine specifische Arzney für sie gefunden.

Demollins. Im Anfange eine Aderlaß, Brechmittel, Purgiermittel, verdünnende Arzneyen, abkühlende und fäulnißwidrige Mittel; nachmals fäulnißwidrige und stärkende Arzneyen verschieden nach dem Temperament und den Zufällen.

Giovanelli. Die Pest erzeugt allezeit eine Geneigtheit zur Entzündung und Fäulniß, und es ist daher allezeit verhältnißmäßig nach der Stärke des Patienten angezeigt, Ader zu lassen, und ein kühles Regimen nebst vegetabilischen Säuren anzuwenden. Der wiederhohlte Gebrauch der Brechmittel ist auch anzurathen, sowohl um die ersten Wege zu reinigen, als auch um das Gift nach der Haut zu führen. In dem Fortgange der Krankheit ist es besonders nöthig, die Ausleerung des Giftes auf diesem Wege zu begünstigen, wie dieses die Natur selbst anzeigt.

Daher

Daher müssen entweder antiphlogistische abführende Arz- Arzneyen gegeben werden, wenn die Natur auf diesen Weg verweist, oder es müssen Eyter erzeugende Pflaster auf irgend die Geschwülste, welche sich darstellen, gelegt werden. Ziehpflaster auf die Gliedmaaßen gelegt, sind alsdann nothwendig, wenn die Kräfte angefeuert seyn wollen. Die Vitriolsäure in großen Dosen hat in der Pest, welche mit Pestbeulen verbunden ist, sehr gute Dienste geleistet, wie man dieses in der letzten Pest zu Moscau wahrgenommen hat. Sobald die Entzündung vorüber, und die Kennzeichen der Eyterung eintreten, so muß alsdann die Fieberrinde mit Wein und andern herzstärkenden Mitteln angewendet werden. Bey der Behandlung der Pestbeulen ist die Hülfe eines Wundarztes nöthig, denn diese werden selten ohne ein starkes Arzneymittel geheilt.

Thev. In dem Anfange der Pestfieber ist das Aderlassen bisweilen und ein Brechmittel allezeit ganz vorzüglich nöthig. Im Fortgange der Krankheit häufiges säuerliches und kaltes Getränke; mit der Fieberrinde muß man freygebig umgehen, und diese und die Vitriolsäure sind als wirksame Mittel befunden worden, so oft das Blut sehr aufgelößt war.

Morandi. In der ersten Periode sind nach den besondern Umständen jedes einzelnen Falles ausleerende Mittel erforderlich. In der zweyten Fieberrinde mit Wein; und Mohnsaft als ein beruhigendes Mittel. Reine Luft ist äusserst nothwendig, so wie auch das Verbrennen antiseptischer und aromatischer Substanzen die Luft sehr wohl verbessert.

Verdoni. Sobald als ein Christ bemerkt, daß er die Pest aufgefangen hat, so ißt er Caviar, Knoblauch und Schweinefleisch; und trinkt Brandwein, Eßig und ähnliche dergleichen Getränke, um die Beulen hervorzulocken. Auf diese legt er mit Fett beschmierte Wolle, Caviar, Rosenhönig, getrocknete Feigen u. d. g. um sie in Eyterung zu bringen.

Die Türken und Araber trinken Bezoarpulver mit Milch und andere den Schweiß hervorlockende Getränke, um das Gift herauszutreiben. Sie brechen, wenn es möglich und rathsam ist, auch noch ein zweytes Mal.

Zu Cairo nehmen sie Opium ein, und bedecken sich mit Matratzen, um Schweis hervorzulocken, und ob sie schon von Hitze fast ausgetrocknet und von Durst geplagt werden, so trinken sie doch nichts. Die unreifen Beulen öfnen sie mit einem glühenden Eisen.

Zu Constantinopel und Smyrna essen sie nichts und trinken viel Wasser und Limonade. Die Juden trinken eine Abkochung von Citronensaamen, von Limonen und Pomeranzenschaale, und ihren eigenen Urin. Mit allen nur möglichen Bedenklichkeiten vermeiden sie alle animalische Kost.

Im Jahre 1700 fand ein Arzt in Smyrna das Aderlassen sehr nützlich. Ein anderer heilte in einem andern Jahre die Pest mit Aderlassen und der antiphlogistischen Methode.

Mein Bruder in Cairo behandelte sie wie ein gallichtes Schleimfieber mit Brechmitteln, seifenartigen verdünnenden Mitteln und antiphlogistischen Arzneyen und zwar mit gutem Erfolg.

Einige Seeleute sollen in der Wuth der Pest sich in die See gestürzt haben, und man sagt, sie hätten sich, nachdem sie herausgezogen worden wären, wieder erholt.

Soll ich meine Meynung im Ganzen sagen, so glaube ich, daß sich die Behandlung nach der verschiedenen Constitution des Jahres und nach dem Kranken selbst richten müsse. Denn hiernach ist die Beschaffenheit der Krankheit gar sehr verschieden.

Der jüdische Arzt. Aderlassen kann in vielen Fällen dienlich seyn, so wie ich gesehen habe, daß Kranke, welchen man aus einem Mißverständnisse zur Ader gelassen hatte, sich wieder erholt haben, und andere genaßen von einem der heftigsten Anfälle durch einen freywillig entstandenen Blutfluß. Allein es sind mir auch Fälle vorgekommen, wo die Patienten offenbar von beyden Umständen viel litten. Der Unterschied der Wirkung scheint von dem Zustande des Blutes abzuhängen, ob dieses nemlich zum Gerinnen oder zur Auflösung geneigt ist. In dem ersten Falle ist eine Aderlaß nützlich, in dem zweyten schädlich.

Meiner Erfahrung zu Folge haben Brechmittel keinen Vortheil gebracht, jedoch würde ich kein Bedenken tragen, die Ipecacuanhe in Substanz zu versuchen und einen halben Scrupel auf zweymal bis dreymal geben, in der Erwartung, daß ich auf diese Art keine Gefahr laufen würde.

Wenn das Blut sehr aufgelößt ist, so ist Fieberrinde von Nutzen und auch kleine Dosen Opium und andere Arzneyen, mit Vorsicht gebraucht. Wenn der Mangel an Schlaf sehr groß war, so bemerkte ich Erleichterung, wenn ich die Schläfe mit dem Unguentum populeum bestrich. Im Fall sich Husten einstellte, gab ich den Liquor anodynus mineralis Hofmanni mit Nutzen.

Die Türken nehmen in der größten Heftigkeit des Fiebers mehrere Händevoll Schnee, und legen sie über ihre Körper, und essen auch denselben, und eben so sprützen sie auch kalt Wasser an ihre Füße. Allein ob dieses von Nutzen seyn könne oder nicht, das läßt sich nicht bestimmen, da diese Völker in jedem andern Betracht ganz und gar keine Aufmerksamkeit auf die Diät verwenden.

Br. Luigi. Diejenigen, welche die Pest empirisch behandeln, bedienen sich keiner der angeführten Methoden, sondern nehmen blos schweißtreibende Mittel, und erneuern die Luft so viel wie möglich, und beendigen die Heilung durch eine gehörige Behandlung der Geschwüre nach der Eyterung *).

Achte

*) Von der Behandlung der Pest sind **Mertens Oräns** und **Samoilowitz** besonders nachzulesen; auch sind

Achte Frage.

Verordnen die Aerzte, wenn die Pest grassirt, denen, die davon befallen sind; eine reichliche oder schmälere und geringere Speiseordnung; und verschreiben sie auch denen etwas, welche davon nicht befallen sind?

Der jüdische Arzt. Zu Pestzeiten pflegen die meisten kein Fleisch zu essen; andere essen keine Fische; allein ich weiß nicht, ob sie dieses auf das Gebot der Aerzte unterlassen. Ich vor meine Person habe viele Pestjahre durchlebt, und keine Veränderung in meiner Lebensordnung vorgenommen.

Br. Luigi. In Smyrna hält man bey der Pest insgemein eine strenge Diät. Sie nähren sich blos mit Reiß und Nudeln in Wasser gekocht, und bisweilen, wenn der Patient sehr verstopft ist, mit Brühen und Kräutern ohne Gewürze gekocht. Von Zeit zu Zeit geben sie etwas Säure und Weintrauben,

sind die Zusätze des fr. Uebersetzers des Cullen und die des deutschen nicht zu übergehen a. a. O. S. 149 und folgg. S. 161. u. folgg. Samoilowitz verwirft das Aderlassen, hingegen rühmt er das Reiben mit eißkaltem Wasser oder Schnee; auch enthielt er sich dann und wann ganz und gar nicht der Brechmittel in starken Gieben, und allezeit war er nachher auf die Beförderung der Ausdünstung bedacht. Die zeitigen Einschnitte in die Pestbeulen sind nicht anzurathen. A. d. U.

ben, und bey großer Hitze eine leichte Limonade und eine Tasse rechten guten Caffe mit einem Biscuit alle Tage. Zum Trinken bedienen sie sich blos des gerösteten Brodes mit Wasser, und befolgen diese strenge Diät bis zum vierzigsten Tage der Krankheit, und nachher erst getrauen sie sich Hühnerbrühe, Lammfleisch und andre leicht zu verdauende Nahrung zu sich zu nehmen *).

Neunte Frage.

Sind die Genesenden wohl wiederholten Anfällen von der nemlichen Ansteckung ausgesetzt?

Raymond. Nein, woferne sie nicht etwas Angestecktes von neuem berühren.

Demollins. Die Genesenden werden in ausgeräucherte Stuben gebracht, und hier haben sie keine Rückfälle zu fürchten.

Giovanelli. Es sind mir keine Beyspiele von Rückfällen bey Personen bekannt geworden, welche sich gut wieder erholt hatten; allein sie sind der Gefahr ausgesetzt, in andere Krankheiten zu verfallen, z. B. in die Auszehrung, Blutspeyen u. s. w.

They. Ohne Zweifel können die Genesenden in die Krankheit wieder verfallen, und die Schrift-

steller

*) S. Cullen II. 159. A. d. U.

steller führen mehrere Beyspiele hiervon an. Hr. Cotogno sagt, bey der Pest von Messina habe ein Mann nach und nach vierzehn Beulen gehabt und zuletzt wäre er geheilt worden.

Morandi. Alle Genesenden können einen Rückfall bekommen.

Verdoni. Zweymal in einem Jahre haben sie die Pest nicht.

Der jüdische Arzt. Die Genesenden werden öfters noch einmal von der Krankheit befallen und sterben; allein dies ist nicht die Folge von einer neuen Ansteckung, sondern von andern Ueberbleibseln ihrer ersten eignen Ansteckung, welche entweder durch Unmäßigkeit oder durch Geschlechtslust rege gemacht worden.

Br. Luigi. Diätfehler in Essen und Trinken, körperliche Ermüdung, Gemüthsbewegungen und ganz besonders Zorn können sehr gefährliche Rückfälle verursachen.

Zehnte Frage.

Welches ist das Verhältniß in Ansehung der Todten und wie lange pflegt die Krankheit insgemein zu dauren?

Raymond. Die Sterblichkeit ist verschieden nach den verschiedenen Jahreszeiten und Jahren.

Demollins. Bey der Pest zu Marseille 1720. kam die Hälfte von den Einwohnern um. Insgemein dauert die Krankheit so lange als andere hitzige Krankheiten, allein doch länger, wenn die Geschwülste in Vereyterung übergehen.

Giovanelli. Das Verhältniß der Todten ist abwechselnd und ungewiß. Anlangend die Dauer, so stirbt ein Pestkranker, wenn die Krankheit sehr heftig und tödtlich ist, den fünften Tag nach dem ersten Anfall des Fiebers, und den ersten Anzeigen der Pest. Man kann nicht bestimmt angeben, wenn die völlige Wiedergenesung sich beendiget. Wenn man die vollkommene Heilung aller Geschwüre mitnehmen will, so dürfte es wohl drey, vier, fünf Monate und drüber dauern.

They. Die Sterblichkeit ist sehr verschieden. Von zehn, die ich in dem Pesthause behandelte, starben drey. Nach meinen Beobachtungen dauert das Fieber gemeiniglich zwanzig bis ein und zwanzig Tage.

Morandi. Die Sterbelisten von den Plätzen, in welchen die Pest gemeiniglich grassirt, zeigen, daß von hunderten insgemein über dreyßig sterben, bisweilen wohl aber auch funfzig. (Er scheint es von der ganzen Anzahl der Einwohner zu verstehen.)

Verdoni. Das Verhältniß der Todten ist unendlich verschieden. In Constantinopel und Smyrna will man beobachtet haben, daß die Juden nur jeden dritten verlieren, weil sie so ganz vorzügliche Sorgfalt auf ihre Kranken verwenden. Zu Cairo aber sind

sie

sie zuerst davon befallen, und verlieren mehr denn drey Viertel. Die Türken verlieren zwey Drittel; andere Nationen etwas mehr oder weniger: die Europäer zu Cairo verlieren fünf Sechstel.

Bisweilen tödtet sie augenblicklich, bisweilen in vier und zwanzig Stunden; gemeiniglich in drey Tagen. Wenn der Patient den neunten Tag übersteht, so kann man hoffen, er werde sich wieder erholen, wenn die Beulen in Eyterung übergegangen sind. Jedennoch sterben sie bisweilen erst den vierzigsten Tag, besonders wenn sie einige Fehler in der Diät begehen und Fleisch essen, welches unmittelbar einen Rückfall des Fiebers und den Tod verursacht. Niemals verläuft sich die Krankheit über den vierzigsten Tag hinaus.

Der jüdische Arzt. Die Sterblichkeit, so wie auch die Dauer sind verschieden. Einige sterben in zwey, drey oder vier Tagen; andere halten sechs, acht oder auch mehrere Tage aus.

Br. Luigi. Im Durchschnitt ist die Anzahl derer, welche sterben, größer als derer, welche die Krankheit überleben; allein in unserm Spital der heiligen Antonia in Smyrna ist seit achtzehn Jahren die Anzahl der Genesenden, weil wir sehr gute Aufsicht über die Kranken halten, größer gewesen, als der Gestorbenen.

Eilfte Frage.

Welches sind die besten Mittel die Pest zu verhüten, die Contagion anzuhalten, und die angesteckten Plätze zu reinigen?

Raymond. Es giebt kein anderes Mittel sich für der Pest zu sichern, als daß man das Berühren aller angesteckten Dinge vermeidet. Die Güter reiniget man, indem man sie der freyen Luft vierzig Tage aussetzt, und sie stark mit Aromaten und Schwefel durchräuchern läßt.

Demollins. Hier im Pesthause werden die angesteckten Güter und das Geräthe vierzig Tage dem Luftzuge ausgesetzt. Die Luft von angesteckten Orten aber wird gereiniget, indem man alle Sorten aromatischer Kräuter und Schwefel abbrennt.

Giovanelli. Die beste Methode, die Pest zu vermeiden, besteht darinnen, daß man alle angesteckte Sachen und Personen vermeidet. Es würde zu weitläuftig seyn, wenn ich beschreiben wollte, wie man eine Person, die der Polizey wegen sich den Anstalten und Pflichten unterziehen muß, vor der Contagion sichert.

They. Die Mittel zur Verhütung der Pest sind, außer dem Vermeiden angesteckter Dinge und Personen, Enthaltsamkeit und Mäßigkeit in der Lebensart, der Gebrauch von Weinessig äußerlich und innerlich und ein Fontanell.

Angesteckte Plätze muß man durch Räuchern und Lüften reinigen, den Kalk von den Wänden abkratzen, und das Abgekratzte in die See werfen, dieselben mit Kalk und Seewasser von neuem weisen, die Erdboden, Fenster, Thüren u. s. w. waschen, erst mit Wasser und alsdann mit Weinessig; und man muß nichts zurücklassen, was angesteckt seyn könnte. Die Todten müssen in einen besondern dazu abgesteckten Platz begraben, und ihre Bettgestelle und Betten müssen verbrannt werden. Anlangend die übrigen Dinge, deren man sich in der Krankheit nicht bediente, so müssen alle Leinwandstücken mit Seife und Lauge gewaschen werden, die wollenen Kleider müssen zwey Tage in Seewasser gesteckt, und zwanzig Tage dem Luftzuge ausgesetzt werden, und Sachen, welche von Wasser verderben würden, müssen vierzig Tage auf eine Leine in die frische Luft gehängt und von Zeit zu Zeit nach ihrer Qualität ausgeräuchert werden.

Morandi. In jeder Jahreszeit muß für beständig in den Krankenstuben Feuer gehalten werden. Aller Koth und andere Unreinigkeiten müssen sogleich entfernt werden. Täglich müssen die Kranken reine Hemden und Betttücher bekommen. Der Gesunde muß den Kranken fliehen, muß dann und wann gelinde Purgiermittel einnehmen, Taback rauchen, reinen Arzneywein aus Wermuth, Entian und Zedoaria u. s. w. trinken, Furcht und andere dergleichen Leidenschaften und jede Art von Excessen vermeiden.

Der

Der jüdische Arzt. In den türkischen Besitzungen werden keine Mittel zur Verhütung angewendet.

Br. Luigi. Die Mittel, um den Contagionen Einhalt zu thun, müssen in Reinigung der Plätze und der Geräthschaften und anderer Dinge bey Feuer, Wasser und Luft bestehen.

Verdoni. Die besten Präservative sollen seyn, Sprengen der Zimmer mit Weinessig, Parfumes, Luftzug und Räucherung. Die Griechen in Smyrna sind während der Fastenzeit, in welcher sie blos vegetabilische Kost zu sich nehmen, sehr selten von der Pest befallen; da hingegen bey denenjenigen, welche Fleisch zu sich nehmen, die Contagion große Verwüstungen anrichtet. Also bestehen die besten Verhütungsmittel im mäßigen Essen und Vermeidung aller Fleischspeisen, im Trinken von Wasser mit Essig *). Die Zimmer muß man mit Essig aussprengen lassen, und einen freyen Luftzug nicht verabsäumen; täglich müssen die Kleider, besonders alles, was von Leinwand ist, und alles, was gebraucht worden ist, muß zehn bis funfzehn Tage in die freye Luft gehängt werden. Um die Ansteckung zu unterdrücken, muß man ferner alles, was gewaschen werden kann, waschen, und die Wände in den Zimmern müssen mit Kalk geweißt werden; allein nach dem vier und zwanzigsten Juny hört alle Sorgfalt auf **).

Beob-

*) Andere bedienen sich des Brandweins.

**) Von der Verhütung der Pest schreiben Chenot, Samoilowitz und Cullen, auch sein französischer und

Beobachtungen.

Obschon in verschiedenen Puncten die Antworten auf die vorgelegten Fragen von einander abgehen, so habe ich doch mit Vergnügen beobachtet, daß sie alle auf das deutlichste darinnen mit einander übereinstimmen, daß die Pest eine contagiöse Krankheit sey, welche durch Annäherung oder unmittelbare Berührung von angesteckten Personen oder Dingen mitgetheilt wird. Dieses ist ein Factum von der größten Wichtigkeit, welches festgesetzt werden muß, inwiefern alle vorgeschlagenen Verhütungsmittel, um die Verbindung mit den Quellen der Ansteckung aufzuheben, davon abhängen müssen: es ist ein Factum, welches, wenn es jemand nach so mannichfaltigen und wiederholten Erfahrungen fragweise vorlegen wollte, auch wohl nicht einer würde in Zweifel ziehen wollen. Jedoch hat ein neuerer Schriftsteller von Reputation, Dr. Maximilian Stoll in Wien, kein Bedenken getragen, öffentlich eine Meynung zu wagen,

und deutscher Uebersetzer. II. S. 132. Auch mehrere Schriftsteller vor diesen haben hierüber vieles angemerkt. So z. B. *Ant. Portus* de Peste lib. II. c. 1. p. 55. S. *Athanasii Kircheri* Scrutinium Physico-medicum contagiosae luis, quae Pestis dicitur Romae 1658. 4. p. 169 seq. *Io. Gottl. Boetticher* Morborum malignorum inprimis pestis explicatio. Hamburgi 1713. 8. p. 96. so auch *Rich. Mead* diss. de pestiferae contagionis natura et remediis eique praeuertendae idoneis. Hagae-Comitum 1721. 8. p. 19. A. d. U.

wagen, daß die Pest nicht ansteckend, nicht contagiös sey, und mit einer Hinsicht, die zwar natürliche, aber sehr gefährliche Folgen haben mußte, daß nemlich die gewöhnlichen Mittel, um ihre Verbreitung aus einer Gegend in die andere zu vermeiden, durch Sperrung der Handlung unnöthig und unschicklich wären. Diese Lehre befindet sich in seiner Ratione Medendi, Parte II. Viennae 1778. p. 59. seq. Es kömmt mir nun nicht zu, eine medicinische Disputation über diese Materie anzuheben; jedoch kann ich nicht umhin zu beobachten, daß es mich befremde und mir verdächtig vorkomme, daß er bis zu den ältesten Zeiten, um seinen Satz zu beweisen, zurückgehen, und gänzlich alle die Facta vernachläßigen sollte, welche die zahlreichen Untersuchungen in Ansehung der Pest betreffen, deren die neuen medicinischen Schriftsteller gedenken, oder welche selbst zu seiner Zeit vorgefallen sind. Ich vermuthe, daß alle Aerzte sehr wenig Gewicht auf alles das legen werden, was über Pestkrankheiten überhaupt kann gesagt werden, welche in Kriegen und Belagerungen seit zwey tausend Jahren her vorgekommen sind, und daß dieses auf die eigentlich so genannte Pest nicht könne angewendet werden, welche alsdenn mit andern Krankheiten verwechselt wird, von denen die genauern spätern Beobachtungen sie hinreichend unterschieden haben. Die ungewöhnliche Art, über einen so wichtigen Gegenstand zu urtheilen, bestätigt gar sehr die Nachricht, welche ich über diese Materie in Deutschland erhalten habe, daß Dr. Stoll, um bey seinem Fürsten nicht

nicht in Ungnade zu fallen *), wenn dieser etwan nach den Ausgaben und Beschwerlichkeiten bey Errichtung eines Pesthauses und anderer Anstalten zu Verhütung der Ansteckung sollte neugierig geworden seyn, verleitet worden wäre, einen Grundsatz umzustürzen, auf den jede Vorsicht von der Art sich gründen muß. Ich will jedoch zu seiner Vertheidigung anführen, daß zu Anfange dieses Jahrhunderts die medicinische Fakultät zu Paris eine entscheidende Stimme gegen die contagiöse Natur der Pest gab, und ihre Abgesandten handelten völlig nach ihrer Lehre in dem Falle von der fürchterlichen Pestepidemie zu Marseille im Jahr 1720. Es hat auch die übeln Wirkungen dieser vorgefaßten Meinung Hr. Bertrand auf eine sehr feine und nachdrückliche Art in seiner vortrefflichen Nachricht über diese Landplage dargethan. So kann man auch wahrnehmen, daß bey den vorher angeführten Antworten Dr. Verdoni,

*) Ganz zuverläßig nicht, hierzu kannte der Uebersetzer gegenwärtiger Schrift den Hrn. Rath Stoll zu gut, und es thut ihm leid, daß Hr. Howard, als ein Engländer diesen Gedanken annehmen konnte; allein wie leicht kann einer von den zahlreichen Feinden des großen Stoll dieses so beyläufig unter die Leute gebracht haben. Das aber wissen wir von dem unvergeßlichen Stoll, daß er geneigt war, einer vorgefaßten Meinung außerordentlich viel Glauben beyzumessen, wie er dieses in mehrern Stellen seiner Schriften und seines Vortrags bewieß, und hieraus und nicht aus oben angeführter Ursache erklären wir seine Meinung über die Pest. A. d. U.

doni, wenn er auf die zweyte Frage antwortete, der Theorie zu Folge bemerkt: daß kein Fieber eigentlich contagiös könne genannt werden, ob er schon bey einigen andern Stücken der Untersuchung mit vieler Sicherheit und Zuverläßigkeit behauptet, daß die Pest wirklich durch Berührung mitgetheilt werde. Soviel kann eine voreilig angenommene Hypothese beytragen, um die planste Materie, die auf Thatsachen beruhet, zu verwickeln und zu verdunkeln.

Auszug eines Aufsatzes von einer Behandlungsart, welche man bey Pestcontagionen beobachten soll.

Auf Befehl der Gesundheitspflege zu Venedig, und auf Verlangen des russischen Hofes aufgesetzt von Johann Baptista Paitoni.

Den 1sten März 1784.

Es giebt gar keine gewissen Kennzeichen für die Pest, weder Leistenbeulen, Pestbeulen und so weiter, sondern sie macht sich blos durch ihre Verwüstungen kenntlich. — Große Aerzte haben in dieser Materie öfters große Fehler begangen. — Sobald zweydeutige Symptomen vorfallen, ist es rathsam,

so

sogleich gehörige Vorsichtsregeln anzuwenden, besonders muß man verdächtige Personen von den übrigen absondern. — Es ist noch kein Specifikum gegen diese Krankheit entdeckt worden. — Die Beschaffenheit der Pestcontagion ist aller Wahrscheinlichkeit nach überall die nemliche, und die Verschiedenheit, welche man in Ansehung der Erscheinungen bey den verschiedenen Epidemieen beobachtet hat, richten sich nach dem Unterschiede des Himmelstrichs, der Luft, der Jahrszeiten, der Lebensart u. s. w. — Diese Contagion, ein sehr feines und eindringendes Gift, wirkt unmittelbar auf das Nervensystem, und hat, wenn es nicht ausgetrieben wird, tödliche Folgen. — Daher sind alle diejenigen Mittel, welche die natürlichen Kräfte beleben, zu empfehlen, und die, welche sie schwächen, zu fürchten. — Aderlassen ist daher nicht anwendbar. — Auch Purgiren nicht. — Es giebt zwey Methoden, die Heilung zu bewirken, eine vermittelst der Kunst, die andere vermittelst der Natur.

Zu der ersten gehören die schweistreibenden Arzneyen, welche so viele Schriftsteller von vorzüglichem Rufe Sydenham und Diemerbröck vorzüglich angerühmt haben. — Zu diesen Absichten dienen folgende einfache Mittel, nemlich: Contrajerva, Schlangenwurzel, Angelicawurzel, Alantwurzel, Petasitis, Enzian, Campher u. s. w. Zusammengesetzte empfohlene Mittel sind Theriak, Mithridat, Diascordium u. s. w. — Campher, Schwefel und Theriak werden den übrigen vorgezogen. — Dieses alles muß ohne Aufschub angewendet werden. —

Man muß mit Frictionen und Räucherungen der Kleider anfangen. — Bähungen. — Häufig Trinken, besonders Wasser mit dem besten Weinessig. — Während des Schweises darf kein Patient schlafen, noch Wäsche ändern, bis er ganz vorüber ist. — Von Zeit zu Zeit schweißtreibende Mittel. — Während des Schweises darf kein Luftzug in dem Zimmer seyn; sondern man muß räuchern, Weinessig sprengen und einheitzen, wenn es kalt ist.

Die natürliche Heilmethode besteht in einem Austreiben des Giftes in die Drüsen und nach der Haut zu. Unter den äußern Erscheinungen sind die Beulen die wichtigsten und heilsamsten. — Sie dürfen nicht fahl oder schwarz seyn, weich oder aufgeblasen, noch dürfen sie auf einmal zu einen zu großen Umfang anwachsen. — Wenn sie schon anfangen zu erscheinen, so soll man den Plan, Schweis zu erregen, nicht annehmen. Sie müssen geschwind durch erweichende und gummöse Pflaster in Vereyterung gebracht werden, und man muß entweder zulassen, daß sie sich von selbst öffnen, oder man muß sie durch die Kunst öffnen, allein noch ehe sie zur völligen Reife gekommen sind. — Wirkliche Pestbeulen sind noch mehr zu fürchten, als die gewöhnlichen: — sie wollen ganz gelind behandelt seyn, und nicht mit Ezmitteln oder einer Incision: — Breyumschläge oder Pflaster von erweichenden Kräutern können angewendet werden und alsdann Salben, Cerate u. s. w.

Wenn besondere Zufälle ungewöhnlich heftig werden, so müssen dieselben besonders bemerket und abgewar-

tet-

tet werden. Unter diesen verdient das Fieber vorzüglich alle Aufmerksamkeit. — Dieses ist bisweilen periodisch, und alsdann muß man die Fieberrinde anwenden.

Hautausschläge sind gefährlich; Petechen, wenn sie fahl oder schwarz werden, fast allezeit tödlich.

Durchfälle und Blutflüsse von irgend einem Theile sind gefährlich, und müssen so bald als möglich gestopft werden.

Gegen hartnäckiges Brechen ist Limonensaft und Wermuthsalz das beste Mittel.

Zu viel Neigung zum Schlafen oder zum Wachen ist jezuweilen vorhanden. Die erste verhütet man durch angenehme Unterhaltungen, oder Geruch flüchtiger Substanzen; die letztere mit Theriak oder Diascordium. Diese nehmlichen Latwergen alleine oder mit Kampfer oder Biebergeil verbunden, kann man im Kopfweh und bey dem Phantasien geben und zu gleicher Zeit vollkommene Ruhe anempfehlen.

Ohnmachten muß man mit aromatischen und herzstärkenden Mitteln behandeln; Zuckungen, Husten, schweres Athemholen u. s. w. müssen mit Theriak besänftiget werden, allein nicht mit wärmern Opiaten. — Schrecken und Verzweifelung sind große Feinde derer, die an dieser Krankheit erkranken, und verhindern die heilsamen Wirkungen des Systems. — Durch vorsichtige Unterredungen, Zureden, Hoffnungen u. s. w. müssen sie entfernt werden.

Verhütungsmittel der Pest.

Man muß nur diejenigen Häuser bewahren, welche von denen entfernt sind, in welchen Angesteckte sich aufhalten. Auch darf man keine angesteckten Personen oder Sachen zulassen. — Die Wohnungen müssen rein gehalten werden, und alle Unreinigkeit muß herausgeschaft werden. — Luftzug ist erforderlich — Die Fenster dürfen nur zur Zeit, wenn die Sonne scheint, offen seyn. — In jedem Zimmer muß Feuer seyn, und man muß besonders wohlriechende Hölzer brennen. — Blumen und Aromaten müssen in die Zimmer gestreut werden. — Man muß mit Weinessig sprengen. — Räucherungen mit harzigen und balsamischen Materien dürfen nicht vergessen werden.

Verhütungsmittel für diejenigen, welche der Ansteckung ausgesetzt sind. — Die zusammengesetzten Latwergen und Weinessig innerlich. — Schwefelblumen, Campher, Galega, bittere und aromatische Vegetabilien, flüchtige Spiritus, Elixirium Proprietatis.

Nahrungsmittel und Getränke müssen gebraucht werden, so wie man zu andern Zeiten gefunden, daß sie wohl bekommen sind. — Saure Kräuter in Sallat. — Saure Früchte, — Ein leichter guter Wein mit Wasser ist das beste gewöhnliche Getränke. — In einigen Fällen darf man Wein nicht erlauben. — Purgiermittel sind, wofern kein besonderer Grund dazu vorhanden ist, nicht

am

am besten angewendet. — Man darf nicht ausgehen, bis die Sonne aufgegangen, und dann nicht zu rasch laufen. — Man muß angesteckte Personen vermeiden und angesteckte Dinge nicht berühren. In die Nasenlöcher muß man stark riechende Materien ziehen, als Salmiakspiritus, Bernsteinöl und besonders Weinessig in einem Schwamme. Damit der Mund die Ansteckung nicht ansauge, so muß man Zedoaria, Ingwer, Wacholderbeeren u. s. w kauen. — Die Hautporen muß man sichern durch Kleider, die von Aromaten durchzogen sind, mit Säckgen, die man auf dem Körper trägt, durch aromatische Salben, die man auf den verschiedenen Stellen des Körpers einreibt.

Der Geist muß aufgeheitert werden durch Vergnügungen, Musik *) u. s. w.

Abkürzung einer Nachricht von der Pest zu Spalato.

Im Jahre 1784.

Im July 1782 erfuhr man, daß in Türkisch Bosnien die Pest wäre, und es wurde deßhalb ein Cordon von Truppen an den Grenzen gezogen; allein da wieder andere Nachrichten angaben, daß die Krankheit eine blos gewöhnliche Epidemie wäre, so wurden diese wieder zurückgezogen. Demohnerachtet brach die Pest mit großer Furie in der Hauptstadt von

*) Ein gutes Mittel bey mehreren Ausschlagsfiebern, z. B. den Blattern u. s. w. A. d. U.

Serraglio aus, und man zog im Monat Juny 1783 von neuem einen Cordon.

Die Gefahr war größer, als in der Hungersnoth 1782. Viele Einwohner von dem venetianischen Dalmatien waren schon in die angränzenden kayserlichen und türkischen Besitzungen gezogen, woher sie nun wieder erwartet wurden.

Zu Ende des Juny 1783. brach in Dolaz in Paglizza die Pest aus, wohin sie durch die zurückkehrenden Emigranten war gebracht worden.

Es wurden Casernen und hölzerne Hütten zur Aufnahme aller Emigranten errichtet, und zwar unter der Aufsicht vom Militair an den Grenzen.

Im Augustmonat zeigte sich die Krankheit in den Casernen nächst Villibrigh, und kam unter die Nationalmiliz, welche hier campirte.

Bald nachher kam sie in der großen Stadt Etuazza in dem Gebiete von Sign zum Vorschein, und breitete sich nach vielen andern Plätzen dieses Distriktes aus.

Im September brach die Pest in den Vorstädten von Clissa in dem Gebiete aus, welches unmittelbar an das von Spalato gränzt, worauf zwischen beyden Schranken gezogen wurden. Den Seestädten und Inseln wurde noch freye Communication unter einander verstattet.

Im October wurde das Gebiete Knin angesteckt.

Der

Der District von Clissa wurde zuerst von der Ansteckung befreyt, die Quarantainen wurden im Februar 1784 beendiget, nachdem dreyhundert und zwanzig Menschen gestorben waren.

Nächst diesen wurde das Gebiete Knin befreyt, welches zweyhundert und sechszehn Menschen verloren hatte.

Zuletzt hörte die Krankheit in Siga auf, nachdem sie zwölf hundert, sechs und siebenzig Menschen umgebracht hatte.

Im Januar 1784 fand man in der Vorstadt von Luzaz in der Nähe von Spalato einen gewissen Simon Chiapiglia nach einem Fieber von fünf Tagen, welcher in der Weiche eine verdächtige Geschwulst hatte, zumal da er zur Bedienung in dem Pesthause war gebraucht worden, woraus er nach seiner Quarantaine den 21. Januar entlassen wurde. Man gab genau auf ihn Achtung; da aber er den nächsten Tag zu deliriren anfieng und davon zu kommen versuchte, so wurde er von der Schildwache geschossen und umgebracht. Man fand weiter keine Merkmale, die einem verdächtig hätten werden können an dem Körper, und seine Familie, welche in das Pesthaus gebracht wurde, blieb gesund.

Den fünften Februar starb nach einer Krankheit von vier Tagen ein Knabe auf einem Schiffe, das mit Wolle, Häuten und Säcken u. s. w. geladen war, welche türkischen Unterthanen aus Bosnia zugehörten, welche Waaren auch in dem Pesthause gehörig gereiniget worden waren. Der Arzt zeigte an, daß die Krankheit des Knaben blos ein Wurmfieber gewesen wäre. Den 9ten Februar segelte das Schiff ab, und den 21sten lief es in den Haafen Cigalle auf der Insel Lossin Piccolo ein, wo der Besitzer von dem Schiff und zwey Seeleute krank wurden, und bald darauf starben. Dieses machte großes Aufsehen und die beyden noch übriggebliebenen Matrosen und die Waaren wurden in das Pesthaus mit noch drey Galleerensclaven gebracht, und unterwarfen sich hier der Reinigung. Allein weder die Matrosen, welche doch die Kleider ihrer verstorbenen Kammeraden angezogen hatten, noch die Sclaven wurden auch nur im geringsten von der Krankheit befallen.

Den zehnten März starben einige, und bald darauf nahm eine Krankheit in Spalato überhand, in welcher demohnerachtet die Aerzte keine Ansteckung wahrnahmen.

Den funfzehnten März starb eine Frau mit Petechen, welches so vielen Argwohn verbreitete, daß die Aerzte besondere Vorsichtigkeit allen denjenigen anriethen, welche um sie gewesen und mit ihrem Körper umgegangen waren.

Andere Todesfälle, welche Verdacht erregten, fielen vor, aber an Beweisen für die Contagion fehlte es noch immer. Allein in der Nacht zwischen dem 28sten und 29sten März erfolgten sechs Todesfälle nach einer sehr kurzen Krankheit, und dieses machte, daß man an der Contagion nicht länger zweifeln konnte,

konnte, obschon die Kennzeichen der Pest noch immer sehr zweydeutig waren.

Den 30sten März kam die Nachricht ein, daß die Personen, welche in das Pesthaus gebracht worden waren, weil die Frau, welcher wir oben gedacht, zu einigem Verdacht Anlaß gegeben hatte, krank geworden wären. Diese Nacht starben noch fünfe mehr, und als die Aerzte ihre Körper betrachteten, so fanden sie, daß sie verdächtig waren, und ein venetianischer Wundarzt trug kein Bedenken, die Krankheit geradewegs die Pest zu nennen; auch hatte man an diesem Tage an einem Patienten eine Beule entdeckt.

Die Mitglieder der Gesundheitspflege wurden zusammengerufen, und es wurde der ganzen Stadt ein Interdict aufgelegt, die Kirchen zu verschliessen, und die Communication mit der übrigen Provinz aufzuheben.

Der Proveditorgeneral mit den übrigen Officieren, Soldaten u. s. w. hundert und neunzehn Personen zogen in den Pallast der Generalität, welcher außerhalb der Stadt liegt, allein an die Wälle anstößt.

Alle Städte in den verschiedenen Gebieten bekamen Ordre, sich von einander zu trennen, und der Cordon an dem Seeufer hin wurde bewafnet.

Das öffentliche Pesthaus wurde auch in seinen eignen Grenzen abgesondert.

Den 3ten April machte der Oberaufseher die angehängten Verordnungen wegen der Regulation in der Stadt bekannt.

Die Contagion fieng nun an in jedem Theile der Stadt und Vorstädte sich auszubreiten, und zwar unter allen Ständen. Auch drang sie sogar bis in ein Kloster, in welchem eine Aebtissin und einige Nonnen starben.

Die erste Art von Absonderung, welche man veranstaltete, bestand darinnen, daß man eine große Anzahl Weinkübel in einen gewissen Platz, Brecchia genannt, brachte, um in dieselben die am meisten verdächtigen Personen aus der Stadt zu bringen, welche aus dem angesteckten Häusern herausgenommen und hierher gebracht wurden.

Ein großes Haus und noch einige andere in der Nähe liegende in der Vorstadt von Luzaz wurden zu Spitälern für die Angesteckten bestimmt.

Zu St. Stephano wurde auf dem Felde ein entfernter und offener Platz gewählt, in welchen alle Verdächtige aufgenommen wurden, nachdem sie in der See gewaschen worden und alle ihre Kleider gewechselt hatten.

Ein anderes Feld in einer andern Lage wurde zu der nemlichen Absicht bestimmt. Allen diesen Anstalten stand eine Deputation von der Gesundheitspflege vor, welche von der Stadt, den Voigten, Officieren und Inspectoren u. s. w. bestimmt wurde, und ein

ein Bericht von ihnen wurde jeden Morgen von ihr an die erste Instanz geschickt.

Ein anderes Spital wurde in einem andern Theile der Vorstädte erbaut.

Aus dem Viertel von St. Dominico wurden alle Einwohner gezogen, und bey dem Pesthause mit angestellt, und ein Kloster in demselben wurde für den Adel und die vornehmsten Familien aufgehoben.

Sechs und vierzig Tage waren nun, seit dem die Pest offenbar ausgebrochen war, verstrichen, und in dem Pallast der Generalität war noch kein trauriger Vorfall vorgekommen, als plötzlich zwey Galleerensclaven, welche hier zur Arbeit gebraucht wurden, davon befallen und getödtet wurden; allein man konnte durch keine Vermittelung erfahren und entdecken, wie sie die Krankheit möchten aufgefangen haben. Hierauf begab sich der Oberaufseher blos mit denjenigen Personen, welche ihm zur Besorgung der öffentlichen Angelegenheiten unumgänglich nothwendig waren, nach Castello Vitturi und die übrigen wurden nach den Pesthäusern geschickt.

In einer jeden angesteckten Stadt giebt es drey Arten von verdächtigen Personen:

1. Nur ganz gering Angesteckte. Unter diesen sind alle Einwohner der Stadt begriffen, und ihnen ist erlaubt frey herumzugehen, nur mit gehöriger Vorsicht und zu gewissen Stunden.

2. Heftig Angesteckte. Unter diesen versteht man diejenigen, welche mit Personen umgegangen sind, welche angesteckt waren: diese müssen in ihren Wohnungen bleiben.

3. Die am meisten Angesteckten. Das sind diejenigen, in deren Familien die Krankheit sich schon eingestellt hat. Diese werden aus ihren Häusern entfernt, und sobald die Kranken nach dem Spital geschickt worden sind, so werden die übrigen auf die Felder geschickt, wo für jedes Individuum Hütten errichtet sind, und wenn sie hier vierzig Tage durchlebt haben, so gehen sie auch nachher noch vierzig Tage in ein Pesthaus.

Die Genesenden kommen an und vor sich in ein Pesthaus.

Da es erforderlich war, die Stadt so viel wie möglich von Einwohnern zu befreyen, so wurden viele adeliche Familien in den Pallast, nachdem er gereiniget worden war, aufgenommen, und viele Güter aller Art wurden in die Pesthäuser, um gereiniget zu werden, geschickt.

Die Todten wurden von entfernten Orten auf dem Wasser nach dem Begräbnißplatze gebracht und zwar in Booten, die von andern weiter fortgezogen wurden.

Den 25sten May fieng das Sterben an abzunehmen, und diese Verminderung der Sterblichkeit hielt bis zum 29sten Juny an, worauf niemand weiter starb.

Die

Die Stadt Spalato enthält drey tausend, zwey hundert Bewohner, und in den Vorstädten neun tausend. Die ganze Anzahl der Todten betrug ein tausend zwey hundert und einen.

Verordnungen.

Vorgelegt von Sr. Excellenz Hr. Francesco Falier Proveditor General in Dalmatien und Albanien für die Republik Venedig und Gesundheitspfleger während der Pest in Spalato.

Den 3. April 1784.

1. Sobald die General-Contumaz *) und das Verbot für alle Familien in der Stadt, welches schon von dem Collegium medicum vorgeschrieben worden war, wird festgesetzt worden seyn, so sollen alle einzelne Glieder derselben nicht mehr ausgehen dürfen, die Hausväter der Familien allein ausgenommen, und zwar zu den bestimmten Zeiten, auf die vorgeschriebene Art und nach den gehörigen Vorschriften.

2. Die Häupter der Familien sollen, um alles, was ihnen für ihre Haushaltungen nothwendig ist, besorgen zu können, mit einem einzigen Bedienten oder andern Person aus ihren Wohnungen gehen, und

*) Contumaz bedeutet die Absonderung der verdächtigen Personen während der Pestzeit.

und sich allezeit mit einer Note von der Gesundheitspflege versehen.

3. Die Stadt ist in sechs oder auch mehrere Districte einzutheilen, nach dem Gutdünken der Repräsentanten und des Collegiums, damit die Besuche und die Inspectionen desto mehr erleichtert werden können.

4. Zu jedem District soll ein Vicarius Capitularis, ein Canonikus und einer der activsten und tüchtigsten Priester beordert werden, um gemeinschaftlich mit einem Deputirten von dem Collegium und unter der Leitung eines bey der Gesundheitspflege angestellten Voigts (guardian of health) alle Morgen mit dem gehörigen Eifer und Vorsicht einen Besuch in allen Häusern herum zugeben, um den Gesundheitszustand eines jeden Individuums zu erfahren und an die Gesundheitspflege einen Bericht abstatten zu können.

5. Bey Sonnenaufgang oder auch zu einer von dem Collegio zu bestimmenden Stunde sollen die zu dieser Absicht ausgewählten Canonici und Priester ohne Ausnahme sich in der Sacristey der Cathedralkirche versammeln, um zu ihren Geschäften in Ansehung der Inspectionen forteilen zu können.

6. Bey dem Schall der großen Glocke der Cathedralkirche, welcher zu der Stunde geschehen muß, welche das Collegium medicum bestimmt, und welcher dienen soll, um Zeit zu den Visiten zu geben, können die Häupter der Familien ohne Zwang aus-

gehen,

gehen, wie in dem ersten und zweyten Artikel bestimmt worden ist, damit die öffentliche Wachsamkeit möge gesichert bleiben, und damit die nöthigen Besuche gemacht werden können; jedoch sind von dieser Vorschrift die Magistratspersonen, die Deputirten, und die übrigen bey der Gesundheitspflege angestellten Personen ausgenommen, welche aus ihren Häusern und durch die ganze Stadt gehen dürfen, wie weiter unten angezeigt werden wird.

7. Das Schwingen der erwähnten Glocke soll eine halbe Stunde fortdauern, und das Anschlagen einer andern Glocke entweder auf einer Kirche oder an einem andern Orte soll völlig untersagt seyn.

8. Nur diejenigen Personen, welche öffentliche Deputationen oder andere Inspectionen bey der Gesundheitspflege oder militairische Aemter haben, können ihre Häuser vor dem Glockenschalle verlassen, und so lange außen bleiben, als es ihre Geschäfte verlangen; jedoch mit der Einschränkung, daß diejenigen, welche keine öffentlichen Chargen oder Inspectionen haben, Abends um sechs Uhr in ihre Häuser zurückgekehrt seyn sollen, woferne sie sich nicht der strengsten Strafen unterwerfen wollen.

9. Wer nur immer bemerkt, daß er von einer Krankheit befallen wird, soll es unmittelbar der Deputation bey ihrem Besuche bekannt machen, und wenn er eben in dem Moment befallen wird, in welchem die zum Besuchen bestimmte Stunde vorüber ist, so soll er sogleich der Gesundheitspflege davon

Nach-

Nachricht ertheilen, damit die dazu bestimmte Deputation es sogleich erfahre, und die zweckmäßigsten Mittel anwenden könne; und wir erklären zu gleicher Zeit hiermit, daß ein jeder, der seine eigne Krankheit verschweigt, oder auf irgend eine Art, oder unter irgend einem Vorwand an einer solchen Verheimlichung Theil nimmt, am Leben gestraft werden soll.

10. Sobald die Nachricht von irgend einer Krankheit bey der Gesundheitspflege angebracht worden ist, so soll in das Haus, in welchem dieses bestätiget worden ist, niemand ein- und ausgehen, bis die Aerzte die nothwendigen Untersuchungen angestellt, und die Beschaffenheit und den wahren Character der Krankheit bestimmt haben.

11. Wer nur immer, wenn er in ein Haus gehört, welches wegen der Todesfälle, welche darinnen vorgefallen, oder eines andern Verdachts wegen gesperrt ist, entweder selbst oder durch die Vermittelung anderer Personen, oder auf irgend eine andere Art es wagt, einer Ansteckung empfängliche Effecten in irgend ein anderes Haus oder Platz zu schaffen, soll in Todesstrafe verfallen, und so auch ein jeder, der ihm beygestanden oder darein gewilliget, oder es nicht entdeckt hat, wenn er doch schon darum wußte.

12. Wer nur immer einer Ansteckung empfängliche Effecten oder Meubles oder Waaren um sich hat, soll es unmittelbar der Gesundheitspflege oder der Deputation bey Lebensstrafe bekannt machen; und

wenn

wenn zu den angezeigten angesteckten Häusern gehörige Güter von einzelnen Personen sollten verborgen oder verheimlichet werden, so sollen sie ebenfalls anzeigen, wo sich dieselben befinden, sonst sollen sie am Leben gestraft werden, und zwar ohne alle nur mögliche Schonung; da sie hingegen, wenn sie es entdecken, des Schutzes der öffentlichen Aufmerksamkeit und Treue sich versichern können; so daß alles und jedes, wenn es gehörig gereiniget ist, den Besitzern wiederum eingehändiget wird.

13. Die Resolution, welche das Collegium in Betracht des Verschließens aller Kirchen der Stadt gefaßt hat, bleibt bestätiget, und alle Versammlungen auch an andern Orten sind verboten.

14. Der Eifer des hochwürdigen Vicarius Capitolaris verpflichtet ihn, diejenigen Mönche, welche er für die geschicktesten und tüchtigsten hält, anzuordnen, denen angesteckten und verdächtigen Armen in den verschiedenen Häusern und überall bestmöglichst beyzustehen, ihnen die geistigen Stärkungen der allerheiligsten Sacramente zu reichen, und ihnen zuzureden, und sie aufzumuntern, daß sie der barmherzigen Hülfe des Himmels vertrauen.

15. Und außerdem ist eine Zunft Juden in dieser Stadt, eine Nation, auf welche bey einer solchen Gelegenheit ganz vorzüglich Obacht genommen werden muß: es ist also nöthig, daß von den geschicktesten und ehrbarsten einzelnen Mitgliedern der genannten Nation eine solche Anzahl von

Deputirten gewählt werde, als sie für nöthig erachten, damit sie über die innere Regierung unter ihrem Volke wachen, und ihnen den nöthigen Beystand leisten mögen.

16. Ferner soll nur denenjenigen von den Juden, welche für die weisesten erkannt worden, erlaubt seyn auszugehen, jedoch müssen sie mit einem Gesundheitspasse versehen werden, um für sich und andere Sorge tragen zu können, und diese Personen müssen von dem schon oben erwähnten jüdischen Deputirten der Gesundheitspflege angezeigt werden.

17. Alle übrige Personen sollen in den Grenzen ihrer eignen Zunft verbleiben, und nie unter irgend einer Ursache oder Vorwand ausgehen.

18. Alle Thorwege des Platzes, in welchem sich die jüdische Zunft befindet, sollen bis auf den großen verschlossen werden, welcher mit den gehörigen Wachen, welche die von dem Collegium niedergesetzte Deputation bestimmen soll, besetzt seyn muß, und dieser Thorweg soll ohne Ausnahme jederzeit Abends um sechs Uhr zugeschlossen werden, so daß auch nachher kein einziger von der ganzen Zunft ausgehen darf.

19. So sollen auch von dem Collegium zwey Deputirte von den besten Geschicklichkeiten aus der jüdischen Nation gewählt werden, welche ein Infanterist begleiten muß. Diese sollen nach Sonnenaufgang alle Häuser besuchen, um sich selbst von dem Gesundheitszustande aller Familien zu unterrichten,

und

und wenn irgend ein Kranker unter ihnen gefunden wird, so muß unmittelbar das Haus gesperrt werden, und es muß ohne Aufschub der Gesundheitspflege von dem Umstande Nachricht ertheilt werden, um für gehörige Inspection und Aufsicht Sorge zu tragen.

20. Es versteht sich von selbst, daß ihre Synagoge soll verschlossen werden, alle ihre religiösen Gebräuche müssen aufhören, und es dürfen auch keine Versammlungen von irgend einer Art gehalten werden.

21. Alle Hunde und Katzen, welche entweder in der Stadt oder in der Judenstadt herumlaufen, und wegen der Beschaffenheit und dem Zusammentreffen der Umstände gefährliche Wirkungen verursachen könnten, müssen umgebracht werden; worauf die Inspectoren, die Deputirten und alle sonst in öffentlichen Aemtern stehende Personen, (die es ihres Standes wegen füglich thun können) mit der größten Genauigkeit gehörig Acht geben sollen.

22. Die Canonici, Priester, und zur Visitation der verschiedenen Districte bestimmten Deputirten, sollen alle Morgen, nachdem sie ihre Visite gemacht haben, den Commissarien und dem Collegium alle Vorfälle und Entdeckungen, welche sie gemacht haben, bekannt machen, den District, Namen und Vornamen der angesteckten und verdächtigen Familien so wie auch die Anzahl der Personen, welche zu denselben gehören, niederschreiben.

23. Jedweder Todesfall, der sich ereignet, soll den Commissairen und dem Collegium sogleich angesagt werden, und den Aerzten, Wundärzten und Deputirten von der Inspection soll es obliegen, ein Attestat von den Umständen des Falles und der Untersuchung des Körpers den nemlichen Commissairen und der Gesundheitspflege ohne Aufschub beyzubringen.

24. Alle respective Deputationen, welchen besondere Inspectionen von dem Collegium in Ansehung der Ereignisse wegen der Contagion oder der Verhütung derselben oder einer andern Angelegenheit wegen anvertraut worden sind, sollen alle Tage Nachrichten an die Commissairs und das Collegium in Betracht dessen, was sich in ihrer Inspection zugetragen hat, ertheilen, damit alle Mittel, sie mögen von einer Art seyn, von welcher sie nur immer wollen, allezeit bey der Hand seyn mögen, um eine frühzeitige Verhütung zu besorgen.

25. Und da unter vielen andern Gegenständen, welche Aufmerksamkeit bey einem solchen Vorfalle verdienen, ein wichtiger Umstand der ist, daß man die Stadt von Bettlern befreye, unter welchen, so wie überhaupt unter der niedern Classe, die Krankheit ganz vorzüglich zu grassiren gewohnt ist, so müssen wir die schon von dem Collegium getroffene Einrichtung, die Bettler alle in einen bequemen Platz zu bringen, billigen; und die Commissarien beschlossen daher, daß sie zusammengebracht, und nach dem Fort Grippi übergebracht werden sollten, welcher Platz deswegen

ge-

gewählt worden ist, damit sie von der Stadt abgesondert seyn sollten.

26. Das Collegium soll einen Deputirten bestimmen, welcher alle Tage mit einem Arzte und Wundarzte die genannten Personen besuche, um sich von ihrem Gesundheitszustande zu unterrichten, und sie, woferne es möglich, für allen Unglück zu bewahren.

27. Da das öffentliche Mitleid für die Bettler eine Erholung von acht Pfennigen (Gazettes) für einen jeden bestimmt hat, so sollen einer oder mehrere rechtschaffene und thätige Männer erwählt und festgesetzt werden, damit alle und jede täglich und zu bestimmten Stunden mit Nahrung und den Nothwendigkeiten des Lebens mögen versehen werden, damit auch nicht einer von ihnen aus Mangel umkomme.

28. Es soll ferner die Pflicht der deputirten Personen seyn, alle Morgen den Commissairen und Repräsentanten die Anzahl der Armen, so wie auch beyden den Commissairen und dem Collegium ihren Gesundheitszustand, so wie auch alle damit in Verhältniß stehende Ereignisse anzuzeigen.

29. Da das öffentliche Mitleid ebenfalls geneigt ist, den armen und bedürftigen Bewohnern der gesperrten Häuser, welche sich sonst nicht unterhalten könnten, Beystand zu leisten, und da es einem jeden eine Lira nach dalmatischem Gewicht, so lange ihre traurige Lage anhält, zu ihrer Erleichterung und Erquickung versprochen hat, so sollen die Repräsen-

tanten zwey oder mehrere tüchtige und arbeitsame Deputirte stellen, welche täglich die Anzahl solcher Armen übersehen sollen, um den Repräsentanten und Commissairen Tag für Tag Nachricht davon geben zu können.

30. Es sollen von den thätigen und rechtschaffenen Repräsentanten einige angestellt werden, welche mit den bestimmten Summen Provision für die Armen nach ihrem Zustande und Mangel herbeyschaffen, und zwar mit der Genauigkeit, Sorgfalt und Aufmerksamkeit, welche ihr Zustand verlangt, und sie sollen den Repräsentanten davon Nachricht ertheilen, damit die nöthigen Summen immer vorhanden seyn mögen *).

Franciscus Falier Proveditor Generale in Dalmatien und Albanien.

*) Aehnliche Verordnungen findet man in der anges. Schrift des Hrn. Samoilowitz S. 65. und in der Memoire ou la Description de la Peste, qui a regné dans l'empire de Russie & surtout a Moscow &c. So sind auch in vorigen Jahrhunderten mehr solche Pestverordnungen gedruckt worden, welche ich aber hier nicht weitläuftig verzeichnen will. Man sehe hierüber nach Bibliothecae Platnerianae Sect. I. p. 301. — p. 312. und ferner *Io. Ernesti* Hebenstreit Anthropologia forensis. Lipsiae 1753. 8. p. 158. seqq. — Leipziger Pestordnung de anno 1607. und 1680.

Vier=

Vierter Abschnitt.

Nachricht von den ausländischen Gefängnissen und Spitälern.

Das letztemal reiste ich im November 1785. aus, und gieng zuerst nach Holland. Hier hielt ich mich einige Wochen auf, und machte einige Beobachtungen über die dasigen Gefängnisse und Spitäler. Jedoch ich will die Nachricht hiervon noch aufschieben, und mit den Gefängnissen und Spitälern in Lyon in Frankreich den Anfang machen. Hier war ich zu Ende des Decembers und zwar in dem Gefängnisse von St. Joseph, wo ohngefähr sechzig Missethäter in dem inwendigen Hofe, und vierzehn in den Kerkern, und zwölf unter der Erde waren. Demohnerachtet fand ich für dießmal einige Wirkungen menschenfreundlicherer Gesinnungen gegen die Gefangenen, als bey meinem vorhergehenden Besuche; denn verschiedenen, welche des Nachts in Kerkern gehalten wurden, wurde erlaubt am Tage im Hofe zu seyn, und es wird auch ein neues Gefängniß gebauet werden, in dem keine Kerker seyn werden, und die Zimmer zur Absonderung der Gefangenen werden auch nicht mehr so enge angelegt werden.

Die Quarantaine (ein Haus an dem Ufer der Saone außerhalb der Stadt, für diejenigen erbaut,

baut, welche im Jahre 1720 der Pest zu Marseille entflohen sind,) wird jetzt statt eines Gefängnisses für Vagebunden und Bettler gebraucht. Diese wohnen in zehn hohen und luftigen Zimmern zwanzig Fuß im Quadrat, welche sich in einem Corridor öffnen, welcher ohngefähr zehn Fuß weit ist. Hier befinden sich auch noch verschiedene andere Zimmer, von denen ich einige von venerischen Kranken eingenommen fand *). Alle Zimmer haben einander gegenüberstehende Fenster, um der Luft einen freyen Durchzug zu verschaffen, und es fließt auch für beständig eine Menge Wasser in steinerne Tröge.

La Charité oder das Hauptspital ist eine vortreffliche Einrichtung, welche durch eine fürchterliche Hungersnoth in Frankreich im Jahre 1531. veranlasset wurde. Die erste Austheilung von Brod während dieser Landplage geschah an viele Tausend, welche sich in die Stadt drängten. So begann auch zu der nemlichen Zeit die Seidenmanufactur, wodurch der Handel dieser so in Flor und Wohlstand stehenden Stadt beträchtlich zunahm. Es ist eine große Manufactur in diesem Hospital angelegt, bey welcher eine große Anzahl von Kindern angewandt wird, welche rein und nett in schwarz, weiß

und

*) Here j saw the surgeon stupify many of the female patient, by the new and dangerous deception of animal magnetism. Man wird wohl bald errathen, warum ich absichtlich diese Stelle unübersetzt gelassen habe.

und blau gekleidet sind, um die Findlinge, die gesezmäßig erzeugten und von ihren Eltern verlassenen Kinder und die Waysen gehörig zu unterscheiden. Diese Kinder werden bis in das fünf und zwanzigste Jahr in dem Hause behalten, damit sie sowohl etwas zu ihrer Erziehung durch ihre Arbeit wieder beytragen, als auch desto besser für sich selbst fortkommen können, sobald sie aus dem Spitale herausgekommen *).

Ich verwunderte mich nicht wenig, den Zustand des Hotel Dieu so verschieden von meiner ersten Nachricht, die ich davon gegeben, zu finden. Allein ich hatte damals noch nicht die wohleingerichteten Spitäler von Italien und Spanien gesehen, und daher wunderte ich mich über diesen Unterschied um desto mehr, und vielleicht kam es auch daher, daß ich jezt dieses Spital tief in Winter sah. Der weiße Sommerüberzug der Betten war in schmuzige blaue Decken mit unnüzen Franzen verwandelt, welche sehr geschickt waren, alles, was anstecken kann, aufzuhalten. Die Zimmer waren schmuzig und ekelhaft, und in vielen Betten lagen zwey Patienten, und auch nicht ein einziges Fenster war geöffnet; denn die hiesigen Aerzte und auch die barmherzigen Schwestern waren sehr wider den freyen Luftdurchzug eingenommen, so wie auch wider das Scheuern der Zimmer.

Noch sind besondere Zimmer für diejenigen Kranken bestimmt, welche täglich fünf und zwanzig

 Sous

*) Institution de l'Aumosne generale de Lyon. Sixieme edition a Lyon. 1662.

Sous bezahlen. Diese liegen allezeit einzeln, und bekommen eine vorzüglichere Speiseordnung. So ist auch ein Zimmer besonders dazu bestimmt, daß wöchentlich dreymal Arzneyen in demselben ausgetheilt werden. Eine Nachricht hiervon und von mehreren besondern Einrichtungen dieses ansehnlichen und weit ausgedehnten Instituts findet man in einem kleinern Buche, welches den Titel führt: Statuts & Reglements Generaux de l' Hotel Dieu de la ville de Lyon.

Im Jahre 1636 wurde auch hier eine Gesellschaft errichtet, unter dem Namen: La Confrairie de la Misericorde, dergleichen ich eine ähnliche in Italien fand, und ihr Hauptgeschäfte war, Gefangene zu besuchen und ihnen beyzustehen.

Zu Avignon ist das Gefängniß der Provinz in einem alten Pallaste, in welchem zwey große und prächtige Zimmer sind, eines für Männer und das zweyte für Weiber mit einer Capelle. Den 7. Januar 1786. waren funfzehn Gefangene hier, alles Männer und keiner in Ketten. Es wäre auch offenbar grausam, wenn man sie in Ketten schmieden wollte, denn die Dicke der steinernen Wälle, die Nähe der Wohnung des Kerkermeisters und die Wildheit seiner Hunde verhindern schon hinreichend das Entweichen. Als ich nach den Knieschrauben und übrigen Stücken zur Tortur fragte, so erzählte mir der Kerkermeister, er hätte an der Brust derer, welche die Tortur ausgestanden hätten, Blutstropfen mit dem Schweiße sich vermischen sehen.

Der

Der Unterhalt der Gefangenen besteht täglich in anderthalb Pfund Brod; allein Sonntags und Donnerstags bekommen sie von den barmherzigen Brüdern, welche ihnen auch alle Wochen im Sommer, und aller vierzehn Tage im Winter weiße Wäsche bringen, ein weisses Brodgen, Fleischbrühe und Wein. Wenn ein Gefangener zum Tode verdammt ist, so wird ihm in der Mitternacht seine Sentenz bekannt gemacht; und zu dieser Stunde gehen die barmherzigen Brüder zu ihm, und begleiten ihm zu der Capelle, wo sie bis zur Execution bey ihn bleiben, welche den nächsten Morgen um zehn Uhr geschieht.

Das Hospital zu Avignon faßt zwey geräumige Säle für Männer, und zwey über diesen für Frauen nebst einem Altar am Ende jedes Saales in sich. Die Kranken sind in eine Uniform gekleidet, und liegen jeder einzeln in Betten, die acht Fuß von einander stehen. An dem Fuße eines jeden Bettes steht des Patienten Namen geschrieben, wo er her ist, wenn er hereingekommen, und welches seine Diät ist; gleichfalls die Vorschriften des Doctors, welcher so, wie die Mönche täglich seine Visite machen muß. Man scheint auf Reinlichkeit und Luft hier mehr Acht zu geben als zu Lyon; demohnerachtet klagte der Wundarzt über das Hospitalfieber, welches von der angesteckten Luft in dem Hause hervor gebracht würde *).

Zu

*) Zuförderst muß ich hier Hrn. Johann Hanczovsky Medicinisch chirurgische Beobachtungen auf seinen Rei=

Zu Marseille ist ein ganz kleines Gefängniß am großen Platze, und im Januar 1786 war es voller Gefangenen. Der Hof und die untern Zimmer sind für Missethäter, und die Zimmer oben für Schuldner. Die Missethäter ohngefähr sechzig an der Zahl liegen in Barraquen auf Strohmatratzen, die meisten von ihnen waren sehr schmuzig, aber besonders die Kranken. Ihr Brod war gut, und der tägliche Unterhalt bestand in zwey Pfund, und wie man mir sagte, so bringen ihnen die barmherzigen Brüder täglich Suppe und wöchentlich einmal reine Wäsche; auch besuchen sie das Gefängniß wöchentlich zweymal *).

In dem großen Spital haben die Patienten eiserne Bettstellen mit Himmeln und Vorhängen. An der Seite der Säle sind bedeckte Gänge und Terrassen, welches unumgänglich nothwendig in Stadt-

Reisen durch England und Frankreich besonders über die Spitäler, Wien 1783. anführen, welche sehr gute Nachrichten über die französischen und englischen Krankenhäuser enthalten. A. d. U.

*) Ich wollte wünschen, daß in Betracht der Gesundheit der Gefangenen diese Mönche einen Theil ihrer mildthätigen Schenkungen zu Belohnungen für diejenigen Gefangenen bestimmten, welche in Ansehung ihrer Kleidungen und Zimmer die reinlichsten wären, und daß sie die Höfe möchten reinigen, und das Gefängniß weißen lassen, und ich bin versichert, daß die Gefangenen und Missethäter alsdenn weit mehr zur Arbeit würden aufgelegt seyn.

Stadtspitälern ist, welche nicht den Vortheil von Gärten für die genesenden Kranken haben. Hier ist ein neuer Treppensatz, welcher für die Kranken bequem zu steigen ist, denn sie sind sechs Fuß weit, die Stufen sechszehn Zoll breit, und drey und einen halben Zoll hoch, und alle von Stein mit einem eisernen Geländer.

Die Galeeren, welche vormals zu Marseille waren, sind nun jetzt nach dem Arsenal zu Toulon gebracht worden. Fünf sind auf einmal an einander geschmiedet, und auf dem Hintertheil derselben steht ihr Name, als: der Tapfere, der Unerschrockene u. s. w. In diesen sind ohngefähr sechszehn hundert Gefangene, welche verbunden sind, allezeit eine Mütze oder eine Kappe zu tragen, auf welcher eine zinnerne Platte mit einer Nummer befestiget ist. Ihre Kappen sind grau, grün und roth, um sie zu unterscheiden, für Deserteurs nemlich, — Schleichhändler und Diebe. Die letztern werden allezeit, bevor sie das Gefängniß, in welches sie verdammt waren, verlassen, mit dem Buchstaben V. (Voleur), andere mit Gal. auf der linken Schulter gebranndtmarkt.

Die Galeeren haben blos ein Verdeck. Viele Fenster in demselben waren offen, und da diese täglich zweymal gefegt werden, so sind sie rein und nicht ekelhaft schmuzig. Die Sclaven werden auch rein gehalten und ihre Kleidung ist nett, auch in den Galeeren, in welchen sich die Bejahrten und Schwachen befinden. Manche von ihnen waren wohl vierzig,

funfzig

funfzig und auch sechzig Jahr in dieser Gefangenschaft. Alle bekommen alle Jahre einen Rock, eine Weste, weite Hosen, zwey Hemden und ein paar Schuhe und einen Ueberrock aller zwey Jahr. Sie bekommen gut gebackenes schwarzes Brod in Brodgen, die ein Pfund und drey Viertel wiegen. Alle bekommen einen kleinen Unterhalt in Geld, und für diejenigen, welche arbeiten, ist noch überdies ein Unterhalt von drey Sous täglich für Wein festgesetzt. In jeder Galeere sind zwey kleine Kammern, eine für Wein für diejenigen, welche für das Gouvernement arbeiten, und eine andere für weiß Brod, grüne Waaren u. s. w.

Viele arbeiteten in ihren eigenen Gewerben, als Schuhmacher, Korbmacher u. s. w. allein keinem einzigen war erlaubt, eine Bude am Ufer zu halten, wie vormals zu Marseille, noch haben sie die Bequemlichkeit, wie vormals, ihre Arbeiten verkaufen zu können. Vierzig waren auf dem großen Platze in der Stadt bey der Arbeit, um einen Grund für das Haus des Intendanten auszugraben. Diese waren je zwey und zwey mit Ketten zusammengeschmiedet, und wenn der eine die Erde fortfuhr, so mußte der zweyte die Kette tragen; allein beym Graben, Sägen und andern stehenden Geschäften arbeiteten allezeit alle beyde. Viele arbeiteten im Arsenale und wurden angewendet, um Holz zu tragen, zu behauen und zu sägen, und wieder andere wurden in der Baumwollen und Garnmanufactur angestellt. Die Anzahl derer, welche zu den zuletzt angeführten Arbeiten gebraucht

braucht werden, beläuft sich auf zweyhundert. Sie wohnen in der angränzenden Halle, und wurden, wie ich bemerkte, wenn sie von der Arbeit abgiengen und aufhörten durchsucht, um zu verhindern, daß sie nichts von den Materialien verstecken könnten.

Alle waren mit Ketten von einer oder der andern Art beschwert. Die bey den Manufacturen gebraucht wurden, so wie auch einige in dem Arsenal hatten blos einen Ring um ihren Fuß; allein hierinnen und auch in der Wahl der Eisen war ein Unterschied, auf den man Achtung geben muß. Die Sclaven, welche ausserhalb dem Arsenal arbeiteten, hatten schwerere Ketten, und nur wenige sind im Stande zu entweichen: entwischen sie aber, so werden sie, wenn sie wieder eingefangen werden, gestraft, und zwar auf verschiedene Art. Einige werden eingeschlossen und bekommen schwerere Ketten, — bey einigen läßt man die Zeit ihrer Gefangenschaft von neuem anfangen — einige werden mit Schlägen gestraft, — und diejenigen, welche zum Tode verurtheilt gewesen, werden gehängt.

Die Protestanten werden nicht angetrieben, die Messe anzuhören. Der letzte, der seiner Religion wegen eingeschlossen wurde, ist vor ohngefähr acht Jahren losgelassen wurden.

Einige von den Kranken in dem Hospital waren in Ketten, allein man begegnete ihnen mit aller Aufmerksamkeit und Menschenfreundlichkeit, denn sie lagen in besondern Betten, und die Säle waren

ruhig

ruhig und nicht schmutzig. Engländern ist es ausdrücklich versagt, das Arsenal zu sehen, allein ich bekam doch den Zutritt und brachte zu zwey verschiedenen Tagen einige Stunden hier zu.

Als ich die Säle in dem Seespital durchgieng, so fand ich nichts merkwürdiges zu beobachten. Sehr unschicklich liegt es in einem bevölkerten Theile der Stadt. Der Mangel einer freyen Circulation der Luft muß nothwendig unter den Kranken ansteckende Krankheiten hervorbringen, und dies muß die benachbarten Einwohner in große Gefahr versetzen.

Italien.

Das Gefängniß zu Nice hat drey Etagen und in jeder vier bis fünf Zimmer, welche sich in eine acht Fuß weite Gallerie öffnen. Der Gefängnißwärter hat ein bis zwey reinliche Zimmer für die Schuldner von einer bessern Art. Der Ketten bedient man sich hier niemals, ausgenommen wenn die Gefangenen zu ausgelassen und unruhig sind, und sind sie dieses, so werden sie vermittelst der Ketten an den Wall angeschmiedet. In ihren Betten haben sie Matratzen und weiße Bettdecken. Ihr Unterhalt besteht täglich in zwey Pfund Brod, und außerdem bekommen sie noch milde Beyträge, von welchen eben einige einkamen, als ich in dem Gefängniß war.

Es sind ohngefähr zwey hundert und funfzig Gallerensclaven in schmuzigen Zimmern zunächst dem Wasser, welche in Schiffbrücken arbeiteten, um

den

den Hafen zu reinigen. Ihr Brod, von dem sie täglich zwey Pfund bekamen, war gut, und außerdem reichte man ihnen noch vier Unzen getrocknete welsche Bohnen ohne Salz. Auch bekommen sie an den Tagen, an welchen sie arbeiten, sieben Sous in Gelde; allein zwey und ein halber Sous werden abgezogen, um ihnen noch eine Suppe zukommen zu lassen. Sonntags und Donnerstags sind ihre faulen Tage, und alsdann bekommen sie nur zwey Pfund Brod *). Es ist nöthig, daß ich noch anmerke, daß ihre Sclaverey, wenn ihre Gefangenschaft zu Ende geht, etwas vermindert wird, und alsdann werden ihnen gewisse Freyheiten verstattet.

In dem Hospital zu Savona gieng ein alter Wundarzt mit mir über die Säle, und bemerkte, daß es sehr ungereimt wäre, daß man die chirurgischen Patienten nicht von den andern trennte, oder daß man zuließe, wie es doch oft geschieht, daß einer mit einem gebrochenen Beine neben einem Fieberkranken läge, wenn auch schon in einem besondern Bette **).

Er

*) Ich pflege allemal mit meiner eignen Handwage die Brode in dergleichen Häusern insgemein zu wiegen, weil ich bemerkt habe, daß dann und wann hierinnen Betrügereyen vorgenommen werden.

**) Wie in mehreren englischen und wiener Spitälern. Wenigstens zu meiner Zeit, als ich in Wien war, waren jederzeit die chirurgischen Kranken von denen, welche innere Krankheiten hatten, abgesondert; so wie auch in dem Dreyfaltigkeitsspitale Hr. Rath Stoll darauf immer ganz besonders drang. A. d. U.

Er verdammte auch die heillose und schmuzige Gewohnheit, welche in den Spitälern vorwaltet, welcher zu Folge man die Wände und Fußböden bespuckt *). Es gefiel mir aber, daß zwischen jedem Bette in dem Saale der Weiber ein kleiner abgesonderter Ort oder Alcoven war, der von leinwandenen Vorhängen versteckt wurde.

Als ich im Februar 1786. die Hospitäler von Genua besuchte, so fand ich, daß, da L'Albergo del Povero auf jeder Seite von hohen Felsen umringt wurde, es eine sehr nachtheilige Lage hat.

Das große Hospital ist mit tauglichen Plätzen versehen, welche mit weißen Vorhängen verdeckt sind. Ein sehr großes Kloster, in welchem blos zehn Mönche wohnen, macht einen großen Theil dieses Spitals aus, und dieses macht, daß hier eine doppelt größere Anzahl Kranken, als Mönche in dem Kloster sind, jährlich sterben. Die Wohlthäter dieses Spitals werden durch die verschiedenen Stellungen und Plätze unterschieden, welche man ihren Statuen

*) Die Patienten, welche viel husten, sollten mit kleinen Spucknäpfen versehen werden, wie man in Holland im Gebrauche hat. Auch würde ich in allen Spitälern Schnupftaback und Rauchtabak verbieten, weil es eine schmuzige und kostspielige Gewohnheit ist.

In Wien hat man dergleichen Spucknäpfe von Blech, wenigstens für die, welche Brustkrankheiten haben, und wo man die Farbe und Beschaffenheit des Gespuckten untersuchen muß. A. d. U.

tuen in den Sälen und auf den Treppengängen anweißt, und zwar nach den verschiedenen Summen, welche sie dahin geschenkt haben. Viele sind stehend vorgestellt, allein hundert tausend Kronen verschaffen einem den Stuhl. Hier sah ich auch eine Statue, welche ihren Fuß unter dem Stuhle hatte, und man gab mir auch den Grund hiervon an, weil nemlich der Wohlthäter, der hierdurch sollte geehrt werden, nur neunzig tausend Kronen gegeben hatte. Diese Statuen in den Sälen sind jetzt von nachtheiligen Folgen, indem sie zuviel Staub aufhalten *). Im Betracht der Gesundheit der Patienten wünschte ich weiße glatte Wände in den Spitälern zu sehen, ohne alle Verzierungen **).

In dem Spital zu Pisa gefiel mir die Aufmerksamkeit für die Kranken, besonders in dem reinen und schönen Saale der Frauenspersonen ganz außerordentlich, und dieses muß viel zur Gesundheit der Patienten beytragen, und besonders bey jungen Personen menschenfreundliche Gesinnungen und eine Liebe zur Reinlichkeit befördern. Dieser Saal hat einen steinernen Boden und eine eiserne Gitterthüre, damit Licht und Luft frey zugelassen werden kann. Er liegt gleich an einem schönen botanischen Garten, welcher

K 2 durch

*) Ich habe von einigen gehört, welche, um die Ehre zu genießen, ihre Statuen in dem Hospital zu sehen, ihren Familien offenbar Schaden gethan haben. —

**) Ein ungemein weiser Vorschlag, der aber auch jetzt meist allezeit beobachtet wird. A. d. U.

durch die eisernen Gitter hindurch dem Auge eine angenehme Aussicht verschafft.

Zu Florenz fand ich im Jahre 1786. in den Gefängnissen und Spitälern, welche ich ohngefähr sieben Jahre vorher gesehen hatte, eine ganz außerordentlich vortheilhafte Veränderung, als eine Folge der außerordentlichen Sorgfalt und Aufmerksamkeit des Großherzogs. Die Gefängnisse waren alle geweißt, die Schuldner von den Dieben abgesondert, und die Anzahl der Gefangenen hatte sich vermindert.

Es ist auch hier vor kurzem ein sehr wohl eingerichtetes Zuchthaus erbaut worden, von welchem der Großherzog die Verordnungen und Gesetze hat abschreiben lassen, und sein vortrefflicher neuer Codex der Criminalgesetze, welcher mir überschickt wurde, beweißt seine große Aufmerksamkeit, für das Glück seines Volks stets zu wachen.

Die Säle rings um den Garten des neuen Spitals der heiligen Maria sind ungemein gut eingerichtet, die Gesundheit und die Kräfte der Patienten, besonders bey Genesenden zu befördern.

In Rom und Neapel fand ich, in Ansehung der Gefängnisse und Spitäler, keine große Veränderung.

Malta.

Das Gefängniß zu Malta besteht in einigen schmuzigen und ekelhaften Zimmern in dem Stadthause, in welchem im April 1786 neun Gefangefangene waren. Einer von diesen, ein Türke hatte die Tortur ausstehen müssen, wovon der Brand die Folge war, und ein Wundarzt brauchte innerlich und äußerlich die Fieberrinde: als ich ihm das zweytemal sah, war er kränker, allein ich blieb nicht lange genug auf dieser Insel, um den Erfolg davon zu erfahren.

Die Sclaven haben viele Zimmer, und jede Secte hat ihre Kapellen oder Moskeen und wiederum Zimmer für Kranke insbesondere. Einige von ihnen betreiben eine Wollenmanufactur, allein die meisten sind Schwarze und unglückliche Menschen. Unter dem Vorwand der Religion, (denn so nennen es die Ritter) sind sie durch einen Schwur verbunden mit den Türken in einem beständigen Kriege zu leben, und nehmen durch Seeräuberey viele Bauern, Fischer oder Matrosen von den Ufern der Barbarey weg. Allein wie fürchterlich grausam ist es, daß diejenigen, welche sich rühmen auf ihrer Brust das Zeichen des Fürsten des Friedens zu tragen, solche boshafte Gesinnungen wider ihre Nebencreaturen verbergen können, um durch ihr eignes Beyspiel die Seeräuberey in den Staaten der Barbarey anzufeuern. Sollten nicht diese Ritter bey einer solchen Aufführung sich selbst als die größten Feinde des Kreuzes Christi unter dem Vorwand von freundschaftlichen Gesinnungen betragen?

In dieser Stadt sind zwey große Spitäler eines für jedes Geschlecht, welche die Ritter unterhalten.

Das Spital des heiligen Johannes von Jerusalem, in welchem die Männer sind, ist zunächst dem Wasser gelegen. Die drey vorzüglichsten Säle haben die Gestalt eines T. von denen eines mit dem andern zusammenhängt, und in ihrer Mitte ist ein Altar. Durch hinzugekommene Gebäude ist der Saal auf der einen Seite länger, als auf der andern. Ihre Breite beträgt vier und dreyßig und einen halben Fuß, allein der Queersaal ist blos neun und zwanzig Fuß und vier Zoll weit. Diese drey Säle vereinigt werden die Halle genannt. Das Pflaster ist von feinem Marmor oder Steinvierecken. Das Tafelwerk ist prächtig, allein da es von Holz war, so ist es jetzt schwarz geworden, die Fenster sind schmal und die Wände sind rings herum mit bestaubten Bildern behangen; die ganze schöne Halle ist daher dunkel. Alle Kranken liegen einzeln. Ein Saal ist für die gefährlichen Patienten und diejenigen, welche sterben; ein anderer Saal ist für die Kranken von mittlern Stande, und der dritte für Kranke von niederern und ärmern Ständen. In diesem letzten Saale, welcher der größte ist, stehen vier Reihen Betten, in den andern aber nur zwey. Diese waren alle so ekelhaft schmuzig, daß es nöthig war, sie zu räuchern, und demohnerachtet beobachtete ich, daß der Arzt, welcher in der Runde herumgehen mußte, verbunden war, sein Schnupftuch fürs Gesicht zu halten. Der Gebrauch des Räucherns ist allezeit ein hinreichender Beweiß von Mangel an Reinlichkeit und Luftzug, und die von mir hier bemerkte Unachtsamkeit veranlaßte mich, einige von den besondern

Ver-

Verschlägen zu öffnen, mit welchen diese Halle sehr wohl versehen war. So sind auch hier noch einige besondere Säle und einige besondere Zimmer für diejenigen unter den Rittern, welche, wenn sie krank sind, hier Verpflegung finden können. So ist ebenfalls hier ein großes Zimmer für den Gouverneur, welches allezeit einer von den Rittern ist, und in diesem wohnet er so lange, als er dieses Amt verwaltet, welches zwey Jahr lang dauert. Er bekömmt einen jährlichen Gehalt, und ist insgemein, wie mir ein menschenfreundlicher Herr sagte, eine junge unerfahrne Person; die andern wollen entweder nicht gern eingeschlossen seyn, oder sie fürchten sich für der Ansteckung von der Krankheit.

Die große Halle, deren ich schon gedacht habe, hat einen steinernen Boden, und unter ihr ist eine andere Halle oder vielmehr ein großer Saal, welcher nichts anders ist, als ein dunkler und dumpfiger Keller. Hier befinden sich die Patienten, welche Hautkrankheiten haben, und zwey und funfzig alte schwache Stadtbedienten, welche von dem Orden erhalten werden. Der erste und der zweyte Arzt nebst dem Wundarzt, einigen Lehrlingen und einem oder zwey Gehülfen gehen in den obern Sälen herum, allein über diesen Saal hat der erste Arzt die Aufsicht nicht. In der großen Halle ist eine Schiefertafel an der Thüre eines jeden Cabinets an der Seite der Betten, in welchen die Kranken liegen, befestiget, auf welche die ersten Buchstaben von den Arzneyen, von der Diät u. s. w. geschrieben sind. Auf dieser Tafel merkt auch einer von den Zöglingen allezeit die Verordnungen des Doctors an, so daß er bey der nächsten Visite sehen kann, welches seine letzte Vorschrift war. Wenn diese Herren herumgehen, müssen alle Kranke in ihren Betten seyn *).

Die Patienten werden täglich zweymal, um acht und um vier Uhr mit Provision versehen, und einer von den Rittern und der zweyte Arzt haben in den zwey Hallen für beständig die Aufsicht, und müssen auf die Austheilung Achtung geben. Aus der Küche, welche dunkler und noch ekelhafter als selbst die untere Halle ist, wird das Brod, der Reis, die Suppe und die Nudeln in schmuzigen Kesseln erst in die obere Halle gebracht, und hier in drey silberne Schüsseln geschüttet, aus welchen die Patienten alsdann bedient werden; diejenigen, welche in dem Saale sind, in welchem die ganz Kranken und die von mittlerm Stande sich befinden, werden alle mit silbernen Tellern und Löffeln bedient, allein die übrigen, deren Anzahl die größte ist, werden auf Zinn gespeiset.

Ich

*) Diese Einrichtungen mit den Tafeln habe ich auch in mehreren Krankenhäusern gesehen, allein wie leicht wird nicht die Schrift, welche mit Kreide geschrieben wird, ausgewischt, und ich habe sie daher auch öfters unbeschrieben und unbenutzt gefunden. Weit besser ist es, wenn in ein Buch alle Verordnungen und Vorschriften in Ansehung der Arzneyen, Diät, Kost u. s. w. eingetragen werden, wobey sich der Assistent sehr wohl mehrerer Abkürzungen im Schreiben bedienen kann. A. d. U.

Ich wendete einiges gegen die süßen Kuchen und die klebrichte süße Nahrung, welche man den Patienten gab, ein.

Die Anzahl der Patienten in diesem Spital belief sich während der Zeit, in der ich in Malta war (vom 20. März bis 19. April 1786), von zweyhundert und zehen bis auf fünfhundert und zwey und dreyßig. Diese wurden von den schmuzigsten, am meisten zerlumpten, unempfindsamsten und unmenschlichsten Personen, die ich je sah, bedient. Einmal fand ich, daß sich acht oder neune von ihnen mit einem phantasirenden sterbenden Patienten unterhielten, und zwar recht anhaltend und scherzend. Der Gouverneur sagte mir, sie hätten nur zwey und zwanzig Bedienten, und viele von diesen wären Schuldner und Verbrecher, welche, um sich zu retten, hierher geflüchtet wären. Zu der nemlichen Zeit entdeckte ich, daß ohngefähr vierzig Wärter die Aufsicht über sechs und zwanzig Pferde und eben soviel Maulthiere in des Großmeisters Ställen hatten, und daß hier alles reinlich war. Noch muß ich auch hinzusetzen, daß in dem Mittelpuncte eines jeden von diesen Ställen eine Fontaine war, aus welcher für beständig in ein steinernes Bassin Wasser abfloß, allein in dem Hospitale, obschon ein Platz dazu da gewesen wäre, war ganz und gar kein Wasser *).

*) Sollten wohl die Quellen dieser unverzeihlichen Widersprüche und Widersinnigkeiten schwer zu entdecken seyn?

Im ganzen Spitale fehlt es an Raum. Ich erinnerte, man möchte doch einen phantasirenden Kranken, welcher die übrigen störte, in ein besonderes Zimmer bringen, allein man sagte, man würde ein solches Zimmer nicht austreiben können. Diesem Spital gegen über ist ein grosses Haus, welches man jezt blos zu einem Waschhause braucht. Es würde aber eine grosse Verbesserung seyn, wenn man ein Waschhaus für das Hospital ausserhalb der Stadt anlegen könnte, welches die einzige schickliche Lage dafür seyn würde, und wenn man diese geräumigen und luftigen Zimmer für arme Ritter und Genesende anwenden wollte. Das Spitalfieber, welches eine unvermeidliche Folge von eingesperrter Luft, Unreinlichkeit und Schmuz ist, herrscht hier ganz vorzüglich.

Hinter dieser Halle ist über den Wappen der Ritter eine Krone von Marmor, und darunter eine weisse Marmorplatte mit der Inschrift:

Infantium Incolumitati.

Hier befindet sich eine hölzerne Wiege, welche sich an einer Axe herumdreht, und vermittelst einer angebrachten Klingel kann man in dem Findlingshause Nachricht von der Aufnahme der Kinder geben. Diese Kinder werden, nachdem sie aufgenommen worden sind, zu der Gouvernante in diesem Spitale gebracht, welche für dieselben Ammen auf dem Lande verschaft, und jeden ersten Sonntag im Monate bringen die Ammen die Kinder zurück, um sie zu zeigen, und zu gleicher Zeit ihr Geld zu bekommen, wobey die Gouvernante, wie es sich gehört, allezeit gegenwärtig ist. Ich hatte die Gelegenheit und das Vergnügen hier recht viel artige gesunde Kinder zu sehen.

In dem Spitale für die Frauen waren zweyhundert und dreyßig Patientinnen, welche alle besondere Betten hatten. Die Oberaufseherin begleitete mich durch alle Säle, und bediente sich für beständig ihres Riechfläschgens, und sie that sehr wohl, denn ich habe nie ein ekelhafteres und schmuzigeres Hospital für Frauen gesehen, als dieses *).

In dem Findlingshause waren neun und dreyßig Mädchen von sieben bis ohngefähr zu zwölf Jahren, welche sowohl in der Kleidung, als auch an ihrem Körper rein waren, allein sehr blaß aussahen.

*) Sir **William Hamilton** beehrte mich mit einem Briefe an den Großmeister, und dieser ließ mir alle Spitäler, die ich sehen wollte, öffnen. Als ich ihm nun hierauf eine Visite abstattete, so fragte er mich, was ich von seinen Spitälern hielt. Ich machte Ihrer Heiligkeit meine Gedanken darüber bekannt und sagte ihm einiges von dem, was ich hier öffentlich bekannt mache, und meynte, wenn er selbst die Spitäler dann und wann in Augenschein nehmen wollte, so würden eine Menge Mißbräuche können abgeändert werden. Allein meine Anmerkungen wurden für zu frey gehalten; jedoch, da ich sah, daß den Kranken daraus einiger Vortheil erwuchs, so setzte ich meine Besuche in den Spitälern noch immer fort, und es wurden verschiedene gute Abänderungen getroffen.

sahen. Sie haben keinen guten Ort, um sich Bewegung zu machen, und nur zwey Zimmer zu Betten, und das eine von ihnen ist verschlossen und ekelhaft schmuzig. Ein Stücke Land, welches, wenn ein Spielplatz daraus gemacht würde, zu ihrer Gesundheit viel beytragen könnte, ist ein unnützer Garten.

Zunächst der Stadt befinden sich zwey Häuser für Arme. In dem Männerhause sind einhundert und vierzig arme Personen, welche in acht oder neun Zimmern in einer Etage parterre wohnen; wozu auch noch eine Kirche gehört, und Zimmer für einen Capellan. Ihr Unterhalt besteht in braunem Brode, welches eben ein und ein halbes Pfund wiegt, etwas Suppe und ein wenig Käse, und manche Tage bekommen sie einen Penny in Gelde und viele von ihnen haben einen kleinen Garten. Es ist hier keine gemeinschaftliche Halle oder ein Speisesaal, ein jeder bringt seine Nahrung in sein Schlafzimmer. Jedennoch sind die schwachen Personen sehr gut bedient und versorgt.

In dem Weiberhause waren zwey hundert und dreyzehn, auf welche der Gouverneur eine sehr freundliche Aufsicht haben ließ, welcher auch seine bequemen Zimmer in der Nähe hatte.

Zunächst dieser Armenhäuser ist noch ein besonderes Convent hier, welches den Namen Casa della Manrisa führt, und von einem spanischen Prinzen gestiftet worden ist, in welchem Reisende nach den

den Gesetzen und Vorschriften dieser Einrichtung wohnen können, und vierzig Tage lang für wenig Unkosten gespeist werden. Es ist dieses ein heiliger Zufluchtsort und ganz besonders reizend und angenehm. Ich brachte in zwey Nachmittagen hier einige Stunden zu und fand alles still, ruhig und annehmlich schön. Die Gänge, die Zimmer und die Kirche waren in gutem Geschmack, nett angelegt und vollkommen rein. Ueber der Thüre eines jeden Zimmers war das Bild irgend einer durch Frömmigkeit und Tugend berühmt gewordenen Person. Die Fenster giengen in den Garten. In dem Refectorium ist eine schöne Halle mit Biblischen Geschichten ausgemahlt. In der Kirche sind unter den Pulten der Sitze Büchsen voll Sand, welche an einer Thürangel können gedreht werden, um zu verhindern, daß der Boden besudelt werde. Drey Priester halten sich beständig in diesem angenehmen Zufluchtsorte auf *).

Türkey.

In Smyrna ist ein Gefängniß für Missethäter und ein Gefängniß für Schuldner und zu gleicher Zeit verschiedene Spitäler für Matrosen, welche entweder

*) Bevor ich Malta verlasse, muß ich anmerken, daß ich hier bey dem Großmeister die bequemste Treppe für kranke Personen fand, die ich je gesehen habe. Sie geht in Bogen herum, ist neun Fuß drey Zoll weit, die Stufen sind zwey Zoll und einen halben hoch und an dem breitesten Ende zwey Fuß zwey Zoll und an dem schmalsten neun Zoll breit.

entweder krank ankommen, oder während ihres Aufenthalts in dem Hafen krank werden. Sie sind von der englischen oder holländischen Factorey zum Besten der Matrosen erbaut worden.

Die Venetianer, Franzosen, Juden und Griechen haben hier ebenfalls ihre Spitäler.

In dem Gefängniß in Galata, einer Vorstadt von Constantinopel, waren im Jahre 1786 achtzehn Schuldner. Sie werden von Einsammlungen, welche in Kirchen gemacht werden, unterhalten; allein zu dieser Absicht hängt auch ein Sack mitten in der Straße, welche zu dem Gefängniß führt, um Beyträge an Brod, Fleisch u. s. w. von mitleidigen Personen zu bekommen. Die Gefangenen von verschiedenen Religionssecten, Griechen, Juden, Armenianer, Türken u. s. w. haben besonders ihnen angewiesene Zimmer, und es dürfte wohl auch einer Anmerkung werth seyn, daß man überhaupt beobachtet hat, daß sich weniger Gefangene unter den Mahometanern finden, als unter den Verwandten der andern Religionen. — In einem dieser Gefängnisse zeigt man eine abergläubische Achtung gegen einen Springbrunnen, weil man entdeckt, daß an dieser Stelle eine Kirche sonst gestanden hat, und aus diesem trinken die Gefangenen für beständig.

In das Gefängniß der sieben Thürme konnte ich keinen Zulaß bekommen. Vier von diesen Thürmen sind durch die Zeit und durch den letzten Brand verheert worden. Die drey übrigen sind sehr hoch,

und

und stehen an den Ecken des grossen Platzes. Durch eine Oeffnung konnte ich in einen von den Kerkern sehen, und dieser schien ohngefähr fünf Fuß unter der Erde zu seyn. Durch den Zufall traf es sich, daß es eben der Kerker war, in welchen der russische Gesandte vor kurzem gebracht worden war; allein bald nachher war ihm ein beßres Zimmer angewiesen worden.

Die Spitäler der französischen Nation sind in dieser Stadt die einzigen für die Fremden. Diese haben in der Vorstadt Galata einen Garten, welcher zu einem benachbarten Kloster gehört, welcher sehr bequem und wohlthätig für die Genesenden eingerichtet ist.

Ihr Spital für die angesteckten Kranken ist in der Vorstadt Pera und besteht in verschiedenen Zimmern, in welchen ich keine Kranken fand. Hier residirt für beständig ein Prior, und hat drey bis vier wohl eingerichtete Zimmer, welche so stark durchräuchert waren, daß dieses mir fast eben so sehr zuwider war, als der übelste Geruch eines stinkenden Spitals. Hier sind auch noch einige abgesonderte Zimmer zur Quarantaine für Personen, welche zufällig oder wegen ihrer Bestimmung in angesteckten Familien oder Schiffen gewesen waren.

Die Griechen haben ein Spital in Galata, in welchem ich die Kranken auf dem Fußboden liegend fand, und der Prior lag an der Gelbsucht und einer fürchterlichen Hautkrankheit darnieder. Alle wurden

den vernachläßiget, denn wie mir der Prior sagte, so wollte sich kein Arzt ihrer annehmen. Ich bat daher einen jungen Arzt, welcher mich in das Spital hierher begleitete, er solle doch sich als einen menschenfreundlichen und mitleidigen Mann beweisen.

Die Türken haben zu Constantinopel wenig Spitäler. Die für die Kranken sind nichts anders als Herbergen für Reisende, in deren einem ich viele Kranke und Sterbende auf schmuzigen Matratzen auf dem Boden liegen sah. Der Wundarzt schien entweder äußerst dumm oder vom Opium vergiftet zu seyn.

Die beyden Spitäler für die Rasenden waren vortrefflich gebaut, und ganz von Steinen feuerfest aufgeführt. Die Zimmer sind alle parterre, in Bogen aufgeführt und sehr hoch, sie haben gegenüberstehende Fenster, und öffnen sich unter einem Corridor in einen großen Platz. Der Aufseher hat ein bis zwey Zimmer mitten in dem großen Platz, woher er eine vollkommen gute Aussicht auf den Eingang und alle Ausgänge hat. In den Höfen ist eine Menge Wasser, und doch wendet man sehr wenig Aufmerksamkeit auf die Reinlichkeit, noch verwendet man auch sonst viel Aufmerksamkeit auf die Kranken. Allein mitten unter dieser Vernachläßigung menschlicher Kreaturen sah ich ein Beyspiel von Sorgfalt auf die Katzen verwendet, worüber ich mich nicht wenig wunderte, ich meine ein Asylum, welches für diese Thiere eingerichtet war, und welches zunächst der Moske zu St. Sophia lag.

Zu Salonika haben die Griechen in dem Begräbnißplatze ein Spital für angesteckte Kranke, welches mit hohen Wällen umgeben ist, und am Eingange ein eisernes Thor hat. Vier Zimmer sind parterre, und über diesen ist eine Platform, wo die genesenden Kranken wohnen. Ob es schon ganz leer war, so bekam ich dennoch den nemlichen Kopfschmerz, den ich in den unreinsten Pesthäusern bekam.

Von diesem sticht gar sehr das Spital der Juden ab, welches auf einer Anhöhe *) mitten in dem Begräbnißplatze aufgebaut ist, einige von den Begräbnißstellen dienen zu Tischen und Sitzen. Es ist eine Art von einem geräumigen Schoppen, welcher in der Mitte durch einen Wall getrennt ist, und dessen Seiten auf Säulen ruhen. Es war helle und luftig und besser zu seiner Absicht eingerichtet, als irgend eines, das ich gesehen. Da es ganz offen war und ohne herumliegende Wälle, so würde es meinem sehr schätzbaren Freunde, dem Dr. Jebb, recht sehr wohl gefallen haben.

Das

*) Was die Plätze, welche zu der besten Lage der Spitäler können angewendet werden, anbelangt, so werden wir weiter unten darüber einiges anmerken können, für jetzt wollen wir vorläufig nur diejenigen Bemerkungen anführen, welche der verdienstvolle Hr. Prof. Frank in seinem Systeme einer vollständigen medicinischen Policey. Mannheim 1783. S. 824. und S. 879. von der besten Anlage menschlicher Wohnungen und von der gesunden Bauart menschlicher Wohnungen angemerkt hat. A. d. U.

Das einzige Spital für Aussätzige *) habe ich auf der Insel Scio, zunächst der Stadt gleiches Namens gesehen. Es waren ohngefähr hundert und zwölf Aussätzige darinnen, sowohl Männer als auch Weiber, welche in einer langen Reihe von abgesonderten Zimmern parterre wohnten. Es liegt lustig und angenehm, und die meisten von den Aussätzigen haben ihre kleinen Gärten, welche sie mit Mandeln, Gemüse, deliciösen Feigen und Weintrauben versehen. Neuerlich ist Wasser in zwey Canälen von den Bergen hergeleitet worden, davon des einen die Gesunden, des andern aber die Aussätzigen sich bedienen: ich bat den Viceconsul, er solle den Directoren vorschlagen, sie sollten noch mehr Verbesserungen anbringen, nemlich zwey schickliche Bäder, für jedes Geschlecht eins.

Deutschland.

In dem Gefängniß in Triest fand ich den 30sten November 1786 dreyzehn große Stuben in Bogen und aus Ziegelsteinen aufgebaut, mit einem oder zwey Betten in jeder. In dem Krankenhause waren sechs saubere Betten. Keiner von den Gefan-

*) Von der Errichtung der Krankenhäuser durch die Johanitterritter und Tempelherrn von den Hospitälern zum Heiligen Geiste, von Aussatzhäusern, vom Ursprung der öffentlichen Badstuben S. die Geschichte der Wissenschaften in der Mark Brandenburg, besonders der Arzneywissenschaft von D. J. C. W. Möhsen. Berlin und Leipzig 1781. 4. A. d. U.

fangenen war in Ketten, sondern sie waren für beständig eingeschlossen, und die Zimmer daher ekelhaft stinkend. Ihr Unterhalt besteht in zwey und einem halben Penny nach unserm Gelde. Der Aufseher bemerkte, daß Gefangene, die für immer eingeschlossen sind, sich besser bey weißem Brode, als bey braunem befinden, und dies mag sich wohl auch so verhalten, wenn das letztere braunes Rockenbrod ist.

Die Galeerensclaven, wie sie genannt werden, waren in einem Zuchthause, welches noch vor kurzem ein Kloster gewesen war; die Männer waren unten, und die Frauen oben. Die Männer waren in Ketten und mußten die Straßen, Brücken u. s. w. reinigen; die Weiber aber krempelten, spannen und machten andere dergleichen Arbeit in dem Hause. Ich sah, daß sie bey der Mittagsmahlzeit gutes Brod und Suppe bekamen, auch sahen sie gesund aus, und aus ihrer ruhigen Gemüthsverfassung schloß ich, daß ihr Aufseher freundlich mit ihnen umgehen müßte; auch war ich Augenzeuge von der Aufmerksamkeit, welche er ihnen bewieß, und welche in solchen Häusern von großem Einfluß ist.

Das Spital ist jetzt in Barraquen für die Soldaten verändert, die Kranken aber sind in eines von den aufgehobenen Klöstern gebracht worden, welches eine sehr gute Lage und einen geraumigen Garten hat. Die Zimmer sind groß und schön. Die Bettgestelle sind von Eisen, und haben, wie es sehr gut ist, keine Vorhänge und Betthimmel. Das Brod war gut, allein wie es immer in diesen Häusern gebräuchlich ist, es wurde den Patienten gleich an dem Tage, an welchem es gebacken war, gegeben.

In dem großen Gefängniß zu Wien fand ich im December 1786 sehr viele Kerker leer: einigemal fand ich drey Gefangene in einem Kerker und drey fürchterliche Zellen fand ich mit zwölf Weibern angefüllt. Alle leben in einer beständigen Finsterniß, und es ist ihnen nicht verstattet, von ihrem täglichen Unterhalte, welcher in vier Kreuzern besteht, etwas zu sparen, um sich Tageslicht zu verschaffen. Sie sind an die Wände ihrer Zellen angeschmiedet, ob sie schon durch doppelte Thüren und auch sonst so gut verwahrt sind, daß diese Vorsorge und Sicherheit unnütz ist. Kein Geistlicher war seit acht bis neun Monathen um sie gewesen, und dieses halten selbst diese Missethäter für eine so große Strafe, daß sie mir es in Gegenwart ihrer Aufseher mit Thränen klagten.

Das Zimmer zur Tortur liegt sieben Stufen tiefer als die Kerker; allein ich will nichts davon erwähnen, und auch nichts von den Instrumenten zur Tortur, weil der Kayser einen Beweiß seiner menschenfreundlichen Gesinnungen und seiner weisen Grundsätze gegeben hat, indem er diese schreckliche Prüfung abschaffte *).

Alle

*) Uebrigens ist es aus mehrern Journalen nur zu oft und zu wiederholtenmalen jedermann bekannt worden, daß **Howard** mit dem jüngsthin verstorbenen Kayser gesprochen, und dieser sich über die Freymüthigkeit des

Alle Gefangenen in dem alten jetzt eben erwähnten Gefängniß werden bald in ein anderes Gefängniß gebracht werden, welches erst seit kurzem von dem Kayser gebaut worden ist. Es besteht aus vierzig Zimmern und aus zwanzig Kerkern, zwey und zwanzig Stufen unter der Erde, welche mit dicken Planken ausgeschlagen sind, in welche starke eiserne Ringe angebracht sind, um die Gefangenen in Ketten daran zu legen. Diese Kerker sind größer und in andern Hinsichten, wenn schon auch immer noch schrecklich genung, doch weniger schrecklch als die in dem alten Gefängnisse. Diese waren leer, allein über diesen waren zwey hundert und vierzehn Missethäter in einige wenige Zimmer zusammengedrängt. Ihr täglicher Unterhalt bestehet in vier Kreuzern. Es freute mich, hier eine Reihe Zimmer zu finden, um die Gefangenen zu prüfen.

In einem Gefängniß, welches zur Aufbewahrung der überzeugten Missethäter angewendet, und die große Caserne genannt wird, waren sechs und achtzig Menschen in einem einzigen großen Zimmer. In dem vordern Theile des Gebäudes ist eine Capelle und ein Huthhaus, und diesem zur Seite ein Zimmer, um die Gefangenen zu durchsuchen, um zu verhindern, daß sie, wenn sie von der Arbeit kommen, keine unschicklichen und verbotenen Instrumente

 mit

des kleinen Engländers, der ganz unbefangen alles, was zu tadeln war, tadelte, gewnndert hat, so daß ich dieses auch wohl in dieser Anmerkung hätte übergehen können. A. d. U.

mit sich nehmen. — Sie werden zur Reinigung der Straßen angewendet. — Ihr Unterhalt besteht an Tagen, an welchen sie nichts arbeiten (das ist, an Festtagen und Sonntagen), in einem Kreuzer zu Brod, (welches funfzehn Unzen wiegt) einem zur Suppe und einem zum Zugemüße: die übrigen Tage bekommen sie vier Kreuzer. Des Nachts liegen sie in dem erwähnten großen Zimmer alle beysammen, allein in ihren Kleidern und an den Boden mit Ketten befestiget. Dieses Zimmer hat keine andern Fenster als zwey Höhlen in der Decke, und ist daher selbst am Tage über alle Vorstellung ekelhaft und widerlich. Ja ich wollte in der That mich nicht wundern, wenn die Ausdünstungen von diesen Gefangenen, indem sie auf den Straßen arbeiten, durch die ganze Stadt eine der Gesundheit so nachtheilige Ansteckung verbreiteten, daß sie tödtlichen Einfluß auf das Leben der Einwohner haben könnte.

In den kleinen Casernen, einem andern Gefängniß für überführte Missethäter waren in zwey Zimmern zwey und vierzig Gefangene; von diesen arbeitete ohngefähr der dritte Theil in dem einen Zimmer, und die übrigen in dem andern waren unbeschäftiget. Unterhalten sind sie wie in den großen Casernen. Die Wache in den großen Casernen besteht aus einem Corporal und sechs Soldaten, in den kleinen aus einem Corporal und vier Soldaten. Diese Wachen dürfen nicht zugeben, daß irgend etwas den Gefangenen gegeben wird, und so ist es auch in dieser Stadt ausdrücklich verboten, den Herumstreifern und Bettlern auf den Straßen etwas zu geben.

In dem Zuchthause sind jetzt blos Weiber eingesperrt. Sie bekommen ein Pfund Brod und zwey Teller mit verschiedener Suppe einmal des Tages. Auf die Kranken schien man besonders viel Aufmerksamkeit zu verwenden. Ihre Zimmer waren rein, und von den übrigen Zimmern abgesondert. — Von hundert und drey und funfzig Gefangenen waren fünf und dreyßig Kranke; in der That viel, allein doch nicht mehr, als man in einem Gefängniß vermuthen kann, in welchem keine Betten zugestanden werden.

Die Missethäter, welche nach Ungarn geschickt werden, werden zuerst in dieses Gefängniß gebracht. Sie sind in einerley Uniform gekleidet und in Compagnieen fünf und fünf zusammengeschlossen, und zwar mit Eisen um Nacken und Füße; außerdem ist noch eine Kette von ohngefähr zehn Zoll zwischen den Füßen eines jeden, und eine andere Kette ohngefähr sechs Fuß lang, um einen jeden von ihnen an die ihm nächste Person zu befestigen — Wie man mir sagte, so ist die Arbeit, wozu sie gebraucht werden, das Schiffsziehen auf der Donau, nebst ihrer groben Kost so angreifend für sie, daß nur wenige von ihnen in diesem Zustande über vier Jahr zubringen.

Das Zuchthaus, in welchem hauptsächlich Landstreifer und einige wenige Schuldner eingeschlossen

sen werden, war sonst ein Kloster. Die Zimmer und die Durchgänge darinnen sind lustig und geräumig, und das Haus ist hinreichend durch einen Strom, der für beständig fortfließt, mit Wasser versehen. Die Schuldner und die Herumstreifer sind in besondere Zimmer gebracht, allein Schuldner fand ich nur sieben hier; Herumstreifer aber hundert und neun und vierzig, und diese mußten krempeln, spinnen, weben und ähnliche dergleichen Arbeiten verrichten. Graf Pergen gab hier ein vortreffliches Beyspiel von seiner Menschenfreundlichkeit und von seiner Geschicklichkeit wichtige Unternehmungen zu unterstützen. Durch seine große Aufmerksamkeit allein ist in diesem Hause eine so vortreffliche Reinlichkeit und gute Ordnung. Hier ist eine besondere Anstalt niedergesetzt, wo die Nachrichten von dem Zustande desselben mit der größten Sorgfalt eingetragen werden. Man gab mir ein Journal, welches in achtzehn Columnen in folgender Ordnung von folgenden Umständen Nachrichten ertheilte.

1. Die Namen der Gefangenen.
2. Was sie verbrochen.
3. Ihr Alter.
4. Ihren Geburtsort.
5. Ob verheurathet oder nicht.
6. Ihre Profession und Gewerbe.
7. Wie oft sie schon in Gefangenschaft gewesen.
8. Wo sie eingefangen worden.
9. Die Zeit ihrer Gefangenschaft.

10.

10 Der Tag ihrer Loslassung.
11. Angabe des Unterhalts, den sie aus dem Hause bekommen.
12. Angabe ihres eigenen Unterhalts.
13. Die Zunahme der Gefangenen.
14. Die Abnahme der Gefangenen.
15. Die Anzahl der gemeinen Gefangenen.
16. Die Anzahl der Schuldner.
17. Die Anzahl der wachhabenden Personen.
18. Die Totalangabe aller derer, die in dem Hause leben.

Das Spital in der Vorstadt, welches den Namen des allgemeinen großen Spitals führt, ist sehr weitläuftig, und besteht aus mehrern verschiedenen Höfen. Die meisten Krankensäle sind siebenzehn Fuß hoch und ein und sechzig Fuß lang, und sieben und zwanzig breit; mit einander gegen über stehenden Fenstern und zwanzig Betten in jedem Krankensaale, zwischen welchen Zwischenräume von drey Fuß Weite sind, in welchen Tische stehen. Einige von den Krankensälen waren noch größer. — Sie waren alle mit Becken, Handquelen u. s. w. versehen, und wie es schien, so verwendete man außerordentlich viel Aufmerksamkeit auf Reinlichkeit. In jedem Krankensaale waren drey Krankenwärterinnen angewiesen, und ein Zimmer von mittlerer Grösse mit einem Heerde diente zum Waschen und andern dergleichen Absichten. Im Dache befinden sich Fenster, allein unglücklicher Weise ist Glas eingesetzt, und folglich wird der freye Abzug der faulen Luft

 gehin-

gehindert, und dieses muß nothwendig üble Folgen erzeugen.

In dem Hintergebäude sind zwölf wohlangelegte niedliche Zimmer, welche mit alle dem versehen sind, was Wöchnerinnen nöthig seyn kann — mit einem Bett — mit Schubladen mit reiner Kinderwäsche — mit einer Toilette — Geschirr zum Theetrinken — und mit einem Bett für die Amme. Diese Zimmer sind für diejenigen bestimmt, welche täglich einen Gulden bezahlen. So giebt es auch hier andere Zimmer, in deren jedem fünf oder sechs Betten sind, und zwar für diejenigen, welche täglich einen halben Gulden bezahlen. Die erstern bezahlen bey ihrem Eintritt sogleich auf acht Tage, die letztern aller vier Tage. So giebt es auch noch andere Zimmer für diejenigen, welche zehen Kreutzer den Tag bezahlen. Bey dieser ganzen Anstalt sieht man sehr auf Reinlichkeit und Ruhe. Frauenspersonen läßt man zu jeder Stunde durch eine besondere Thüre herein, und weder beym Kommen noch beym Gehen legt man ihnen Fragen vor.

Der neue Thurm für die Rasenden zunächst dem Spitale hat fünf Etagen und acht und zwanzig Zimmer auf jedem Saal. Die Thüren öffnen sich in einen sechs Fuß weiten Gang, welcher rund um die Gebäude herumgeht. Ob man schon viel auf Reinlichkeit hielt, so waren doch die Gänge sehr stinkend und voll von ekelhaftem Geruch; weil die Form des Gebäudes verursacht, daß die Luft in seinem Mittelpuncte, wie in einem tiefen Walle steckt.

In

In der Canzeley wurden mir den 13ten December 1786 folgende Zahlen angegeben.

In dem großen Spital	389 Männer,	424 Weiber.
In dem Spital für Wöchnerinnen -		111 Wöchn.
		23 Kinder.
In dem Tollhause -	183 Männer	78 Weiber.
	Totalsumme 1208 —	

Die tägliche Ausgabe besteht in 141 Gulden 56 Kreuzern und 2 Kraz *).

In

*) Noch immer sehr unvollständig sind die Nachrichten, welche uns Hr. **Howard** von diesem Spitale giebt, über welches in unsern Tagen sehr viel geschrieben und gesprochen worden ist. Ich habe es nicht gesehen, es ist erst nach meinem Aufenthalte in Wien erbaut worden. Unter den vielen Schriften und Aufsätzen, die es veranlaßt hat, führe ich wenigstens die vorzüglichsten an: Ephemeriden der Menschheit, August, September, October 1784; Hannöverisches Magazin 17—19. Stück. 1786. — Herrn **Tissots** Entwürfe einer Verbesserung der Lehrart in der Arzeneywissenschaft, a. d. Franz. von **Joseph Eyrel.** Wien 1785. 8. — Einrichtung der medicinischen Fakultät. Wien bey Graeser. 8. — Entwurf zu einem allgemeinen Krankenhause, verfasset von **Johann Peter Xaver Fauken.** mit 4 K. Wien 1786. Besonders auch **Max. Stoll** über die Einrichtung der öffentlichen Krankenhäuser. Herausgegeben von **Georg Adelb. von Beeckhen** Wien 1788. Auch führe ich

In dem Militairspital waren den 24sten December 1786 fünf hundert und ein und funfzig Patienten. Die Krankensäle kamen mit denen in dem allgemeinen Hospitale überein, und die wohleingerichteten Gänge waren acht Fuß weit. Weder diese noch die Kranken waren hier so rein gehalten, als in dem vorhergenannten Spitale. Die Aufwärter sind Soldaten, welche ihre Officiers hierher abliefern, um sie wegen der Betrunkenheit oder anderer kleiner Vergehungen wegen zu bestrafen, und von ihrem Solde, welcher in fünf Kreuzern besteht, werden drey zu ihrem Unterhalt abgezogen. In jedem Zimmer ist ein Bataillonchirurgus, und dieser sorgt für die Ruhe in dem Saale. Es sind dreyßig solche Wundärzte, von denen vierzehn allezeit den Dienst haben, und diese wechseln mit den andern aller vierzehn Tage ab. Ueber diese ist nun noch ein Oberwundarzt gesetzt, welchem die andern täglich Nachricht bringen müssen.

In dem Kloster der barmherzigen Brüder ist der Krankensaal fünf und zwanzig und einen halben Fuß lang, und faßt hundert und vierzehn Betten mit grünen Vorhängen ohne Himmel in sich. Alles war stille und ruhig, allein bey solchen klösterlichen Einrichtungen werden die Krankenstuben fast immer zu viel zugehalten. Zu diesem Kloster gehört ein Haus, welches sehr zweckmäßig mit Betten, Wasserleitun-

ich bey dieser Gelegenheit zugleich an: Das allgemeine Krankenhaus in Mainz, entworfen von Carl Strack. Frankf. a. M. 1788. 8. Diese beyden letzten Schriften sind besonders wichtig. A. d. U.

leitungen, Handquelen u. s. w. für Convalescenten versehen ist. Es liegt außerhalb der Stadt, und die Krankenzimmer liegen nach einem schönen Garten zu. Die Füße der Patienten werden, wenn sie herein kommen, gewaschen, auch werden sie wohl verpflegt und genährt, gemeiniglich dürfen sie auch herausgehen, wenn sie nemlich geschickt und tüchtig sind, ihre gewöhnlichen Beschäftigungen zu betreiben.

In dem Kloster der Elisabethinerinnen sind funfzig Betten für kranke Frauen in einem Krankensaale, welcher drey und zwanzig Fuß lang ist, und zwar parterre mit gebrochenen Thüren in der Mitte, um die weniger Kranken von den übrigen abzusondern. Ohngefähr sechszehn barmherzige Schwestern bedienen mit aller Sorgfalt das Kloster, allein auch hier fehlt es, wie dieses insgemein in Klöstern der Fall ist, an einem gehörigen Durchzuge der frischen Luft. Der Kaiser unterstützt diese Anstalt, und das nehmliche gilt auch von der Gesellschaft des Ordens des heiligen Johannes, welche, wie ich aus gedruckten Listen gesehen habe, viele Klöster in seinen Besitzungen und andern Theilen von Europa haben.

In dieser Stadt sind noch viele andere dergleichen vortreffliche Anstalten, welche, indem sie die Gegenstände der besondern Aufmerksamkeit des Kaisers sind, und entweder von ihm gestiftet oder verbessert worden sind, zeigen, daß er einen thätigen Geist zur Unterstützung öffentlicher Anstalten habe, welches ihm zu grossen Ehren gereicht, und den andern Fürsten und Potentaten ein redendes Beyspiel zur Nachahnung vorlegt. Ich will sogleich einige Beyspiele, die hierher gehören, erwähnen.

So hat er ein Haus für Invaliden errichtet, welches vormal mit zu dem Armenhause gehörte.

In dem gegenwärtigen Armenhause wohnen die bejahrten, schwachen und unheilbaren Kranken, und sind mit besondern Zimmern versehen; viele Aufmerksamkeit scheint hier auf Ordnung und Reinlichkeit verwendet zu seyn.

Das Findlingshaus war sonst ein Kloster. Es sind Absonderungen *) zwischen den Zimmern, aber keine Thüren. Die Fenster und die Oeffnungen zunächst der Decke und des Fußbodens sind so eingerichtet und angelegt, daß die Zimmer frisch und frey von allem ekelhaften Geruch bleiben. — Es sind hier ohngefähr achtzig Kinder, und je zwey von ihnen haben, weil sie in dem Hause bleiben, eine Amme, allein sie bleiben nicht lange hier, weil der größere Theil für beständig der Aufsicht der Ammen auf dem Lande anvertraut wird, und sie bekommen für Kinder, die noch nicht ein Jahr alt sind, zwey Gulden dreyßig Kreuzer: für Kinder von ein bis zehn

*) Solche Unterschiede sind besonders in großen Zuchthäusern und Arbeitshäusern von großem Nutzen und machen solche Häuser ruhiger und stiller. Auch geben sie Gelegenheit zu einer schicklichen Absonderung derjenigen, denen verschiedene Beschäftigungen aufgetragen sind, und verschaffen dem Aufseher den Vortheil, sie unerwartet zu überraschen und zu übersehen.

zehn Jahren, zwey Gulden: und von zehn bis funfzehn Jahren, nur einen Gulden monathlich. — Die ganze Anzahl der durch dieses Spital unterstützten Kinder betrug im December 1786 ein tausend ein hundert und neun und achtzig. Ohne eine Einlage an Geld wird kein Kind angenommen. Vier und zwanzig Gulden verschaffen einem Kinde, das noch nicht ein Jahr alt ist, den Einlaß in das Spital. Sind die Eltern arm, und können sie ein Certificat von dem Prediger ihres Kirchsprengels aufweisen, so sind auch zwölf Gulden hinreichend; welche Summe von dem Kirchsprengel bezahlt werden muß, wenn keine Eltern dazu da sind, und das Kind auf der Straße gefunden worden ist.

In dem Waisenhause *) sind drey große Zimmer für jedes Geschlecht; die Schlafsäle sind neun und zwanzig Fuß lang, und die Gänge, welche sich darein öffnen, sind acht und einen halben Fuß weit. In diesen Gängen waren, wie ich beobachtete, besondere Waschplätze für die Kinder. Die Betten standen sechs Fuß von der Wand, damit der Gouverneur, wie er mir sagte, gehörig übersehen könnte, ob alles reinlich wäre. Die Matratzen von Stroh werden aller drey Monate gewechselt, und die Kinder

*) Außer mehrern Schriften über die Waisenhäuser verdient besonders angeführt zu werden: Nachricht von der neuen Einrichtung bey Verpflegung der Waisen in den Herzogl. Weimarischen Landen. Von **Wilhelm Heinrich Schulze.** Weimar, 1785. 8. A. d. U.

der bekommen einmal die Woche im Winter, und zweymal im Sommer reine Wäsche. Die große Aufmerksamkeit in diesem Spital auf Reinlichkeit und Luft, macht, daß hier wenige Kranke in Verhältniß vorkommen.

Hier ist auch noch ein neues Institut durch den Kaiser errichtet worden, zum Unterhalt und Unterricht der Tauben und Stummen, unter der Aufsicht eines Geistlichen. Die Knaben sind in dunkelgrau gekleidet, und die Mädchen in grün, einige müssen Seide winden — spinnen — weben und dergleichen Arbeiten machen, und die andern werden in einer Druckerey gebraucht. Alle Wochen einmal wird Inspection gehalten. Der Geistliche legt ihnen durch verschiedene Zeichen Fragen vor, und sie schreiben ihre Antworten auf eine breite Schiefertafel *).

So

*) Im Jahre 1780, als ich in Wien war, stand Herr **Friedrich Storck**, ein Lehrling des Abbe l'Epee dem Taubstummeninstitute in dem Bürgerspitale vor. Dieser lehrte ihnen vorzüglich sich durch Gesten verstehen zu geben, und so verstanden sie auch andere, die durch Gesten mit ihnen sprachen, auch konnten sie ihre Begriffe auf die Schiefertafel bringen. Bey uns leistete der jüngsthin verstorbene Herr Director **Heinike** doch wohl noch mehr, wenn er seinen Zöglingen auch den Gebrauch ihrer Sprachorganen wieder herstellte. S. **Fr. Nicolai** Beschreibung einer Reise durch Deutschland und die Schweitz im Jahre 1781. Vierter Band. Berlin und Stettin 1784. S. 792 A. d. U.

So giebt es auch hier ein Haus, in welchem diejenigen, welche außer Arbeit sind, ihre Beschäftigung finden, und dieses ist eine sehr nothwendige Anstalt in einer Stadt, in der Bettler und Herumstreifer ausdrücklich nicht geduldet werden. Ich sah in einer grossen Stube mehrere fleißig krempeln und spinnen. Allein da die Anzahl der Personen, die auf diese Art versorgt seyn wollten; es waren ihrer sechs hundert und fünf und funfzig; größer war, als daß sie schicklich in dem Hause konnten angewendet, und in Arbeit gesetzt werden, so mußte den meisten erlaubt werden, die Materialien zu ihrer Arbeit nach ihren eigenen Behausungen zu schaffen.

Als ich die Ehre genoß, eine besondere Audienz bey dem Kayser zu haben, so nahm ich mir die Freyheit, ihn verschiedene Bemerkungen über die Gefängnisse und Spitäler mitzutheilen, und er hat das Elend vieler unglücklichen Leidenden ungemein menschenfreundlich zu erleichtern gesucht *).

In dieser Stadt hat das Fleisch einen bestimmten Preis, so wie auch Mehl und Brod sein bestimmtes Gewicht. — Die Fleischbänke sind ganz ungemein zweckmäßig in die Vorstädte verlegt worden, und das Fleisch wird zum Verkauf daselbst erst zube-

*) Von den wiener Spitälern S. Fr. Nicolai Reise durch Deutschland und die Schweiz 3ter Band. Beylagen S. 45. und **Krünitz** ökonom. Encyclopädie 47ster Band. S. 430.

zubereitet, ehe es auf die öffentlichen Märkte gebracht wird. Die nemliche Ordnung wird auch in den übrigen Städten der kaiserlichen Staaten beobachtet.

Zu Frankfurt ist das Zuchthaus mit dem Armenhause vereiniget, und beyde sind unter einerley Aufsicht. Der poröse Stein, welchen die Männer in diesen Häusern zu bearbeiten bestimmt sind, kömmt von den Ufern des Rheins. Diese zerschlagen ihn mit hölzernen Stampfen in Pulver, und dieses vermischen sie mit Kalk und machen ein Cäment daraus, durch welches keine Feuchtigkeit tritt, und welches härter als Stein ist. Dieses Cäment wird nach Holland, und nach vielen andern Theilen von Europa geschickt. Die Frauen arbeiten in den Stuben; in welchen sich die Armen aufhalten. Im Januar 1787 waren hier funfzig Männer, fünf und dreyßig Weiber, vier und sechzig Knaben, ein und sechzig Mädchen, zwölf Gefangene, siebenzehen Herumläufer; in allem zwey hundert und neun und dreyßig Menschen. Das Haus war, wenn es auch schon ein altes Gebäude war, dennoch reinlich. Der halbe Sonnabend jeder Woche ist zur Reinigung der Stuben bestimmt. Es hat eine Capelle und ein Zimmer, in welchem die Vorsteher wöchentlich zweymal zusammen kommen. Auch die Frauen der Vorsteher haben die Aufsicht darüber und die dahin gehörigen Verordnungen werden öffentlich bekannt gemacht. Ihr Unterhalt besteht in gutem Brod und Bier, in Suppe zweymal die Woche, und Sonntags und Mittwochs haben sie Fleisch *).

Das Asylum für Rasende ist im Jahre 1783 gebauet worden, und verdient alle unsere Aufmerksamkeit. Die Wohnung des Aufsehers, die Küche sind parterre. Hier und in der ersten Etage sind verschiedene Zimmer, vierzehn Fuß lang, zwölf und einen halben Fuß breit, und ohngefähr zwölf Fuß hoch, mit einem, zwey, oder drey Betten. Die Gänge sind blos fünf und einen halben Fuß breit, allein der Platz zum Ausladen in der Mitte des Hauses ist sieben und zwanzig Fuß weit, hat vier Fenster, und verschaft dem ganzen Hause Licht und Luft **). Wenn in jedem Fenster allezeit eine Oeffnung offen wäre, so würde dieses außer der Ruhe, die hier herrscht, und der Reinlichkeit einen großen Vortheil für dieses Institut haben, und würde aller Wahrscheinlichkeit nach die Wiederherstellung der Kranken ungemein beschleunigen. Hier ist eine große und wohlangelegte lutherische

 Capelle,

*) In diesem und in allen Armenhäusern und Zuchthäusern sollte ein wohl eingerichtetes Bad für beyde Geschlechter seyn, und jedes Zimmer sollte jährlich einmal geweist werden, und die Tische, Stühle und alle hölzerne Meubles sollten beständig abgewaschen werden. Denn reinlich genung kann man in einem solchen Hause nicht seyn.

**) In diesem Hause, so wie bey vielen ähnlichen Einrichtungen hat man zu wenig auf Wasserleitungen gesehen. Auch hier verbreiten die Abtritte zu viel üblen Geruch.

Capelle, in welcher die Aufseher, die übrigen Personen, die an dem Gottesdienst Theil nehmen wollen, und die Rasenden ihre besondern Sitze haben, und den letztern sind ihre Plätze so angewiesen, daß sie die übrigen Versammelten nicht sehen, und auch ungesehn in die Capelle kommen, und wiederum herausgehen können *).

Holland.

In dem Stadthause zu Amsterdam waren im December 1785 siebenzehn Schuldner, und den 24sten Januar 1787 neunzehn. Kein Einwohner in Amsterdam kann Schulden wegen in Arrest gesetzt werden, er muß denn dreymal vorher citirt worden seyn, und zwischen jeder Citation darf ein Zeitraum von vierzehn Tage verfließen, und es kann weder eine Verhaftnehmung, noch irgend eine gerichtliche Bestrafung eher statt finden, als erst sechs Wochen nach der letzten Citation. Jedoch findet eine Abweichung von dieser

*) So viel auch immer die Bemühungen und der unermüdete Eifer des Herrn Howard bewundert und gelobt zu werdeu verdient, so sieht man doch nur gar zu leicht, daß er sorgfältigere und umständlichere Nachrichten von mehrern öffentlichen Anstalten und Häusern hätte geben können. Mit unsäglichem Fleiße hat er besonders in England kein Zuchthaus, Armenhaus, Spital u. s. w. übergangen, von dem er nicht irgend etwas wissenswerthes anführte; allein in Ansehung der ausländischen Institute hätte er dann und wann etwas ausführlicher seyn können. A. d. U.

dieser Verordnung in denjenigen Fällen statt, wenn es acceptirte Wechselbriefe sind, oder wenn die Schuld durch die Sentenz des Gerichtshofs wegen zugefügtem Schaden ist erkannt worden, oder wenn die Schuld ein Zinß ist, welcher den ersten May oder November muß bezahlt werden. In den beyden ersten Fällen, ist nur eine einzige Citation nöthig, in den letzten können alle drey in einem Tag geschehen, und die gerichtliche Strafe darf sogleich drauf folgen. Fremde können zu jeder Zeit in Arrest gezogen werden, wenn der Kläger vor den Oberrichter schwört, und dieser giebt auf Gefahr des Klägers die Ordre, den Schuldner in Verhaft zu nehmen, wenn er auf der Straße kann aufgefangen werden; denn sein eignes Zimmer in einem Privathause ist frey, und niemand darf in dasselbe mit Gewalt eindringen, ausgenommen, es würde eine Deputation von dem Rath niedergesetzt, welche aus dem Oberrichter, zwey Schöppen, ihren Secretär, einem Gerichtsbothen, und Gerichtsknechten bestehen muß. In einem öffentlichen Hause ist weniger Ceremonie nöthig, obschon auch hier der Wirth den Eintritt verweigern kann. Ein Mann, der auf den Thürtreppen, oder auswendig an seiner Thüre stehet, kann die Gerichtsperson verlachen, die vor ihm vorbeygehen, auch dürfen sie ihn nicht anrühren, denn er stehet auf seinem eignen Grund und Boden.

An verschiedenen Thüren in Harlem sah ich ein schmales Bret mit einer Borde, welches anzeigte, daß die Frau von Hause in Wochen lag, und, wie man mir sagte, so würde eine jede Unruhe zunächst einen, mit einem solchen Merkmale bezeichneten, Hause nachdrücklich bestraft, und der Mann könne zu dieser Zeit Schulden halber nicht in Verhaft genommen werden.

In dem Raspelhause zu Amsterdam fand ich einmal an einem Tage, daß alle Gefangenen ihr Tagewerk vor drey Uhr beendiget hatten, und als ich fragte, ob sie nicht, wenn sie ihre Arbeit fortsetzten, für sich etwas verdienen könnten, so antwortete mir einer ziemlich entschlossen und ohne Schonung; „Nein mein Herr, denn wenn wir diese Er„laubniß hätten, so zweifle ich, ob wir so gesund seyn „dürften, als wir es sind. Der Hof, in welchem „wir arbeiten, ist sehr eingeschlossen, und liegt mit„ten in der Stadt, und die Unzulänglichkeit unserer „Provision macht es nöthig, daß wir uns einige Er„holung erlauben müssen." Die Anzahl der Gefangenen betrug sich im December 1785. auf sechs und funfzig und im Januar 1787 auf sieben und funfzig.

In dem neuen Arbeitshause steht über einer der äußern Thüren folgende Inschrift:

Fürchte nichts: ich will mich nicht rächen, ich suche nur Deine Besserung;
Schwer ist meine Hand, allein wohlmeinend ist meine Gesinnung.

Die beyden Zimmer für die Oberaufseher und die beyden für die Oberaufseherinnen vorn im Hause

sind

sind gut eingerichtet und rein. Im Januar 1787 waren drey hundert und funfzig Personen hier, welche in einem langen Zimmer spannen. Einige von denen hier Eingebrachten werden wie in dem alten Arbeitshause *) gebraucht, um Stricke und Schiffseile zu sieden, und um Garn aus den ausgedrehten Schiffseilen zu bereiten. — Die Weiber sind aus dem Spinnhause hierher gebracht worden, und wie ich fand, so wurde die nemliche Ordnung und Ruhe hier beobachtet, welche ich vormals in diesem Hause wahrgenommen hatte. Vierzig Frauen waren mit Näharbeit beschäftiget, und die Aufseherin, die hier Mutter genannt wurde, saß mitten unter ihnen. — Die Schlafzimmer, ausgenommen die für die Missethäter, waren mit vielen Betten angefüllt, von denen jedes eine hölzerne Abtheilung hatte **). In dem dazu gehörigen Krankenhause waren die Kranken und die Zimmer sehr schmuzig, und ich wundere mich daher auch nicht, daß man den Leuten es zu besehen, nicht gern erlaubte. Man kann dem residirenden Gouverneur mit allem Rechte einen hohen Grad von Unmensch-

*) Das alte Arbeitshaus ist in eine Schule für Seeleute verwandelt worden, es waren hundert starke gesunde Bursche darinnen. In dem Hofe war ein großes Modell von einem Kriegsschiffe.

**) Betten von dieser Art sind noch unbrauchbarer in Spitälern, weil sie insgemein schmal sind, und die Patienten zusammen drängen; auch beherbergen sie Würmer und Insecten, verhindern den Durchzug der frischen Luft, und sind in mehr als einem Betracht den Patienten und Krankenwärtern beschwerlich.

menschlichkeit und Mißbrauch des Zutrauens, welches man zu ihm hat, anrechnen.

In den acht Jahren vor 1783 sind nur fünf Missethäter in dieser Stadt hingerichtet worden.

Von dieser Zeit bis zum Januar 1787 ist nur ein einziger Missethäter hingerichtet werden, und dieser wurde gerädert. Die feyerlichen Anstalten, mit welchen dergleichen Executionen vollzogen werden, sind wohl auch mit eine Ursache, warum sie hier so selten sind. Auch muß ich noch hinzusetzen, daß sich auch einigermaaßen nach der Feyerlichkeit bey den Eidschwüren das Verhältniß richtet, nach welchem der falsche Eid hier nicht so oft, als in einigen andern Ländern vorkommt. — Den geläutertsten Vernunftgrundsätzen zu Folge und einer nützlichen Policey zum Dienste, wünschte ich, daß fast in allen Fällen die Eide abgeschaft würden, und daß das Eingeständniß der Thatsache selbst dürfte hinreichend seyn; und ein jeder der etwas bejahete oder versicherte, was sich nicht so verhielte, sollte als ein Meineidiger bestraft werden.

Fünf=

Fünfter Abschnitt.

Von den schottischen Gefängnissen und Spitälern.

Bey meiner Ankunft in Schottland im July 1787 besuchte ich zuerst das zur Grafschaft gehörige Gefängniß zu Ayr. Hier mangelt es aber an einem Hof, so daß die Schuldner und Verbrecher niemals aus ihren Stuben herauskommen können.

Das nemliche ist der Fall in dem Gefängniß zu Glasgow. Als diejenigen, welche sollten transportirt werden, zu lange eingesperrt bleiben mußten, so machte man einige Veränderungen, man wölbte nemlich die Zimmer, um wegen des Entweichens und anderer Störungen gesichert zu seyn.

Einige Transporte sind in das neue Gefängniß, welches an das Armenhaus anstößt, gebracht worden. Jeder Gefangene hat eine besondere Kammer, ohngefähr sechs und einen halben Fuß lang, und sechs Fuß breit. Da diese Kammern nicht fest genung sind, so hatten die Gefangenen an den Füßen und am Nacken Ketten. Die Gänge waren nur zwey Fuß acht Zoll weit, auch hatten die meisten Kammern einen ekelhaften Geruch, und einige waren sehr voller Dünste. — Keine Bemühungen werden angewendet, diese Unglücklichen auf bessere Wege zu bringen, deren lange Gefangenschaft nebst der größten Strenge, mit der ihnen ihre Ketten angelegt bleiben, und der magern Kost, welche täglich blos in einem Stück Brod, das etwan zwey Penny werth ist, besteht, sie zu dem größten Elend und der äußersten Verzweiflung bringen muß.

Das Zuchthaus ist unter dem Krankenhause für die Soldaten. Außer der Wohnung des Aufsehers ist blos eine einzige Stube noch da, welche weder getäfelt, noch geweißt ist. Die Frauen sind verbunden, durch ihrer Hände Arbeit so viel zu verdienen, als nur immer möglich ist, und eilfe von ihnen waren mit Spinnen beschäftiget. Allein Sonntags sollen sie, weil sie weder Arbeit, noch Gottesdienst haben, wie mir der Aufseher sagte, immer in Betten liegen bleiben.

In Edimburg machte ich meine Bemerkungen dem Lord Aufseher ganz freymüthig bekannt — daß nemlich das Gefängniß noch immer an dem nemlichen unschicklichen Orte stände wie ehemals, — daß es keinen Hof habe und nicht geweißt wäre, — daß der Kerkermeister in dem Gefängniß keine besondere Wohnung hätte, — daß er Liqueurs verkaufen müsse *) — daß er den Gefangenen ihren Unterhalt

*) Das Maaß Whiskey wird in dem Gefängniß für drey Penny, der Porter die Flasche für drey Pence und einen halben Penny verkauft, und das geringere Bier einen Penny die Flasche. — Außerdem bezahlen diejenigen, welche Schulden wegen im Gefängniß sind, für

halt an Brod geben müsse, — daß seine Gebühren zu hoch ausfielen *), und daß er kein Salar oder jährlichen Gehalt hätte **). Außerdem setzte ich noch hinzu, daß in dem Zuchthause sieben und vierzig Frauen in drey engen Zimmern wären ***) und einige von ihnen krank †), daß niemals eine Magistratsperson die Aufsicht darüber hätte, und kein Geistlicher sie besuchte, oder einige Mittel anwendete, sie auf

für Oel in die Lampen zwey Penny, und für eine und eine halbe Pinte Whiskey nach englischem Maaße einen Schilling Sixpence.

*) Eine Frau, welche für sechs Schilling Sixpence im Gefängniß saß, mußte nach sieben und dreyßig Nächten ein Pfund, einen Schilling und zehen und einen halben Penny geben. — Ein Schuldner mußte für zwey Tage siebzehn Pfund sechs Schilling fünf und einen halben Penny geben, welche Summe er erst nach langen Bitten bey dem Sheriff und neuen Geldausgaben wieder erhielt.

**) Gewiß würden in allem Betracht die fixen Gehalte mehr Vortheile den Instituten bringen, und diejenigen, welche damit besoldet würden, würden sie auch lieber annehmen, als daß sie so blos auf ungewisse Einkünfte rechnen können.

***) Es ist nicht einmal ein Unterschied zwischen denjenigen, welche schon öfters zum Gefängniß verdammt waren, und denen, die das erstemal dahin gebracht wurden.

†) Diese beyden kranken Personen wurden bald aus dem schmuzigen Zimmer meinem Rathe zu Folge in ein reineres gebracht, in welchem sie sich bald wieder erholten.

auf einen bessern Weg zu bringen. Er antwortete mir, „sie wären schon zu abgehärtet, und das könnte „nichts helfen." Allein ich trug kein Bedenken, in meiner Meynung von ihre Gnaden abzugehen, und sagte ihm, daß ich bey einigen von ihnen bey einer ernsthaften Unterhaltung von einigen Minuten in ihren Augen hätte Thränen stehen sehen. — Ferner nahm ich mir die Freyheit zu beobachten, daß ihre glänzenden Anlagen in Ansehung ihrer Vergnügungsplätze, Straßen, Märkte, Brücken u. s. w. die Aufmerksamkeit dieser in Dienst stehender Herren, allein zur völligen Vernachläßigung der wesentlichen Theile der Policey zu beschäftigen schien: denn ob ich schon als eine Privatperson nicht erwarten konnte, daß sie meinen Bemerkungen bey meinen wiederholten Besuchen und in meinen Schriften hätten Achtung und Folgsamkeit beweisen sollen; so hoffte ich jedennoch, daß sie einige Aufmerksamkeit der Gesetzgebung würden bezeigt haben, welche in den menschenfreundlichsten und heilsamsten Verordnungen der letzten Parlementsacte ihre Meynung bekannt gemacht hatte. Denn den unveränderten Zustand der Gefängnisse in dieser Stadt zu Folge mußte man glauben, daß diese Verordnungen ganz vernachläßiget worden wären.

Ich besuchte das königliche Krankenhaus fleißig, und hier konnte ich keine andere Bemerkung machen, als daß in den Krankensälen die Diät angehende Vorschriften fehlten, und zu verwundern ist es auch, daß den Patienten verboten ist, die gut angelegten Bäder in diesem Spitale zu gebrauchen. Die Fußböden von Ziegelsteinen, welche durchgängig hier eingeführt sind, scheinen mir einen kleinen Tadel zu verdienen, denn da sie den Koth verbergen, so hindern sie die Vorsorge für die Reinlichkeit gar sehr, und die vielen Zwischenräume verschaffen dem Kothe einen Platz, so daß er nicht leichtlich wieder herausgebracht werden kann *).

Das Waysenhaus ist in einem blühenden Zustande. Es sind jetzt zwey Flügel durch die ansehnlichen Unterstützungen und Beyträge des Hr. Tod, des Schatzmeisters, welcher seinen thätigen Eifer fortzusetzen nicht aufhört, dazu gekommen.

Auch besuchte ich das Arbeitshaus (the Charity Workhouse) einigemal, und fand es rein; auch trug man die gehörige Sorgfalt für die darinnen befindlichen zahlreichen Subjecte (584). Als ich vor vier Jahren hier war, hatte das Haus 2000 Pfund Schul-

*) Wenn ich nicht sehr irre, so finden sich einige Nachrichten von dem so berühmten edimburger Krankenhause in **Baldingers** medicinischen Journal, in **Richters** chirurg. Bibliothek und im Piano della Scuola Clinica ossia Istruzioni per gli Scolari Clinici del Professore Nic. Olivari stabilita in Genova nel corrente anno con discorso del Professore Cullen sulla maniera di studiare la medicina practica. Genua, 1789. 8. Und vermuthlich auch in den Memoires de la Societé royale de medecine, in der Biographie des **William Cullen**. A. d. U.

Schulden, und jetzt waren diese zu 4000 Pfund gestiegen. Von diesen ist das Haus dem Sir William Forbes und Compagnie, den Müllern, Fleischern u. s. w. das meiste schuldig, so daß es statt fünf Procent Interessen aller Wahrscheinlichkeit nach funfzehn bis zwanzig bezahlen muß. Im Februar 1787 wurde eine ausführliche Vorstellung von dem Zustande des Hauses dem Magistrate von sechs der Herren Vorsteher, welche genau die Fonds des Hauses untersucht hatten, vorgelegt, und diese machten zu gleicher Zeit bekannt, daß sie entschlossen wären, jeder sein Amt niederzulegen, wofern sie nicht mit der würksamsten Unterstützung versehen würden.

Ich wende mich nun zur Beschreibung eines wohleingerichteten, ruhigen und sichern Zufluchtorts für alte Leute, über dessen Thüre folgende Inschrift steht:

When this fabric is built is uncertain, but in the year 1567 it was made an Hospital for old People. — The fabric became in a great measure ruinous, and some parts of it uninhabitable. In the year 1726 the reparations were begun and fifteen new rooms added by charitable donations — which will be supplied by old persons as the revenue is increased by donations. — L. 300 sterling entitles the donor to a presentation of a burgess, widow of a burgess or child of a burgess, male or female. And L. 350 Sterling gives the donor a right to present any person

son whatsoever, not married nor under fifty years of age *).

In diesem Spitale hat jede Person ihr eignes Zimmer, welche eilf Schuh lang, und acht und einen halben Schuh breit sind, in welchem sich ein Schrank mit Schubladen und ein Fenster befindet. Die Kammern öffnen sich in einen Gang, welcher zwölf und einen halben Schuh weit ist, und zu Ende dessen ist ein Zimmer, in welchem mehrere beysammen sitzen können, für diejenigen, welche gern in Gesellschaft seyn wollen. Früh und Abends liest ein Capellan Gebete vor. Auch sind außer einem Garten noch andere Bequemlichkeiten hier. Sie bekommen wöchentlich dreymal Braten und dreymal gekochtes Fleisch und eilf Flaschen gut Bier; mit Kohlen, Kleidern und leinenen Zeug werden sie auch versehen; allein für das Waschen wird nur ein Sixpence monathlich bezahlt. Daß jede Person ein Fenster hat, über welches sie nach ihren freyem Willen disponiren kann, das gefiel mir sehr, und ich habe oft beobachtet, und nur noch vor kur-

*) Durchgängig sind die Beyträge und Unterstützungen bey solchen Instituten in Grosbritannien sehr beträchtlich. So sehe ich aus einer Schrift, welche ich in London erhalten, und welche den Titel führt: An Account of the Proceedings of the Governors of the Middlesex Hospital for the reception of Sick and lame patients and Lying-in married woman in Marybone Fields from the first institution in August 1745 to the Thirty first of December 1780 &c. London, 1781. daß ungemein viel Subscribenten hundert Pfund und drüber gegeben haben. A. d. U.

kurzem in dem Spital für alte Leute in Norwich, wo mehrere in einem Zimmer beysammen wohnten, daß die Schwächlichkeit und das mürrische unfreundliche Wesen einer Person öfters die Ursache war, daß die übrigen halb ersticken mußten, weil der Zutritt der frischen Luft völlig mangelte *).

*) Auch macht man nicht selten die Erfahrung, daß in alten Bürgerspitälern und ähnlichen Häusern die Fenster, so lange die Aufseher oder die Aerzte, welche sehr auf frische Luft dringen, herumgehen, die Fenster geöfnet bleiben, und wenn diese den Rücken gekehrt haben, sogleich wieder zu gemacht, und auch wohl noch mit alten Lappen verstopft werden. Auch in den Spitälern für Kindbetterinnen ist dieses besonders der Fall. Das zweyte schwächere Geschlecht ist zu solchen Betrügereyen am meisten aufgelegt. Dergleichen Ungebührlichkeiten sollten, wie es auch in einigen Spitälern geschieht, nachdrücklich bestraft werden. A. d. U.

Sechster Abschnitt.

Von den Irländischen Gefängnissen und Spitälern.

In den Jahren 1787 und 1788 besuchte ich die Gefängnisse in Dublin und alle landschaftliche Kerker in Irland, und hatte das Vergnügen zu sehen, daß in vielen Plätzen die vornehmern Einwohner auf diesen wichtigen Theil der Polizey sehr aufmerksam waren. Die Geschworenen (the grand juries) haben sehr freygebige Stiftungen gemacht, um die Gefängnisse so wohl auszubessern, als auch von neuem wieder aufzubauen, und um den Gefangenen die ersten Nothwendigkeiten, wenn sie krank sind, zu verschaffen. Da ich aber diese wackern Männer so freygebig und so edelgesinnt fand, so machte es mir um so viel mehr Bekümmerniß, daß viele von den Gefängnissen, welche jetzt gebaut werden, Denkmäler der Ungeschicklichkeit der Baumeister seyn werden, welche nicht verstehen, wie sie ein sicheres und gesundes Gefängniß anlegen sollen.

Die neuen Gefängnisse haben ein prächtiges Ansehen, scheinen der untern Volksclasse in Irland gleichsam Palläste zu seyn, und einige sind daher vielleicht der Meynung, diejenigen besonders, welche zu diesen Ausgaben Beyträge zu geben verbunden

 sind,

sind, daß es besser wäre, wenn sie weniger bequem angelegt würden: allein wenn die genauen Vorschriften gehörig beobachtet, durch eine Akte ausdrücklich alles Bier und alle Arten von andern geistigen Getränken zur Einfuhre untersagt und alle Besuche verboten würden, einige wenige ausgenommen und zwar zu bestimmten Zeiten, so würden diese Gefängnisse alsdann für keine angenehmen Aufenthaltsplätze gehalten werden; und die Furcht für solchem Zwang würde vieles beytragen, um Vergehungen zu verhüten, oder der Zwang selbst könnte doch vieles zur Besserung beytragen. Ich will keine weitläuftige Beschreibung von den landschaftlichen Gefängnissen (county goals) geben, da ein Generalaufseher über die Gefängnisse in Irrland angestellt ist, welcher zu Anfang einer jeden Session seine Berichte machen muß *). Jedoch will ich einiger Mängel gedenken, welche auch den Geschworenen bald in die Augen fallen werden, wenn sie ihren Pflichten gemäß noch ferner die ihnen untergebenen Gefängnisse besuchen werden. — In jedem Gefängnisse sollte ein besonderes Zimmer für die Magistratspersonen eingerichtet werden, in dem sie ihre Sessionen halten und eingekommene Klagen beylegen könnten. Ihre Gegenwart würde ganz vorzüglich Unregelmäßigkeiten und Abweichungen von den Vorschriften verhüten,

*) Der erste Bericht enthielt mehrere Beweise von Mißbräuchen, Grausamkeit u. s. w. welche größtentheils der Vernachläßigung der Pflichten der Magistratspersonen zuzuschreiben waren.

hüten, und Ordnung in diesen Plätzen befördern *).

In dem Newgate zu Dublin sind keine gehörigen Wasserleitungen, keine Bäder, keine Wohnung für den Gefangenwärter. — Viele von den Frauenspersonen liegen auf viereckigten Pflastersteinen und ein wenig Stroh, welches staubig und verdorben ist. Auf der Männerseite liegen mehrere Knaben von neun bis zwölf Jahren neben vielen verwegenen Missethätern **). — Es kommen hier viele Beyspiele von Personen vor, welche durch Beschaffenheit oder bey Händeln umkommen: einer lag todt da, als ich in dem Krankenhause war, und ein anderer war wenige Tage nachher umgebracht worden ***). Allein die Magistratspersonen haben beschlos-

*) Zu solchen Stellen müssen Magistratspersonen gewählt werden, welche Kopf, Herz und Kenntnisse haben, Männer in ihren besten Jahren, die gereist sind und etwas zu lesen und darüber nachzudenken gewohnt sind, nicht träge, reiche Wollüstlinge und Idioten, wie es doch öfters der Fall ist, und zu possierlichern Erscheinungen Gelegenheit geben würde, wenn die Sache nur sonst nicht zu ernsthaft wäre. A. d. U.

**) Auf Absonderung der Geschlechter, der verschiedenen Alter, verschiedenen Stände, nach Gewerbe, Grundsätzen, Erziehung u. s. w. ist ganz vorzüglich bey Abtheilungen der in einem solchen Institute befindlichen Personen zu sehen. A. d. U.

***) Ich kann einer guten Auktorität zu Folge anmerken, daß in einer Woche in diesem Gefängnisse ein

schlossen, eine Veränderung vorzunehmen, und ich zweifle nicht, daß eine gehörige Absonderung der Gefangenen und das Wohnen des Gefangenwärters in dem Gefängnisse viele Unordnungen wird verhüten können, besonders da sie jetzt den Beystand eines sehr würdigen und aufmerksamen Geistlichen haben.

Das Gefängniß der Stadt Marshalsea ist ein altes, schmuziges und ungeweißtes Gebäude. Hier waren auch die Nacht vorher Excesse vorgefallen, welche verursachten, daß der Sheriff und die Stadtwache hierher gekommen waren, welche drey Gefangene nach Newgate brachten. Die Weiber und Kinder der Schuldner leben mit ihnen zugleich im Gefängniß, bringen geistige Getränke herein, und daher sind die untern Stuben fast durchgängig Wacholderbrandweinladen *); wozu auch noch kömmt,

ein Faß (puncheon) voll Whiskey ist ausgetrunken worden. Der Bewillkommungstrunk ist nicht abgeschaft, und die Gefangenen verkaufen ihr Brod um einen jeden Preiß, um sich dafür geistige Getränke anschaffen zu können.

*) Auf jedem kleinen Dorfe in Irrland findet man öffentliche Schenkhäuser, und die Zügellosigkeit in Ansehung des Trinkens ist nicht nur hier außerordentlich groß, sondern wird auch selbst von dem Magistrate zu Dublin unterstützt. — Man übergehe hierbey nicht D. Aikins Bemerkungen über die Mittel zur Erhaltung der Gesundheit in Polargegenden. S. Memoirs of the literary and Philosophical Society of Manchester I. 89. und in der Uebers. Leipzig, 1788. I. S. 70.

kömmt, daß die Gefangenen alle träge sind, und zu nichts angewendet werden. Der Bewillkommungstrunk besteht in zwey Flaschen Whiskey. Hier werden Personen eingesperrt, welche große Familien haben, und deren Schulden nicht über zehn Schilling betragen.

Nun will ich auch noch einige Nachrichten von den irrländischen Spitälern geben.

Mercers Hospital liegt mitten in der Stadt, war vor einigen Jahren sehr schmuzig, ekelhaft und ungesund, allein jeßt ist es das reinste in Dublin. Das Drathgitter vor den Fenstern der Säle und Gänge ist eine Verbesserung. Die Betthimmel um die Betten fangen zu viel Staub auf. Oeffnungen und Luftzüge in den Krankensälen, so wie in dem Krankenhause zu Leeds und öfteres Weisen würde vieles zu der Wiederherstellung der Patienten beytragen.

In dem Stephans Hospitale sind die Säle eng und stinkend; man macht die Fenster zu, auch wenn das Wetter schön ist. Daß jedermann ohne allen Unterschied einen Zutritt hat, dieses ist höchst unrecht, besonders, daß Männer in den Frauenssälen den Zutritt haben können, und ganz besonders, wo die Betten wie hier von Holz und mit Vorhängen eingeschränkt sind *).

*) Alle Spitäler sollten festgesetzte Tage haben, an welchen sie Besuche annähmen und zwar nur zween in einer Woche wie zu Plymouth; die Krankenwärterinnen und ande-

Simpsons Spital für Blinde und mit der Gicht Beladene ist eine vortreffliche Einrichtung. Die Stuben sind niedlich und rein und die Aufsicht darüber ist wohl besorgt. Die Kranken werden freundlich und gefällig mit Zeitungen versehen, allein zu ihrem Nachtheile erlaubt man ihnen Rauchtabak und Schnupftabak zu nehmen, und jeder bekömmt wöchentlich vier Penny zu dieser Absicht. Die Küche und die Speisekammer sind sehr unschicklich in den Sousterreins und finster und auch nicht rein.

In dem St. Patriks Hospital für Wahnsinnige sind die Zimmer zwölf Fuß lang und achte breit und schön hoch und die Gänge vierzehn Fuß weit. Allein für solche unglückliche Menschen würde ich das Tollhaus zu Amsterdam und das Hospital zu Constantinopel vorziehen, wo sich die Zimmer in Corridors und in Gärten öffnen, welches weit besser ist, als wenn sie in Gänge wie hier und in England gehen.

In dem Findlingshause werden Kinder zu jeder Zeit aufgenommen *). Eine gute Einrichtung, wenn

andere besonders dazu bestimmte Personen sollten allezeit gegenwärtig seyn, um Ruhe und Ordnung zu erhalten. In jedem Saale sollten die Verordnungen hierüber aufgehängt seyn, und die Krankenwärterinnen sollten sogleich abgeschaft werden, wenn sie irgend aus Nachläßigkeit fehlten.

*) Spitäler für Findlinge können in einer doppelten Hinsicht betrachtet werden, einmal als mildthätige Stif-

wenn man nur mehr Aufmerksamkeit auf Reinlichkeit und Ordnung verwendete. Zur Mahlzeit sind keine bestimmten Stunden festgesetzt. — Die Leinwand, deren man sich hier bedient, ist braun: — allein die weiße schickt sich für solche Häuser weit besser. Ich sah hier mehrere artige Kinder, und die Mädchen waren recht niedlich angezogen, allein einige hatten den Ausschlag an ihren Händen. In den Krankenstuben waren sechs und funfzig Kinder. Seife ist hier nicht eingeführt, ob sie schon unumgäng-

Stiftungen zur Erziehung armer verlassener Kinder, welche sonst Opfer einer üblen Behandlung und Vernachläßigung werden würden; zweytens als Mittel, um den Kindermord zu verhüten, um die Schande und Unehre, welche die Entdeckung einer ungesetzmäßigen Schwangerschaft trifft, zuzudecken. Für beyde Absichten ist es nun erforderlich, daß der Einlaß in solche Spitäler leicht seyn muß, und besonders bey den letztern ist es wesentlich nothwendig, daß er ohne alle Form und Aufschub und auf die verborgenste Art geschehe. Es ist außerdem noch eine andere Frage, ob nemlich solche Einrichtungen nicht mehr Uebel als Gutes anrichten, indem sie die Zügellosigkeit in den Sitten aufmuntern; allein zuverläßig können sie den Kindermord nicht verhüten, wenn auch die Mütter schon können, ohne entdeckt zu werden, von ihrer Bürde befreyt werden. Diejenigen Spitäler daher, in welchen die Aufnahme so sehr erschwert wird, scheinen mir völlig unnütz zu seyn, und blos dazu zu dienen, die Bastarde wohlhabender Wollüstlinge oder solche Kinder aufzunehmen, die ihrer Verhältnisse wegen keiner öffentlichen Unterstützung bedürfen.

gänglich nöthig ist, um die Hände der Kinder zu waschen, denn bey den Kindern der niedern Klassen wird so nicht immer auf Reinlichkeit gesehen, und sie sind auch zu scrophulösen Krankheiten sehr geneigt.

In meiner ersten Schrift beobachtete ich, daß das Militairspital ein altes und unbequemes Gebäude wäre, und daß die Kranken fast alle erstickt wären; allein im Jahre 1788 hatte ich das Vergnügen, ein geräumiges und luftiges Krankenhaus fast fertig zu finden, und wie ich hoffe, so wird ein Bach unter das Gebäude gebracht werden können, welcher vermittelst wirksamer Pumpen verhindern wird, daß die Privete (closets) und Wasserleitungen nicht stinkend werden, und man wird auch in dem Aufnahmezimmer Bäder anlegen können, um die Patienten bey ihrem Eintritt in das Spitalwaschen zu können, wie dergleichen Anstalten in den königlichen Spitälern zu Plymouth und Gosport getroffen worden sind.

Das landschaftliche Gefängniß zu Wexford war rein und geweist, und die Gefangenen hatten ihre eigenen Betten. Ein neuer Hof benebst einem Seewasserbad und ein Krankenhaus nebst einem Hofe sind die neuen Verbesserungen, welche die Grafschaft hat machen lassen. Ich hoffe, daß dem üblen Geruch von den Cloacen wird können abgeholfen werden.

1788 den 2ten May 7 Schuldner, 12 Verbrecher u. a.

Das Krankenhaus zu Wexford liegt sehr gut — außerhalb der Stadt — und hat keine andern

dern Gebäude in der Nähe. Da dasselbe blos zu einem Privathause aufgebaut worden ist, so sind die Decken auch ziemlich niedrig. Die obern Fensterrahmen sind in diesem, so wie fast in allen landschaftlichen Krankenhäusern nicht zum Oeffnen und zum Herausnehmen eingerichtet, wie sie es doch seyn sollten. Ich sah hier zwölf Bettstellen mit guten Betten und Betttüchern, welche auf eine nicht besonders gute Art in den Kästen darinnen lagen, obschon diese Kästen etwas größer waren, als in andern Krankenhäusern. Ihre Diät besteht täglich in zwey und einem halben Penny weißen Brod, und drey Pinten Milch. Die Fonds betragen nicht völlig jährlich dreyhundert Pfund. Bis nur vor kurzem bekam der Apotheker jährlich sechs Pfund, um die Arzneyen zu liefern, und die Droguen um den ersten Preiß zu kaufen: allein da seine Rechnungen im Jahre 1786 hundert Pfund überstiegen, so haben seit der Zeit die Gouverneurs für besser gehalten, die Droguen in Dublin zu kaufen; und da sie in ihren eignen Gärten Arzney-Kräuter bauen, so haben sie dem Wundarzt, der vom Könige hundert Pfund bekömmt, aufgetragen, Arzneymittel zu bereiten. Daher fielen die Ausgaben im Jahre 1787 auch um ein Beträchtliches, nehmlich auf vierzig Pfund.

In den Gefängnissen zu Kilkenny machte ich die Erfahrung, daß das Brod nicht allezeit das gehörige Gewichte hatte, denn ich wog die Brode selbst genau und sorgfältig ab.

In dem Krankenhaus zu Carlow waren die Fußboden mit Sand bestreut, welches ich allezeit für ein gutes Mittel den Dreck zu verbergen halte.

Das Krankenhaus zu Kildare hat sechs gute Zimmer in der ersten Etage, von denen dreye sieben Kranke einnehmen — einige haben keine Betttücher — andere nur eins — die Bettdecken sind schmuzig und verbraucht. Die Diät besteht in einem zwey Penny weißen Brode, einen Quart frischer Milch und einer Wasser- oder Habergrützsuppe alle Tage. Das Einheitzen ist nur vom ersten October bis zum ersten April erlaubt, eine Einschränkung, welche in Spitälern in der That sehr unschicklich ist — auch ist hier ein gutes Bad, welches aber selten oder niemals gebraucht wird.

In dem Gefängniß zu Maryborough bekommen die Gefangenen täglich für drey Penny Brod, welches 1787 zwey Pfund fünf und eine halbe Unze wog. Hier und an verschiedenen andern Plätzen hatte ich das Vergnügen zu sehen, daß die Gefangenen in Ansehung des Brodes nicht hintergangen wurden.

Das Stadt-Gefängniß zu Waterford war sehr schmuzig, und in diesem und in den meisten andern Gefängnissen war keine Tafel vorhanden, auf der die Taxen und andere Vorschriften gestanden hätten.

Das Arbeitshaus zu Waterford ist rein und wohl eingerichtet, bringt seinen Vorstehern viel

Ehre,

Ehre, und beschäftiget sich mit Aufdrehen der Schiffseile und Weben.

Das landschaftliche Gefängniß zu Clonmell hat eine Soldatenwache, wie die meisten Gefängnisse in Irrland haben, welche aus zwölf Mann besteht, welche unter dem Commando eines Serjeanten und eines Corporals stehen *). — Einige von den Inhaftirten spielten in dem Hofe des Gefängnisses Ball. Solche Vergnügungen aber, in wie fern sie zu Neckereyen und Irrungen Anlaß geben, sollten in diesen Plätzen ganz außerordentlich verboten seyn.

Das Arbeitshaus zu Cork hat einige reine Stuben, allein viele Betten haben nur ein wenig Stroh und sind voller Staub. Eine Hauptursache der Ungesundheit hier und an mehreren andern Orten ist, daß man die Staubhaufen u. s. w. nicht fleißig genung hinwegschafft. Den 15ten Juny 1787 belief sich die Anzahl der hier lebenden Männer auf achtzig, und Frauen waren hundert und zwanzig hier. Einige Jahre vorher betrug der Gewinnst durch Arbeit in dem Hause achtzehn Pfund zwölf Schilling sechs Penny.

*) Der gleiche Fall ist es in den Zuchthäusern zu Waldheim und Torgau, in welchen allezeit Soldaten von dem Invalidenregimente das Commando haben. Wo möglich werde ich von den Zuchthäusern zu Waldheim und Torgau in einem folgenden Bande, den ich als einen Anhang zu gegenwärtigem Werke herauszugeben gedenke, ausführlichere Nachrichten geben. Sie gehören ohnstreitig mit zu den vorzüglich wohleingerichteten. A. d. U.

Penny. Allein zuletzt, da man allen, die in dem Hause arbeiteten, den vierten Theil von ihrem Verdienste gab, und den Stuarts und dem Hausvater auch einen vierten Theil, so hat das Haus dabey gewonnen, und der Gewinnst von der Arbeit ist im Jahre 1786 bis zu sechs und zwanzig Pfund, acht Schilling und sechs Penny gestiegen.

Das Zuchthaus zu Mitchellis Town ist ein neues vom Lord Kingsborough erbautes Gefängniß. Es ist nicht mit Kalk ausgeweist, und die Fenster gehen auf die Straße heraus. Vor kurzem war hier unter den Gefangenen eine Krankheit, welche, wie ich erfuhr, von den übelriechenden Cloaken in den Zimmern entstanden war, und weil weder ein Hof, noch auch Wasser hier waren.

Das landschaftliche Gefängniß zu Roscommon ist rein, ruhig und auch neuerlich geweist worden. Die Gefangenen aus diesem und den meisten andern Gefängnissen sind von den Eisen befreyt worden, welches um desto nothwendiger ist, da man sich in Irrland der Eisen mit Riegeln und keiner Ketten bedient. Hier ist kein Wasser — auch sind keine Privete hier. Der ungemein aufmerksame Inspector Hr. Seton theilt zweymal die Woche den Missethätern ihren Unterhalt aus, und zwar vier Mann drey Viertel Habergrütze, (den Mann ohngefähr zwölf Unzen) ein und zwanzig Pfund Potatoes und fünf Viertel Milch.

Der jährliche Gehalt der Gefangenwärter beträgt in den meisten Gefängnissen in Irrland zwanzig bis dreyßig Pfund *).

In dem landschaftlichen Krankenhause zu Sligo soll ein jeder Kranker täglich ein Pfund Brod bekommen, und als ich es zu zwey verschiedenen malen wog, so wog es nur dreyzehn Unzen.

In dem landschaftlichen Krankenhause zu Castlebar bekommen sie täglich eine Wassersuppe und eine Pinte Milch; außerdem bekommen drey Tage in der Woche alle Patienten einen Lammskopf zu einer Suppe gekocht, und die drey andern Tage bekömmt jeder Kranke ein Brod, welches einen Penny werth ist, und acht Unzen wiegt.

In dem landschaftlichen Gefängniß zu Galway bekommen die inhaftirten Diebe aller zwey Tage ein Hausbackenbrod für einen Sixpenny (welches drey Pfund zwölf Unzen wiegt), welches sie öfters um einen geringeren Preis verkaufen, um sich Potatoes dafür zu verschaffen.

Das landschaftliche Gefängniß zu Mullingar versieht seine Gefangenen täglich mit gutem hausbackenen Brode (welches im Jahre 1787 drey und ein halbes

*) Wenn die jährlichen Einkünfte der Gefangenwärter zu gering sind, so können Personen, welche Credit haben, schwerlich Wort und Treue halten, und ihren Pflichten nachleben, und andere machen zu leicht harte Forderungen an die Gefangenen.

halbes Pfund weg,) auch fehlt es ihnen nicht an Torf und andern Feuermaterialien, und das Ansehen der Gefangenen selbst zeigt, daß man mit vieler Menschenfreundlichkeit und Aufmerksamkeit für sie sorgt. Für Brod, Feuer und Licht wurde dem Geistlichen die drey letzten Jahre vor meinem ersten Besuche 1100 Pfund bezahlt, und er mußte seine Rechnungen beschwören; allein er hatte einen unverschämten Betrug begangen, wie Baron Hamilton entdeckte. Jetzt ist Herr Tyrell dem Gefängniß vorgesetzt und wie er meynte, so würde die Rechnung vom Jahre 1787 nicht über neunzig Pfund betragen, obschon die Anzahl der Gefangenen größer wäre als gewöhnlich. Die Rechnung vom Winterhalbjahre vom August 1786 bis März 1787 betrug nur sechs und vierzig Pfund, eilf Schillinge fünf und einen halben Penny.

Die Grafschaft läßt ein neues Gefängniß auf einer guten Stelle bauen, durch dessen Hof ein Graben mit Wasser fließt; allein ich fürchte, es ist zu wenig Raum da, um die Gefangenen des Nachts einzeln einzusperren, denn wie der Gefangenwärter sagte, so waren an der letzten Session zwey und vierzig Missethäter in demselben. Und wie ich glaube, so ist es weit übler, wenn zwey in eine Zelle allein eingesperrt werden, als wenn viele in ein Zimmer auf einmal gesteckt sind.

Das Hospital zu Omagh in der Grafschaft Tyrone ist ein altes, halb eingefallenes, schmuziges Haus. Die Kranken liegen auf den bloßen Boden auf Stroh, sie haben kaum Bettdecken, noch viel weni-

weniger Betttücher. Einen recht sehr kranken Knaben hatte man vierzehn Tage lang in den nemlichen Kleidern liegen lassen. Die hier vorwaltende Unordnung war groß; es fehlte an allen.

Das Spital zu Lifford in der Grafschaft Donegal ist auch in einer traurigen Lage. Wer drey Pfund, acht Schilling drey Penny bezahlt, bekömmt dadurch die Rechte eines Gouverneurs. Wie ich wohl weiß und zuverläßig erfahren habe, so wendete der Wundarzt Herr Spence fünf hundert Pfund daran, sich bey seiner Wahl die meisten Stimmen zu verschaffen. Der nehmliche schändliche Mißbrauch, durch welchen das Leben und die Gesundheit der Armen gleichsam an die Meistbiethenden verkauft wird, findet auch in vielen londner Spitälern statt.

Das landschaftliche Gefängniß zu Carrickfergus in der Grafschaft Antrim. Hier fließt ein kleiner Bach durch den Hof, und es sind in alle Stuben und Zellen Röhren gelegt, welche dieses Gefängniß fast von allem üblen Geruch befreyen. Man siehet hier zum größten Theil auf Reinlichkeit und Ordnung *).

Auch

*) Dr. Blane sagt in seinen Observations on the diseases incident to Seamen, London 1785 — (so viel mir bekannt, haben wir auch eine deutsche Uebersetzung von diesem Buche) — „daß, wenn „die Menschen nicht gezwungen würden ihre Körper „gehörig zu verpflegen, ihre Kleider und Betten rein „und ihre Wohnungen luftig und trocken zu halten, „so könnten auch die wirksamsten Arzneyen und die „sorg-

Auch ist eine große, kostbare aber nicht sehr brauch-
bare

„sorgfältigsten Aerzte und Wundärzte nichts aus-
„richten." Auch benachrichtiget er uns von den Kran-
ken der Flotte, die 1782 in New York anamen, daß
jeder Mann alle Wochen auf öffentliche Unkosten mit
einem halben Pfunde Seife wäre versehen werden,
und daß Reinlichkeit das erste Erforderniß zur Ge-
sundheit sey. In Ansehung des unumgänglich noth-
wendigen Zutritts der Luft drückt Hr. Dr. **Ingen-
houß** in seinen Experiences sur les Végétaux zu gut
meine Gedanken aus, als daß ich sie nicht völlig hier-
her schreiben sollte:

Nous voyons, que la longue vie des hommes depend en grande partie de la bonté de l'air qu'ils respirent. Les meilleurs alimens ne sont pas en etat de nous garantir des maladies dans un pays malsain, au lieu, qu'on peut se porter trés-bien avec des alimens d'une qualité inférieure, lorsque l'on respire un air tres-pur." Und in Ansehung der höchstnothwendigen Aufmerksamkeit auf Reinlichkeit sind einige Beobachtungen des nemlichen scharfsinnigen Gelehrten, welcher es in Beziehung auf die Schiffe vorträgt, sehr wohl auf die Gefängnisse und Spitäler anwendbar. Un des grands moyens de conserver la santé des marins, est de tenir l'intérieur du vaisseau propre, d'y changer l'air souvent, soit par des ventilateurs, soit par l'agitation des portes de communication, soit par l'agitation de draps souvent répétée, &c. J'ai souvent eprouvé avec quelle facilité on peut renouveller tout l'air d'une chambre, par la seule agitation de la porte, ou par le mouvement violent d'un drap, ou par quelque autre moyen qui force l'air de changer de place et

bare Röhre zum Bade hier, die aber niemals gebraucht

et de se mêler avec l'air libre. Deux ou trois minutes suffisent pour renouveller tout l'air d'un grand appartement, et pour donner à un malade, qui y est au lit, le soulagement le plus sensible. — Toute nation qui fait peu de cas de la propreté personnelle, et de celle de ses habitations, qui n'a aucune aversion de voiè par-tout s'accumuler des saletés, dont on a soin d'ecarter jusqu' aux vestiges dans d' autres pays; qui s'accoutume dès l'enfance à vivre au melieu des ordures; qui peut tolérer, même dans l'intérieur de ses maisons, des cloaques le plus abominables de saletés, qui feroient horreur aux sauvages les moins policés, et dont l'aspect dégoûtant feroit capable de faire soulever l'estomac aux peuples qui n'ont jamais vu que la propreté la plus exacte dans ces endroits retirés de necessité: toute nation, dis-je, qui ne cultive pas assez la propreté personnelle et dans ses habitations, doit naturellement avoir peu d'aversion, etant sur mer, de vivre parmi les mêmes malpropretés avec lesquelles elle s'est familiarisée dès son enfance. Mais s'il parôit qu'il importe peu, pour la santé des habitans d'une maison qu'elle soit sale ou nette, il est neanmoins bien certain qu'on ne peut pas negligér impunément la propreté dans un navire, dans lequel une foule de gens est entassée. Cette negligence y produira bientôt un air corrompu, qui, à son tour, engendrera le germe de cette terrible maladie qu'on voit se produire par le même cause dans les hôspitaux trop pleins et trop peu aérés, et dans les prisons, ou beaucoup de miserables croupissent dans leur pro-

braucht wird, und Bäder sind doch den Kranken so ganz vorzüglich zuträglich *)

propre saletés." — Er setzt hinzu: „On a vu souvent des nations puissantes, qui devoient naturellement triompher par la masse énorme de leur forces de terre et de mer. succomber precisement par les effets de cette mal-propreté habituelle sur leurs flottes et dans leur armées."

*) Obschon für Schottland und Irrland ein wesentlicher Nutzen daraus erwuchs, daß Howard umständlicher von den Gefängnissen und Hospitälern eines jeden Orts dieser beyden Länder Nachricht gab, so haben wir doch nur die vorzüglichsten Bemerkungen aus diesem und dem vorhergehenden Abschnitt ziehen wollen, und zwar diejenigen, die auch bey uns eine Anwendung zuließen A. d. U.

Siebenter Abschnitt.

Von den Armenschulen (Charter Schools) in Irrland.

In Irrland sind acht und dreyßig solche Armenschulen; diese sind zum Unterrichte der Kinder katholischer und anderer armen Eingebohrnen bestimmt, werden in englischer Sprache gehalten, und geben in den Grundsätzen der Moral und Religion Unterricht; außer diesen sind noch zwey, welche die Ranelaghschulen genannt werden, und blos die Kinder der Protestanten aufnehmen.

Bey zwey Reisen nach Irrland sah ich mich seit einigen Jahren in verschiedenen von diesen Schulen um, und machte alsdann meine Bemerkungen bekannt: so wie ich auch der Gesellschaft der Funfzehner in Dublin einige Mißbräuche, die ich wahrgenommen, benachrichtigte, worauf auch einige Veränderungen gemacht worden sind. Allein ich bin vollkommen versichert, daß diese vortrefflichen Armenanstalten noch gar viele Verbesserungen verdienen, und daß von Seiten des Parlaments noch genaue Untersuchungen geschehen sollten.

Zwar habe ich schon im Jahre 1784 über diese Armenschulen einige Bemerkungen aufgestellt, allein da ich seit der Zeit noch mehrere in Augenschein genommen habe, so will ich auch noch eine besondere Nachricht davon liefern.

Armenschule zu Clontarf Strand. Den 7. Juny 1787 waren drey und funfzig Knaben hier. Viele waren mit Spinnen beschäftiget; — einige hatten an ihren Händen einen Hautausschlag, allein seit dem der alte Hausvater abgeschafft worden ist, befinden sie sich doch im Ganzen besser, als vormals, und als ich sie das erstemal besuchte. Der Unterhalt für jeden Knaben ist täglich drey Penny, und der Hausvater bezahlt jeden Knaben einen halben Penny für seine Arbeit. In Ansehung der Wäsche ist großer Mangel, und sie wird bey den Kindern wöchentlich nur einmal gewechselt *). Der Hausvater und die Hausmutter bekommen jährlich nach irrländischem Gelde vier und zwanzig Pfund, und außerdem noch dreyßig Pfund für die Dienstmägde. Im Ganzen giebt man aber auf die Kleidungsstücke der Knaben außerordentlich wenig Achtung.

Die Schule zu Santry. Im Juny 1787 waren zwey und vierzig Mädchen hier. Das Haus war nicht geweißt, und wurde auch nicht reparirt. — Die Kinder waren gesund, und es schien mir diese eine von den besten Armenschulen zu seyn. Sie spinnen, und bekommen wöchentlich einmal frische Wäsche.

*) Grobe Wäsche, welche lange und anhaltend gebraucht wird, unterdrückt die Transspiration, und hindert Gesundheit und Wachsthum der Kinder. A. d. U.

Wäsche. Halbjährig wird auf Seife und Lichter vier Pfund und ein Schilling verwendet. Der Hausvater und die Hausmutter bekommen jährlich zwölf Pfund; allein sie müssen für die Arbeit von drey Vierteln von den Kindern, einem jeden jährlich zwanzig Schilling und der Societät für drey und dreyßig Acker Land sieben und dreyßig Pfund und vier Schilling bezahlen. Hier klagte der Hausvater auch über die Beschaffenheit der Kleider, die sogar schlecht waren. Ich fand, als ich diese Schule besuchte, bey der Mittagsmahlzeit keine gute Ordnung.

Die Schule zu Kilkenny. Den 9. Juny 1787. waren drey und dreyßig Knaben da. — Es war alles viel reiner, als bey meiner ersten Visite: — Die Verordnungen waren alle aufgehängt — in dem Krankenhause waren keine Betten. Der Hausvater und die Hausmutter bekamen jedes sechs Pfund *). Der Dienstboten Lohn und Unterhalt betrug nur fünf Pfund; für Seife und Lichter fünf Pfund, für Brennmaterialien sieben Pfund. Der Hausvater und die Hausmutter bezahlten funfzehn Schilling für die Arbeit eines jeden Kindes, allein sie beklagten sich,

*) In den Armenschulen bekömmt der Hausvater und seine Frau jedes sechs Pfund, und außerdem noch so viel Unterhalt als ein Kind. Wo nur eine Hausmutter ist, da bekömmt diese zwölf Pfund jährlich Salar und gleichen Unterhalt. Bey allen diesen Angaben ist irrländische Münze zu verstehen: ein Pfund, ein Schilling acht Penny Irrländisch ist ein Pfund Englisch, und dreyzehn Penny Irrländisch ist ein Schilling Englisch.

daß sie hierbey verlören. Auf Kleidung für jedes Kind wird jährlich ein Pfund fünf Schilling verwendet. — Hier war ein guter Schulmeister, der jährlich acht Guineen bekam.

Die Schule zu Killoteran. Den zehnten Juny 1787 waren zwey und funfzig Knaben hier. Das Haus und die Stuben sind ganz rein, so wie auch die Kinder, ob sie schon fast in Lumpen gehen. Sie müssen Baumwolle und Flachs spinnen. — Der Hausvater und die Hausmutter beklagten sich auch, daß sie beym Verkauf dieser Arbeit verlören, welche sie wie bey der Schule zu Kilkenny bezahlen. Sie hat keinen Schulmeister, sondern die Hausfrau und ihre Tochter unterrichten die Kinder im Lesen. Der jährige Gehalt ist wie bey der vorerwähnten — außerordentliche Belohnungen bestehen dann und wann in acht Pfund: denn hier und auch in andern Schulen werden dergleichen außerordentliche Belohnungen bisweilen an diejenigen gegeben, welche besonders auf die Verwaltung ihrer Pflichten sehen. Für Feuerung, Seife und Lichter wird jährlich zwanzig Pfund bezahlt und drey Pfund, zwey Schilling sechs Penny für den Unterhalt eines jeden Kindes.

Man setzte einmal etwas zu dieser geringen Summe hinzu, da eben die Preise der Nahrungsmittel stiegen, allein man ließ auch wiederum hierinnen bald eine Abänderung statt finden *).

Bey

*) Folgende Resolutionen wurden den Hausvätern bey allen Armenschulen übersandt:

„Es

Bey meinen beyden Besuchen fand ich diese Schule vollkommen rein; die Kinder waren rein-

lich,

„Es ist beschlossen worden, daß es so soll gehalten wer-
„den, und ist hiernächst der allgemeinen Aufsicht über
„die Armenschulen anbefohlen worden, daß in Zu-
„kunft keine außerordentlichen Ausgaben den Haus-
„vätern und Hausmüttern irgend einer Armenschule
„oder Erziehungsanstalt wegen irgend eines gesetz-
„ten erhöhten Preises in Ansehung des Unterhaltes
„über und benebst der im Contract festgesetzten Aus-
„gaben sollen verstattet werden.

„Es ist ausgemacht worden, daß dieses die geschehene
„Resolution sey, und daß sie auch bestätiget sey, und
„den Hausvätern und Hausmüttern soll gesagt wer-
„den, daß die Societät von ihnen erwarte, daß sie in
„Zukunft die Kinder mit guter und heilsamer Nah-
„rung und in Ansehung der Menge und Beschaffen-
„heit der von der Societät vorgeschlagenen Speise-
„ordnung angemessen versehen werden, ohne irgend
„eine Forderung als vorher wegen dem gestiegenen
„Preis der Nahrungsmittel zu machen, und daß,
„wenn irgend ein Hausvater oder eine Hausmutter
„sich in diese Einrichtung nicht sollte schicken wollen, so
„sollen sie dem Sekretair davon Nachricht geben,
„und die Societät wird sogleich Sorge tragen, daß an
„ihre Stellen andere bestellt werden.

Thomas Gibbons Sekr.

Folgende Tafel in Ansehung der Speise-ordnung wurde bekannt gemacht:

„Bey der jährlichen allgemeinen Versammlung der So-
„cietät, welche den 1. Novembr. 1769 gehalten wurde,
„Unter dem Vorsitz des Hochehrwürdigen Lord Bischoff
von

lich), und schienen glücklich zu seyn. (In vielen andern Schulen hingegen waren die Kinder davon gelau-

„von Waterford. Es wurde nehmlich beschlossen, daß „die gegenwärtige Speiseordnung sollte von dem näch„sten 25sten Decbr. an vermehrt werden, und daß alle „Artikel um ein Viertel sollten verstärkt und verbessert „werden, wie folget:"

Speiseordnung für die Armenschulen.

„Ein Pfund und ein Viertelpfund Habergrütze, oder „ein und ein Viertelpfund Weizenmehl oder eben „so viel Potatoes, nachdem es nun die örtlichen „Obrigkeiten für rathsam halten dürften (wenn nem„lich der Hausvater mit Potatoes kann versehen wer„den, und wenn er sich damit um eben so gute Preiße „versehen kann, als für welche er Korn bekommen kann) „mit anderthalb Viertel einer Pinte Milch oder Bier „täglich, ist für die Kinder für hinreichend gehalten „worden; hierzu setze man noch hinzu zehn Unzen „Fleisch jedweden Sonntag, und eben so viel einen an„dern Tag in der Woche, den die Obrigkeit eines je„den Orts bestimmen muß, wenn das Pfund Fleisch „nemlich nicht über zwey Penny kostet, und wenn es „mehr kostet, so soll ihnen dergleichen nur Sonntags „gereicht werden. Man erwartet nicht, daß die Haus„väter anderthalb Viertel Pinte frische Milch alle „Tage den Kindern geben sollen, sondern einen Theil „frische Milch und zwey Theile Buttermilch, oder „auch eben so viel frische Milch und Wasser. Diese „Nahrungsmittel sollen, wenn man sie gut haben „kann, den Kindern abwechselnd gegeben werden, „und sollen entweder alle Mahl oder alle Tage oder „jedwede Woche, nachdem es die örtlichen Obrigkeiten „am

gelaufen, oder auch ihre Eltern hatten sie wegge-
stohlen; allein diese Schule hatte seit einigen Jah-

„am wohlfeilsten und dem Hausvater am bequemsten „finden, abgeändert werden. Und alsdenn besteht „der Unterhalt für ein jedes Kind wöchentlich, wie „folget, in

Acht Pfund und drey Viertel Weizenmehl oder Habergrütze.

Acht Viertel und drey halben Pinten Milch oder Bier.

Einem Pfund und einem Viertel oder zwanzig Unzen Fleisch.

„Wenn der Preis von dem Weizenmehle oder Haber„grütze hoch steigt, so müssen die Kinder von dem er„nährt werden, was das wohlfeilste ist; und da die „Societät sich niemalen weigert, nach geschehenen „Vorstellungen von den örtlichen Obrigkeiten den Haus„vätern Vorschuß an Geld zu leisten, wenn man die „Vorräthe und Speisesorten wohlfeil einkaufen kann, „so verhoffet man, daß die Hausväter sich bemühen „werden, die Preiße gehörig niedrig zu erhalten. „Es ist beschlossen worden, daß der Unterhalt, welcher „in der Speiseordnung für jedes Kind festgesetzt wor„den ist jedweder der folgenden Personen, wenn die „Societät sie bey einer jeden Schule angestellt hat, „dem Hausvater, der Hausmutter, und der Wärte„rin über und benebst ihrer Salarien soll gegeben wer„den. Es ist beschlossen worden, daß der gegenwär„tige Unterhalt in Kleidung für ein Kind von zwan„zig Schillingen jährlich auf fünf und zwanzig Schil„linge soll vermehrt werden. Es ist aufgetragen worden, „daß die örtliche Oberaufsicht über die Schulen, wenn „sie die vierteljährigen Rechnungen der Hausväter ein„sendet,

ren auch nicht ein einziges verlassen. — Man hatte nur eine Dienstmagd, welche zwey Pfund bekam. Ihr Unterhalt ist jetzt täglich auf drey Penny gesetzt *).

Die

„sendet, soll verbunden seyn, überdies noch regelmäßig „in die Rechnung den Preiß eines jeden in der Spei- „seordnung angezeigten Artikels hinzuzusetzen. Es ist „anbefohlen worden, daß diese Resolutionen, und diese „Speiseordnung soll gedruckt und jedweder Schule „überschickt werden, und daß jeder Hausvater sie an „dem öffentlichsten Orte in der Schule anschlagen soll."

Thomas Gibbons Sekr.

*) „Bey der allgemeinen Zusammenkunft der incorporirten „Societät u. s. w. den 25. April 1788.

„Wurde beschlossen, daß der Unterhalt der verschiede- „nen Personen in den Armenschulen zu drey Penny „täglich für jede Person sollte erhöht werden; und „dieser vermehrte Unterhalt sollte von dem nächsten „15. May seinen Anfang nehmen."

Auch sind die Stunden, wenn die Mahlzeiten sollen ge- halten werden, bestimmt worden.

Vom 25sten März bis zum 29sten September.
Frühstück um halb neun Uhr.
Mittagsmahlzeit um ein Uhr.
Abendmahlzeit um sieben Uhr.

Vom 29sten September bis zum 25sten März.
Frühstück um halb zehn Uhr.
Mittagsmahlzeit um zwey Uhr.
Abendmahlzeit um sieben Uhr.

Ich wollte lieber, daß man die Kinder zu frühern Stunden gewöhnte. Das Frühstück sollte in dem Sommerhalbjahre nicht später, als um halb acht Uhr gehalten werden, und im Winter um acht Uhr: Auch

im

Die Schule zu Ballykelly enthielt den sechszehnten July 1787 acht und zwanzig Knaben und sieben Mädchen. Die Zunft der Funfzehner kleidet jetzt die Kinder von allen Schulen. Hier sah ich das erstemal die neueingeführte Kleidung: die Knaben bekommen ein braunes Kleid und Weste mit gelbem Vorstoß, zwey Paar leinwandene Unterkleider, zwey Hemden, drey Paar Strümpfe und drey Paar Schuhe; — die Mädchen ein Tuchcorset und Rock, zwey Hemden, zwey Schürzen, zwey Hauben, zwey Paar Strümpfe, zwey Paar einsohligte Schuhe, allein keine Hüte und Schnupftücher. Hier sind die Einkünfte gestiegen, und den 29sten Juny 1787 erhielt der Hausvater eine Nachricht von dem vermehrten Unterhalte und von der Veränderung in der Speiseordnung.

Die Schule zu Galway faßte den 1. April 1788 zwey und zwanzig Knaben in sich. — — Alle hatten Schuhe und Strümpfe, allein überhaupt sahen sie nicht gesund aus, vielleicht deswegen, weil sie sich eben noch von den Masern erholten. Für Seife, Licht und Torf wurde jährlich nur vierzehn Pfund bezahlt. — — An Handquehlen war ein völliger Mangel. — — Das Haus wurde übrigens gut unterhalten, nur sollte es geweißt werden. Die Lage

im Winter sollte um ein Uhr das Mittagsmahl und das Abendessen um sechs Uhr festgesetzt werden. Bey dem jetzt festgesetzten Unterhalte können die Kinder, wenn die Hausväter ehrlich handeln wollen, gehörig genährt werden.

Lage wäre gut, um ein Bad anzulegen. Fast immer habe ich den Aufwand für Seife angemerkt, weil sie zu Reinlichkeit ganz außerordentlich viel beyträgt, und da immer zu wenig in diesen Schulen hiervon gegeben wird, so hebt man den Urin auf, um damit die Wäsche für die Kinder zu reinigen, und dieses giebt Gelegenheit zu vielen Hautkrankheiten.

In der Schule zu Shannon Grove waren den fünften April 1788 sieben und achtzig Kinder. Hier sind so wie zu Newmarket, Castle Martyr, Castle Island, Sligo und in mehreren andern Schulen Knaben und Mädchen beysammen, welches in mehr als einem Betracht nachtheilig seyn kann. Die Knaben müssen hier spinnen, allein dies ist eine Beschäftigung, die ihnen wenig Vortheil bringt, wenn sie herangewachsen sind, und da sie eingeschlossen sind und zu viel Speichel verlieren, indem sie den Flachs feuchte machen, so macht sie dieses ungesund und giebt ihnen ein blasses Ansehen.

Die Schule zu Maynooth. Den sechs und zwanzigsten April 1788 waren fünf und dreyßig Knaben hier. Das Haus, die Bettgestelle und Betten waren vollkommen rein. Zehn bis zwölf Knaben arbeiteten in dem Garten, welcher nach irrländischem Maaße ohngefähr drey Acker betrug, und von dem Hausvater und den Zöglingen in der besten Ordnung gehalten wurde. Eigentlich sollten die Knaben in allen solchen Schulen angeführt werden Bäume zu pflanzen, zu säen und zu erziehen, und hierzu sollte von der Societät die gehörige Geräthschaft angeschafft und ein Theil des Gartens allezeit zu ihrem Unterricht angewandt werden. Für den Unterhalt täglich drey Penny. Hier war kein Krankenhaus, dies war aber auch nicht nöthig, da die Knaben so angewendet wurden. Ganz vorzüglich gut wäre es, in dergleichen Anstalten besonders Knaben zum Gartenbau anzuziehen *).

Die Schule zu Innishannon. Hier waren den 8ten May 1785 drey und dreyßig Knaben und ein Blödsinniger. Das Haus ließ keine Wiederherstellung zu: die Kinder waren sehr schmuzig und ihre Kleider voller Lumpen. Einige hatten die Krätze, und einige einen Ausschlag auf dem Kopfe. Für Seife und Lichter wurde vier Pfund bezahlt, und für Brennmaterialien funfzehn Pfund. Der den Kindern zu gebende Unterricht wird sehr vernachläßiget, obschon die Schule mit einem Schulmeister versehen ist. Dem Auftrage einer besondern Commission zu Folge waren die Kinder mehrere Monathe lang nicht in der Kirche gewesen. Einem höchst unverschämten Contract zu Folge, welchen die Commission der Funfzehner zu Dublin geschlossen hatte, hatten sie weder Schuhe noch Strümpfe, denn viele von den Schuhen, welche ich sah, waren so schlecht, daß sie kaum konnten

*) Dergleichen Institute haben wir in Deutschland und unter ihnen fällt mir besonders die Ritterakademie zu Stuttgardt, das Philantropin zu Dessau, die Freymäuerschule zu Dresden und die Erziehungsanstalt zu Schnepfenthal ein. Hier hat auch jeder Knabe seinen Garten, den er cultiviren muß. A. d. U.

ten gebraucht werden, und die Strümpfe zerrissen bey dem ersten mal Tragen.

Den achten May fand ich folgenden Bericht, welcher zwey Tage vorher von dem Arzte gegeben worden war. „Alle Knaben sind gesund." Als ich diesen sah, so konnte ich ihm meine Verwunderung darüber nicht bergen, und zeigte ihm den Zustand von einigen Kindern. Allein hierauf antwortete er mir, man pflege hier die Krätze und den bösen Grind keine Krankheit zu nennen, und man weiß jedoch, daß sogar Kinder daran gestorben sind.

Die protestantische Armenschule (Ranelagh School) zu Athlone. In den beyden Ranelaghschulen sind blos die Kinder der Protestanten: und hiervon muß ein Zeugniß von ihren Eltern oder nächsten Anverwandten vor dem Magistrate beygebracht werden. Den achten July 1787 waren hier vierzig Knaben. Die Stuben waren voller Flöhe, die Knaben voll Schmuz, hier waren keine Handquehlen, kein Wasser, keine Abtritte. Hier und in den andern Schulen; welche ich besuchte, ist das so heilsame Frischweisen mit Kalk nicht eingefuhrt, noch können auch die obern Fensterrahmen heruntergelassen werden. Der Schullehrer bekömmt sieben Pfund jährlich, und Unterhalt so viel als ein Kind bekömmt. Zwey Mägde, jede fünf Pfund, für Seife und Lichter sieben Pfund, zur Heizung zehn Pfund, für Kleidung jedes Kind ein Pfund, neunzehn Schilling drey Penny. Für die Kost wird drey Pfund, zwey Schilling sechs Penny bezahlt, und der Abzug von der Arbeit von drey Viertel der

Kinder

Kinder, wie in andern Schulen, ob schon aus einem Briefe von 9. May 1787 sich nach dem Geständniß der Gesellschaft ergiebt, daß das jetzige Einkommen des Fonds zu diesen Schulen (Ranelagh fund) beträchtlich die jährliche Ausgabe übertreffe. Im Jahre 1788 fand ich vierzig Knaben schmuzig und zerlumpt in dieser Schule, sie wurden angewendet, um schweren Schlamm in ein Lastboot zu schaffen. Die Kinder sahen durchgängig nicht freundlich aus. Der Hausvater war gestorben, und sein Sohn, der sich ganz und gar nicht zu einer solchen Stelle schickte und erst achtzehn Jahr alt war, war diesem wichtigen Amte vorgesetzt.

Die protestantische Armenschule zu Roscommon bestand 1787 aus vierzig Mädchen. In dieser und der andern protestantischen Schule hat man eine Veränderung getroffen, und die Mädchen sind jetzt da, wo gut Ackerland ist, und die Knaben hingegen da, wo ganz und gar keines ist. Hier sind zwey Acker Gartengrund, zu dessen Bearbeitung Knaben ganz vortrefflich könnten angewendet werden.

Das Haus ist rein und die Mädchen sauber gekleidet. Für Seife und Licht wird jährlich sechs Pfund gegeben. Keine Handtücher: kein Brunnen: der Bau eines Krankenhauses ist nicht ausgeführt worden.

Außer diesen Schulen sind auch noch vier Verpflegungsanstalten für Kinder unter sechs Jahren (Nurseries) eingerichtet. Eine von diesen ist zunächst

nächst Dublin, und die andern drey werden Provincial-Erziehungsanstalten genannt. Ich besuchte sie mit der größten Aufmerksamkeit, weil das zarte Alter der Kinder sie untüchtig zu harter Arbeit macht, und sie sich auch nicht über ihren Zustand beschweren oder beklagen können.

Die Erziehungsanstalt zu Monastereven enthielt den 25sten Juny 1787 acht und siebenzig Kinder, von dem Alter von zwey Jahren zu sechsen. Die Schlafstuben und Treppen waren nicht rein, die Betten schlecht, die Betttücher wie in den meisten Schulen braune Leinwand, welche den Schmuz versteckt, und niemals rein aussieht. Der Hausvater und die Hausmutter bekommen jede Person zehn Pfund; für Seife und Licht zwölf Pfund, für Heizung nur zwölf Pfund. Für jedes Kind täglich sonst einen und drey viertel Penny, jetzt zwey und einen halben Penny. Der Hausvater hält seine Mittagsmahlzeit um fünf Uhr. Er nennt sich selbst einen Apotheker, und vor Kurzen wurden sechs Guineen für Arzneyen bezahlt. Daß es nun aber nicht zweckmäßig sey, in einer Person Apotheker und Hausvater zu vereinigen, das dürfte sich wohl aus der ungewöhnlich großen Sterblichkeit der Kinder ergeben.

Den 16. April 1788 waren fünf und siebenzig Kinder in dieser Anstalt, alle waren in eine Stube oder Halle zusammengesteckt; die Stube dieser gegenüber, welche zum Schulhalten und Speisezimmer sollte gebraucht werden, wurde zu einem Backhause angewendet. Die Kinder sind voller Schmuz und nicht

nicht gehörig ausgekämmt. Vierzehn bis funfzehn hatten den bösen Grind, obschon in diesen Erziehungsanstalten die Societät für je zehn Kinder eine Wärterinn unterhält. Viele, welche erst zwey oder vier Jahr alt sind, werden mit schweren und unschicklichen Kleidern belastet. Die kleinsten Kinder werden nur dreymal täglich genährt. Als ich sie besuchte, hielten sie ihre Mittagsmahlzeit um drey Uhr und aßen Potatoes, die nicht einmal gehörig gekocht waren: fünf oder sechs, welche die kränksten waren, speisten ein Stück frisches halbgebackenes Brod, und das Getränk aller dieser war saure Buttermilch *). Der Hausvater, welcher glaubt, daß er die Arzneykunst versteht, giebt, wie er mir sagte, jedem Kinde früh Morgens Schwefel und Milch, und will dadurch allen die Krätze curiren. In seiner Rechnung vom letzten Vierteljahre standen folgende Artikel:

	L.	S.	P.
„Eilf Särge und Gräber. .	2	12	3
„Für allerhand Nothwendigkeiten für mehr als achtzig Kinder im Fieber und Keichhusten, als Wein, Weinmolken u. s. w. . .	4	11	9

Bekö-

*) Es ist sowohl höchst unbedachtsam, Kindern um drey Uhr zu Mittag zu essen zu geben, als auch besonders unrathsam, ihnen eben solche Speisen zu geben. A. d. U.

	L.	S.	P.
„Beköstigung und Lohn der Wärterin für dreyzehn Wochen Verpflegung der Kinder im Fieber und Keichhusten . .	3.	18.	6.

Als ich die Kinder im Jahre 1787 sah, so fand ich, daß sie nicht gehörig gehalten wurden, und daher fieng ich an, an der medicinischen Geschicklichkeit des Hausvaters zu zweifeln, und gab ihm zu verstehen, daß Aufmerksamkeit auf Reinlichkeit und Lebensordnung nothwendiger wären, als Arzneyen.

In diesen Erziehungsanstalten sterben immer viel Kinder, und die Krankenstuben sind immer voll.

In der Erziehungsanstalt zu Monivea waren den 2ten April 1788 zwey und zwanzig Kinder, meistens zwey bis vier Jahr alt, sie waren kränklich, hatten die Krätze, den bösen Grind und geschworene Augen: einige lagen hingebückt in Torfasche. Eines konnte nicht stehen, das andere war sehr lahm, wieder ein anderes gieng auf Kricken, und von einem Dritten, welches sehr krank zu seyn schien, erzählte man mir, daß es hierher geschickt worden wäre, weil es bey seinen Eltern nicht zuzunehmen schien. Die Kinder lagen in einem langen kalten Zimmer, welches sich über die ganze Länge des Hauses erstreckte. Diese jungen zarten Kreaturen aber sollten, da sie aus kleinen warmen Hütten kommen, nicht unmittelbar in solche große weitläuftige Zimmer gebracht werden, sondern sie müssen an solche nach und nach

gewöhnt

gewöhnt werden. — Der Gehalt für den Hausvater und die Hausmutter ist zwanzig Pfund, für Seife und Lichter wird acht Pfund, und für Heizung zwey und zwanzig Pfund, zehn Schilling bezahlt. Das Wasser ist eine englische Meile von der Schule entfernt.

Der Aufseher wohnt eine und eine halbe Meile davon. Wie es scheint, so macht er die Berichte, ohne selbst hingekommen zu seyn. Das Zimmer, in welchem die Vorgesetzten zusammen kommen sollen, wird zu einem Boden für Haber des Aufsehers gebraucht.

Zu den Bemerkungen, welche ich bis jezt von den Armenschulen, welche ich besuchte, niedergeschrieben habe, wird es nicht unschicklich seyn, noch folgende Vorschläge zu Verbesserungen hinzuzusetzen.

Auf der Tafel, welche die Speiseordnung angiebt, sollte die Menge und die Beschaffenheit für jeden Tag in der Woche angegeben seyn. Der Hausvater und die Hausmutter sollten dabey seyn, wenn die Kinder speisten, und sollten mit ihnen halb ein Uhr zu Mittag essen, damit die Arbeiten in dem Hause nicht unterbrochen werden, und sich die Kinder nicht an zu späte Stunden gewöhnen möchten. — Die Vorschriften für die Hausväter, — Kinder — und Aufwärter sollten gedruckt, und an einer Tafel aufgehängt werden, und eine Klingel sollte gezogen werden, so oft Aufstehezeit, Zeit zum Beten, zum Mahlzeiten u. s. w. wäre.

Ueber jede funfzehn Kinder sollte eine Wärterin gesetzt seyn, und in großen Schulen sollte auch ein Koch da seyn, welcher mit über das Milchhaus müßte gesetzt seyn. Der ganze Sonnabend sollte zu der Reinigung des Hauses bestimmt seyn. Für Seife, Stärke, Licht und Heizung sollte mehr aufgewendet werden, und gehörige Geräthschaften sollten zur Reinigung der Zimmer da seyn. — — — Die Wäsche für die Kinder sollte wöchentlich zweymal gewechselt werden. — — — Für je zwey Kinder sollte wenigstens eine Bettstelle (crib bedstead) und für die kranken Kinder einzelne Betten da seyn. In dem Schlafzimmer des Hausvaters oder der Hausmutter sollte ein Fenster seyn, damit sie in den Schlafsaal der Kinder sehen könnten. In jedem solchen Hause sollten Krankenstuben seyn mit gehörigen Bettgestellen und Betten, und diese sollten nett und rein gehalten werden. Jedes Haus sollte einmal jährlich geweißt werden *). Die obern und untern Fensterrahmen sollten beweg-

*) Ich habe öfters erwähnt, daß in den Gefängnissen, Spitälern und Schulen dieser Gegenden das Weisen zu sehr vernachläßiget würde, wenn sie mir sehr schmuzig vorkamen; denn dieses ist der Gesundheit ganz außerordentlich zuträglich, ist nicht eben kostbar und haucht besonders jungen Personen eine Liebe zur Reinlichkeit ein. In Ansehung des letzten Umstandes, so bin ich aus Erfahrung in einigen ähnlichen Fällen überzeugt, wie ich zu wiederhohltenmalen gesehen habe, daß, wenn ich alte Hütten niederriß, welche einen Boden von Leim, keine Speisekammer, keinen Brunnen, keinen Holzschuppen oder irgend ein Privet hatten, und neue mit

beweglich seyn — — Eine Milchstube und eine Speisekammer sollte in jedem solchen Hause sich vorfinden, auch ist ein Brunnen und ein schickliches Bad nothwendig, ein gehörig eingerichteter Cloak mit Abtheilungen: nur der Hausvater sollte sich einen Hund halten, keine Schweine und Hühner dürfen in das Haus eingelassen werden. — — — Der Haus-

mit diesen Bequemlichkeiten anbaute, welche auch auswendig und inwendig geweißt wurden, so wurden eben diejenigen Familien, welche vorher säuisch und schmuzig gewesen waren, bey dieser Veränderung in ihren Wohnungen in Ansehung ihrer Person, ihrer Häuser und Gärten reinlich und nett. — Diesen Beobachtungen zu Folge, welche ich während meines Aufenthalts in Bedfordshire machte, geschahe es, daß die Verordnung wegen des Weisens der Gefängnisse mit in die Akte von der Verpflegung der Gesundheit der Gefangenen gebracht wurde. — In Betracht dessen, was ich von der Reinlichkeit gesagt habe, will ich noch hinzusetzen, daß der lebendige Kalk in siedendem Wasser muß geschlemmt und sogleich gebraucht werden; dieses bringt nicht nur die Würmer und Insecten um, sondern ist auch eines der allerwirksamsten fäulnißwidrigen Mittel. Um diese Thatsache zu bestätigen, will ich nur ein Beyspiel anführen. Dr. John Hope, der erste Arzt des königl. Krankenhauses zu Edimburg versicherte mir, als ich ihn einmal besuchte, daß zwey oder drey Jahre zuvor ein Faulfieber in diesem Spitale, und besonders in einem großen Saale vorzüglich grassirt und einige Zeitlang viel Menschen umgebracht hätte, welches nach dem Weisen der Wände ausgerottet worden wäre, als vorher keine andern Mittel hätten helfen wollen.

vater und die Hausmutter müssen die Kinder in die Kirche und aus der Kirche begleiten und auch darinnen bey ihnen sitzen und auf sie Acht geben. — — — Ueber vier Stunden sollen die Kinder täglich nicht arbeiten, und die Hausväter und Hausmütter sollen darüber die Aufsicht nicht haben. — — — Große und hübsche Gärten sind erforderlich, um gleich Gemüße bey der Hand zu haben, und um den Knaben eine Beschäftigung und einen Unterricht zu verschaffen. — — — Die Mädchen können zum Spinnen und Stricken angezogen werden, sie können ihre Wäsche machen und ausbessern, und in aller Art von haushälterischen Arbeiten hülfreiche Hand leisten. — — — Den Hausvätern und Hausmüttern muß verboten werden, Milch, Butter und Käse zu verkaufen.

Wenn die Besitzungen der Gesellschaft nicht urbar sind, so sollten jedes Hausvaters Unkosten, um mit Leim, Mergel und so weiter sie zu verbessern, von der Vorsteherschaft des Orts (local commitee) ihm reichlich wieder erstattet werden, im Fall er entlassen wird oder stirbt.

Jeder Mann von Stande, der sich zur protestantischen Kirche bekennte, und zehn Meilen im Umkreise von der Schule wohnte, sollte ernstlich ersucht werden, von der Vorsteherschaft des Orts zu seyn, zu dem die Schule gehörte, und sollte dieselbe auch fleißig besuchen. Die Frauen, die in der nemlichen Entfernung von der Schule wohnten, sollten ebenfalls gebeten werden, die Schulen mit ihren Be-

suchen

suchen zu beehren, und beyde sollten ihre Anmerkungen in ein Buch schreiben, welches zu dieser Absicht könnte gehalten werden *).

Der Vorsteherschaft jedes Ortes sollte erlaubt seyn, Belohnungen für die reinlichsten, ordentlichsten und fleißigsten Kinder auszusetzen, so wie überhaupt für diejenigen, welche sich am meisten auszeichnen. Dieses müßte mit einer gewissen Feyerlichkeit und einem lauten Beyfalle geschehen, daß sie so rührte, daß die Nacheiferung bey ihnen erwachte, und dieses zwar in der Gegenwart von Personen, für welche die Kinder Ehrfurcht haben müssen, und es sollten die Namen der Kinder, welche Prämien erhalten, in des Aufsehers Buch geschrieben, und zu der Vorsteherschaft der Funfzehner nach Dublin geschickt werden.

Die Vorsteherschaft der Funfzehner sollte auf die Bemerkungen jeder besondern Vorsteherschaft wieder besonders Achtung geben.

*) In Deutschland sind mir mehrere Orte in Obersachsen, Niedersachsen und im Reiche bekannt, wo Frauen sich mit vollkommen edlen und thätigen Gesinnungen der Verpflegung der Kranken und Armen annehmen, indem sie nicht nur für ihre Wäsche und die Güte ihrer Speisen sorgen, sondern die Spitäler auch wohl gar selbst besuchen. Wer wollte hier nicht auch der Madam **Necker** gedenken, die sich des Hospice de Charité so thätig annahm. Da die Sache so gut und wichtig ist, und schon von sich selbst spricht, so bedarf es keiner Aufmunterung weiter. A. d. U.

Einige von diesen Bemerkungen machte ich schon in meiner ersten Schrift; allein da ich von ihrer vorzüglichen Wichtigkeit vollkommen überzeugt bin, so habe ich sie hier wiederholen wollen. Vielleicht wird man sagen, daß die Veränderungen, welche ich vorschlage, zu kostspielig seyn dürften; allein ich vermuthe mit Sicherheit und gar zu sehr, daß die Kargheit der Societät bey der Versorgung mit Speise und Trank, Kleidung u. s. w. welche schon lange Zeit her von denen, welche die Kinder besuchten, wahrgenommen wurde, und welche sie in der Kirche gesehen hatten, aller Wahrscheinlichkeit nach die Subscriptionen sehr vermindert habe, da hingegen diese Verbesserungen ohnstreitig die Zahl der Subscribenten vermehren und wiederersetzen würden. Sie würden wenigstens der Gesellschaft wieder Credit verschaffen, und der protestantischen Kirche Ehre bringen.

Ohnmöglich kann ich hier meinen Wunsch zurückhalten, welchem zu Folge ich die Wohlthaten einer zweckmäßigen Erziehung allgemeiner über Irrland auszubreiten wünschte. Wenn in jeder Dioces Freyschulen zum ersten Unterricht und zu Unterweisungen in der Moral für die Kinder beyder Geschlechter und jedes Glaubens errichtet würden, so würde dieses vielleicht mehr, als sonst etwas die Sitten der irrländischen Armen mildern, und die Jugend in den Stand setzen, den verschiedenen Verleitungen zu Fehlern zu widerstehen, denen sie in ihren vollgedrängten Hütten unvermeidlich ausgesetzt sind.

Die

Die niedrige Volksclasse in Irrland ist ganz und gar nicht abgeneigt, ihren Kindern eine verbesserte Erziehung zu geben. In den Hütten auf der Landstraße sah ich verschiedene Schulen, in welchen für drey Schilling, drey Penny nach irrländischem Fuße, vierteljährig Kinder im Lesen, Schreiben und Rechnen unterrichtet wurden. Einige von ihnen fragte ich aus, um zu sehen, wie weit sie es gebracht hätten, und fand sie weit besser unterrichtet, als die Kinder von gleichem Alter in den Armenschulen. Sie sahen rein aus und waren gesund, und bestanden aus Kindern sowohl von protestantischen, als katholischen Eltern. Ich hoffe, daß man mir als einem Protestanten nicht vorwerfen wird, als ob mir meine Religion gleichgültig wäre, wenn ich meine Wünsche vortrage, welche darinnen bestehen, daß man diese Unterschiede bey der Erziehung weniger in Obacht nehmen möchte, und daß das Wachsthum des Protestantismus hauptsächlich auf der Verbreitung einer gesunden Moral und brauchbarer Kenntnisse beruhe.

In Schottland hat fast jedes Dorf seinen bestätigten Schulmeister, und die wohlthätigen Wirkungen hiervon sind überall sichtbar: denn daher kömmt es ganz vorzüglich, daß die zahlreichen Emigranten aus dieser Gegend fast über ganz Europa verbreitet, mit so vieler Empfehlung und Vortheil und Nutzen zu den verschiedenen Stationen sich schicken *).

 Die

*) Aus Dr. Johnsons Rede an die Societät in Schottland, die zur Verbreitung der christlichen Lehre errich-

Die Sonntagsschulen, welche neuerlich durch die Mildthätigkeit des Publikums in vielen Theilen von England sind gestiftet worden, werden ohngezweifelt ähnliche gute Wirkungen in einem gewissen Grade hervorbringen, wenn die Wohlthäter ihren Eifer und ihre Aufmerksamkeit nicht etwan sinken lassen. Allein kein Plan, den ich für den ausführlichen Unterricht der Armen in Vorschlag gebracht gesehen habe, hat mir mehr gefallen, und mir besser ausgedacht geschienen, als ein neuerlich von den Vorstehern des Blaumantelhospitals (Blue coat Hospital) in Chester vorgeschlagner, bey welchem zu der alten Einrichtung eines Hospitals für arme Kinder, noch eine wohlthätige Anstalt zur Erziehung einer großen Anzahl von

errichtet ist, vom Jahre 1786 ersehen wir, daß ohngefähr sieben tausend arme Kinder in dem Christenthume, Lesen, Schreiben, Rechnen und andern nützlichen Kenntnissen unterrichtet werden. Diese Societät bestreitet dieses alles mit einer Summe, welche 2000 Pfund nicht überschreitet, und sucht durch hundert und achtzig Schulen soviel Kinder in den Hochlanden und den Inseln zu erziehen. Allein sie könnte mit einer so kleinen Summe nicht soviel ausrichten, wenn nicht die Einwohner der dasigen Gegenden etwas zum Unterhalt der Schulmeister, so auch vierteljährige Gebühren, Schulhäuser, Brennmaterialien u. s. w. hergäben. Vortrefflich ist es auch, daß jährlich Commissionen niedergesetzt sind, um sie auch in allen kleinen Stücken zu revidiren. Auch ist von der Societät die Einrichtung getroffen worden, daß sie aller drey Jahr von einem Orte zum andern verlegt werden.

von außerhalb der Schule wohnenden Schülern ist verbunden, und von dem glücklichsten Erfolge gekrönt worden. Ich will daher folgende besondere Nachricht davon hier abdrucken lassen:

„Seit vielen Jahren her hat das ganze Ein„kommen dieser wohlthätigen Anstalt sich auf den „Unterhalt und die Erziehung von dreyßig Knaben „erstreckt, welche man jetzt die Schule bewohnende „Schüler (in-Scholars) nennt. Die jährliche „Ausgabe für einen im Hause wohnenden Schüler hat „ohngefähr dreyzehn Pfund betragen, und die Erzie„hung jedes Knaben vier Jahr lang hat zwey und „funfzig Pfund gekostet. Solche reichliche und milde „Wohlthaten hat man aber nur wenigen zutheilen „können, und es mußte also eine weit größere An„zahl gleichfalls armer Knaben unbeschäftigt und ohne „Unterricht zu Männern heranwachsen."

„Im Jahre 1781 wurde daher, weil die Ein„künfte des Hospitals sich vermehrt hatten, in Vor„schlag gebracht, noch sechzig Knaben mehr als Ex„traneer oder außer der Schule wohnende Schüler zu „erziehen. Diese sollten Unterricht im Lesen, Schrei„ben und Rechnen erhalten, aber nicht gekleidet, un„terhalten und zur Wohnung in das Haus aufgenom„men werden. Erst im Herbst 1783 wurde dieser „Vorschlag ausgeführet. Die sechzig neuen Schüler „machten im Lesen und Schreiben beträchtliche Fort„schritte, und gefielen durch ihr anständiges Be„tragen so sehr, daß man im December 1784 vom „neuen antrug, die Zahl der außer dem Hause

„wohnenden Schüler zu verdoppeln; welches auch so-
„gleich von einer zahlreichen und ehrwürdigen Ver-
„sammlung der Vormünder und Vorsteher ein-
„stimmig gebilliget wurde. Zwey Lehrer unterrich-
„ten nun hundert und zwanzig außer der Schule woh-
„nende Schüler. Dem ersten Lehrer sind zum jähr-
„lichen Gehalt vierzig Pfund, und dem zweyten fünf
„und zwanzig Pfund ausgesetzt worden. Die Aus-
„gabe für einen außer dem Hause wohnenden Schüler
„zur jährlichen Besoldung des Lehrers beträgt also nur
„zehn Schillinge und zehn Penny; die jährlichen Ko-
„sten eines jeden Knaben für Bücher belaufen sich
„nicht höher als auf einen Schilling, viertehalben
„Pence, und für Feurung auf fünftehalben Pence.
„Jeder Schüler erhält überdies noch jährlich eine
„grüne Mütze, welche einen Schilling, sechs Penny
„kostet. Hieraus sieht man, daß die jährliche Aus-
„gabe für einen außer dem Hause wohnenden Schü-
„ler nur vierzehn Schillinge beträgt; folglich wird
„auf einen Alumnen oder in der Schule wohnenden
„Schüler mehr Geld verwendet, als die Erziehung
„von achtzehn außerhalb der Schule wohnenden Schü-
„lern kostet.“

„Eine gute Erziehung wird nun dreyßig Alum-
„nen, und hundert und zwanzig blos den Unterricht ge-
„nießenden Schülern gegeben, welche zusammen mehr
„als ein Drittel aller in Chester befindlichen
„Knaben ausmachen. Nach der Regel werden die
„Knaben gegen das neunte Jahr in die Schule auf-
„genommen, damit ihr Unterricht in dem Alter

„vollen-

„vollendet ist, in welchem sie gewöhnlich in die Lehre „gehen. Von dem außerhalb den Hause wohnenden „Schülern, welche bereits zwey Jahre lang in die „Schule gegangen sind, werden funfzehn der besten „zu Alumnen auf zwey Jahre erwählt; und die„jenigen Knaben, welche diese Wahl nicht trifft, „müssen zwey Jahre länger als Extraneer in der „Schule bleiben.“

„Eine nicht geringe Aufmerksamkeit des Pu„blikums verdient besonders der Umstand, daß hier „zwey Lehrer hundert und zwanzig Knaben vollkom„men unterrichten können. Bey dem Examen im „vergangenen April konnten alle Knaben, welche „zwey Jahre in dieser Schule gewesen waren, sehr „gut lesen, schreiben, rechnen und auf die Ihnen „aus dem Katechismus vorgelegten Fragen treffend „antworten, obgleich verschiedene bey ihrer Aufnahme „in die Schule noch keinen Buchstaben kannten *).“

In

*) Nachricht von dem Zustande des Blaumantel (Blue coat) Hospitals in Chester vom 1. May 1786. bis 1. May 1787.

Folgende Stelle aus den Betrachtungen über die Chesterschule enthält sehr richtige und passende Urtheile. „Ein seltsames und schädliches Vorurtheil gegen die „Erziehung armer Kinder hat sich so allgemein ver„breitet, daß dadurch die Wirkungen der Wohlthä„tigkeit und des Eifers zur Beförderung der mensch„lichen Wohlfarth zurückgehalten worden sind. Einige „haben nämlich behauptet, daß eben die unwissendsten

„und

In sehr vielen Schulen, die ich sahe, bemerkte ich außer andern Unregelmäßigkeiten vorzüglich ein auffallend rohes Betragen der Knaben; und doch muß meiner Ueberzeugung nach bey einer guten Erziehung eben so sehr auf den Unterricht, als auf gefällige Sitten gesehen werden. Zu ihrer Verbesserung in dieser Hinsicht könnten vielleicht einige Winke von den Vorschriften der vortrefflichen Anstalt genommen werden, welche die Quäcker zur Erziehung der Kinder ihres Glaubensbekenntnisses zu Ackworth in Yorkshire errichtet haben, und worin die Regeln, die ich hier mittheilen will, genau beobachtet werden.

„Vor-

„und rohsten der tugendhafteste, glücklichste und nütz-„lichste Theil des Menschengeschlechts sey; und es ist „kaum glaublich, daß eine dem gesunden Menschen-„verstande und der täglichen Erfahrung so zuwider-„laufende Meinung den nachtheiligen Einfluß auf „die Mildthätigkeit der Menschenfreunde haben „konnte, den sie doch wirklich gehabt hat. Man be-„obachte aber nur den Charakter der Maurer, der Ti-„scher, der Schuster und anderer Handwerker, so „wie aller Bedienten, und man wird gewiß finden, „daß die rechtschaffensten, sittsamsten, arbeitsamsten „und sowohl für ihre Familieen, als für das Publi-„kum nützlichsten diejenigen sind, welche zur gewissen-„haften Beobachtung des Gottesdienstes angehalten, „und von Jugend auf über ihr sittliches Betragen so „wie im Lesen, Schreiben und Rechnen unterrichtet „worden sind.

„Vorschriften für die Schullehrer."

„Den Sommer hindurch soll die Schule um „halb sieben frühmorgens, im Winter aber um halb „acht anfangen, und zuförderst bis acht Uhr dauren. „Nach dem Frühstück fangen die Lehrstunden um neun „wieder an, und werden erst um zwölf Uhr geschlos- „sen. Nach Tische fangen sie um zwey an, und hö- „ren um fünf Uhr wieder auf. Diese Zeiten müssen „so viel möglich genau beobachtet werden."

„Die Lehrer müssen genau darauf sehen, daß „die Kinder pünktlich, so bald als geklingelt worden „ist, in die Schule kommen, daß sie sich dabey ru- „hig und anständig betragen, Gesicht und Hände „rein gewaschen, das Haar aber ausgekämmet haben, „und daß jeder seinen ihm angewiesenen Platz ein- „nehme."

„Mit den Knaben soll buchstabiret, gelesen „und die englische Grammatik durchgegangen werden. „Nach Mittage müssen die Knaben, welche früh ge- „schrieben haben, lesen; und umgekehrt, welche früh „gelesen haben, müssen nach Mittage zu dem Schrei- „bemeister gehen."

„Damit die etwa nöthigen Strafen mit Kälte, „mäßig und dem Vergehen genau angemessen voll- „zogen werden, so soll folgendes Verfahren be- „obachtet werden: Der Schatzmeister und jeder Leh- „rer halten ein Buch, und zeichnen darin die Feh- „ler auf, welche den Tag über begangen worden „sind."

„sind. Einmal wöchentlich oder öftrer gehen diese „dann zusammen, schlagen ihre Bücher nach, und „vollziehen hierauf die abgeredeten Strafen, wobey „sie allezeit sich bemühen müssen, die Kinder zu über„zeugen, daß die einzige Absicht der Züchtigung ihre „Besserung und Warnung für andere ist, keine ähn„lichen Fehler zu begehen."

„Sonntags Abends sollen sie sich mit den Kin„dern und Hausgenossen versammeln, und aus der „heiligen Schrift oder andern die Religion betreffen„den Büchern solche Stücke vorlesen oder vorlesen lassen, „welche belehren und ihnen verständlich sind."

„Insbesondere müssen sie sich bemühen, mit „Gottes Beystande, den Kindern Liebe zur Wahr„heit und Treue, und Abscheu vor Falschheit einzu„flößen; hauptsächlich aber in ihnen den Gedanken „an ihren Schöpfer lebhaft unterhalten, indem die „Furcht für Gott sie vor mannichfaltigen Versuchun„gen bewahren wird, in welche sie fallen könnten; „und ihnen einschärfen, daß man nur bey dem Be„wußtseyn, weder Gott noch seinen Nebenmenschen be„leidigt zu haben, glückselig seyn könne."

„Allgemeine Regeln, welche genau von allen Knaben in der Ackworth-Schule befolgt und ihnen jeden Monat einmal vorgelesen werden müssen.

„Im Sommer sollen sie um sechs, und im „Winter um sieben Uhr aufstehen; dann müssen sie

„sich

„sich ruhig und ordentlich ankleiden und den Tag mit „Gebet zu Gott anfangen.

„Vor allen Dingen müssen sie sich Hände und „Gesicht waschen, und wenn die dazu bestimmte Glocke „angezogen wird, sollen sie sich in einer gewissen Ord„nung versammeln, anständig in die Schule eintreten, „ohne Geräusch und Lärm ihre Plätze einnehmen, „und wenn der Lehrer es befiehlt, ihre Arbeit an„fangen.

„In der Schule sollen sie sich alles Redens „und Flüsterns enthalten, und verlangt der Lehrer, „daß sie ihre Lection ihm wiederholen, so sollen sie ver„nehmlich und deutlich reden.

„In keinem Falle sollen sie aus der Schule weg„bleiben, noch ohne Erlaubniß außerhalb der Grenzen „des Schulgebäudes gehen.

„Wenn die Glocke zum Frühstück, Mittags„mahl oder Abendessen läutet, sollen sie sich still und „in gehöriger Ordnung versammeln, zuvor Hände „und Gesicht gewaschen, die Haare gekämmet u. s. w. „haben. Ruhig sollen sie dann in den Eßsaal kommen „und mit Anstand essen.

„Sie sollen sich nicht zanken, mit Stöcken, „Steinen und Koth werfen, einander schlagen, oder „zerren und raufen. Auch sollen sie sich nicht über „unbedeutende Kleinigkeiten beklagen, und bey ihren „Spielen sich jederzeit in den Gränzen der Mäßigkeit „und des guten Anstands halten.

„Sie sollen ohne Erlaubniß weder borgen, noch „leihen oder vertauschen, und sich genau allen Ar„ten Spiele entziehen, welche ihnen nicht verstattet „sind. Niemals sollen sie lügen, noch den Namen „Gottes mißbrauchen, oder über den Greis und Krüp„pel spotten.

„Wenn ein Fremder mit ihnen spricht, sollen „sie aufstehen, ihm das Gesicht zuwenden, und „nicht nur bescheiden, sondern auch verständlich „antworten.

„Wenn sie in die Kirche gehen, darinnen „sind, oder aus derselben kommen, erwerbe ihnen ein „anständiges und geziemendes Betragen jedermanns „Beyfall.

„Ihre ganze Aufführung und ihr Umgang zeige, „daß sie ihre Pflichten gegen ihre Lehrer kennen. „Gefällig und wohlwollend gegen ihre Mitschüler sey „ihnen in allen Fällen das Gebot Christi gegenwärtig: „**Was du willst, daß dir die Leute thun sollen, „das thue ihnen auch.**

„Abends sollen sie sich im Speisezimmer ver„sammeln, daselbst niedersitzen, wenn ihre Namen „ausgerufen werden, antworten, und aufmerksam „das anhören, was ihnen aus der Bibel oder irgend „einem andern Buche von diesem Inhalte vorgelesen „wird. Hierauf sollen sie still in ihre Schlafstuben „gehen, sich entkleiden, und ihre Sachen ordentlich „zusammen an die gehörigen Stellen legen; zuvor „aber mögen sie noch freundlich erinnert werden, den

„Tag,

„Tag, so wie sie ihn angefangen haben, auch mit dem „Gedanken an ihren Schöpfer, dessen Güte sich über „alle seine Werke erstrecket, zu beschließen.

Die Vorschriften für die Mädchenschulen sind beynahe dieselben, und ich werde sie daher weglassen.

Ich kann diese Materie nicht besser als mit den Worten meines eben so gelehrten als verehrungswürdigen Freundes, des D. Price, schließen: „Schulen", sagt er, „sind die Quellen der Gesellschaft, welche, „je nachdem sie schlammig oder rein dahin fließen, „über die folgenden Menschengeschlechter Laster und „Elend, oder im Gegentheil Tugend und Glückseligkeit ergießen. Von der Richtung, die unser „Geist bey Entwickelung seiner Fähigkeiten erhält, „hängt eben so sehr sein künftiges Schicksal ab, als „von der Beschaffenheit der Erziehung überhaupt die „Ehre und Würde unsers Geschlechts."

Achter Abschnitt.

Von den Gefängnissen und Spitälern in England.

Der Tower.

Der Tower ist blos ein Gefängniß in England für die Staatsgefangenen von Range. Hier ist seit dem Hrn. Laurens und also seit dem 31sten December 1787 kein Gefangener gewesen.

Hier fand ich 1787 eine große Menge Schiffseile und altes zu Schiffen gehöriges Strickwerk, und da ich wiederum die Gefangenen in den Zuchthäusern in und außerhalb London, ohne Beschäftigung gefunden habe, so kann ich mir nicht verwehren, meine vormalige Bemerkungen zu wiederholen: „daß, wenn „die großen Quantitäten von alten großen Schiffseilen „und Stricken, welche in dem Tower über einander „gehäuft sind, an die verschiedenen Innhaber der „Zuchthäuser in und um London ausgetheilt würden, „um benutzt zu werden, und prompte Bezahlung da„für zu erhalten, die Innhaber sich nicht würden „entschuldigen können, als ob sie die Gefangenen „nicht anwenden könnten.„

New-

Newgate.

Unverändert *). In drey oder vier Zimmern waren nahe an einhundert und funfzig Weiber ganz enge beysammen, viel junge Personen bey den alten und abgehärteten Bösewichtern, einige von ihnen waren schon über zwey Jahr im Gefängniß: auf der Männerseite waren viele Knaben von zwölf bis vierzehn Jahren, einige fast nackend. In dem Krankenhause der Männer waren nur sieben eiserne Bettstellen; und da nun bey meinem letzten Besuche zwanzig Kranke hier waren, von welchen einige nackend, voller Geschwüre und in einem elenden Zustande waren, so mußten sie auf dem Boden liegen, und hatten blos eine rauche Bettdecke. In dem Krankenhause für die Frauen waren vier Kranke, es ist nur funfzehn Fuß und einen halben lang, zwölfe breit, hat nur ein Fenster; keine Bettstellen, die Abtritte sind übelriechend; das Gefängniß nicht geweiset. Der Innhaber bekömmt 450 Pfund statt der Erlaubniß des Bierschenkens. Ich fand einige Schuldner, welche in ihren Stuben Fässer Bier zum Verkauf hatten; und da, wo die Verbrecher aufbewahrt wurden, stand eine Person mit Bierkannen. Bey meinem letzten Besuche gieng ich mit Herrn Curtis dem neuen Sheriff durch die Stuben der Missethäter. Ich hoffe von seiner Thätigkeit und seinem Eifer, daß er etwas für die armen Nackenden thun werde, welche

*) S. Howard über Gefängnisse und Zuchthäuser von Köster S. 275.

die letzten Sheriffs ihm überließen. — Die Kost in Ansehung des Brodes sollte im Ganzen gewogen, und täglich den Gefangenen überliefert werden *). Ohnerachtet die Schuldner entfernt, und von den übrigen Gefangenen getrennt sind, und ob schon auch Verbesserungen in den Gefängnissen gemacht worden sind, so fährt doch noch ein frecher und ungebundener Geist von Ruchlosigkeit und Gottlosigkeit fort, unter der niedern Classe des Volks in London zu gelten.

1787 den 18. März 140 Schuldner, 350 Verbrecher u. s. w.

1788 den 26. Aug. 114 Schuldner, 499 Verbrecher u. s. w.

nemlich unter den Schuldnern 96 Männer, zwölf Weiber, 5 landschaftliche Schuldner (County Court Debtors) 1 Accis-Schuldner (Excise Deb-

*) In allen Gefängnissen, in welchen viele mit Brod bedient werden, sollte man, ob man schon nicht vermuthet, daß ein jedes Brodgen sollte gewogen werden, dennoch sie alle auf das allergenaueste wiegen. In jeder Stube ist hier ein ordentlicher Gefangener, welcher die Aufsicht über die Reinlichkeit der Stube hat, ein Stubengeselle, (wardsman) welcher dieselbe ausscheuern, fegen und frisch und reinlich halten muß, und welcher viele Jahre lang einen doppelten Unterhalt an Brod erhielt, bis der verstorbene Sheriff Sir Robert Taylor es ihm nahm. Ich wollte, daß man mit dieser kleinen Aufmunterung noch ferner fortgefahren wäre. Wie ungemein gelassen weist nicht hier Hr. Howard den und unfreundlichen Sheriff zurück.

Debtor); unter denen zum Tod Verurtheilten 10 Männer und 1 Frau, zum Tod Verurtheilte, deren Execution noch aufgeschoben, 63 Männer und 19 Weiber; zum Transportiren 183 Männer und 103 Weiber; für Geldstrafe Gefangene (Fines) 40 Männer und 4 Weiber; im Verhör 57 Männer und 19 Weiber.

Den ersten October waren noch immer eben so viel Gefangene da, als bey meinen ersten Besuchen.

New Ludgate.

Hier sind einige Verbesserungen vorgenommen worden. Es sind vier Heerde (fire places) angebracht worden: vermittelst zweyer Röhren, von denen auf jeder Seite eine steht, wird hinreichend viel Wasser herbey geleitet. Das Gefängniß ist reinlich und ruhig. Der Lord Mayor liefert dreymal sechs und dreyßig Scheffel (chaldrons) Kohlen und die Sheriffs zween, wie gewöhnlich. Dem Innhaber ist das Bierschenken untersagt. In dem großen Arbeitssaale fand ich allezeit entweder Stuhlmacher, Korbmacher oder Böttcher. Besser wäre es, wenn der Hof mit flachen Steinen gepflastert, und der reichliche Vorrath von Wasser durch den stinkenden Abtritt durchgeführt wäre. Als ich mit dem Innhaber sprach, so sagte er mir, daß sich die Gefangenen jetzt die Schenkfreyheit anmaßten.

Poultry Compter.

War 1787 rein und neu geweist. Die Missethäter von beyden Geschlechtern waren unter einander in einem engen Zimmer. Wegen der tadelnswürdigen Gelindigkeit der Sheriffs werden vom Morgen bis zum Abend Besuche zugelassen, und für immer sind Personen an dem Thorwege, welche den Gefangenen Bier bringen *). Die Verbrecher bekommen einen und einen halben Pence Unterhalt an Brod, welches 1787 siebenzehn Unzen wog, und die Schuldner ein Penny Brod, welches 1788 eilf Unzen wog. Diese bekommen auch wöchentlich von den Sheriffs Fleisch und Kohlen. Der Gehalt des Innhabers beträgt hundert und funfzig Pfund, welche ihm statt der Erlaubniß Bier zu schenken, zu Theil worden sind.

Das

*) Ein Vortheil, den man sich von der Abschaffung der Schenkgerechtigkeit in den Gefängnissen versprach, bestand darinnen, daß man die Cameraden der Verbrecher hindern wollte, mit einander zusammen zu kommen, welches eine Gelegenheit gab, heimlich ferner Unheil und Unordnung anzuzetteln, und war abgesehen, Anklagen zu unterdrücken, wegen der falschen Hoffnungen, mit welchen ihre Cammeraden sie vor ihren Verhören aufmunterten; allein durch die ununterbrochenen Besuche ihrer Freunde, und durch die Erlaubniß, daß ihnen aus gewissen öffentlichen Häusern Bier, Wein u. s. w. zugesteckt wird, ist der im Sinn gehabte Vortheil größtentheils verfehlt und vereitelt worden.

Das Zuchthaus zu Clerkenwell.

Das Gefängniß war ganz rein, und die Zimmer wurden täglich gereiniget. Die Gefangenen beyder Geschlechter waren armselige und höchst schmuzige Gegenstände des Mitleids und fast nackend: alle ohne Beschäftigung und ohne Betten *). Der Unterhalt beträgt täglich ein Pfund Brod, und die, welche Schulden wegen sitzen, bekommen noch außerdem für einen Penny werth Brod und für einen Penny werth Käse. — Der Hausvater bekömmt jährlich funfzig Pfund, welches durch die zufälligen Einkünfte bis auf dreyhundert Pfund wächst **).

Nun will ich eine kurze Nachricht von den Spitälern in dieser großen Hauptstadt geben, und sie mit Anmerkungen begleiten, die mir beyfielen, als ich sie das letztemal besuchte.

Das London Hospital.

Das London Hospital (in White chapel Road) ist ein geräumiges Gebäude für die Aufnahme und Wiederherstellung kranker und verwundeter Seeleute u. s. w. Es besteht aus achtzehn

*) Ich muß mit Sorge bemerken, daß man auf die Betten einen so wichtigen Hülfsmittel zur Gesundheit, zu wenig Achtung giebt.

**) In einigen Gefängnissen und Zuchthäusern bekommen die Hausväter und Zuchthauswärter ein bestimmtes Salar statt der zufälligen Ein[illegible]e, und dieses ist für die unglücklichen Gefangenen weit besser.

Zimmern, allein sieben sind davon nur besetzt; einige sind zwey bis drey Jahre schon verschlossen gewesen. Die Säle sind überhaupt zwanzig Fuß weit, und zwölfe hoch, und jeder enthält ohngefähr achtzehn Betten, welche keine Himmel haben. Ueber den Thüren sind viereckigte Oeffnungen. Die Gänge, welche acht Fuß breit sind, sind dunkel. Für das Wasser sind hier keine Cisternen, und die Abtritte sind sehr stinkend. In diesem und unsern übrigen Spitälern sind Kranken mit innerlichen und äußerlichen Krankheiten beysammen. In der mittlern Etage sind die Frauenspersonen, und in der untern und obern die Mannspersonen. Wäre es nicht vielleicht besser, wenn die Männer auf der einen Seite und die Weiber auf der andern Seite wären? Auch wollte ich wünschen, daß man den Patienten, aus der Judengemeinde zwey besondere Säle anweisen könnte, da diese bey ihrem zu geringen Unterhalt an Brod und Bier, welche nur zwey Pence Halfpenny täglich beträgt, fast verhungern müssen. Vielleicht, daß durch Subscriptionen der Wohlhabenden ihrer Gemeinde eine besondere Aufmerksamkeit auf sie könnte verwendet werden. In einem schmuzigen Zimmer ist eine Abtheilung für ein kaltes und für ein warmes Bad angelegt, von dem man aber, wie es scheint, selten Gebrauch macht. Die Säle sind zwar nicht schmuzig, allein seit einigen Jahren ist das Haus nicht geweißt worden, noch hat es weder von auswendig, noch von inwendig ein reinliches Ansehen. Die Kranken werden mit vieler Großmuth aufgenommen, ohne irgend etwas dafür zu bezahlen oder den Aufwärtern und so weiter dafür etwas zu geben, noch haben sie irgend einige Ausgaben für die Begräbnißkosten oder ihren Abgang aus dem Spital zu bezahlen; allein für eingepfarrte Armen und Soldaten müssen täglich für ihren Unterhalt vier Pence bezahlt werden. — Alle Ankommende, sie mögen nun empfohlen seyn oder nicht, werden zu einer jeden Stunde des Tages oder des Nachts aufgenommen. — Hier ist eine große Capelle, in welcher jeden Sonntag zweymal Gottesdienst, und dreymal die Woche Betstunde gehalten wird.

Die Diät der Patienten ist nicht wohl angeordnet; gemeiniglich bekommen sie täglich zu Mittag acht Unzen Fleisch, und zum Abendessen sechs Tage in der Woche Suppe, ganz und gar keine vegetabilische Kost, und täglich blos zwölf Unzen Brod. — Die mittlere Speiseordnung ist vier Unzen Fleisch täglich zur Mittagsmahlzeit; und zur Abendmahlzeit eine Pinte Suppe oder Panade. Keine vegetabilische Kost und blos acht Unzen Brod. Das Frühstück für diejenigen Kranken, welche die gewöhnliche Diät halten müssen, ist eine Pinte Milchsuppe oder Habergrütze in Wasser gekocht. Die, welche mittlere Diät halten, bekommen eine Pinte Penade oder Habergrütze in Wasser gekocht. Im Sommer bekommen die erstern drey Pinten Bier und im Winter eine viertel Pinte. Die letzterwähnten bekommen täglich eine Pinte Bier *).

Den

*) Vom Londonhospitale geben Nachricht: Voyage philosophique d'Angleterre fait en 1784 & 1784. a Lon-

Den 15. Sept. 1788 Kranke 120.

Wie ich höre, so will die Vorsteherschaft einige Verbesserungen in diesen Spital vornehmen.

Das St. Bartholomäus Hospital in Smithfield.

Die Zimmer dieses Hospitals, welche sich auf drey Seiten eines geräumigen Vierecks befinden, sind parterre und in drey Etagen. Da die Zimmer gedoppelt sind, so haben sie nicht den Vortheil von gegenüberstehenden Fenstern, jedoch sie waren rein und verbreiteten keinen üblen Geruch, ausgenommen die vier Säle, in denen sich die venerischen Kranken männlichen Geschlechts befanden, welche in der obersten Etage waren, und auch nicht ein Fenster offen hatten. Die beyden Zimmer, in denen sich die venerischen Frauenspersonen befinden, waren rein und frisch. Die Zimmer sind hoch, zwey und zwanzig Fuß weit, und in jedem stehen ohngefähr funfzehn Betten. Die Bettstellen sind von Holz und ihre Himmel, wenn sie auch schon hoch sind, sind eine Her-

a Londres et Paris 1787. 8. **Krünitz** in s. Encyclopädie 47. Theil in dem reichhaltigen und weitläuftigen Artikel Krankenhaus. S. 420. Ferner **Baldingers** med. Journal 15. Stück S. 13. Von der Pracht Schönheit, und den größtentheils gut eingerichteten Spitälern in England lese man auch noch nach: **Fabricius** Briefe aus London vermischten Inhalts. Dessau und Leipzig 1784. 8. S. 250. A. d. U.

Herberge für den Staub. Die Betten waren nicht dichte beysammen, und die Zimmer ganz ruhig. Die Treppen sind weit, und die Vorsäle, deren Fenster offen standen, sehr geräumig. Die Diät der Kranken ist fast dieselbe, als in dem London Hospitale, den Donnerstag ausgenommen, wo sie statt acht Unzen Fleisch, vier Unzen Käse und zwey Pfund Butter erhalten. Täglich bekommen sie eine Pinte Milchsuppe, Donnerstags aber anderthalb Pinten. Ausserdem erhält noch jeder täglich drey Pinten Bier. Die Portion Bred ist zu knapp. — Hier hat man ein großes kaltes Bad, und gleich daran stößt auch eine Stube zum warmen Bade. Jeder Krankensaal hat eine Wärterin, und dieser ist zu den niedrigern und schmuzigern Verrichtungen eine andere Frau beygegeben. Die erstere oder die eigentliche Krankenwärterin wohnt in einer daran stoßenden Stube, aus welcher aber kein Fenster in den Saal geht. Für die Aufnahme der Kranken wird Etwas gewisses bezahlt. Von reinen Kranken werden zwey Schillinge genommen, nämlich 1 Schilling für die Krankenwärterin, 6 Pence für die Beyfrau, und 6 Pence für den Hausknecht; von venerischen Kranken aber 1 Pfund, 5 Schillinge, 8 Pence, nämlich: 5 Schillinge für Flanell, 18 Schilling 6 Pence, für zweymonatlichen Unterhalt auf jeden Tag vier Pence gerechnet, und zwey Schillinge für den Platz im Saale. — Jeder Kranke muß siebzehn Schillinge sechs Pence Begräbnißkosten niederlegen, oder ein Hausherr muß sich dafür verbürgen:

gen: nur plötzliche Fälle machen davon eine Ausnahme *).

Bey dem Bartholomäus Hospitale liegt das Christ's Hospital, welches die größte Erziehungsanstalt in England ist. Eine kurze Nachricht davon wird hier nicht am unrechten Orte stehen. Nur Knaben befinden sich jetzt hier, weil die Mädchen nach Hertford versetzet worden sind. Fast tausend Kinder genießen die Wohlthaten dieser edlen Anstalt. Im October 1788 erhielten Unterricht

in der Mathematik	44
in der Sprache - -	49
in den Anfangsgründen der Sprachlehre -	148
im Schreiben - -	207
im Lesen - -	96
zu Hertfort waren Knaben	353
- - - Mädchen -	53
zusammen	950.

Der zum Unterricht in der Mathematik bestimmte Lehrsaal, und einige andere Schulzimmer sind hoch und gut. Der Speisesaal ist sehr geräumig, und in diesem kommen die Kinder täglich dreymal zusammen. Die Betten stehen sehr unschicklich dicht an der Wand, und haben hölzerne Himmel. Zwey und zwey Knaben liegen immer in einem Bette, und alle Monate wird weiß übergezogen. Die Küche ist

*) **Krünitz** a. a. O. S. 411. **Baldinger** a. a. O. p. 7. **Hunczovsky** a. a. O. S. 4. A. d. U.

ist gewölbt, und war die kühlste und beste unter allen, die ich in den Hospitälern gesehen habe. Die Treppen, Schulzimmer und Schlafsäle sollten jährlich geweiset werden. Für die Reinlichkeit der Knaben wird große Sorge getragen: sie werden morgens und Abends gewaschen, und bekommen wöchentlich zweymal weiße Wäsche.

Kein Kind unter sieben Jahren wird darin aufgenommen. Die Mädchen werden im vierzehnten Jahre wieder entlassen, und die Knaben im funfzehnten, diejenigen ausgenommen, welche Mathematik studiren, oder auf eine hohe Schule gehen wollen.

Einmal jährlich bekommen die Knaben Röcke, und zweymal Hosen; Schuhe und Strümpfe alle Vierteljahre; Mützen und Gürtel jedes Jahr einmal; und viermal jährlich die nöthigen Bänder.

Bey jeder Mahlzeit geht, wenn der Inspector durch drey Hammerschläge zur Stille aufgefordert hat, ein Knabe an des Pult, und spricht mit vernehmlicher Stimme ein Tischgebet.

Neulich ist die Brodportion um ein Fünftel vermehrt worden. Nun erhalten sie täglich zum Frühstück ein halbes kleines Leibbrod (small loaf); eben so viel erhalten sie Mittags und Abends nebst etwas Butter und Käse. Die Brode haben ohngefähr die Größe der Groschenbrode, und sind vortrefflich. Mittags erhalten sie Sonntags: Rindfleisch mit Fleischbrühsuppe. Montags: Milchsuppe, Brod

und

und Butter. Dienstags: Schöpsenbraten. Mittwochs: Hirsen- oder Reißmus mit Brod. Donnerstags: Rindfleisch und Suppe. Freytags: Schöpsenfleisch und Suppe. Sonnabends: Erbsensuppe nebst Brod und Butter.

Ausserdem bekommen sie noch, den Gestiften der Wohlthäter dieser Anstalt zufolge, Rostbeef, Kälberbraten, Schweinebraten und Schweinefleisch. Für jedes Kind sind ohngefähr 4 Unzen Fleisch bestimmt. Bey der Beschreibung des Blaumantel (Blue-coat) Hospitals in Dublin machte ich die Bemerkung, daß die Schulknaben an so viele animalische Nahrung gewöhnt, und ihnen Potatoes oder andere Vegetabilien versagt sind; hier muß ich dasselbe um so mehr bemerken, da jene Schule und verschiedene andere diese vortreffliche Anstalt sich zum Muster wählen. Ich könnte viele Schriftsteller anführen, die über diesen Gegenstand geschrieben haben, ich werde aber nur aus den Experimental Essays des Dr. Macbride die Stelle abschreiben, worin er darthut, „daß es eine allgemeine Eigenschaft aller „frischen Vegetabilien ist, daß sie, wenn man sie „mit irgend einer animalischen Substanz vermischt, „und dem gehörigen Grade von Hitze aussetzt, so„gleich in Gährung gerathen, und während dieser „Gährung einen feinen Dunst oder Geist von ausser„ordentlicher Wirksamkeit von sich geben, welcher be„sondere Kraft besitzt, die faulen thierischen Säfte „zu verbessern und zu versüßen.“ Ferner sagt dieser Schriftsteller: „Man kann wohl nicht läugnen, daß

„der

„der wahre faulichte Scharbock nur durch Arz-
„neyen aus frischen Vegetabilien geheilet worden ist;
„und vorausgesetzt, daß sie frisch und von solcher
„Beschaffenheit sind, daß sie ohne Bedenken hinläng-
„lich genossen werden können, so liegt nichts daran,
„was für welche es sind: genug, die sauren, die
„süßen, die bittern, alle heilen den Scorbut. —"
„John Pringle schreibt es mit allem Rechte dem
„häufigen Genuß der frischen Vegetabilien und des
„Zuckers, welche einen so großen Theil der Nahrung
„der Europäer ausmachen, zu, daß jetzt die faulich-
„ten Krankheiten so selten sind, welche unter dem
„Nahmen von Pest und Seuchen alle 30 oder 40 Jahre
„die Länder entvölkerten."

Hier ist ein reinlicher und abgesonderter Hof mit einigen Krankenstuben. Nur in der einen waren fünf kranke Kinder. Vergangnes Jahr sind zwey Kinder gestorben.

Die Vorschriften für die verschiedenen Beamteten dieses Hospitals sind gedruckt, und werden den Lehrern eingehändiget. Mit Vergnügen bestätige ich die Bemerkungen meines Freundes, des nun verstorbenen Dr. Fothergill: „daß man in dieser größten öffentlichen Schulanstalt unsers Königreichs, und mitten in London, wo Leute von allen Ständen beständig ab- und zugehen, so viel Folgsamkeit und Gehorsam gegen ihre Vorgesetzten findet, daß man unter ihnen, wenn sie auf ihrem Spielplatze spielen, weit weniger Sittenlosigkeit und Unordnung bemerkt, als man von einer feinern und individuellern Erziehung nur erwarten kann.“

Das Middlesex Hospital in Mary-Bone.

Dieses Hospital wurde 1755 erbauet, und bestehet durch freywillige Beyträge. Es hat sechszehn Krankensäle, von welchen aber nur vier besetzt sind, weil der Fonds sehr klein ist. Die Stuben sind eng und schmutzig, eine ausgenommen, welche den Nahmen des Stifters führt. Die Bettgestelle und die hölzernen Betthimmel sind sehr alt. Das Haus muß seit langem nicht geweißet worden seyn, und das Ganze hat das Ansehn von Dürftigkeit. An dem gewöhnlichen Orte war der Befehl aufgehangen, daß kein Aufwärter irgend ein Geschenk, eine Erkenntlichkeit oder Belohnung nehmen solle. — Sehr Leid that es mir, in den gedruckten Gesetzen und Verordnungen folgende zu finden: „daß alle Arzneymittel und sonstige nöthige Bedürfnisse denen abgekauft werden sollen, die sie am wohlfeilsten liefern, und daß man sie vorzugsweise von denen nehmen soll, die die Waaren auf Credit geben *).“

St. Tho-

*) Wie verdammlich diese Vorschrift sey, wird derjenige am besten erkennen, welcher bedenken will, daß für unwirksame Arzneyen gegebenes Geld offenbar weggeworfen ist, gesetzt, man wollte auch diese Oeconomie billigen, und auf das Unmenschliche einer solchen Verordnung ganz und gar nicht sehen. — Vom Middlesex Hospitale stehen einige Bemerkungen in **Baldinger** a. a. O. S. 15. **Krünitz** a. a. O. S. 407. — Gentle-

St. Thomas Hospital in Southwark.

Einige von den Krankensälen sind nur achtzehn Fuß weit. Die Bettgestelle sind von Eisen, und stehen etwas von den Wänden ab, welches mir sehr gefallen hat; sie haben keine Himmel, sondern eiserne, in einen Halbcirkel gebogene Stäbe, woran im Winter die Vorhänge auf- und zugezogen werden können. Die Säle waren frisch und rein, ausgenommen die drey für Venerische bestimmten, in welchen sich 53 Mannspersonen und 27 Frauenzimmer befanden: in diesen war ein unerträglicher Gestank, und kein einziges Fenster geöffnet. In diesem Hospitale waren kleine Wasserbehältnisse. Das Brod war vortrefflich.

Die Diält der Kranken war folgender maßen angeordnet.

„Gewöhnliche Diät.

Frühstück. Vier Tage Milchsuppe und drey Tage Habergrütze.

Mittagsmahlzeit. Drey Tage ein halbes Pfund Schöpsenfleisch und zwey Tage Rindfleisch. Die übrigen zwey Tage vier Unzen Butter oder sechs Unzen Käse.

Abendessen. Eine Pinte Suppe, und an Fleischtagen vierzehn Unzen Brod. Im Winter ein Maas und im Sommer drey Pinten Bier.

Gentlemans Magazine Ian. 1757. S. 8. und An Account of the Proceedings of the Governors of the Middlesex Hospital &c. London. 1781. 4. A. d. U.

Mittlere oder halbe Diät.

Frühstück. Vier Tage Milchsuppe und drey Tage Habergrütze.

Mittagsmahlzeit. Fünf Tage sechs Unzen Schöpsen- oder Kalbfleisch. Die übrigen zwey Tage wie oben, nämlich Butter oder Käse.

Abendmahlzeit. Vier Tage Milchsuppe und drey Tage Habergrütze. Zwölf Unzen Brod und ein Maas Bier.

Milchdiät.

Frühstück. Vier Tage Milchsuppe und drey Tage Habergrütze.

Mittags. Eine Pinte Reismus, oder 8 Unzen Pudding (wenn möglich) drey Tage.

Abends. Vier Tage Milchsuppe und drey Tage Habergrütze. Zum Getränk wird ein Theil Milch und zwey Theile Wasser, im Winter ein Maas und im Sommer drey Pinten gegeben. Brod zwölf Unzen.

Magere Diät.

Frühstück. Zwey Unzen Käse oder zwey Unzen Butter.

Mittags. Die gewöhnliche Diät, bis etwa Pudding erlaubt werden kann.

Abends. Zwey Unzen Käse oder Butter. Fünf Seezwiebacks oder vierzehn Unzen Brod. Täglich ein Maas Bier.

Fie-

Fieber Diät.

Gerstenschleim, Habergrütze, Panade, dünne Fleischbrühe, Milchsuppe, Reisschleim, Melissen oder Salbey Thee, wenn es verordnet wird.

Die Gesetze des Hospitals und was die Kranken und Krankenwärterinnen zu geben und zu thun schuldig sind, hiengen an dem gewöhnlichen Orte aus. Hier fand ich eine vortreffliche Verordnung, welche ich meinen Lesern mittheilen muß.

„XII. Hat ein Wundarzt igrend eine beträcht„liche oder ausserordentliche Operation zu machen, „so soll er allen andern Wundärzten es zu wissen „thun, welchen Tag und zu welcher Stunde er „die Operation machen will, damit sie dabey ge„genwärtig seyn können.“ Vergebens suchte ich doch nach einer Verordnung, von welcher ich wünschte, daß es ein ewiges und unverbrüchliches Gesetz in allen Hospitälern wäre, nach der nämlich, daß keine Amputation unternommen werden sollte, wenn nicht zuvor drey Aerzte sich darüber berathschlaget und diese darin mit einander übereinstimmen, daß die Operation schlechterdings nothwendig, und daß keine Heilung ohne Messer und Säge wahrscheinlich ist *).

*) In einem Provinzialhospital wurde durch die muthige Widersetzung eines guten alten Hausapothekers eine der grausamsten Operationen vermieden, und der Kranke durch seine Sorgfalt und die nöthige Aufmerk-

Jeder reine Kranke bezahlt bey der Aufnahme ins Hospital 3 Schillinge, 6 Pence; und ein venerischer 10 Schillinge 6 Pence, ausser dem 4 Pence für jeden Tag seines Aufenthalts darinnen. Alle müssen die Krankenwärterinnen für das Waschen ihres Leinenzeugs bezahlen. Ein Bürge muß den Kranken wöchentlich mit reiner Anziehwäsche versorgen und dem Vorsteher des Hospitals für die Begräbnißkosten stehen, wenn der Kranke sterben sollte. Mir mißfiel es immer, daß sowohl in dieses, als in andere Hospitäler so viel Bier aus öffentlichen Häusern geholt werden darf. Hier und im Guy's Hospitale können die Kranken sehr leicht auswärts gehen, weil an den Thoren keine gehörige Aufsicht ist; daher vereiteln die dem Hospitale zunächst liegenden Brandweinläden so oft alle gute Wirkungen der Arzneyen und der Diät *).

Guy's Hospital in Southwark.

Dieses Hospital wurde ohne alle fremde Beysteuer einzig und allein von **Thomas Guy**, einem reichen privatisirenden Bürger von London, gegründet und

merksamkeit geheilet. So erzählte mir auch ein auf dem Lande lebender Privatmann, daß unter dem um ihn wohnenden Landvolke einige Male durch Ruhe, gehöriges Verhalten und kühlende Arzneyen Glieder gerettet worden wären, von welchen die Wundärzte einstimmig und entscheidend behauptet hätten, sie müßten schlechterdings amputirt werden.

*) S. **Krünitz** a. a. O. S. 423. **Baldinger** a. a. O. S. 8. **Hunczovsky** a. a. O. S. 40.

und dotirt, und kam noch bey seinem Leben zu Stande. Die Zimmer in diesem Hospitale sind überhaupt zu niedrig; die Höhe von einigen ist nur neun und einen halben Fuß. In verschiedenen von den alten Krankensälen (von welchen jeder ohngefähr dreyßig Betten enthält) sind die Betten und ihre Himmel von Holz, und die Herberge der Wanzen. In den neuen Krankensälen, welche rein und frisch *) waren, standen eiserne Bettgestelle mit härnen Matratzen; und jeder Kranke hat an seinem Bette einen Kasten, welcher sich unter das Bette schieben läßt, und worauf er sitzt, wenn er ihn heraus zieht. Das Fenster an dem obern Ende aller dieser Säle öffnet sich von der Decke nach dem Boden **), und in den Decken sind auch Windzüge oder sogenannte Ventilators, welche mit den Kaminen der Säle über ihnen eine Communication haben, und vermittelst des gewöhnlichen Feuers alle schädliche Dünste abführen.

*) In den Gesetzen dieses Hospitals ist folgende Verordnung enthalten, „daß die Kranken, welche im Bette oder Saale Tabak rauchen, sogleich ausgestoßen werden sollen."

**) Die beweglichen Fensterrahmen hängen an Zapfen, welche sich auf jeder Seite des Fensters befinden; sie sind in verschiedene Felder getheilt, und legen sich, einer über den andern. Wenn sie zu ihrer größten Weite geöffnet werden, so machen sie rechtwinklichte Flächen mit den festen Fensterrahmen, und lassen gerade so viel Luft auf einmal eindringen, als das Fenster groß ist, die Masse der festen Rahmen abgerechnet.

Die Wasserkessel in den neuen Sälen sind vortrefflich eingerichtet, und verbreiten keinen unangenehmen Geruch; denn wenn man die Thüre geöffnet, so fällt Wasser in solche *). Hier kann man vermittelst einer besondern mechanischen Vorrichtung die obern Fenster sehr leicht öffnen, welche in andern Hospitalern, weil sie hoch oben und schwer sind, nur mit Mühe geöffnet werden können. Die Arzneyen werden meistens unter der Aufsicht eines geschickten und kunstverständigen Mannes zubereitet, welcher sein eignes Laboratorium und die nöthigen Handmühlen hat, damit die Kranken ihre Arzneyen unverfälscht erhalten. Um zu verhüten, daß durch die Unwissenheit und Nachlässigkeit der Krankenwärterinnen keine Verwirrung, und manchmal sogar schädlicher Irrthum veranlasset werde, sind alle Arzneymittel numerirt, und jeder Patient hat seine eigne Nummer. Hier sind in reinen und kleinen Stuben vortreffliche Bäder. Mit diesem Hospitale sollen beträchtliche Veränderungen vorgenommen werden, und da es in einem sehr engen Theile der Stadt liegt, und rund herum mit Gebäuden umgeben ist, so wäre sehr zu wünschen, daß zum Besten der Kranken für eine freye Circulation der Luft in dem Hause gesorgt würde. Alle Säle sollen verbessert werden, da die gegenwärtigen Vorsteher des Hospitals ihm zum Vortheil der Kranken die möglichste Vollkommenheit zu geben suchen. Hr. William Blackburn ist dabey als

*) Die Wasserkessel (water closets) werden aus einem Wasserhälter beständig mit frischem Wasser versehen; sie

als Architekt bestellt. Venerische Kranke bezahlen 7 Schillinge. Jeder Kranke muß bey seiner Aufnahme 20 Schillinge oder gehörige Sicherheit für die Begräbnißkosten geben *).

Westminster Hospital in James's Street.

Dieses Hospital war in England das erste von seiner Art. Es wurde 1719 zur Erleichterung und Hülfe der Armen und Kranken aus allen Theilen des Königreichs errichtet. Mit diesem ist eine Anstalt für Unheilbare verbunden, welche 1734 ihren Anfang nahm, und durch freywillige Beyträge unterhalten wird. Die Zimmer dieses alten Hospitals sind meistens nur 17 Fuß weit. Die Betten stehen parallel und dicht an den Wänden, und haben hölzerne Decken. Der Boden war mit Sand bestreut, und die Wände sahen sehr schmuzig. Die meisten obern Fenster

sie leeren sich aus und füllen das Becken an, wenn die Klappe geöffnet wird. Sie sind so einfach eingerichtet, daß sie wenig Aufsicht erfordern, und können leicht reparirt werden; auch verbreiten sie keinen üblen Geruch. Das Becken ist irrden oder von Steingut und glassirt; es ist beständig mit Wasser angefüllt, da so oft als der Kranke den verborgenen Kessel öffnet, frisches Wasser zufließt. Die Thüre wirkt vermittelst eines gemeinen Hebels auf den Wasserabzug, und so führt dieselbe Operation alles Wasser wieder fort, was in das Becken gelassen wurde.

*) **Hunczovsky** a. a. O. S. 40. **Baldinger** a. a. O. S. 9. **Krünitz** a. a. O. S. 424.

konnten nicht geöffnet werden. Zur Tilgung der Wanzen wird jährlich eine gewisse Summe bezahlt. Die Brodportionen für die Kranken sind zu klein. Hier hat man nur eine gedruckte Speiseordnung, und keine Gesetze und Verordnungen. Jährlich wird eine allgemeine Rechenschaft gegeben. In diesem Hospitale wird kein Stubengeld (ward-fees) genommen, und auch keine Sicherheit für die Begräbnißkosten gefordert *).

St. George's Hospital für Kranke und Lahme zunächst Hyde-Park-Corner.

Dieses Hospital hat eine gute Lage. Hier sind 3 große und 3 kleinere Zimmer für Mannspersonen, und eben so viele für Frauenspersonen. Die kleineren Stuben sind für besondere Zufälle — — — bestimmt. Die Zimmer sind 2? $\frac{1}{2}$ Fuß weit und nur 10 $\frac{1}{2}$ Fuß hoch. Sie sind zu eng, besonders die für Mannspersonen, in welchen ein übler Geruch und kein Fenster geöffnet war. Die Fenster sind zu klein und zu weit von der Decke entfernt; die Bettgestelle sind alt, haben Himmel, und stehen dicht an der Wand **). Die Boden waren mit Sand bestreut und

*) Baldinger a. a. O. S. 19. Krünitz a. a. O. S. 416.

**) Vollkommen bin ich überzeugt, daß sehr viel darauf ankommt, ob die Kranken auf frischen und reinen Betten liegen. In vielen Hospitälern sind die Betten sehr alt, und stehen gedrängt dicht an den Wänden, so daß also die Luft sich nicht rund um sie bewegen

und die Wände bedurften des Weißens. Die Küche und die Vorrathskammern waren unter dem ersten Stock und eben nicht sehr reinlich. Ein gutes kaltes Bad, wovon aber kein Gebrauch gemacht ward. Ein schöner Garten. Die Treppen waren hier, wie in fast allen englischen Hospitälern, von Holz; schicklicher scheint es mir zu seyn, wenn die Treppen steinern wären, wie insgemein außerhalb England

Hier hat man keine gedruckten Verordnungen oder Gesetze; es wird blos jährlich auf etwa einem Bogen eine besondere Nachricht von dem Hospitale ausgegeben, worauf sich auch die Namen der Auf-

seher

wegen kann; sie müssen daher einen üblen Geruch geben, wenn nach und nach mehrere Kranke mit verschiedenen Krankheiten darauf gelegen haben. Wenn die jährliche Summe, welche in gewissen Spitälern zur Tilgung der Wanzen bezahlt wird, zum Sömmern, Ausschlagen und Auskehren der Betten angewendet würde, so möchte die Anwendung der Absicht vielleicht besser entsprechen: denn auf dem Lande, wo frische Luft ist und freyen Zugang in die Stuben hat, findet man wenige oder gar keine Wanzen. In den Schwedischen Hospitälern sahe ich eine sehr gute Methode die Betten aufzulockern und zu reinigen; jeden hellen Tag nämlich wurden die Betten in die freye Luft getragen, und auf einer dazu eigends von Tannenholz gemachten Maschine ausgeklopft und gebürstet. Ich wünsche, daß ein solches Verfahren in unsern Spitälern möchte aufgenommen werden, und daß die Bettdecken öfterer gewaschen, und an die Luft gehangen würden.

seher rc. befinden. In verschiedenen Krankensälen liest man auf einer Tafel folgende Verordnung:

„Niemand, der zu diesem Hospitale gehöret, „soll, bey Strafe der Absetzung im Uebertretungsfall, „von einem Kranken für irgend einen im Hospitale „ihm geleisteten Dienst eine Belohnung oder Er„kenntlichkeit von was für Art sie auch sey, weder „mittelbar noch unmittelbar nehmen oder fordern; „und zwar nicht nur wenn die Kranken noch der „Pflege genießen, sondern auch dann nicht, wenn sie „aus dem Hospitale entlassen sind *)."

Das Brittische Kindbetterinnen Hospital in Brownlow-Street für Verheyrathete.

In diesem Hospitale sind sechs Säle, und in jedem sechs Betten. Die Säle waren rein, und es herrschte darin die gehörige Ruhe. Die Speiseordnung ist sehr angemessen. Die Küche und Speisekammer waren rein und ordentlich. Diese Anstalt ist vortrefflich eingerichtet, und für die Kranken, welche noch drey Wochen nach ihrer Niederkunft hierbleiben, wird die größte Sorgfalt getragen. Das Haus ist alt und bedarf des Ausweißens. Die Stubendecken sind zu niedrig. Hier werden weibliche Pupillen in der Hebammenkunst unterrichtet, und wenn sie vier oder sechs Monate im Hospitale gewesen sind,

*) **Krünitz** a. a. O. S. 416. **Baldinger** a. a. O. S. 16.

sind, empfangen sie Zeugnisse von ihrer Geschicklichkeit zur Praxis. Schwangere werden hier auf die edelste Art und ganz frey von allen Unkosten aufgenommen, denn die Krankenwärterinnen dürfen auch nicht einmal eine Erkenntlichkeit oder Belohnung annehmen.

Die Gesetze, Verordnungen und die besondere Einrichtung dieses Hospitals sind gedruckt und haben das Verdienst der Vollständigkeit und Deutlichkeit. Mich freute es, folgendes darin zu finden: „Die Frauenzimmer, die Aufseher und Unterzeichner bey dieser milden Anstalt können dies Kindbetterinnenspital zu jeder Zeit besuchen, und die Anstalt wird sich ihre Besuche für eine besondere Ehre anrechnen *).“

Der Stadt London Kindbetterinnenspital in City-Road, für Verheyrathete

Hier sind acht Säle; sie haben eine Weite von siebenzehn Fuß und die Durchgänge sind sechs Fuß weit. Nur sechs Säle waren besetzt, und in jedem standen acht Betten. Die Säle und Betten waren rein, und über der Thüre jedes Saales war eine runde Oeffnung von ohngefähr einem Fuße im Durchschnitt. Man hat in diesem Hause eine eigne Kapelle. Sehr nöthig wäre es, das Haus auszuweißen. Die Frauen bleiben noch drey Wochen nach der Niederkunft, und in besondern Fällen noch länger dar-

*) von Archenholz brittische Annalen 1789. Hamburg 1790. 8. S. 270.

darinnen. Wenn die Mütter es wollen, werden die Kinder im Hause getauft. Jährlich wird eine umständliche Nachricht von dem gegenwärtigen Zustande der Anstalt ausgegeben. In dem Eingange des Hauses hängt das Verzeichniß derer, die für diese Anstalt sich unterzeichnet haben; und daneben befindet sich auch eine Liste der in diesem Hause accouchirten Frauen und gebornen Kinder, welche mit dem Jahre 1771 anfieng, in welchem entbunden wurden:

Im Jahre	Weiber.	darunter Zwillinge hatten.	Summa der Gebornen.	als:	Knaben.	Mädchen.
1771	489	4	493	—	230	263
1779	545	6	551	—	281	270
1780	451	4	455	—	220	235
1781	453	3	456	—	223	233
1782	456	6	462	—	214	248
1783	510	3	513	—	276	237
1784	549	5	554	—	269	285
1785	582	9	591	—	299	292
1786	586	12	595	—	310	285

Der Thüre gegenüber liest man folgendes angeschlagen: „Niemand wird zu keiner andern Zeit, als Nachmittags zwischen drey und fünf Uhr, zum Besuch der Kranken in den Wochenstuben zugelassen.

Es wäre zu wünschen, daß in diesem und allen andern Hospitälern die Gouverneurs und Gouvernanten weder mittelbar noch unmittelbar das Hospital, bey welchem sie stehen, mit Essen, Trinken und

und allem Nöthigen versorgten, und daß dies ein stehendes Gesetz der Hospitaler würde *).

Das Lock-Hospital unweit Hyde-Park-Corner, blos für Venerische *).

Hier sind drey Zimmer für Mannspersonen, und drey andere für Frauenspersonen. Die Betten haben

*) Krünitz a. a. O. S. 420.

*) Das bey noch vielen herrschende Vorurtheil gegen solche Hospitäler wird mich, wie ich hoffe, entschuldigen, daß ich hier die Einleitung zu dem Auszuge aus den Gesetzen und Verordnungen dieses Hospitals abdrucken lasse.

„Die Krankheit, welche irgend jemand einen Anspruch auf die Hülfe dieses Hospitals giebt, ist an sich selbst abscheulich und schrecklich in ihren Folgen, und die unglücklichen Kranken sind in der elendesten und bejammernswürdigen Lage, wenn Armuth ihr Loos ist. Manche rechtschaffne Frau mußte hier die teufelische Niederträchtigkeit ihres allen Ausschweifungen sich überlassenen Mannes beseufzen — Manches arme und hülflose Kind verwünschte sein Daseyn von venerischen Eltern erhalten zu haben — Manches junge Geschöpf, ja sogar manches Kind noch beweinte die unmenschliche Gewaltthätigkeit eines siechen, unreinen und ekelhaften Ehrenräubers — — — Andere wurden durch die Künste und Ränke ihrer Verführer, durch Versprechungen, welche mit der Absicht gethan wurden, sie zu brechen, und durch schöne aber betrügliche Worte überwältigt, und in dies Unglück gestürzt — Viele endlich, welche unbekümmert um die

haben zwillichne Himmel. Die Wände sollten einmal geweißet werden. Die Kapelle ist sehr geräumig; die

Folgen, leichtsinniger Weise selbst ihren Untergang suchten, sind in diesem Hospitale geheilet worden. Viele, sehr viele von diesen würden, wenn sie keine Zuflucht in diesem Hause gefunden hätten, verfaulet und elendiglich gestorben seyn. Einige von diesen, deren Leben noch glücklicher Weise gerettet wurde, haben die strafende Ruthe geküsset, haben unter dem Beystand Gottes die Bahn des Lasters verlassen, und sind zum Glück für ihre Familie, für ihr Vaterland und für sich selbst vollkommen wiederhergestellet worden.

Daß solche Kranke sich ihre Krankheit durch ihre Laster und Thorheiten zugezogen haben, ist kein gültiger Grund, sie ihrem Schicksale zu überlassen: denn ein für das Publikum verlornes Leben, aus welcher Ursache es auch verloren geht, bleibt immer ein Verlust. —

So wie diese Anstalt zur Reue auffordert, indem sie den Verworfensten Gelegenheit verschaft, in sich zu gehen, ihren traurigen Zustand zu überdenken und ihr Leben zu ändern, so bricht sie auch die Kühnheit des Verhärteten und Unbußfertigen, sein voriges Leben nachher wieder fortzusetzen: denn ein unabänderliches Grundgesetz dieser Charite' ist dieses: daß, wer einmal aus diesem Hospitale entlassen worden ist, nie wieder darinne aufgenommen wird. Alle Patienten erhalten bey ihrer Aufnahme ein gedrucktes Blatt, welches die Gesetze und Verordnungen dieses Hospitals enthält, und unter welchen folgendes steht:

NB. Wer

die Kranken sind während des Gottesdienstes in zwey obern Stuben, wo sie durch Vorhänge den Augen der übrigen Zuhörer entzogen sind. Man hat hier eine gute Badestube und einen Garten. Die Kranken können nur Montags von zwey bis vier Uhr besucht werden. Von den Gesetzen und Vorschriften dieses Hospitals ist ein Auszug gemacht und gedruckt. Die Aufnahme und Entlassung der Kranken geschiehet ohne alle Unkosten für dieselben; sie dürfen weder Etwas festgesetztes noch eine Erkenntlichkeit an die Aufwärter geben, und es wird sogar bey ihrem Eintritte keine Sicherheit für die Begräbnißkosten gefordert *).

Das Bethlem-Hospital in Moorfields, für Wahnsinnige (lunatics) und Unheilbare.

In der Mitte sind der Saal der Commité (committee room) und die Zimmer für die Aufseher

NB. **Wer einmal curirt oder aus irgend einer andern Ursache aus dem Hospitale verabschiedet worden ist, kann nie wieder aufgenommen werden.**

Die Sprache dieser Anstalt ist also der Wille unsers Erlösers — „**Gehe und sündige nicht mehr**“ und gleich ihm fügt sie auch noch die Warnung hinzu „**damit dir nicht etwas ärgeres wiederfahre.**“

*) **Baldinger** a. a. O. S. 20.

seher und alle andere zu dem Hause gehörige Personen. Auf jeder Seite sind lange Gallerien und Flügel, in welchen sich die Krankenstuben befinden. Diese Stuben sind zwölf bis acht Fuß und zehn Zolle groß, und zwölf Fuß zehn Zoll hoch. Die Stuben auf den Flügeln und in dem obern Stocke des Hauses sind kleiner. Die Gallerien sind sechszehn Fuß breit. In den vier Stocken sind ohngefähr zwey hundert und siebenzig besondere Stuben; alle diese waren ruhig, rein und gesund, obgleich das Haus alt ist, und des Weißens bedarf. Die Gallerien haben sehr schicklich nur auf einer Seite Stuben. Die Kranken unterhalten von oben bis unten mit einander Gemeinschaft und es findet hier keine Trennung des Gelaßnen und Ruhigen von den Wilden und Unruhigen Statt, diejenigen ausgenommen, welche in ihren Zellen an Ketten liegen. Auf jeder Seite des Hauses ist nur ein, und zwar durch Gestank fast erstickendes Secret. Oben auf dem Hause sind hier keine Cisternen oder Wasserhälter; und auch in dem obern Stocke ist noch kein Wasser.

Man hat hier Versammlungssäle (Sitting rooms) mit Kaminen, welche mit einem eisernen Gitter verwahrt sind — ein kaltes Bad und Spazierplätze für jedes Geschlecht (airing grounds) — aber keine Kapelle. Jeder Kranke erhält täglich ein Pfund Brod, nämlich Mittags acht Unzen und Abends wieder eben soviel. Das Brod, die Butter, der Käse und das Bier waren sehr gut. Zwey Hausherren „verbinden sich, wenn ein Kranker auf-

ge-

genommen werden soll, hundert Pfund für Bette, Kleidung und Wäsche während seines Aufenthalts im Hospitale zu bezahlen, ihn oder sie herauszunehmen, wenn sie von der Vorsteherschaft entlassen werden, und die Begräbnißkosten zu erstatten, wenn der Kranke im Hospitale stirbt." Wenn ein Kranker als unheilbar entlassen wird, so läßt er seinen Namen einschreiben, um unter den Unheilbaren, deren Anzahl auf sechszig Männer und funfzig Weiber festgesetzt ist, sobald eine Stelle erledigt wird, aufgenommen zu werden: wofür wöchentlich nur eine halbe Krone bezahlt werden muß. Nur Montags und Mittwochs von zehn bis zwölf Uhr können die Kranken besucht werden, und niemand wird zugelassen, der nicht ein Billet vom Governeur vorzeigen kann *).

St. Luke's Hospital für Wahnsinnige in Old-Street-Road.

Dieses große Gebäude wurde zuerst am Neujahrstage 1786 bezogen, weil das vorhergehende in Moorfields alt und unbequem war. Hier sind in jedem der drey Stockwerke drey lange Gallerien und Flügel mit einander gegenüber liegenden Krankenstuben; und in der Mitte befinden sich die Stuben für die, welche zur Versorgung, Aufsicht und Bedienung der Kranken bey diesem Hospitale angesetzt sind. In den Stuben der einen Seite wohnen die Mannspersonen, und auf der

*) Baldinger a. a. O. S. 23.

der andern Seite die Frauenspersonen. Längst jeder Gallerie sind zwey und dreyßig gewölbte und mit Tafelwerk ausgelegte Zellen; sie sind zehn Fuß und vier bis acht Zoll weit, und dreyzehn Fuß drey Zoll hoch. Jede Stube hat ein auswärts gehendes Fenster und eine große Oeffnung über der Thüre, mit inwendigem Dratgitter vor den eisernen Stäben, um alles Unglück zu verhüten, welches auch besser ist als die Fensterläden. Die Stuben waren sehr rein, und verbreiteten keinen üblen Geruch. Die Gestelle, worauf das Stroh oder die Betten liegen, waren abhängig, und hatten falsche Boden. Die Stuben gehen auf die funfzehn Fuß weiten Gallerien, und auf jeder Gallerie ist ein reinlicher, nicht dunstiger Abtritt. Oben auf dem Hause sind viele Cisternen, welche durch vier Preßpumpen angefüllt werden, und die Gallerien hinlänglich mit Wasser versehen; diese Maschinen kosten 200 Pfund. Hier sind für beyde Geschlechter große und weite Spatzierplätze zum Genuß der frischen Luft; auch ist hier ein neues, aber sehr unbequemes Bad.

Jeder Kranke wird bis zur Heilung oder auf ein Jahr angenommen, und zwey Hausherren müssen sich verbürgen, hundert Pfund für ihn zu bezahlen, und ihn am Ende dieses Termins wieder herauszunehmen. Wird der Kranke innerhalb des festgesetzten Jahres als geheilet entlassen, und bekömmt binnen zwey Monaten wieder einen Rückfall, so kann er unter der vorigen Bedingung wieder aufgenommen werden. Alle Kranke, welche am Ende des Jahres nicht geheilet sind, werden auf die Liste der Unheilheilbaren gesetzt. Hier sind vierzig Unheilbare, welche gewöhnlich Kostgänger genannt werden, weil ihre Freunde wöchentlich fünf Schillinge für jeden bezahlen.

Hier sind, sehr angemessen, zwey Versammlungssäle auf jeder Gallerie, einer für die ruhigen und gelaßnen, und der andere für die wilden und unruhigen Kranken; allein die lärmenden und unruhigen sollten alle Tag und Nacht in einem besondern Theile des Hauses beysammen seyn. Ich habe schon bemerket, daß es schicklicher wäre, die Kranken auf härnen Matratzen liegen zu lassen; allein in solchen Häusern wie dieses ist, ist es schlechterdings nöthig Matratzen zu haben, weil das Wasser durch sie hindurch läuft.

Verschiedene Weibspersonen waren still und ruhig, und nähten mit der Hausmutter. Der wiedergenesenden Kranken wegen sollte in solch einem Hause eine Kapelle seyn, wie ich es auch im Auslande gefunden habe.

Obgleich dieses vortreffliche Hospital rein und gut eingerichtet ist, so ziehe ich ihm doch noch das zu Constantinopel, welches in diesem Bande ebenfalls beschrieben worden ist*), und das Tollhaus zu Amsterdam, von welchem letztern ich in meinen ersten Schriften geredet habe**), weit vor. Im September 1788 waren hier 54 Mannspersonen und 108 Frauenspersonen***).

*) S weiter oben S. 159. u. folgg.

) Howard über Gefängnisse und Zuchthäuser von Köster S. 252. folg. * Baldinger a. a. O S. 22.

Ehe ich noch einige allgemeine Bemerkungen über die Mängel in den Londner Hospitälern mache, muß ich erinnern, daß seit mehrern Jahren der Eifer des Publikums für sie sehr erkaltet ist, und daß die so vielfältigen neuern Versorgungs- und Unterhaltungsanstalten *) den Fonds der ältern Stiftungen verhältnißmäßigen Abbruch gethan haben.

Die Verbürgungen und die Eintrittsgelder bey der Aufnahme in viele unserer Hospitäler fallen dem Armen sehr schwer, und schließen sehr viele von denen, welche auf milde Unterstützung den größten Anspruch haben, schlechterdings von dem Genuß dieser Anstalten aus. Die Aufwartegelder insbesondere öffnen vielfältigen Betrügereyen Thor und Thüre.

Die Besuche der Governeurs geschehen leider! sehr oft blos zum Schein, und dem Herkommen gemäß; denn gewöhnlich eilen sie sogleich aus unreinlichen und übelriechenden Stuben heraus, und begnügen sich gern mit den Erzählungen und der Aussage der Aufwärterinnen u. s. w. Daher befürchte ich, daß sehr viele Vernachlässigungen der Wundärzte

*) Hier meynt Herr Howard die Anstalten, bey welchen die Kranken von den Aerzten in ihren Wohnungen besucht und besorgt werden. Den wohlthätigen Einfluß eines solchen Dispensary für die Nation rühmt Hr. von Archenholz in den brittischen Annalen. 1789. S. 269 folg. A. d. U.

ärzte und ihrer Gehülfen, so wie auch vieler andrer Hospitalsbeamten, unbemerkt hingehen.

Nirgends habe ich gefunden, daß ein Prediger den Kranken Trost und Ermahnungen zuspricht, und die Betstunden werden nur von wenigen besucht.

Selten oder niemals werden die Krankensäle geweißet, und es herrschen unglückliche und offenbar schädliche Vorurtheile gegen das Scheuern der Stockwerke und gegen das Einlassen von frischer Luft, welche zu unterdrücken man alles anwenden sollte.

Das warme und kalte Bad werden kaum jemals gebraucht, und zwar, wie ich vermuthe, aus keiner andern Ursache, als weil es den Aufwärtern oder Aufsehern dabey Beschwerde machen würde.

In Ermangelung von Genesungssälen oder Versammlungszimmern werden oft Kranke aus dem Spital entlassen, die noch unfähig zur Arbeit und zu der gewöhnlichen Lebensart sind.

Ein großes und immer mehr überhand nehmendes Uebel ist die Erlaubniß, auf vorgezeigte oder auch nur vorgegebene Verordnung des Arztes so große Mengen Bier für die Patienten aus den Bierhäusern holen zu dürfen. Jede zur Diät nöthige Sache sollte von dem Hospitale besorgt, und sonst nichts unter keinem Vorwande verstattet werden.

Man sollte also auf diese Umstände aufmerksam seyn, und sie abzuändern suchen, damit solche edle Anstalten für das Publikum ganz so gemeinnützig würden, als es die Absicht ihrer freygebigen Stifter war.

In meiner letzten Schrift gab ich über die Erbauung und innere Einrichtung der Hospitäler einige Winke, von welchen ich die meisten aus den Beobachtungen entlehnte, welche ich auf meinen Reisen im Auslande machte. Man wird es mir verzeihen, daß ich sie hier wiederhole, um ihnen noch einige andere Bemerkungen beyfügen zu können.

Die Hospitäler oder Lazarethe sollten auf einer Anhöhe, nahe bey einem Flusse und ausserhalb der Stadt liegen. — Die Säle sollten, wenn nur einer für jedes Geschlecht hinreichend ist, fünf und zwanzig bis dreyßig Fuß hoch, gewölbet, und ohne Stuben über ihnen seyn: im andern Falle, wenn mehrere Säle nöthig wären, sollte das Gebäude ausser den Kellern nur zwey Stockwerk hoch und dagegen von so großem Umfange, als zu dem bestimmten Plane nothwendig ist, errichtet werden, damit die Nachtheile und Unbequemlichkeiten der höheren Stuben vermieden würden. Das erste Stock müßte vier oder fünf Stufen über dem Grunde anfangen, und die Treppen sehr bequem seyn. Die Krankensäle müßten bis zu der Decke wenigstens funfzehn Fuß hoch, und einige besondere blos für clinische und chirurgische Patienten bestimmt seyn. Zwey Thüren sollten in jedem Saale seyn, wovon die eine mit Dratgitter

gitter oder Gaze bezogen seyn könnte. Von den Treppen wäre zu wünschen, daß sie von Stein, geräumig, bequem und so leicht zu ersteigen gebaut würden, wie in Italien, Marseilles Malta ꝛc. Kein Zimmer darf mehr als acht Betten enthalten. Die Fenster müssen hoch seyn und gegenüber stehen, oder es müssen, (wie im Leeds Spitale) grosse runde Oeffnungen in die wenigstens sechs Fuß weiten Gallerien gehen. Riegel und Riegelhaken an den obern Fensterschiebern müssen verhindern, daß die Fenster nicht zur unrechten Zeit zufallen: ein Fenster wenigstens sollte sich von oben nach unten öffnen lassen, und zwar entweder wie gebrochene Thüren oder auf die bey dem Guy's Hospitale beschriebene Art: ausserdem würde noch eine steinerne Gallerie, so wie in den italiänischen Spitälern, den Vortheil gewähren, die Fenster geschwinder auf und zu machen zu können. Berohrte Gipsdecken mit den gehörigen Oeffnungen in ihnen verdienen vor allen den Vorzug. Für die Kamine ist der schicklichste Ort in der Mitte der längern Seite jedes Saales. Die Betten müssen in gehöriger Entfernung von der Wand und von einander stehen, und die Bettgestelle von Eisen, angestrichen und mit einer Schraube versehen seyn, damit die Rückenlehnen leicht erhöhet oder erniedriget werden können: die Betten sollten auf überfirnißten Bretern oder Latten mit härnen Matratzen liegen. In jedem Saale muß für die Kranken eine Cisterne, ein Waschbecken und eine Quele seyn. An der Aussenseite der Krankensäle sollten die Abtritte und solche Wasserbehältnisse (water closets) seyn, wie sie bey

 dem

dem Guy's Hospitale beschrieben worden sind: denn jede Verbesserung, wodurch solche Plätze weniger ungesund gemacht werden, sollten sorgfältig in allen Häusern nachgeahmt werden, welche eine beträchtliche Anzahl Menschen bewohnen. Eigene luftige Zimmer und Eßsäle (refectories) sollten für die wieder genesenden Kranken bestimmt und in jedem solchen Hause ein lediger und unbesetzter Saal seyn. Jeder Saal sollte in der festgesetzten Aufeinanderfolge bezogen und der Reservesaal genannt werden. Die Küche, das Waschhaus, das Brau- und Backhaus sollten außerhalb des Hauses seyn; und wenn ja auch die Küche im Hause wäre, sollte sie hoch wie im Christ's Hospitale, nicht unter dem ersten Stockwerke, und der Eingang durch die Gesindestube (servantshall) seyn. Zu einem wohl eingerichteten Hospitale gehört ferner: ein Bad mit einem bequemen Eingange; ein großer freyer Platz, wo die Kranken frische Luft schöpfen und sich bewegen können; und daß die Krankenzimmer wöchentlich einmal gescheuert — jährlich aber wenigstens einmal abgekratzt und geweißet werden. (Die Maschinen in Nortwich, um die Salzminen mit frischer Luft zu versehen, sind so einfach eingerichtet, daß sie, auch in den Hospitälern angebracht, von außerordentlichem Nutzen seyn würden, zumal in solchen, welche auf engen und von Häusern umschlossenen Plätzen liegen.) Die Patienten sollten bey ihrer Aufnahme in einem kalten oder warmen Bade gereinigt, und streng zur Befolgung der Regeln der Reinlichkeit und Ordnung angehalten werden.

Viele

Viele von diesen Ideen könnten mit gleichem Nutzen bey der Erbauung und inneren Einrichtung der Armenhäuser benutzt werden. *)

Das landschaftliche Gefängniß zu Maidstone.

Hier sind viele gute Veränderungen vorgenommen worden. Das Gefängniß der Schuldner ist neu und abgesondert, und das Haus des Gefängnißwärters ist jetzt zwischen diesem und dem Gefängniß für die Verbrecher. Die Stuben, welche sonst von den Schuldnern in der ersten Etage besetzt waren, und auch ihr Hof wird jetzt von den Verbrechern eingenommen; jedoch sind sie noch immer zu enge beysammen, und haben zu wenig Luft. Das Krankenhaus, welches aus zwey engen Stuben besteht, ist in einem von den Höfen. Es ist kein Bad hier. Vor ohngefähr zwey Jahren starben zwanzig an dem Gefängnißfieber. Die dicken hölzernen Riegel in den Fenstern der Zimmer entfernen größtentheils alle Luft und Licht. Der Gottesdienst wird auf der Treppe gehal-

*) Erst wollte ich dem übersetzten Text sogleich einige Anmerkungen beyfügen; als ich aber fand, daß ich mich öfters in denselben würde wiederholen müssen, so faßte ich den Entschluß, meine Anmerkungen am Ende dieser Uebersetzung zusammenzutragen, welches auch in einigen Beylagen um desto vollständiger wird geschehen können. A. d. U.

gehalten *). Verschiedene Fenster so wohl der Schuldner als auch der Verbrecher gehen nach der Straße heraus, welches der Nachbarschaft mehrere Unbequemlichkeiten verursacht. In Ansehung des Brandweins, welcher den Schuldnern gegeben werden darf, sind keine Vorschriften angeordnet worden; allein da die Fenster so liegen, so würden sie auch ohne allen Nutzen seyn. Die Schuldner und Verbrecher werden in Brod und Bier von der Landschaft unterhalten, und die am Gerichtstage schuldig Befundenen (assize convicts) bekommen wöchentlich eine halbe Krone. Einige von den Gefangenen gaben zu verstehen, daß sie eine Vermehrung des Unterhaltes in Ansehung des Brodes wünschten, ob sie schon mit weniger Bier auskommen wollten.

Das Gefängniß war reinlich. Ich beobachtete, daß die Ketten der Verbrecher sehr leicht waren, und sie konnten sich daher ungehindert bewegen, und ich bin versichert, daß ein guter Gefangenwärter weit besser und weit mehr seinen Pflichten nachkömmt, wenn er menschenfreundlich gegen sie ist, als wenn er zu streng sie in schwere Ketten einschmie-

*) Ich glaube nicht nöthig zu haben, Erklärungen zu so vielen Bemerkungen des Hrn. Howard hinzuzusetzen, da man wohl immer finden wird, worauf Hr. Howard deutet, allein die Anmerkung will ich nicht übergehen, daß Hr. Howard seinem Forscherblick wenig oder gar nichts entgehen ließ. A. d. U.

schmiedet. Der Gefangenwärter bekam jährlich dreyhundert Pfund, hatte aber nicht dir Erlaubniß Bier zu schenken.

Es befand sich hier ein Gefangener, der auf den Tod saß, in einem unterirdischen Kerker. Der Gefangenwärter war meiner Meynung, daß nämlich die Execution nicht länger, als zehn Tage nach der Bekanntmachung des Todesurtheils sollte aufgeschoben werden.

Das landschaftliche Zuchthaus zu Petworth.

Ein neues Gefängniß in einer schönen luftigen Lage. Die Stuben befinden sich in zwey Etagen über Bogen sechszehn auf einem Saale, dreyzehn Fuß drey Zoll lang, und zehn Fuß breit, und neun Fuß hoch. Jede Stube hat zwey Thüren, eine mit einem eisernen Gitter, eine eiserne Bettstelle, Strohmatratzen und ein Kopfküssen, zwey Bettdecken und ein Pelster. Die Treppen sind von Stein mit eisernem Geländer, und alle Fenster sind dicht mit Glas versehen, und können nicht wohl geöffnet werden. Auf jedem Saale sind zwey Krankenstuben, die einzigen Zimmer, welche Kamine haben. Die Kapelle ist in der Mitte, und hat zwey und dreyßig verschlossene Sitze, von denen jeder drey Fuß lang und zwey Fuß zwey Zoll breit ist; die Seitenwände davon sind so hoch, daß die Gefangenen einander nicht sehen können, ob sie schon alle den Capellan sehen können. Das Haus des Innhabers ist von dem Zuchthause abgesondert, und hat blos ein zugemachtes Fenster gegen das Gefängniß zu. Der Unterhalt besteht in zwey Pfund Brod täglich. Die Inhaftirten werden zu nichts angewendet. Eine Menge gute Vorschriften stehen in dem Buche des Innhabers. Ich hoffe, daß sie in der Zukunft werden gedruckt und aufgehängt werden. Das Salar des Zuchtmeisters beträgt funfzig Pfund und in einer halben Guinee für den Gefangenwärter wöchentlich. Ausserdem keine Taxen oder sonstige Gebühren. Der Wundarzt bekömmt funfzehn Pfund.

Das landschaftliche Gefängniß in Southwark.

Der Gefängnißwärter bekömmt zweyhundert Pfund Salar anstatt der Schenkfreyheit. Der Unterhalt an Brod beträgt drey Halfpence, und es wiegt sechszehn Unzen. — Ich wollte wünschen, daß in allen landschaftlichen Gefängnissen die Geschlechter von einander getrennt wären, und daß fünf vollständige Abtheilungen in denselben wären — Schuldner — Verbrecher von Gerichtstage verhört (assize felons) — Gefangene, welche von der vierteljährigen Session an inhaftirt sind, (quarter Session prisoners) — Gefangene, welche sollen transportirt werden, und in diejenigen, welche einer Geldstrafe wegen sitzen.

Das landschaftliche Gefängniß in Aylesbury.

Auf der Seite, auf welcher sich die Schuldner aufhalten, sind große Verbesserungen angebracht worden. Sie haben jezt einen besondern Hof und einige gute Zimmer bekommen. Die Verbrecher haben ein anderes Zimmer am Tage zu bewohnen; allein der Theil des Gebäudes, den sie bewohnen, und besonders die Schlafzimmer sind verschlossen, und sie müssen daher dem Gefängnißfieber sehr leicht ausgesetzt seyn; der letzte Gefangenwärter starb daran. Die Verordnungen wegen der Verpflegung der Gefangenen in Ansehung ihrer Gesundheit waren nicht aufgehängt; auch war hier kein Krankenhaus. Der Unterhalt beyder, der Schuldner und Verbrecher, bestand in einem und einem halben Pfund Brod täglich, und zweymal bekamen sie wöchentlich Suppe. Betten und Kohlen liefert die Grafschaft ebenfalls. Der Gefängnißwärter bekömmt hundert und siebenzig Pfund jährlich.

1787 Nov. 29. Schuldner 11. Verbrecher u. s. w. 24.

Folgende Vorschriften für das Gefängniß waren aufgehängt.

Sizung um Johannis 1785.

1. Jedweder Gefangener, er sey ein Schuldner oder ein Verbrecher, soll täglich ein und ein halb Pfund Brod bekommen, welches ihnen soll bey der Ueber-

gabe

gabe zugewogen werden, und zwar durch Waagen, welche die Grafschaft dazu hergeben soll.

2. Jedweder Gefangene, er sey entweder ein Schuldner oder ein Verbrecher, soll Sonntags und Donnerstags ein Nößel dicke gute Suppe bekommen.

3. Es sollen in dem Gefängniß keine starken Getränke erlaubt seyn, außer Wein und starkes Bier oder Porter; Wein täglich ein Nößel, jedweder Person, oder ein Quart Porter.

4. Die Zellen sollen täglich von dem ersten May bis zum ersten October ausgewaschen werden, und zwar von den Gefangenen nach der Reihe, und zwar bey Verlust eines halben Pfundes Brod und ihrer Suppe, und alle Sonntage sollen bey Androhung gleicher Strafe die Gefangenen die Kapelle besuchen.

5. Jeder Versuch zu entweichen, jeder Aufruhr, Exceß und alles unschickliche Betragen soll durch Einsperren in dunkle Zellen bestraft werden, und wenn der Kerkermeister gelind seyn will, so darf er sie blos um ein Pfund Brod strafen.

6. Die Zellen sollen vom ersten May bis zum ersten October von sechs Uhr bis acht Uhr geöffnet werden, und im Winter von Tagesanbruch bis um vier Uhr.

7. Den Schuldnern sowohl, als auch den Verbrechern sollen vom funfzehnten October bis zum ersten April aller drey Tage zwey Scheffel (bushels) Kohlen gereicht werden.

8. Alle

8. Alle Theile des Gefängnisses sollen jährlich einmal nach dem Gerichtstage im Sommer geweißt werden.

9. Alle Gefangene müssen, nachdem sie überzeugt worden sind, diejenigen ausgenommen, welche executirt werden sollen, eben so arbeiten, wie diejenigen in dem Zuchthause, bey Verlust eines halben Pfundes Brod und der Suppe.

10. Es wird in dem Gefängniß kein Spiel erlaubt, und kein Gefangener darf einen Trunk zum Willkommen (garnish) von den andern annehmen, es sey auch unter einer Ausflucht, welche es wolle.

11. Der Kerkermeister darf keine Trinkgelder annehmen, sie mögen Douceurs von einer Art seyn, von welcher sie immer wollen, weder von den Dieben, noch von den Schuldnern, und die letztern muß der Kerkermeister gratis mit Betten versehen.

12. Alle Personen, welche in das Gefängniß gehen, sollen von dem Kerkermeister durchsucht werden, wenn er Unrath merket, um das Hineinbringen von hitzigen Getränken und Werkzeug zu vermeiden.

13. Kein Weib und kein Kind der Schuldner oder Verbrecher darf in dem Gefängniß schlafen.

Das landschaftliche Gefängniß zu Cambridge Castle.

Ein gut gelegener Hof für die Schuldner ist außerhalb des Thors des Castle angebracht, und ein kleiner Hof für die Verbrecher, welcher, wie ich überzeugt bin, wenig gebraucht wird; denn bey meinen Besuchen fand ich ihn allezeit verschlossen, welches immer der Fall ist, wenn der Hausvater in einiger Entfernung seine Wohnung hat. Die Verbrecher haben keine Kamine in ihren Stuben, welche enge und übelriechend sind, besonders gilt dieses von dem Weibersaale. Diejenigen, welche transportirt werden sollen, haben nicht einmal zwey Schillinge Sixpence die Woche. Gefangene, welchen ihre Strafe erlassen ist, werden eingesperrt, bis der Richter die Stadt verläßt. Der Capelan der Hochwürdige Herr Holmes bekömmt jährlich fünf und vierzig Pfund; der Kerkermeister aber funfzig Pfund.

Das Stadtzuchthaus zu Cambridge.

Die Gefangenen werden nicht in den Hof gelassen. Unterhalt Sonntags vier Penny, und die Kranken sechs Penny täglich. Die Betten liegen sehr unschicklich auf dem Erdboden. Die Gefangenen spinnen und was sie dafür verdienen, ist ihre. Sie bekommen keine Kohlen, obschon gehörige Heizung ihnen besonders nöthig wäre, da ihre einzige Beschäftigung das Spinnen ist, allein ich habe Ursache

zu

zu glauben, daß der jetzige Vicecanzler für Kohlen, Seife und für andere Nathwendigkeiten Sorge tragen wird. Kein Gottesdienst *).

Das landschaftliche Zuchthaus zu Wymondham.

Das alte Gefängniß ist mit zu des Inhabers Haus geschlagen, und zwey Flügel sind für die Gefangenen gebaut worden, welche dreyzehn gewölbte Zellen in sich fassen, von denen einige funfzehn und einen halben Fuß lang, und sechs und einen halben Fuß breit sind, und neun Fuß und einen halben hoch, welche sich in einen Gang öffnen, welcher vier und einen halben Fuß weit ist. Jedermann hat seine eigne Zimmer, in welchem ein Bettgestelle mit Betten gehörig versehen sich befindet; und hier ar-

*) Die Vernachläßigung des Gottesdienstes ist ohnstreitig mit für einen der größten Fehler bey solchen Anstalten anzusehen, da die Inhaftirten hier die meiste Gelegenheit haben, über sich nachzudenken, und vorzüglich in einem Lande, wie England, wo wenigstens sehr öfters der gemeine Mann in der Moralität und dem Religionsunterrichte gänzlich vernachläßiget wird, und ganz roh zu allen Verbrechen aufgelegt aufwächst. Die Folgen von vernachlässigtem Religionsunterrichte und gottesdienstlichen Uebungen sind zu groß, als daß Staatsleute hierauf in Zukunft nicht ernstlicher dringen sollten, als es bis jetzt öfters geschehen ist. A. d. U.

beitet der Gefangene, und bricht, hechelt und spinnt Hanf.

Auch ist hier eine Mühle, welche Hanf bricht, und Campecheholz zersägt. — Hier ist auch ein Krankenhaus und eine Kapelle. Die Gefangenen dürfen sich des großen Hofes nicht bedienen, ausgenommen, daß sie sich frühmorgens an der Wasserplumpe waschen dürfen. Die Zimmer sind rein, und keiner von den Gefangenen ist in Ketten eingeschmiedet. Der Gefangenwärter bekömmt zwey und sechzig Pfund und ein Viertel von dem Verdienste der Gefangenen.

Bey jeder vierteljährigen Sitzung wird dem Magistrat eine Liste von den Gefangenen zur Uebersicht überreicht, mit den Namen — Missethaten oder Vergehungen — die Zeit, wenn sie sind in Verhaft genommen worden — von wem — und auf wie lange Zeit, nebst den Strafen, die ihnen sind zuerkannt worden — ihr Alter — ihr Geschlecht. — Ihr Geschäfte und Beschäftigung — wozu sie angewendet werden — ihre Aufführung — ihr ganzer Gewinst und Verdienst — und die Unkosten für den Unterhalt in Speisen und Kleidern.

Folgende Tafel, worauf die Diät stand, war aufgehängt. **Frühstück** ein Penny Brod, Hausbackenbrod täglich. **Mittagsmahlzeit**; Sonntags, einen Kalbskopf (Hanway's ox cheek), Montags ein Penny Brod, Dienstags Erdäpfel, Mittwochs gekochte Erbsen, Donnerstags ein Penny Brod:

Brod: Freytags Erdäpfel: Sonnabends gekochte Erbsen.

Es ist ihnen erlaubt bey dem Frühstücke eine halbe Stunde, bey der Mittagsmahlzeit eine Stunde und eine halbe Stunde beym Abendessen zu bleiben, ob sie schon keine förmliche Abendmahlzeit bekommen. Sie bekommen kein anderes Getränk als Wasser, ausgenommen, wenn sie krank sind, oder wenn der Wundarzt ein anderes Getränk verordnet. Ein Penny Brod wog dreyzehn Unzen. Für diejenigen, welche einige Monate eingesperrt bleiben, ist der Unterhalt zu gering, zumal wenn sie dabey noch arbeiten sollen *). Es sollte ihnen wenigstens erlaubt seyn, sich außer dem Theile von ihrem Gewinnste, welcher ihnen nach der Parlamentsacte zukömmt, Milch und Brod zu kaufen. Einige junge Menschen schienen, als sie herausgiengen, nicht mehr so aufgelegt zur Arbeir zu seyn, als sie es waren da sie herein kamen.

Ich bin in der Nachricht von diesem Gefängniß ausführlicher gewesen, da es eines von den besten Beyspielen für die Einrichtung eines Zuchthauses abgiebt, um es zu einen Platz der Besserung für träge und ausschweifende Menschen zu machen. —

*) Erhohlungsstunden und hinlängliche Kost muß ihnen verschaft und gegeben werden, sonst leidet die Arbeit, und auch ganz vorzüglich die Gesundheit. A. d. U.

1788. Sept. 12. Männer 12. Weiber 4.

Im Jahre 1788 fand ich in dem Stadtzuchthause zu Norwich zwey Personen in des Kerkermeisters Küche mitten am Tage Karten spielen. Karten und Würfelspiele sollten in den Gefängnissen ausdrücklich verboten werden.

Zu Yermouth besuchte ich eine Armenschule, in welcher dreyßig gesunde Knaben und zwanzig Mädchen waren. Mir gefiel eine Gewohnheit, die man hier eingeführt hat, die Knaben in der See zu baden, jedoch unter der Aufsicht ihres Lehrers. Dieses geschieht den ganzen Sommer hindurch dreymal die Woche in einer sehr guten Ordnung. Kalte Bäder, besonders in Salzwasser, verhüten viele Hautkrankheiten und andere Unpäßlichkeiten, befördern die Transspiration und stärken und beleben den ganzen Körper. Man könnte auch bey dieser Gelegenheit die Kinder aufmuntern, schwimmen zu lernen.

Das landschaftliche Gefängniß zu Ipswich.

Das Gefängniß war wie gewöhnlich sehr reinlich. Das Haus ist seit der letzten Parlamentsacte weit ruhiger, da die Diebe blos die geringere Sorte Bier bekommen, und die Magistratspersonen haben ausdrücklich befohlen, daß kein Schuldner mehr denn ein Quart Bier täglich bekommen soll; wonach sich der Kerkermeister genau richtet. Zufolge dieser Acte und ähnlicher Vorschriften habe ich in ver-

verschiedenen Gefängnissen weniger Schuldner gesehen. Hier war die Anzahl der Schuldner, welche nichts bezahlen, vor einen Frohndienst vormals funfzehn, darauf nahm man nicht mehr als neune an; und jetzt ist diese Anzahl auf sieben eingeschränkt worden. Der Kerkermeister bekömmt jetzt zweyhundert Pfund. Der Hochwürdige Herr Brome ist noch immer sehr aufmerksam auf die Gefangenen, indem er öfters ihr Brod wiegt, und Nachrichten und Berichte an den Magistrat abgiebt. Ich freue mich sehr, daß er die Gesundheit und Ordnung in Ansehung der Gefangenen, und ihre beständige Aufmerksamkeit in der Capelle mit aller Achtung und Devotion keiner anderen Ursache zuschreiben kann, als der Abschaffung der Schenkfreyheit.

Gefängniß zu Bury St. Edmund.

Der Gefängnißwärter bekömmt hundert Pfund Salar statt der Schenkgerechtigkeit. Schuldner und Diebe sind beysammen wie vormals, da nur ein Hof hier ist. Hier fand ich verschiedene Hunde, welche dem Kerkermeister zugehörten. Ich wollte, daß man keine Hunde in die Gefängnisse zuließ, außer einen für den Gefangenwärter.

1787. September 28. Schuldner 7. Verbrecher u. s. w. 17.

Verordnungen und Vorschriften, welche in dem Zuchthause zu Bury St. Edmund in der Grafschaft Suffolk zu beobachten sind.

1. Daß die verschiedenen Personen, welche als Verbrecher in dem Zuchthause inhaftirt werden, um harte Arbeit zu verrichten, gesetzt, daß sie auch krank wären, alle Tage, (ausgenommen die Sonntage, den Christtag und den Charfreytag) so viel Stunden, als das Tageslicht in den verschiedenen Jahreszeiten erlaubt, nur nicht über zwölf Stunden arbeiten sollen; außerdem dürfen sie auch noch eine halbe Stunde beym Frühstück, eine Stunde bey der Mittagsmahlzeit, und eine halbe Stunde beym Abendessen bleiben; und diese Zwischenräume der Zeit sollen ihnen mit einer Glocke angezeigt werden *).

2. Daß der Gouverneur des Zuchthauses die verschiedenen Arbeiten, die von den Gerichten bey den vierteljährigen Sitzungen angeordnet und bestimmt worden sind, jeder Person angebe, jedoch soll hierbey auf die Stärke nnd Geschicklichkeit der Person

*) Ein gewöhnlicher Fehler in den Zuchthäusern ist, daß die Inhaftirten zu wenig beschäftiget, und daher noch viel weniger zur Besserung ihres Lebenswandels angeschickt werden, sondern als unnütze Lasten der Erde ihren Mitbürgern beschwerlich fallen. A. d. U.

son und auf das Alter und Geschlecht Rücksicht genommen werden.

3. Beyde Geschlechter, die männlichen und weiblichen Gefangenen sollen angewendet werden, in besondern Stuben essen und wohnen, und unter einander ganz und gar keine Verbindung haben.

4. Daß eine jede so inhaftirte Person mit Brod oder irgend einer andern Art guter und heilsamer Kost unterhalten werden soll; allein alle diejenigen, welche unter der Aufsicht des Arztes, Wundarztes oder Apothekers stehen, sollen diejenige Kost und Arzneyen bekommen, welche diese vorschlagen.

5. Daß der Gouverneur oder sonst die anderen Personen, wenn dergleichen von den Gerichten, um dem Gouverneur beyzustehen, angewendet werden sollten, vollkommen wachsam und aufmerksam seyn sollen, daß die so inhaftirten Personen beständig, so lange die Stunden, zur Arbeit bestimmt, dauern, arbeiten, und wenn irgend eine Person ihre Arbeit zu thun nachlassen, oder nachlässig werden sollte, ob sie schon Kräfte und Geschicklichkeit dazu hätte, oder wenn eine dergleichen Person mit allem Fleiß und Vorsatz die ihr anvertrauten Waaren verderben nnd berauben sollte, so soll der Gouverneur sie auf die weiter unten angezeigte Methode bestrafen.

6. Daß, wenn irgend eine so inhaftirte Person sollte den Befehl des Gouverneurs nicht folgen wol-

wollen, oder wenn sie sollte überzeugt werden, unvorsichtig und gotteslästerlich geflucht oder geschworen zu haben, oder ein unanständiges Betragen geführt, sich eines unschicklichen Ausdrucks, oder Beschimpfungen, Zanks oder unnützer Worte gegen irgend eine andere Person bedient zu haben, so soll er oder sie ebenfalls so bestraft werden, als weiter unten angezeigt ist *).

7. Daß der Gouverneur die Gewalt hat, die verschiedenen Beleidigungen, deren wir gedachten, durch strenger Gefängniß zu bestrafen, und es soll in ein Buch der Name einer jedweden Person, welche so gestraft worden ist, nebst der Anzeige ihres Fehltritts und der Dauer der Strafe angemerkt werden, damit die gerichtliche Inspection bey ihren vierteljährigen Sitzungen, und die Richter bey ihren Besuchen hineinsehen können.

8. Daß der Gouverneur alle Vereinigung zwischen den Verbrechern und den andern Gefangenen verhindern soll.

9. Daß

*) Wegen aller solcher Ungebührnisse ist aber auch ganz vorzüglich nöthig, daß bey dergleichen Anstalten nur solche angestellt werden, welche selbst fromm und wohlgesittet sind, um sowohl ein Beyspiel geben zu können, als auch um desto besser die Vergehen und Ungezogenheiten der Inhaftirten bemerken zu können. Solche Leute sind aber öfters sehr schwer zu finden. Dieses gilt besonders von den Zuchtmeistern, Gefangenwärtern und seinen untergeordneten Gehülfen. A. d. U.

9. Daß der Gouverneur zu einer Arbeit, die nicht allzu strenge ist, alle diejenigen Gefangenen anhalten soll, welche von der Grafschaft gefangen genommen und unterhalten werden, wenn auch gleich der Befehl zu dem Verhaftnehmen eines solchen Gefangenen nicht ausdrücklich sagen sollte, daß ihm harte Arbeit sollte aufgetragen werden: und er soll eine besondere Nachricht von der Arbeit solcher Gefangenen liefern, und soll ihnen die Hälfte Profit für ihre Arbeiten, wenn sie das Gefängniß verlassen, aber nicht eher geben.

10. Daß der Gouverneur, noch irgend einer der ihm Untergeordneten irgend etwas, was im Hause gebraucht werden kann, verkaufen soll, noch soll er irgend einen Vortheil mittelbar oder unmittelbar von dem Verkaufe irgend einer Sache haben, bey einer Strafe von zehn Pfund und seiner Entlassung; noch soll er zulassen, daß irgend Wein, Ale, Brandweine und Liqueurs in das Haus gebracht werden, ausgenommen zu medicinischen Absichten, und wenn er eine geschriebene Verordnung von dem Wundarzt oder Apotheker aufweisen kann. —

11. Daß jedem Gefangenen reines Stroh wöchentlich einmal oder öfterer, wenn es nöthig seyn sollte, soll gegeben werden; und die Gefangenen sollen verbunden seyn, täglich ihre Zimmer zu reinigen und auszufegen, und der Staub und Schmuz soll täglich aus dem Gefängniß herausgeschafft werden.

12. Daß niemand ohne Erlaubniß derer, die hierüber etwas zu sagen haben, irgend einen Gefangenen besuchen soll, und alle Gefangene sollen alle Nächte im Jahr durchgesehen, und alles Licht um oder vor neun Uhr ausgelöscht werden, sie sollen übrigens ganz abgesondert gehalten werden, wenn Zimmer genug zu dieser Absicht können gefunden und aufgetrieben werden, und während ihrer Arbeit sollen sie soviel von einander abgesondert werden, als es ihre Arbeit, die sie zu machen haben, erlaubt *).

13. Daß der Gouverneur Eisen an Hände und Füße irgend eines Gefangenen könne legen lassen, wenn er sich widersetzt oder geneigt zu seyn scheint, aus dem Gefängniß zu entwischen; allein er soll davon Nachricht an eine der Gerichtspersonen, welche das Gefängniß besuchen müssen, geben, und alsdann soll der Gefangene acht und vierzig Stunden nachher geschlossen werden, allein er soll dieses nicht länger als sechs Tage fortsetzen, wofern er keine geschriebene Ordre von einer der besuchenden Gerichtspersonen erhält.

14. Daß jeder Gefangene sein Gesichte und seine Hände wenigstens einmal jeden Tag waschen soll, ehe ihm sein Brod gegeben wird.

15.

*) Die Vorschriften in Ansehung der sorgfältigsten Reinlichkeit, der möglichsten Absonderung und der wenigsten Störung dürften mit die vorzüglichsten in Zuchthäusern, besonders aber auch in Spitälern seyn. A. d. U.

15. Daß jeder Gefangene wöchentlich ein reines Hemde bekommen soll.

16. Daß die drey verbietenden Schlußartikel aus dem 24. Geo. II. chap. 40. auf ein Bret gemahlt werden, und an einem Orte, wo sie in die Augen fallen, zugleich mit einer gedruckten Copie von den Verordnungen u. s. w. in dem Gefängnisse sollen aufgehängt werden.

17. Daß die männlichen Gefangenen, welche wegen eines großen Diebstahls, oder wegen Räuberey oder wegen anderer Verbrechen inhaftirt werden, sogleich nachher auf Kosten der Grafschaft gekleidet werden sollen, und daß ihre Kleidung in einer Jacke, weiten Hosen und Strümpfen von gelber und blauer Farbe bestehen soll, und daß auch gehörige Sorgfalt in Ansehung des Einpackens und Räucherns der Kleider der Gefangenen, welche ihnen, wenn sie verhört werden oder wenn sie das Gefängniß verlassen müssen, wieder gegeben werden solle beobachtet werden.

Das landschaftliche Gefängniß zu Warwick.

Die Verbrecher waren hier auf eine schreckliche Art zusammen gedrängt. Blos ein einziges kleines Zimmer in welchem die Männer den Tag über bleiben konnten, und zwey und dreyßig sah ich in Ketten in einem unterirdischen Kerker liegen, welcher ein und dreyßig Stufen tief lag; von denen zwey das schleichende Fieber hatten *). Drey andere in einer Stube waren auch sehr krank und in Ketten. In zwey Zimmern, welche sieben Fuß und einen halben lang und sechs und einen halben breit waren, blos mit Löchern in den Thüren, lagen vierzehn Weiber, die fast ersticken wollten. Jetzt lag keine Frauensperson mehr in Ketten. Kein Krankenhaus; kein Bad. Die Acte, welche zur Verpflegung der kranken Gefangenen gegeben worden, war nicht aufgehängt. Keine Kohlen werden den Gefangenen dargereicht **). — Zum Unterhalt bekommen sie jeden zweyten Tag ein drey Pfund schweres Brod: es war gutes Brod und hatte das volle Gewicht. Die Verurtheilten haben nicht eine halbe Krone die Woche. Losgesprochene Gefangenen (acquitted prisoners) werden in Ketten gehalten, bis der Richter die Stadt verläßt. Die Executionen sind eine Ausgabe für den Kerkermeister ***). Die Gefangenen bekommen aus einem Legate jährlich ein Pfund, zehn

*) Dieses Gefängniß war einstmalen so voll, daß einige von diesen Unglücklichen eine ganze Nacht hindurch, als die übrigen schliefen, stehend wachen mußten, und aus der Oeffnung des kleinen Kerkers gieng ein Strom von ausgeathmeter Luft heraus, so wie der Rauch aus einem Schorsteine heraus zu gehen pflegt.

**) Daher verkaufen die Frauen ihr Brod, um Brennmaterialien zu bekommen.

***) Dies ist eine zu harte Auflage für die Kerkermeister, wofür sie sich schadlos halten, wenn sie die Schuldner bey mehrern Gelegenheiten zu viel bezahlen lassen.

zehn Schilling, welches die Einkünfte von einem Hause in der Stadt sind. Einige Verbrecher beklagten sich, daß sie für den Bewillkommungstrunk vier Schilling sechs Penny geben, oder auf ihre Kleider Schläge bekommen sollten. Dieses ist eine von den üblen Folgen und Wirkungen der Erlaubniß, nach welcher Bier eingeführt werden darf. Die Schuldner müssen für den Bewillkommungstrank noch mehr bezahlen. Der Kerkermeister bekömmt statt der Schenkfreyheit sechzig Pfund.

Das Stadt-Gefängniß zu Birmingham.

Der Hof ist nun mit breiten Steinen gepflastert, allein schmuzig von dem Federvieh *). Hier ist nur eine einzige Stube, in welcher den Tag über beyde Geschlechter sich aufhalten. Weder die Acte, anlangend die Verpflegung der Gesundheit der Gefangenen, noch die Verordnungen gegen die geistigen Getränke waren aufgehängt. Der Gefängnißwärter hat kein Salar, allein noch immer hat er die Freyheit Bier zu schenken.

Da

*) Mit allem Recht spricht Hr. Howard zu wiederhohltenmalen wider das Hineinbringen der Hunde in die Spitäler und Gefängnisse, und wider die Gewohnheit, Federvieh in den Höfen zu halten. Der letztere Fehler wird in Deutschland öfterer begangen, als der erstere. Die Gegenwart solcher Thiere in einer Wohnung und in ihrem Umkreise kann zuverläßig ausserordentlich viel zur Verbreitung der Krankheiten und ihrer Ansteckung beytragen. A. d. U.

Da in das Hofgefängniß für Schuldner zu Birmingham die Besuche Liqueurs hineinbringen, oder sie den Schuldnern durch die Fenster, die auf die Straße herausgehen, beygesteckt werden so halten die meisten der Gefangenen ihre Einkerkerung für eine geringe oder für gar keine Strafe.

Das landschaftliche Krankenhaus zu Nottingham.

Ein sauberes Krankenhaus in einer guten Lage. Die Bettstellen waren von Eisen und die Ausstaffirung reinlich. Es sind Wasserreservoirs über den Verschlägen. Die Fenster sind, und dieses ist nicht gut, ohngefähr drey Fuß unter der Decke. Wenn neue Spitäler jährlich geweißt würden, besonders die Säle und Gänge, so würden sie länger frisch und freundlich bleiben, und es würde auch für die Kranken besser seyn *).

Das landschaftliche Gefängniß zu Oakham.

Der Unterhalt besteht täglich in zwey Penny Brod. Die an dem Gerichtstage Ueberzeugten (assi-

*) Besonders sollten die unterirdischen Kerker jährlich zweymal geweißt werden. Der Kalk sollte aber warm von dem Kalkofen genommen werden, sollte in kochendem Wasser gelöscht, und unmittelbar gebraucht werden. Dieses würde solche dumpfige Plätze ganz außerordentlich wohl erfrischen.

(assize convicts) bekommen wöchentlich zwey Schilling vier Penny. Die Tafel von den Taxen und gerichtlichen Unkosten war aufgehängt.

Bey der allgemeinen vierteljährigen Versammlung gehalten in dem Schlosse zu Oakham — 1784. in Gegenwart George Bridges Brudenell, und Henry Boulton Esqrs und des Hochwürdigen Thomas Foster.

Es ist von diesem Gerichte ausgemacht worden, daß folgende Gelder nach der Taxe von dem Gefängnißwärter des königlichen Gefängnisses in dieser Grafschaft sollen genommen werden.

	L.	S.	P.
Für die Wohnung ein jeder Schuldner wöchentlich		.	4
Wenn zwey in einem Bette liegen, jeder wöchentlich		.	6
Wenn sie ihr eignes Bette haben, und in dem Zimmer liegen, welches das Zimmer der Schuldner genannt wird, worinne Bettstellen sind, welche dem Kerkermeister zugehören, jedweder wöchentlich		1	—
Für die Copie einer obrigkeitlichen Vollmacht wegen der Verhaftnehmung .		1	—
Für die Verabfolgung einer jeden Anzeige		1	—
Für die Unterschrift eines Certificats um eine gerichtliche Inhibition zu erhalten.		2	—

	L.	S.	P.
Bey dem Herausgehen eines jeden Gefangenen aus dem Gefängniß .		14	10
Für die Aufsicht auf einen jeden Gefangenen, um für ihn Bürgschaft oder auch besondere Bürgschaft zu leisten, oder sonst etwas für den Gefangenen zu besorgen, und aus dem Gefängniß zu gehen, für jede Meile . . .		1	—

Und einem fernern Befehle zu Folge soll diese Tafel der Taxen den nächsten Gerichtstag den Richtern wieder vorgelegt werden.

Wir Richter des Gerichtstags in der Grafschaft Rutland haben diese Tafel nochmals durchgesehen und bestätigen sie hiermit. Gegeben am Gerichtstage zu Oakham den 23sten July 1784.

J. Skynner. W. H. Ashurst.

Das landschaftliche Gefängniß zu Reading.

Das Gefängniß ist reinlich und ruhig. Lord Craven und einige von den übrigen Gerichtspersonen besuchen dieses Gefängniß und Zuchthaus, und geben ihre Berichte alle Monathe ein: allein es giebt keine Vorschriften in Ansehung der Quantität von spirituösen Getränken für die Schuldner, welche vorzüglich nöthig wären, da ihr Hof und der Hof für die Verbrecher blos von offnen Pallisaden getrennt wird. Der Unterhalt besteht in Brode, drey Penny werth,

werth, welches entweder weiß oder auch braun ist; wovon das erstere zwey Pfund vier Unzen, und das letztere zwey Pfund zwölf Unzen wiegt. Die zum Tod verurtheilten bekommen vom Könige nicht für eine halbe Krone Unterhalt. Der Wundarzt für das Gefängniß und Zuchthaus, Herr Baker bekömmt zwanzig Pfund. Der Capellan der hochwürdige Herr Hodgkinson erhält von dem Gefängniß und dem Zuchthause funfzig Pfund und zehn Guineen von der Corporation. Die Richter lassen ihren Sold an ihn auszahlen, welchen er, wie es sich gehört, unter die Gefangenen austheilen muß. Des Kerkermeisters Salar beträgt hundert Pfund. Keine Taxen. Der zweyte Kerkermeister (turnkey) erhält fünf und zwanzig Pfund und hält einen Laden, und versieht ohnstreitig die Gefangenen im Stillen mit Brandwein.

Madam Elisabeth Deane hat eine sehr wohlthätige Stiftung zur Heizung für dieses landschaftliche Gefängniß von hundert und funfzig Pfund gemacht.

Die folgenden Vorschriften und Verordnungen sind in den allgemeinen vierteljährigen Sitzungen in Berkshire gehalten, an verschiedenen Tagen abgefaßt worden, und hiermit zum Unterrichte der handelnden Friedensrichter der genannten Grafschaft und zur Nachricht für alle diejenigen, die dieses angehen kann, hiermit bekannt gemacht worden.

Verordnet, daß der Schatzmeister ein Buch herbeyschaffen soll, und daß in dieses alle das Gefängfängniß und die beyden Zuchthäuser angehende Papiere und Rechnungen von sechs Jahren her sollen eingetragen werden, welches von ihm bey den verschiedenen vierteljährigen Sitzungen soll vorgezeigt werden, damit die Richter allezeit nachschlagen können, und damit die Ausgaben dafür von der Grafschaft können bezahlt werden.

Verordnet, daß dem Innhaber des Zuchthauses zu Reading ein jährlicher Gehalt von funfzig Pfund soll gegeben werden. Diesen soll ihm der Schatzmeister vierteljährig statt des vormaligen Salars, nnd der Einnahme von den Gebühren, und als eine Schadloshaltung für die Einnahme von dem Verkauf der Liqueurs auszahlen, und die Auszahlung soll mit Johannis seinen Anfang nehmen; auch soll er zwanzig Procent von dem reinen Profit von aller Arbeit haben, welche in dem Spital gemacht wird, und dem zweyten Kerkermeister sollen auch fünf und zwanzig Pfund ausgemacht werden.

Verordnet, daß folgende Vorschriften zur besten Regierung des Gefängnisses zu Reading und der Gefangenen darinnen sollten angenommen und befolgt werden.

1. Es soll kein Bewillkommungstrunk (garnish) oder andere Gebühren beym Eintritt von dem Gefangenwärter angenommen werden, noch soll man auch zugeben, daß ein Gefangener dem andern zum Eintritt ein Stücke Geld gebe.

2. Soll

2. Soll unter den Gefangenen kein Mißbrauch irgend einer Art, keine üble Behandlung, kein Aufruhr und Handgemenge oder ungeziemende Sprache geduldet werden. Sollte sich aber so etwas ereignen, so sollen die Schuldigen auf Ordre des Friedensrichters entweder durch verminderten Unterhalt oder schärfer Gefängniß nach dem Willen des Gefangenwärters gestraft werden; allein eine solche strengere Einkerkerung soll nicht über acht und vierzig Stunden dauren, es müßte denn eine besondere Ordre von dem Friedensrichter gegeben worden seyn.

3. Alle Spiele, von welcher Art sie auch immer seyn mögen, sollen in dem Gefängniß ausdrücklich untersagt seyn, und müssen gehörig verhütet werden; blos unschuldige körperliche Uebungen, welche der Gesundheit zuträglich seyn können, sind erlaubt.

4. Die Unkosten für die Ketten und Fesseln der Gefangenen muß die Grafschaft tragen.

5. Soll der gewöhnliche Unterhalt eines jeden Gefangenen in drey Penny bestehen, wovon die eine Hälfte an Brod, die andere aber an Geld soll gegeben werden, es müßte denn derselbe auf Ordre eines Friedensrichters wegen Beschwerden des Gefangenwärters schlechter Aufführung halber vermindert worden seyn.

6. Der Gefangenwärter und der zweyte Kerkermeister sollen mit einer Handklingel die Zeit angeben, zur Oeffnung der Zellen, welches mit

mit Sonnenaufgang zwischen Michaelis und Mariä Verkündigung und um sechs Uhr zwischen Mariä Verkündigung und Michaelis geschehen soll, und auch wenn sie sollen geschlossen werden, welches das ganze Jahr hindurch bey Sonnenuntergang geschehen soll.

Niemand kann erlaubt werden, zu irgend einer Zeit in die Nachtzellen zu gehen, ausgenommen, um sie zu scheuern oder zu reinigen; die Thüren und Fenster aber müssen offen gehalten werden, sobald die Gefangenen herausgelassen worden, ausgenommen die Thüren an dem Fuß einer jeden Treppe, welche zugehalten werden sollen.

7. Die Nachtzellen sollen täglich einmal von einem Gefangenen gereiniget und all Wochen einmal oder auch öfterer, wenn es nöthig seyn sollte, gescheuert werden. In den Höfen soll kein Unflath und Koth gelassen werden, noch sollen Stöcke, Steine oder sonst etwas, was Verstopfungen machen kann, in die Wasserleitungen und Privete gebracht werden.

8. Es sollen von keinem Gefangenen, ausgenommen von den Schuldnern, Gebühren genommen werden, und von diesen keine anderen, als welche, wie wir weiter unten sehen werden, festgesetzt sind.

9. Dem Gefangenwärter ist nicht erlaubt, irgend ein Stück Geld unter irgend einem Vorwand von einem Gefangenen anzunehmen, um nachsichtiger

tiger zu seyn, und zwar unter der Strafe, unmittelbar von seinem Dienste abgesetzt zu werden.

10. Daß der Gefangenwärter ein Salar von hundert Pfund jährlich von dem Schatzmeister soll ausgezahlt bekommen, und fünf und zwanzig Pfund der Kerkermeister; und wenn außerdem noch Gehülfen zur Sicherheit der Gefangenen nöthig seyn sollten, so soll der Gefangenwärter dieselben einer besuchenden Gerichtsperson vorstellen, und der Grafschaft keine andern Unkosten für diese Gehülfen ansetzen, als diejenigen, welche die besuchende Gerichtsperson zugestanden hat, woferne es nicht außerordentliche Fälle nothwendig machen.

11. Der Kaplan soll alle Sonntage, Weihnachten, Charfreytag, und alle Fast- und Danksagungstage Gebete ablesen und predigen; und auch Mittwochs oder Freytags soll er in jedweder Woche Betstunden halten; und hierbey sollen alle Gefangene reinlich und mit dem gehörigen Anstande erscheinen.

12. Bey allen künftigen vierteljährigen Versammlungen soll von dem Richter, dem Geschwornen (grand jury) bey den Gerichtstagen und von jedwedem Friedensrichter der genannten Grafschaft angelegentlich verlangt werden, daß sie das Gefängniß so oft als möglich besuchen, und sich erkundigen, wie der Gefangenwärter sich beträgt, und die Gefangenen behandelt.

13. Der Gefangenwärter soll ein Buch oder Register für einen jeden Saal, benebst einem alphabetischen Verzeichniß halten, worein er folgende besondere Umstände von jedweder Person, die in Verhaft aufgenommen worden, eintragen muß, und diese Register und Listen soll er bey jedweder vierteljährigen Sitzung den Richtern vorzeigen.

Den Tag ihrer Gefangennehmung — den Namen der Person — Zeit ihres Aufenthalts — von wem sie inhaftirt worden — wegen welches Verbrechens — Statur u. s. w. — wenn er losgelassen worden — Bemerkungen über das Betragen u. s. w.

14. Es soll kein stärkerer Liqueur, als geringes Bier den Gefangenen erlaubt werden, ausgenommen, wenn ein geschriebenes Attestat von dem Wundarzt oder Apotheker bezeigen sollte, daß es für ihre Gesundheit nöthig wäre; dieses Attestat muß der Gefangenwärter bey sich behalten, damit er es zu jeder Zeit zu seiner Rechtfertigung aufweisen könne.

Tafel der Abgaben und Gebühren, welche der Gefangenwärter und Kerkermeister zu Reading von den Schuldnern, welche in dem genannten Gefängniß inhaftirt sind, nehmen darf.

Erste Klasse.

	L.	S.	P.
Jedweder Gefangener, der freywillig in den Herren-Saal (master's ward) geht, bezahlt dem Gefangenwärter bey seinem Eintritt		3	4
An den Kerkermeister		1	6
Jedweder Gefangener (ausgenommen die, welche nicht bezahlen können) bezahlt bey seinem Herausgehen an den Gefangenwärter . . .		6	8
An dem Kerkermeister		2	6
Jeder Gefangener, der in dem Herren-Saale (masters ward) wohnt und das Bette von dem Gefangenwärter nimmt, bezahlt wöchentlich .		2	6
Zwey Gefangene in einem Bette jeder		1	3
Und jedweder Gefangener in dem Herren-Saale (masters ward), der sein eignes Bette mitbringt, für ein Wohnzimmer wöchentlich . .		1	3

Zweyte Klasse.

	L.	S.	P.
Jedweder Schuldner, der eine Stube und ein Bette von dem Gefangenwärter bekömmt, wöchentlich . .		1	6
Zwey Schuldner in einem Bette, jeder wöchentlich			9

Uebrigens bezahlen die Schuldner überhaupt an den Gefangenwärter:

	L.	S.	P.
Für Unterzeichnung eines jedweden Certificats um eine gerichtliche Inhibition zu erhalten, oder für die Unterzeichnung einer Vorschrift oder Hofordre . .		1	6
Für eine jede Copie eines Befehls des Sheriffs, (wenn sie verlangt wird) .		1	—
Für die Registratur einer jeden Anklage gegen den Schuldner . . .		1	—

Diese Verordnungen werden von den Friedensrichtern der Gerichtstage unterzeichnet.

Daß der Gefangenwärter und die Aufseher über das Zuchthaus das Datum jedweder Ausgabe in ihre Vierteljahr-Rechnungen eintragen sollen, und daß Belege für alles das Geld sollen beygebracht werden, welches sie für die Grafschaft ausgelegt haben.

Daß dem Gefangenwärter für seine Reise und die Ausgaben bey jedem Gerichtstage zu Abingdon zwey Guineen und anderthalb Guineen für jedwede vierteljährige Sitzung zu Abingdon und Newbury aus-

ausgemacht seyn sollen; und wenn er irgend sonst nothwendigerweise in irgend einem andern Geschäfte für die Grafschaft verreisen muß, so soll er für jedwede (englische) Meile drey Penny Reisekosten und fünf Schilling täglich für Extraausgaben erhalten.

Verordnet, daß die Zuchthausaufseher die nemlichen Diäten für ihre Gegenwart bey den Gerichtstägen und den vierteljährigen Sitzungen zu Abingdon und Newbury erhalten sollen, und für Reisekosten in Geschäften der Grafschaft eben soviel, als dem Gefangenwärter ausgemacht worden ist.

Daß der unterste Sheriff dieser Grafschaft in Zukunft die Rechnungen des Gefangenwärters an den Schatzmeister auszahlen soll, um sie in die Hauptrechnungen der Grafschaft einzutragen, statt sie vormals an den Gefangenwärter auszuzahlen.

Daß der Gefangenwärter, er sey wo er wolle, seine ganze Zeit auf die Vollziehung seiner Pflicht verwenden solle, und es soll ihm nicht erlaubt seyn, irgend eine andre Arbeit anzunehmen.

Daß der Caplan des Gefängnisses der einzige Geistliche der angenommenen Kirche seyn soll, der die Gefangenen zur Zeit und bevor der Zeit der Execution oder zu irgend einer andern Zeit besuchen und abwarten darf, ausgenommen wenn es irgend ein Gefangener, der auf den Tod sitzt, ausdrücklich verlangen sollte, und alsdann soll es dem Caplan zuerst bekannt gemacht werden; allein wenn irgend ein Gefangener oder mehrere Gefangene erklären sollten, daß

sie

sie von den Grundsätzen der angenommenen Kirche abgehen, so soll es einem Prediger von ihrem Glauben und Lehre erlaubt seyn, ihm oder sie zu besuchen und abzuwarten, jedoch vorausgesetzt, daß ein solcher Prediger mit keiner andern Person sich unterhalte, die nicht von seinem Glauben und Lehre wäre.

Verordnet, daß der Gefangenwärter, wenn er Gefangene nach Abingdon, Newbury oder sonst wohin bringen soll, dieses mit der besten Sorgfalt, Sicherheit und mit der größten Ersparniß thun solle; daß er die nothwendigen vorkommenden Ausgaben und nichts mehr bezahlen und eine besondere Rechnung mit besondern Belegen dafür vorzeigen solle.

Verordnet, daß Herr Tilleard der Apotheker die Schuldner sowohl, als alle Gefangenen in dem Gefängniß und in dem Zuchthause abwarten soll; daß keine andere Person auf Unkosten der Grafschaft soll angewendet werden, und daß er in Zukunft jährlich einen Zuschuß von zehn Pfund dafür erhalten solle.

Verordnet, daß der Gefangenwärter und die Zuchtmeister und alle andere Personen, welche Ansprüche an die Grafschaft haben, ihre Rechnungen bey der Eröffnung jeder vierteljährigen Sitzung vorzeigen sollen, damit die Gerichtsbank möge von Stund an eine Commission zu ihrer Untersuchung niedersetzen.

Verordnet, daß die Vorschriften und Verordnungen des Gefängnisses der Grafschaft einmal in

den

den Zeitungen zu Reading und Oxford sollen öffentlich bekannt gemacht werden, und daß eine Copie davon an einem ausgesuchten und allein in die Augen fallenden Platze des Gefängnisses soll aufgemacht werden.

Um alle Irrungen in den Unkosten, welche die Quartiermeister (constables) machen, wenn sie die Gefangenen zu dem Gefängniß bringen, zu vermeiden, so ist in der gegenwärtigen Verordnung festgesetzt worden, daß blos folgende Ausgaben in Zukunft von der Grafschaft sollen getragen werden:

	L.	S.	P.
Für einen Quartiermeister täglich .		2	—
Für Wache, wenn sie nöthig ist, täglich		1	6
Für Unterhalt des Gefangenen, täglich .		1	—
Für die Begleitung, wenn es einer ist, die Meile		1	—
Wenn es zweye sind, für jeden			6
Wenn es drey sind für jeden . .			4

Und wenn deren mehrere sind, für jeden die Meile vier Penny.

Verordnet, daß keine Arbeit in dem Gefängniß oder Zuchthaus soll gethan werden, woferne nicht eine Ordre von der Hand eines besuchenden Richters oder im Falle der Noth von dem Caplan gegeben worden ist.

Verordnet, daß kein Geld zu irgend einer Zeit genommen werden soll, indem man Personen zu-

ließe,

ließe, um die Gefangenen in dem Gefängniß sehen zu lassen.

Verordnet, daß der Gefangenwärter nicht nur überhaupt auf die Verordnungen vom 20sten Januar 1786 in Ansehung der starken Liqueurs Achtung geben, sondern auch ganz besonders darauf sehen solle, daß kein starkes Bier oder ein anderer Liqueur, der stärker als schwaches Bier ist, irgend einem Verurtheilten von der Zeit ihrer Ueberzeugung bis zu ihrer Execution soll zugesteckt werden.

Verordnet, daß die besuchenden Richter dafür sorgen sollen, daß das Fenster, aus welchem die Schuldner betteln, so gut gesichert werde, als es ihnen schicklich und nöthig scheinet; und daß der Gefangenwärter keine Zusammenkunft zwischen einem Schuldner und den übrigen Gefangenen zulassen solle, so lange als sie in dem Bettelzimmer sind.

Verordnet, daß der Thorweg zwischen dem Hof der Schuldner und dem Hof, in welchem die strengeren Gefängnisse sind, soll zugehalten werden, und daß der Gefangenwärter niemalen erlauben soll, daß ein Verbrecher unter die Schuldner gehe.

Verordnet, daß die Zimmer auf der Westseite des Gefängnisses den gemeinen Schuldnern sollen angewiesen werden, und daß sie nicht abgesondert in den Herrn-Saal ohne die vorhergegangene Erlaubniß des Sheriff oder der besuchenden Richter sollen gelassen werden.

Ver-

Verordnet, daß der Gefangenwärter und die Zuchtmeister bey jedweder vierteljährigen Sitzung einen Bericht von den Kleidern geben sollen, die der Grafschaft gehören, und welche sie in ihrem Besitz haben, und zwar auf folgende Weise.

Bericht von dem der Grafschaft zugehörigen Kleidungsstücken in dem Gefängniß zu Reading oder dem Zuchthause zu Reading und Abingdon. Michaelismesse Sitzung 1786.

Artikel: Ueberröcke, Westen, Unterkleider, Hemden, Röcke, kurze Weiberröcke, Weiberhemden, Strümpfe, Schuhe, oder irgend andere Artikel. — Balance von den letzten Sitzungen — Seit der Zeit angeschafft — im Ganzen — Verdorben — u. s. w. Balance den 3ten October 1786. — Anmerkungen; wenn irgend Kleider durch die Gefangenen verloren gegangen oder mit fort genommen worden u. s. w. besondere Bemerkungen gehören in die letzte Columne.

In dem landschaftlichen Zuchthause zu Reading, einem neuen Gefängniß, sind sechs enge Zellen neun und einen halben Fuß lang, und sieben und einen halben breit; acht einsame Zellen sieben Fuß neun Zoll groß mit Höfen von ohngefähr der nemlichen Größe und sechs Säle für Gefangene, denen es erlaubt ist, mit mehreren zu seyn. Die Stuben sind mit Bettstellen und Strohmatratzen, allein mit keinen Bettdecken versehen. Die Privete verbreiten meist

meist in allen Stuben und Höfen einen üblen Geruch. Täglich ein drey Penny Brod, welches zwey Pfund drey Unzen wiegt, Unterhalt, und Sonntags Fleisch. Sie haben keine Arbeit, und werden zu nichts angewendet. Der Zuchtmeister bekömmt jährlich funfzig Pfund. Keine Gebühren. Die Namen der Gefangenen und die Zeit ihrer Gefangenschaft sind an die Thüren ihrer Zellen geschrieben. Wie ich sahe, so waren einige ein Jahr lang darinnen zu bleiben bestimmt: eine strenge Gefängnißstrafe, so lange in Einsamkeit, ohne Beschäftigung, in schmuzigen Zellen und auch ohne Heizung den Winter hindurch zu seyn.

Ich wollte, daß alle Gefangene ihre besondern Stuben hätten, denn Stunden zum Nachdenken und ernsthaften Ueberlegen sind ihnen nothwendig. Die Herren dieser Grafschaft haben sich bey der Erbauung dieses Zuchthauses und in mehr als einem Betracht auch sonst so aufmerksam und eifrig bewiesen, um alles nur mögliche zu thun, was die Vortheile ihrer Mitmenschen erheischen konnten, so daß ich gerne hier die Gelegenheit ergreife, einige Bemerkungen über das einsame Einsperren in Gefängnissen zu machen. Die Absicht hiervon aber, ich meyne, daß Gefangene bey Tage und bey Nacht eingesperrt werden, besteht entweder darinnen, daß man die verwogensten und ärgsten Bösewichter zu bändigen sucht, daß man die Widerspenstigen für Verbrechen bestraft, welche sie im Gefängnisse begangen haben; oder um einen starken Eindruck in kurzer Zeit auf gedankendankenlose und unordentliche junge Leute zu machen, als auf höchst verdorbene Lehrbursche und dergleichen. Es sollten daher diejenigen, welchen zukömmt, kleine Verbrecher ganz einsam auf eine lange Zeit einzukerkern und zu verurtheilen, bedenken, daß ein solcher Zustand beschwerlicher ist, als ihn die menschliche Natur ausstehen kann, ohne nicht in Verzweifelung zu gerathen und daß es den Vorschriften zuwider ist, nach welchen alle Personen in den Zuchthäusern arbeiten sollen, und daß wegen Mangel an Beschäftigung den Tag über die Gesundheit angegriffen werde, und diese Menschen auch zur Trägheit und Unthätigkeit verleitet und verwöhnt würden. Die wohlthätigen Wirkungen für den Geist von so einer Strafe sind geschwind, und entstehen von dem Schrecken, welches eine fehlerhafte Person überfällt, wenn sie ihren eignen Ueberlegungen gänzlich überlassen ist. Dies aber wird durch die lange Dauer aufgehoben, und eine vollkommene Unempfindlichkeit stellt sich nachher ein.

Das landschaftliche Gefängniß zu Oxford Castle.

Man ist eben jetzt mit dem Baue eines landschaftlichen Gefängnisses und Zuchthauses nach dem Plane des Herrn Blackburn beschäftiget. Die in der That sehr thätige und würdige Magistratsperson, Herr Willoughby hat Dr. Fothergills wohlgerathenen Vorschlag, die Verurtheilten zum Bauen an-

anzuwenden *), welchen er in Hinsicht auf ein zu erbauendes Zuchthaus angenommen hatte, in Ausführung gebracht. Hier sind die Logen und der Thorweg nebst der Kapelle darüber lediglich von Missethätern gebaut. Sie waren alle bey der Arbeit, und hatten nur einen Mann Wache, obschon einige von ihnen, wegen ihres guten Betragens, von ihren Ketten waren befreyt worden. Dieses beweißt, daß auch unter solchen Missethätern viele können gebändiget werden, und daß sie nicht so äußerst verdorben sind, wie einige glauben. Die Anfeuerungen und Belohnungen, welche man ihnen in Betracht der Speiseordnung, der Kleidung und der Zeit der Gefangenschaft gegeben hat, haben zu den besten Mitteln gedient, sie von Vergehungen zurückzuführen, und sie zu nützlichen Mitgliedern der Gesellschaft umzuwandeln. Hier werden auch die Missethäter nicht um ihren Unterhalt gebracht, den sie vom Könige bekommen, und welcher in zwey Schilling sechs Penny wöchentlich besteht. —

Die Verbrecher sind alle nach dem alten Castell gebracht. Hier sind alle Stuben reiner und frischer, als ich sie bey meinem ersten Besuche fand. Eine von den besten Verordnungen hier ist, daß Sonntags keine Besuche zugelassen werden, welches in allen Gefängnissen ganz zweckmäßig sollte verordnet werden, da

*) In Sachsen wendet man schon seit mehreren Jahren in Waldheim die Gefangenen zu dieser Absicht an. A. d. U.

da dieser Tag so nur immer ein Tag der Wildheit und und Trunkenheit ist. Dies ist besonders der Fall in den londner Gefängnissen.

Radcliffs Krankenhaus zu Oxford.

Es thut mir leid, daß ich meine Bemerkungen über die eingesperrte Luft und über den üblen Geruch von den vier großen Sälen in diesem landschaftlichen Gefängniß wiederholen muß. Keines von den Fenstern auf den Treppen war offen. Das trockne Abreiben der Fußböden, welches insgemein in den Spitälern im Gebrauch ist, ist größtentheils eben so einfältig und schädlich, als es Schmuz und Sand zu gleicher Zeit verbirgt. Hier ist ein gutes und wohl eingerichtetes Bad; und sehr zweckmäßig ist auch das Waschhaus und das Brauhaus in abgesonderten Gebäuden angelegt.

Das landschaftliche Gefängniß zu Worcester Castle.

Hier sind achtzehn neue Zellen und ein Tagzimmer für Männer, und zwo Zellen und ein Tagzimmer für Weiber angelegt, und zwar für Verbrecher, und über diesen zwey Stuben mit kleinen Fenstern für die Weiber, die als Schuldner sitzen. Die Arbeitsleute bessern das unterirdische Gefängniß in dem Hofe aus. In jedweder Zelle liegen zwey Verbrecher höchst unschicklich auf dem Boden neben einander. Diese Zellen sind schmuzig und die Luft-

 züge

züge sind alle verstopft, weil der Gefangenwärter darauf zu wenig Achtung giebt. Schuldner und Verbrecher sind in einem Hofe, der abgetheilt seyn sollte, und für die Verbrecher und Verurtheilten ist auch nur ein Tagzimmer da, welche abgesonderte Tagezimmer und Höfe haben sollten. Die Verurtheilten haben nicht eine halbe Krone die Woche.

Die beyden Krankenzimmer sind sehr schlecht gehalten, und eines davon hat keine Fenster. Der verstorbene Innehaber und seine Frau starben beyde an dem Gefängnißfieber. Die losgesprochenen Gefangenen werden in Ketten gehalten, bis der Richter die Stadt verlassen hat. Der Gefangenwärter ist ein Fleischer und lebt einige Meilen davon entfernt, und sein Sohn, ein junger Mann, hat die Aufsicht über dieses weitläuftige Gefängniß. Sein jährlicher Gehalt beträgt hundert und funfzig Pfund statt der Schenkgerechtigkeit.

Das landschaftliche Gefängniß zu Stafford.

In diesem so sehr angefüllten Gefängniß sind keine Veränderungen vorgenommen worden. Allein ein kleines Tagzimmer für Männer und Frauen ist angelegt worden. In dem unterirdischen Kerker für männliche Verbrecher sah ich zwey und funfzig in Ketten, und kaum hatte einer vierzehn Zoll Platz. Die Feuchtigkeit von den Ausathmen lief an den Wänden herunter. Ich brauche wohl nicht die Hitze und den üblen Geruch dieses unterirdischen

Kerkers und die Bleichheit der Gefangenen zu schildern. Die Frauen lagen ebenfalls in einem andern unterirrdischen Kerker in Ketten*). Im verwiwichnen Jahre starben sieben Verbrecher in ihrem Kerker am Gefängnißfieber und in dem Freysaale (Free-ward), der gerade darüber ist, neune von vierzehn armen Schuldnern. Kein Krankenhaus: kein Bad. Die Akte, welche die Erhaltung der Gesundheit der Gefangenen abhandelt, war nicht aufgehängt. Ob nun schon dieses Gefängniß von einer üblen Beschaffenheit und voller Gefangenen ist, so würde doch durch die Aufmerksamkeit eines menschenfreundlichen Gefangenwärters manches zur Bequemlichkeit und der Gesundheit der Gefangenen können beygetragen werden, wodurch auch für ihre sichere Verwahrung könnte gesorgt werden. Eines Schuldners Versuch zu entweichen, war kein zureichender Grund, warum ein Fenster in dem landschaftlichen Zimmer (county chamber), welches zuvor zu dunkel und düster war, sollte zugemauert werden. Ein hohes und gutes Zimmer mit einem Kamine über dem unterirdischen Kerker der Frauen hatte man während einer Krankheit eingenommen und dieses wird noch jetzt für des Gefangenwärters Hausrath zurück behalten. Ich besorge, daß, wenn dieser Umstand öffentlich wird bekannt werden, so wer-

*) Ueber diese Grausamkeit und dieses äußerst harte Betragen gegen das andere Geschlecht äußerte Herr Howard einigemal bey seinen Unterredungen in Deutschland seinen Unwillen. S. Berlinische Monatsschrift November 1789. A. d. U.

werden einige von den Vorgesetzten sich bey des Gefangenwärters Entschuldigung, daß es den Zimmer an Sicherheit fehle, bereitwillig beruhigen. Es ist eine hinreichend befestigte Stube, allein wenn sie auch nicht so feste, wie der unterirdische Kerker ist, so ist sie doch hinreichend sicher für einige von denjenigen, welche nicht die allerärgsten Missethäter sind, und besonders für solche, die krank sind oder sterben wollen. Der Unterhalt beträgt zwey Schillinge in einem funfzehn Penny Brodchen und zwey Pfund Käse die Woche. Das Brod war gut, und hatte das gehörige Gewichte. Ueberführte Verbrecher bekommen zwey Schillinge und Sixpence die Woche. Der Gefangenwärter bekömmt hundert Pfund statt der Schenkfreyheit *). Die Grafschaft gedenkt bald ein neues Gefängniß zu bauen.

1788. Febr. 11. Schuldner 31. Verbrecher u. s. w. 39. Ueberführte Verbrecher 22.

*) Viele Fenster dieses Gefängnisses gehen auf die Straße heraus, und der Gefängnißthüre gegenüber sind drey Bierhäuser. Nur gar zu viel Schaden verursachen die zu häufigen Bierhäuser im Königreiche, und füllen die Gefängnisse mit Schuldnern und Verbrechern an. Viele Magistratspersonen sehen dieses ein, und sind doch so nachgiebig, neue Freyheiten zu verstatten.

Das
landschaftliche Gefängniß zu Shrewsbury.

Keine Veränderung ist in diesem engen Gefängniß vorgenommen worden. Die Weiber liegen in Ketten, ob sie schon in ihren Tagzimmern und Kerkern bleiben; die Männer liegen in doppelten Ketten, und sind des Nachts an den Boden befestiget *). Kein Krankenhaus. Der Unterhalt besteht in drey Penny Brod täglich. Das Gefängniß wird von zwey Beckern bedient, einen hat die Grafschaft angestellt, den andern der Sheriff. Das Gewicht von ihren Sixpenny Brod betrug blos vier Pfund vier Unzen, wenn das Gewicht in dem Zuchthaus vier Pfund zwölf bis dreyzehn Unzen betrug, und das nemliche Brod in der Stadt vier Pfund dreyzehn Unzen wog. Die überführten Verbrecher bekommen jeden Sonnabend zwey Schilling und ein Sixpenny Brod. Die losgesprochenem Gefangenen werden nicht im Gerichtshofe losgelassen. Ein Zöllner mit Bierkannen gieng Sonntags in das Gefängniß, um die Gefangenen zu bedienen. Die Grafschaft hat die Erlaubniß bekommen ein neues Gefängniß und ein Zuchthaus zu erbauen, und sie haben eine gute Lage dazu ausgesucht. Es thut

 mir

*) Oefters wünschte ich, daß man für die Gefangenwärter und für die Gefangenen Vorschriften abfassen möchte. Ordnung und Gelindigkeit nebst Menschenfreundlichkeit hält die Gefangenen in besserer Aufmerksamkeit, als zu viel Strenge.

mir leid, daß ich in der Erlaubnißacte angemerkt finde, daß der Gefangenwärter, so lange er es ist, zugleich Innehaber von dem Zuchthause seyn soll. Eine Gebührentafel, die Acte zur Verpflegung der Gesundheit der Gefangenen, und die Verbote, wegen der geistigen Getränke waren aufgehangen. Des Gefangenwärters Salar betrug hundert Pfund statt der Schenkfreyheit und fünf Pfund bekam er von der Stadt.

1788. Febr. 9. Schuldner 25. Verbrecher u. s. w. 22. überzeugte Verbrecher 7.

In dem landschaftlichen Gefängniß zu Hereford fand ich auch die weiblichen Verbrecher wieder in Ketten. Diese ungeziemende, muthwillige und grausame Gewohnheit, dem schwächern Geschlechte Ketten anzulegen, findet man auch in den uncultivirtesten Landen, die ich besucht habe, nicht.

Das landschaftliche Spital zu Gloucester.

Unter den vielen guten Vorschriften des Gouvernements dieses Krankenhauses ist die sechste folgende: „daß niemand eine Stimme bey irgend einer all„gemeinen Versammlung haben soll, wofern er nicht „für sechs Monathe von dem ersten Tage, an wel„chem er seine Subscription bezahlte, an gerechnet, „unterschrieben hat.“ Ich wollte wünschen, daß man

man statt sechs Monathe zwölfe gesetzt hätte. — Es hat ein sehr wohl eingerichtetes Bad *).

Das landschaftliche Spital zu Winchester.

In diesem Spital waren alle Fenster auf den Gängen und auf den Treppen zu, und die untern Säle, in denen die venerischen Kranken waren, waren schmuzig, enge und voll üblen Geruchs. Die Bettstellen waren von Eisen und grün angestrichen, und die Vorhänge blau und weiß. Die Kranken, welche außer den Betten dauern können, speisen, und dieses ist eine ganz vortreffliche Einrichtung, in einem besondern Zimmer zunächst ihrer Säle **).

Ich wollte wünschen, daß hier und in verschiedenen andern unserer landschaftlichen Spitäler große

*) Bäder sind unumgänglich nothwendige Mittel zur Erhaltung der Reinlichkeit des Körpers, und folglich auch der Gesundheit, und dennoch fehlen sie nicht nur in sehr vielen Spitälern, sondern sie sind auch in den meisten nicht gut angelegt. Nur allzuoft wählt man zu dumpfige, feuchte Plätze in den untern Theilen der Gebäude dazu, und sorgt zu gleicher Zeit nicht für die Bequemlichkeiten, die bey dem Gebrauche der Bäder niemals dürfen übersehen werden; hierher gehören Seife, Handtücher, u. s. w. A. d. U.

**) Die aber in äußerst wenigen Spitälern statt findet, allein zur baldigen Genesung außerordentlich viel beyträgt. A. d. U.

Oeffnungen über den Thüren, wie in dem London-Spitale, wären, um die Nacht über den üblen Geruch in den Sälen zu verhüten *).

Das königliche Spital zu Haslar zunächst Gosport.

Allezeit fand ich dieses wohl eingerichtete Spital ganz besonders rein und ruhig, und was fast gar nicht in den landschaftlichen Gefängnissen der Fall zu seyn pflegt, keinen Fußboden mit Sand bestreut oder trocken abgerieben, und die Fenster auf den Treppen waren alle offen. Die Kranken haben weiße leinewandne Hemden und Spitalkleider, und das Bettzeug ist auch weiß. In diesem Spital sind ohngefähr achtzehnhundert Betten, neunzehn oder zwanzig insgemein in einem Saale. Die Säle sind sechzig Fuß lang, und vier und zwanzig breit, und zwölf Fuß hoch in zwey Etagen, und zehn Fuß hoch in der dritten, nnd die untern Arkaden sind vier und zwanzig Fuß weit. Alle Wär-

*) So sah ich in Dessau eine kleine Krankenanstalt, in der jeder Kranke sein besonderes Zimmerchen hatte, und um die Luft in diesen nicht stocken zu lassen, so war oben in jeder Scheidewand ein Spalier von Latten angebracht; allein wenn man bedenkt, daß diese Zimmer zusammen nichts anders als ein großer Saal waren, wenn man sogar findet, daß die Luft in den einzelnen kleinen Stübchen um so viel mehr versperrt werden mußte, so sieht man von selbst, daß es doch wohl besser seyn müsse, wenn die Oeffnungen nach dem Freyen oder nach den Sälen hinaus gehen. A. d. U.

Wärter hier und in dem Spital zu Plymouth sind Weiber, und dieses ist sehr gut, denn sie sind reinlicher und zärter und besänftigen die Kranken, welche Seeleute sind, leichter, als andere. Besuche werden, wie es sehr gut ist, nur zwey Tage in der Woche angenommen. Die Treppen sind weit und groß, allein von Holz; hingegen sind die Stufen zu hoch, und an der Seite ist keine Handhabe. Die innwendigen Abtritte geben einen sehr üblen Geruch: und in den Sälen sind keine Cisternen: die Röhren, durch welche sie mit Wasser sowohl zum Trinken, als auch zum Waschen versehen werden, liegen höchst schmuzig zunächst der Abtritte. Die beyden Zellen für Rasende sind zu enge und haben keine gute Lage. Die getäfelte Decke ist zu niedrig (sieben Fuß); wenn das Spital wieder neu gedeckt wird, so kann sie mit wenigen Kosten erhöht werden. Auf jedem Flügel sollte ein Seebad seyn, und ein Durchzug der Luft ist durch die Mitte des vordern Theils des Gebäudes eben so nothwendig, als durch die Flügel. Wenn nun in den Gängen zunächst der Decke Oeffnungen wären, so würden diese die Säle in der Nacht frisch erhalten. Unter verschiedenen von den Sälen sind Plätze für Holz, Hausgeräthe u. s. w. welches gefährlich ist, im Fall, daß Feuer herauskommen sollte. In Ansehung der Sicherheit wegen dem Feuer und der ansteckenden Krankheiten ziehe ich das Spital zu Plymouth, von dem ich in meinem erstern Werke einen Plan gegeben habe, diesem vor.

Einige von den vorzüglichsten Anstalten als das Dispensary, die Wasserwerke, das Waschhaus, das Haus zum Aufbewahren der Betten, und die Räucherkammern sind abgesonderte Gebäude, welche nicht mit auf dem Plane stehen, den ich davon gegeben habe.

Folgende Verordnungen und Vorschriften waren in den Sälen aufgehängt.

Vorschriften

anlangend die Wärterinnen und übrigen Bedienten in dem königlichen Spital zu Haslar.

Es ist befohlen worden:

1. Daß keine von den Wärterinnen oder andern Bedienten in dem Hospitale die Effecten irgend eines Patienten, welcher in dem Spitale stirbt, verheimlichen möge; es müssen Nachrichten hiervon sogleich nach dem Tode der Kranken an den Agenten oder dessen Schreiber von den zu den Sälen gehörigen Wärterinnen abgeliefert werden.

2. Daß keine Paquete, Kasten oder Bündel von irgend einer Art, die den Kranken zugehören, sollen angenommen oder in einem Saale, oder in den Kammern der Wärterinnen aufbewahret werden, sondern sie sollen in das Betthaus (Bedhouse) gebracht werden.

3. Daß

3. Daß kein Schmuz, Knochen oder alte Lumpen zum Fenstern hinaus oder in die Abtritte dürfen geworfen werden, sondern sie müssen nach den dazu bestimmten Plätzen geschafft werden; noch dürfen Kleider von den Patienten oder von andern zu den Fenstern des Hauses hinaus gehangen werden.

4. Daß keine schmuzige Leinwand, weder Betttücher noch Hemden, in den Kammern oder Sälen dürfen aufbewahrt werden, sondern sie müssen sogleich zu der Hausmutter geschickt werden, um hernachmals in das Wäschhaus gebracht werden zu können; und die Krankenwärterinnen sind verbunden, den Aufträgen der Hausmutter pünktlich zu folgen, die Bett- und Leibwäsche zu wechseln, nämlich die Betttücher aller vierzehn Tage, ihre Hemden aller vier Tage, ihre Nachtkappen, Unterhosen und Strümpfe einmal die Woche und auch öfterer, wenn es nöthig befunden werden sollte.

5. Daß keine Wärterinn oder eine andere Person in den Wassertrögen (water closets) waschen soll.

6. Daß keine Hospitalkeidung oder ein Theil der Kleidung aus den Sälen, in welchen die Fieberkranken, die Salivanten und die Blatterkranken sind, in andere Säle soll geschafft werden, noch ist es den Männern erlaubt irgend eigne Kleidungsstücke in diesen Sälen an ihrem Leibe zn tragen, und den Patienten soll nicht erlaubt werden die Hospitalnachtmützen außerhalb ihrer Säle zu tragen, ausgenommen mit Zulassung des Arztes oder Wundarztes.

7. Daß

7. Daß die Leichname nicht länger in den Sälen und bedeckten Gängen dürfen gelassen werden, als eben so lange es der Arzt oder Wundarzt beordert hat, und nur erst alsdann und nicht eher dürfen sie in das Todtenhaus gebracht werden.

8. Daß keine Wärterin irgend Kranke, es sey auch unter welchem Vorwand es immer wolle, in ihre Kammer aufnehmen soll; noch darf sie zugeben, daß irgend jemand des Nachts über darinnen bleibe, auch nicht ihr Mann oder Kind.

9. Daß die Wärterin, welche das Entweichen eines Kranken aus ihrem Saale verschweigt, oder keine gehörige Nachricht bey der Vorsteherschaft angiebt, daß sie einen Kranken vermißt habe, wenn sie deswegen ist befragt worden, von dem Spitale soll abgedankt werden.

10. Daß alle Wärterinnen, welche den Vorschriften der Hausmutter nicht gehorchen, trinken, ihre Kranken vernachlässigen, zänkisch sind, sich mit einer andern Wärterinn schlagen, oder mit den Männern zanken, oder nicht vorsichtig genung den Vorgesetzten des Hauses alle Unregelmäßigkeiten, Unordnungen und Vergehungen anzeigen, welche die Kranken in ihren Sälen verübt haben, als Trinken, Tabakrauchen in den Zellen, Zanken, oder wenn sie die Arzneyen, oder was davon übrig bleibt, verderben, oder Kranheiten erdichten, oder ihre Cur vernachläßigen, augenblicklich ihres Dienstes entlassen seyn sollen, und es soll ihr Name in dem Hospitalbuche

buche angemerkt werden, damit sie nicht wieder zu diesem Amte und Pflichten angewendet werden mögen.

11. Daß die Krankenwärterinnen verhüten und Sorge tragen sollen, daß die Kranken nicht mit ihren Kleidern sich in ihre Betten legen, noch daß sie weder das, was sie am Leibe tragen, in ihren Betten, noch Brod, Butter oder Provision von irgend einer Art in den Himmeln der Betten oder um ihre Betten herum aufheben, auch sollen keine Nahrungsmittel in den Sälen bereitet werden *).

12. Daß, wenn irgend jemand in dem Saale der Genesenden krank geworden seyn sollte, so daß er das Bette wieder hüten müßte, die Krankenwärterinnen den Assistenten davon Nachricht geben sollen, damit er unmittelbar entfernet werde, wenn es für nothwendig erachtet werden sollte.

13. Daß die Krankenwärterinnen die Kranken allezeit mit einer hinreichenden Menge von solchem Getränke versehen sollen, als ihnen sind verordnet

*) Wiederum ungemein weise Vorschriften, weil dergleichen arme Kranke ganz besonders einer ihnen eignen Trägheit und Unsauberkeit zu Folge dieses zu thun nur gar zu oft pflegen. Auch bin ich in Spitälern in kleinern und größern Orten gewesen, in welchen in den Sälen Küche, Speisekammer, Hühnersteigen und der größte Theil der ganzen Geräthschaft eines solchen Hauses war. A. d. U.

net worden, und wenn sie sie nicht trinken können, so sollen sie dem Arzte oder Wundarzte davon Nachricht geben. In den Sälen der Fieberkranken, der Venerischen und Blatterkranken soll Habergrütze und Panade allezeit in Bereitschaft seyn, sowohl Nachts, als auch den Tag über, und in diesen Sälen muß auch für beständig ein kleines Schöschen (a small chink) in dem obern Theile eines oder mehrerer Fenster aufgelassen werden, so daß die Luft bey Nachte die Flamme eines Lichtes, welches auf der Tafel steht, gelassen bewege, woferne der Arzt keinen andern Befehl gegeben hat. Nur die hierher gehörigen Kranken und keine andern dürfen in diese Säle aufgenommen werden.

14. Daß keine Karten oder sonst eine Art Spiele in dem Spitale sollen erlaubt werden.

15. Daß diejenigen Krankenwärterinnen, welche die Hausmutter entbehren kann, alle Sonntage in die Kirche gehen sollen; und daß die Krankenwärterinnen Achtung geben sollen, daß diejenigen Kranken, welche den Gottesdienst abwarten können, er werde zu einer Zeit gehalten, zu welcher er wolle, ihn gehörig abwarten, und sie sollen dem Arzte und Wundarzte diejenigen anzeigen, welche dahin zu gehen vernachlässigen.

16. Daß auch niemand, er sey wer er wolle, Wein, Brandwein, starkes Bier oder andere Liqueurs oder irgend andere Artikel verkaufen soll, weder in dem Spitale, noch in seinen Grenzen.

17. Daß kein Testament für irgend einen Kranken, ohne eine schriftliche Erlaubniß des Arztes oder Wundarztes gemacht werden soll; und daß kein Officier, Assistent, Sekretair, keine Hausmutter, Krankenwärterinn oder irgend eine Person sonst, die zu dem Spital gehört, ein Testament zu ihrem Vortheil annehmen soll.

Verordnungen,

welche von den Kranken in dem königlichen Spital zu Haslar beobachtet werden sollen.

1. Nicht einer soll sich in gotteslästerlichen Ausdrücken, ungesetzmäßigen Schwören, Fluchen, in Ansehung des Trinkens, der Unreinlichkeit, des Lügens oder anderer schändlicher Handlungen, welche den guten Sitten zuwider sind, oder zur Verkleinerung der Ehre Gottes etwas beytragen können, straffällig finden lassen.

2. Alle sollen sich gegen die Officiers des Hospitals mit gehöriger Ehrerbietung betragen, und keiner soll sich unterstehen, zu zanken, oder sich im Spitale herumzuprügeln.

3. Keiner soll sich von dem Hospital ohne Erlaubniß entfernen.

4. Keiner soll irgend zu dem Hospital gehörige Dinge, oder die Personen in demselben gehören wegstehlen, versetzen oder verderben, noch irgend einen

einen Theil des Spitals beflecken, verwüsten und beschädigen.

5. Niemand soll auf den Grasplätzen, in der Area des Gebäudes herumgehen, noch irgend wo, wo es nicht erlaubt ist, seine Nothdurft verrichten.

6. Niemand soll weder in, noch außer dem Hospital unter irgend einem Vorwand von jemand etwas betteln.

7. Niemand soll Lärmen erregen oder aufrührerisch werden, wenn an der Provision etwas fehlt, oder sie nicht gut genug ist, oder wenn sonst etwas mangelt; sondern wenn irgend eine Ursache zum Klagen vorhanden seyn sollte, so soll es einem von den obersten Officieren ganz gelassen bekannt gemacht werden und was sich gehört, wird verfüget werden.

8. Wer nur immer irgend bey jemand ein solches übles Betragen bemerkt, wie wir oben angemerkt haben, der soll es unmittelbar oder so bald als möglich einem der obersten Officiers des Hospitals entdecken.

9. Keinem Kranken soll erlaubt seyn in irgend einem Saale Tabak zu rauchen; und fährt einer fort es zu thun, wenn er auch schon von der Krankenwärterinn ist erinnert worden, so muß sie es dem Arzt und Wundarzt anzeigen.

10. Alle Patienten, welche es zu thun im Stande sind, sollen wöchentlich zweymal in des Barbiers

biers Laden gehen, um rasirt zu werden; und wer nur immer gefunden wird, der dieser Verordnung nicht folget, der soll bey den Officieren von den Schiffen, zu welchen er gehörig, angeklagt werden.

Die Speiseordnung in diesem Hospital ist die nemliche wie die in dem königlichen Hospital zu Plymouth.

Speiseordnung in dem Hospital zu Haslar.

1. Magere Diät. Habergrütze in Wasser gekocht, Panade, Reis in Wasser gekocht, Milchsuppe, oder Brühe und Brod und Butter, wenn es nothwendig ist. Zum Getränke geröstetes Brod und Wasser, Ptisane oder eine weiße Abkochung *).

2. Halbe Diät. Zum Frühstück Milchsuppe; zum Mittagsessen ein halbes Pfund Schöpsenfleisch, etwas leichten Brod Pudding oder statt dessen grünes Zugemüße; eine Pinte Brühe, ein Pfund Brod, ein Quart leichtes Bier; diejenigen, welche auf diese Diät gesetzt sind, speisen in ihren eigenen Sälen.

3. Volle Diät. Frühstück wie vorher. Zur Mittagsmahlzeit ein Pfund Fleisch, eine Pinte Brühe, ein Pfund Brod, drey Pinten leichtes

 Bier;

*) Hierunter versteht Hr Howard ohnstreitig das Decoctum album Disp. Edinb. welches aus präparirten Hirschhorn und arabischen Gummi besteht. A. d. U.

Bier; die Abendmahlzeit bey den beyden letzten Diäten soll in der Brühe bestehen, die vom Mittagsessen übrig bleibt, und wenn es sollte für nöthig erachtet werden, soll es eine Milchsuppe seyn.

Milchreis, Orangemolken, Orange- und Limonenwasser, Tamarindenmolken und Wasser, Eßigmolken, Melissenthee, Salbeythee. Alle diese Sorten Getränke sollen die Aerzte und Wundärzte nach Beschaffenheit der Umstände verordnen.

Das landschaftliche Gefängniß zu Salisbury.

Die Wohnungen für die Schuldner sind sehr hoch. Ob schon zween in einem Bette schlafen, so muß doch für jeden zwey Schillinge Sixpence bezahlt werden. Auf der Seite, auf welcher die Verbrecher sind, sind drey Etagen über einander, und in jeder acht Zellen, (einige ohngefähr zehn und einen halben Fuß lang und sechs und einen halben Fuß breit, und neun Fuß hoch bis mitten in den Bogen gerechnet) welche sich in schmale kaum drey Fuß weite Gänge öffnen. Es sind der Zellen zu wenig, wenn der Missethäter zu viele da sind, und wenn zween oder drey in eine Zelle gesteckt werden. Dieses war der Fall im Jahre 1784, in welchem sieben Gefangene und ein Kerkermeister an dem Gefängnißfieber starben. Die Verbrecher wurden alsdann noch mehr eingesperrt, und jetzt sind sie den ganzen Tag über nur eine Stunde außerhalb ihrer Kerker. Die Verordnungen wegen der Vorsorge für die Gesundsundheit der Gefangenen war nicht aufgehangen: kein Bad, obschon das Gefängniß sehr gut dazu liegt, nemlich in der Nähe eines Flusses. Das Gefängniß ist seit der Krankheit im Jahre 1784 nicht geweißt worden. Hier werden die losgesprochenen Gefangenen welche arm sind, in Ketten gehalten, bis der Richter die Stadt verläßt, allein die andern werden unmittelbar losgelassen.

Kein Theil von diesem Gefängniß ist jetzt ein Zuchthaus, allein die schriftlichen Befehle sagen, daß sie zu harter Arbeit sollen angehalten werden. In Ansehung des Stalls und des Wagenschuppens sind noch keine Aenderungen getroffen, und die Schuldner und diejenigen, die keine Verbrechen begangen haben, sind alle in einer räucherichten Stube beysammen. Der Wundarzt bekömmt ein und zwanzig Pfund, und der Gefängnißwärter funfzig Pfund. Oefters wünschte ich, daß alle Gebühren möchten abgeschaft werden.

1787. 16. Nov. Schuldner 18. Verbrecher u. s. w. 21. 1788. 3. July. Schuldner 13. Verbrecher u. s. w. 17.

Nun will ich eine von den Verordnungen des landschaftlichen Gefängnisses zu Marlborough auszeichnen: „daß die Gefangenen verbunden seyn sollen, alle Tage ihre Zimmer zu fegen und zu reinigen, und daß sie auch alle Tage ihr Gesichte und ihre Hände zweymal waschen sollen, zu welcher Absicht sie mit Handtüchern und Wasserröhren, die gehörig angebracht seyn müssen, sollen versehen werden.“

Das königliche Spital zunächst Plymouth.

Dieses prächtig erbaute Spital ließe wohl einige Verbesserungen zu, besonders sollte ein Zimmer zum Empfang der Kranken da seyn, wie ich schon in meinem frühzeitigern Werke *) zu verstehen gegeben habe. Die beste und schicklichste Lage zu einem Aufnahmezimmer für Kranke wäre zunächst der Landung zwischen dem Hause, welches zu den Schränken und Betten der Kranken eingerichtet ist, und der Räucherkammer in diesem Zimmer, welches mit einer kupfernen Badröhre u. s. w. versehen seyn müßte, sollten die Patienten gewaschen und ihre eignen Kleider, wenn es nöthig wäre, in das zu den Räucherungen bestimmte Haus gebracht werden, bevor sie in das Spital kämen **). Hierauf sollten sie mit den Spitalkleidern versehen werden, sollten ausgefragt und nach ihren Sälen durch eine Thüre, welche durch die Spitalwand gebrochen werden mußte, gebracht werden: kurz alles mit solcher Vorsicht, daß die Möglichkeit zur

*) Ueber Gefängnisse und Zuchthäuser. v. Köster.

**) Man hat in Erfahrung gebracht, daß der Rauch von einer kleinen Quantität Schwefel in der Räucherkammer nicht alles Ungeziefer in den Kleidern tödtet, sondern daß drey und ein halb Pfund dazu nöthig sind, und daß sie vier und zwanzig Stunden lang geräuchert werden müssen.

zur Verbreitung der Contagion so viel wie möglich vermindert würde*).

Zunächst der Thüre eines jeden Saals und dem Fenster in dem Vorsaale gegenüber sollte wegen des besten Durchzugs der Luft durch die Säle ein Fenster gemacht werden.

Noch fehlen zwey Pavillons beym Eingange in das Hospital, zunächst der Amtsstube der Vorsteher und Agenten zu einem Berathschlagungszimmer, und zur Besichtigung der Invaliden; dasjenige, welches sie gegenwärtig haben, ist nicht schicklich zu dieser Absicht, und voll schädlicher Gerüche, weil es an einem engen Gange eine Treppe hoch liegt; auch fehlt es noch an Zimmern für die Gehülfen der Wundärzte und die Apothekergesellen zur Zeit, wenn Krieg ist, welche aus Gründen, die nicht weitläuftig brauchen angeführt zu werden, in dem Spitale schlafen müssen.

Die Kapelle sollte parterre seyn; sie ist jetzt oben in dem Gebäude und die Decke ist zu niedrig. Sie könnte in ein Dispensary verwandelt werden, und dazu würde sie sich besser schicken, als der Platz, der jetzt dazu gebraucht wird, welcher zu dunkel und nicht hinlänglich groß zu dieser Absicht ist.

*) Dergleichen Aufnahmezimmer gab es vormals in Wien in dem Dreyfaltigkeitsspitale und auch noch in einigen andern Krankenhäusern, die ich gesehen. An andern Orten mußten, allein höchst unschicklich, die Stuben des Hausvaters oder Zuchtmeisters oder auch die Spitalapotheken dazu dienen A. d. U.

Die Stube oder das Cabinet der Krankenwärterinn ist einigen Sälen zum Nachtheil: die andern sind freyer und offen.

Bristol Newgate.

Dieses enge Gefängniß war auswendig geweißt, und inwendig schmuzig. Der Kerker und verschiedene andere Stuben waren sehr unrein. Das Bad wurde statt eines Sekrets gebraucht. Hader und Wischlappen, Besem und Handquehlen wurden nicht unterhalten. Hier und in dem Zuchthause waren verschiedene Hunde von den Besuchen und anderer Personen. Solche schmuzige Thiere sollten niemals zugelassen werden, an Orten, wo Reinlichkeit nothwendig ist, um für die Gesundheit der Einwohner aufmerksam genug sorgen zu können. Die Verordnungen gegen die hitzigen Getränke sind nicht aufgehangen; allein der Zulaß solcher Getränke kann nicht verhütet werden, weil sowohl die Schuldner als auch die Verbrecher beständig an den Gittern betteln. Der Unterhalt für die Verbrecher ist blos ein Penny Brod vor dem Verhör und ein zwey Penny Brod, nachdem der Verbrecher überzeugt worden ist: ein solches wog im Jahre 1787 ein Pfund sieben Unzen. Der Zuchtmeister bekömmt zweyhundert Pfund. Bey meinem letzten Besuche fand ich die Stuben des Gefängnisses und das ganze Gefängniß weit reiner.

1787. Nov. 19. und 22. Schuldner 21. Verbrecher u. s. w. 25. 1788. May 27. Schuldner 24, Verbrecher u. s. w. 25. Zum Transportiren 18.

Das

Das Krankenhaus zu Bristol.

Da man das neue Krankenhaus auf die Stelle des alten gebaut hat, so giebt es einen Beweiß von der Unerfahrenheit der Subscribenten, und von ihrer Unachtsamkeit ab, sie müssen nicht wissen, was zu der Anlage eines guten Hospitals gehört, denn es wurde von einem geschickten Arzte in einer kleinen Entfernung eine weit bessere Lage vorgeschlagen.

Das Krankenhaus zu Bath

war diesesmal reiner und frischer, als bey meinem Besuche voriges Jahr. Einige Fenster waren offen, allein viele von den obern Rahmen konnten nicht heruntergelassen werden. Und dieses ist ebenfalls der Fall bey denen in den Gängen oder auf den Treppen; welches besonders nothwendig ist, wenn das Spital so wie dieses ganz enge liegt. Ich gebe immer gern ganz vorzüglich auf die Treppen- und Gangfenster in Spitälern Achtung, weil die Säle und Zimmer durch diese Oeffnungen frische Luft bekommen können. Ich habe zu wiederhohlten malen angemerkt, daß die obern Rahmen fest gemacht sind; allein wenn sie hoch und beweglich sind, so bringt auch die kleinste Oeffnung eine Bewegung und eine Circulation der Luft hervor, und auch so, daß es die Patienten kaum merken, so, daß auch wenig Gefahr daraus entspringt, wenn gleich die Krankenwärterinnen oder die Kranken die Fenster zuhalten.

Das landschaftliche Gefängniß zu York Castle.

Die Zellen der Verbrecher sind jetzt mit Eichenpfosten (unseasoned oack) getielet. Ihr Hof ist gehörig mit breiten Steinen gepflastert, und der Zug davon ist durch das Sekret durchgeführt, so, daß der Gang nicht von üblem Geruche voll ist. Es ist Wasser dahin geleitet, allein es ist kein Bad hier. Hier fand ich den gegenwärtigen Brodinspector, Hrn. **Watson**, welcher einen jährlichen Gehalt von zwanzig Guineen hat, und ich habe öfters gewünscht, daß eine solche Person zur Untersuchung des Gewichts und zur Auslieferung des Brods an die Gefangenen auch in dem londner Gefängnissen vorhanden seyn möchte. Wegen des Zulassens der Liqueurs waren keine Verordnungen aufgehängt. Der Gehalt des Gefangenwärters statt der Schenkfreyheit war dreyhundert Pfund.

Das Krankenhaus zu Leeds.

Dieses ist eines von den besten Spitälern im ganzen Königreiche. In den Sälen, welche funfzehn Fuß acht Zoll hoch sind, wird viel Aufmerksamkeit auf die Reinlichkeit verwendet, und sechs zirkelrunde Oeffnungen oder Ventilatore öffnen sich in einen Gang, welcher fünf und einen halben Fuß weit ist. Es sind keine gehörigen Betthimmel angebracht, aber auch keine Wanzen in den Betten. Hier werden viele an complicirten Beinbrüchen geheilet, welche ihre Glieder in den von der Luft undurchzogezogenen stinkenden Sälen einiger anderer Spitäler verloren haben würden.

Hier ist auch ein wohleingerichtetes Arbeitshaus, welches ich jetzt und auch bey meinen vorhergehenden Besuchen rein und ruhig fand. Es waren 49 Männer, 65 Weiber und 28 Knaben und Mädchen hier. Die Speisesorten waren alle von guter Beschaffenheit, und ich setze die Diättafel hierher, um die sich manche meiner Leser bekümmern möchten.

Frühstück täglich Milchsuppe und Brod.

Mittagsessen Sonntags Schöpsenfleisch und Brühe, Brod und Bier.

Montags Milchreiß, Brod und Bier.

Dienstags Klöser und Bier.

Mittwochs Brod, Käse und Bier.

Donnerstags Rindfleisch und Brühe, Brod und Bier.

Freytags wie Montags.

Sonnabends Suppe (Drink pottage) und Brod.

Abendessen Sonntags und Donnerstags Brod und Suppe oder Suppe und Bier.

Montags, Dienstags, Mittwochs, Freytags und Sonnabends Milchsuppe und Brod.

Die Portion Brod für jede Mahlzeit ist ein Weizenbrodchen drey Pfund schwer, in acht Theile getheilt, nemlich zwey zu sieben Unzen für Männer und vier zu sechs Unzen für Weiber und zwey zu fünf Unzen für Kinder.

Die

Die Fleischportion beträgt sechszehn Pfund Rindfleisch oder Schöpsenfleisch für zwanzig Personen, die Frohndienste verrichten.

Desgleichen ein Pfund Reis und zehn Pfund Zucker nebst Gewürze, Salz und Semmelmehl für eben soviel.

Desgleichen vierzehn Unzen zu einem Kloß für Alte und acht Unzen für Kinder.

Desgleichen einen Gallon Milch zur Suppe für zwanzig Personen.

Desgleichen ein Drittel eines Viertel (Alemaaß) Bier jede Mittagsmahlzeit, Sonnabends ausgenommen.

Desgleichen sechs Unzen Käse für Alte, und vier Unzen für Kinder. — Auch ist den Alten die Freyheit gelassen, ihre Portion Bier gegen Brod oder ihr Brod gegen Bier zu vertauschen. —

Das Stadt- und landschaftliche Gefängniß zu Kingston upon Hull.

Das alte Gefängniß ist außer Gebrauch gekommen, und es ist ein neues in einer guten Lage und außerhalb der Stadt gebaut worden, welches nach einigen wenigen Abänderungen ein sehr gutes Gefängniß seyn würde. Der Bürgermeister und die Rathsherren halten eine sorgfältige Aufsicht darüber, ein jeder während seines Monats, und diese schreiben ihre

Bemerkungen in ein Buch. *) Drey Penny den Tag Unterhalt. Ein würdiger Geistlicher hält alle Mittwochen Kirche, ohne ein Salar zu bekommen **). Keine

*) Wenn doch dieses auch an andern Orten eingeführt wäre, es würden sich der Anmerkungen viele zu Verbesserungen der Gefängnisse und ähnlicher Anstalten in solche Bücher eintragen lassen; auch sollte es selbst Fremden, die unpartheyischer sind, als die Einheimischen und die auch insgemein mehr gesehen haben, erlaubt seyn, ihre Bemerkungen mitzutheilen; denn da solche Anstalten das Wohl der Menschheit angehen, so kann man nicht genung auf alles bedacht seyn, was auf Verbesserungen abzielt. A. d. U.

) In dem Armenhause waren vier und funfzig Männer, ein hundert und drey Weiber, vier und sechzig Knaben und vier und funfzig Mädchen. Dieses Haus und die zahlreichen Einwohner desselben waren reinlich und nett. Die Ruhe in ihren Gesichtern zeigte, wie viel Sorgfalt die ehrwürdige Matrone **Maria Ecken, schon ein und dreyßig Jahr lang für diese Anstalt gehabt hatte.

Ich muß es für eine Sache von großer Wichtigkeit halten, die Kinder in allen Arbeitshäusern regelmäßig die Woche zweymal nach dem Catechismus zu examiniren. Diese geistliche Uebung würde auch vielen ältern sich hier befindenden Personen, die sehr unwissend sind, von großem Vortheil seyn, und ich bin völlig davon überzeugt, daß diese nur wenig Nutzen vom Besuche des öffentlichen Gottesdienstes und Anhören der Predigten haben können, wofern sie nicht auch eines leichtern Unterrichts genießen, um sich zu unterrichten und um

ihre

Keine Schenkfreyheit; kein jährlicher Gehalt für den Gefängnißwärter. Die hier aufgehängten Verordnungen werde ich hier abschreiben.

1788. Jenner 14. Schuldner 12. Verbrecher u. s. w. 4.

Vorschriften und Verordnungen

aufgesetzt zur bessern Verwaltung des Stadt- und landschaftlichen Gefängnisses zu Kingston upon Hull.

1. Wenn irgend der Gefängnißwärter, Kerkermeister oder irgend ein anderer Vorgesetzter, oder ein Gefangener von einem Gefangenen bey seinem Eintritte Geld, oder einen Bewillkommungstrunk oder

ihre Einsichten zu erweitern. — Von dem Catechisiren und dem einfachen, ernsthaften und vertraulichen Unterredungen über die ersten und vorzüglichsten Grundsätze der Moral und Pflichten der Religion hängt der wesentlichste Vortheil der Sonntagsschulen ganz vornehmlich ab. — Mausen und Stehlen ist öfters die Folge von ermangelndem guten Unterrichte in der Jugend, und dieses führt natürlicher Weise zu noch viel größern Vergehungen; denn so verderbt auch unsere Natur immer seyn mag, so sind doch Rauben und Morden selten, wenn jemals die ersten Missethaten, welche dergleichen Unglückliche begehen; allein wenn einmal Menschen auf üble Wege gerathen sind, so werden sie eilendst immer böser, bis sie endlich ganz verdorben, auf alle Arten von Gottlosigkeit und Bosheit verfallen.

oder Stubengeld, oder für Karten oder um den Lucy Tower zu sehen, oder unter irgend einem Vorwand Geld verlangen sollte; so sollen solche Personen, wenn es Gefangene sind einen Monat lang keinen Antheil an der gemeinschaftlichen Büchse haben; und ist es der Gefangenwärter oder ein anderer von den Vorgesetzten, so soll er fünf Schilling zu dem Fond der Schuldner geben, nnd das Geld auch wieder erstatten, welches er von den Gefangenen bekommen hatte.

2. Jeder Schuldner soll zwischen Mariä Verkündigung und Michaelis Abends um neun Uhr sich ruhig in seine Stube begeben, und zwischen Michaelis und Mariä Verkündigung um acht Uhr, und will er früher sich von den andern entfernen, so soll dieses in seinem freyen Willen stehen. Die auswendigen Thore sollen zwischen Mariä Verkündigung und Michaelis um sechs Uhr Morgens und zwischen Michaelis und Mariä Verkündigung um sieben Uhr geöffnet werden.

3. Um bessere Ordnung zu erhalten, so soll es keinem einzigen Fremden erlaubt seyn, das Gefängniß inwendig zu besehen, ohne dem Vorgesetzten, der ihn herumführet, drey Penny zu geben; noch soll es verstattet werden, innerhalb des Gefängnisses zu spielen, es sey denn in Gesellschaft der Schuldner oder mit ihrer Genehmigung.

4. Der Gefangenwärter und die übrigen Vorgesetzten sollen die verschiedenen Gefangenen in ihrem Arrest mit Gelindigkeit und Menschenliebe behandeln,

deln, und die Gefangenen sollen auf ihrer Seite mit Bescheidenheit und gehöriger Ergebenheit gegen sie sich betragen.

5. Wenn irgend ein Gefangener den Gefangenwärter, Kerkermeister oder irgend eine andere Person in dem Gefängniß mißbrauchen, beleidigen und mißhandeln sollte, so soll er zwey Schilling Sixpence für jede solche Ungebührniß verwürkt haben, und wenn der Gefangenwärter oder Kerkermeister einen Gefangenen mißbraucht, beleidiget oder mißhandelt, so soll dieser die nemliche Strafe für ein jedes solches Vergehen entrichten *).

6. Wenn irgend ein Gefangener gerechte Ursache zur Klage gegen den Gefangenwärter oder einen seiner Gehülfen hat, so soll der nemliche zum Inspector gesetzt werden, und wenn die Klage nicht zurück genommen worden, so soll die Sache bis zur nächsten vierteljährigen Sitzung des Friedensrichters aufgeschoben seyn.

7. Der Gefangenwärter oder Kerkermeister soll jederzeit zu den bestimmten Stunden an dem Thore warten, und soll nicht ohne Grund den Personen, welche nach den Schuldnern fragen, den Zutritt verweigern.

8. Die

*) Sehr weise Vorschriften, welche die Ruhe und Ordnung am besten befördern. A. d. U.

8. Die Schuldner können für ihre nothwendigen Geschäfte zu allen schicklichen Tageszeiten ohne Hinderniß und Beschwerde ausgesendet werden. Allein der Gefangenwärter soll seine Gefangenen von dem Ale oder starken Biere zurückhalten, blos um Trunkenheit und andere Unordnungen zu verhüten; allein auf keine Weise soll er diese Auctorität geltend machen, woferne ihn nicht die schlechte Aufführung der Gefangenen dazu berechtiget.

9. Wenn man den Gefangenen einige mildthätige Geschenke gemacht hat, so soll der Gefangenwärter sorgfältig alle Partheylichkeit bey der Austheilung vermeiden, und sie sobald als möglich unter sie vertheilen.

10. Ein jedweder Gefangener, welcher das Entweichen entweder versuchen oder einem andern darinnen unterstützen und beystehen sollte, soll enger eingesperrt werden: allein kein Schuldner soll in einem ungewöhnlichen Platz oder auf eine besondere Art eingesperrt werden, es müßte denn der Inspector Ordre gegeben haben, oder die Gerichte, oder die hier vorgeschriebene Verordnungen müßten es so verlangen.

11. Wenn ein Geistlicher das Gefängniß abwartet, so soll ihm alle mögliche Achtung erwiesen werden, und jedweder Gefangene, der es zu thun im Stande ist, soll dem Gottesdienste beywohnen, und eine jede Person, welche man während des Gottesdienstes eines ungeziemenden und unschicklichen

Betragens beschuldigen kann, soll, vor das erste Vergehen, wenn sie ein Schuldner ist, in ihre Stube, und wenn sie ein Verbrecher oder eine Verbrecherin ist, in ihre Zelle eine Woche, und für das zweyte Vergehen, vierzehn Tage und für das dritte Vergehen einen ganzen Monat eingesperrt werden.

12. Jedweder Gefangener, welcher schwört, flucht, lästert, der Betrunkenheit nachhängt, oder sonst sich schlecht beträgt, soll für jedes solches Vergehen einen Schilling bezahlen.

13. Mit Sorgfalt soll man bey allen schicklichen Gelegenheiten die Fenster des Gefängnisses öffnen, besonders in den Stuben der Verbrecher und in allen Gängen, um frische Luft hereinzulassen, und die Gesundheit der Gefangenen zu besorgen, und die Verbrecher sollen in den für sie bestimmten Hof gebracht werden, und sollen täglich wenigstens drey Stunden darinnen verweilen, wenn es das Wetter zuläßt. Lichter und Feuer soll in keine Zelle der Gefangenen eingelassen werden; den Weibern, Kindern oder andern Personen von der Familie der Schuldner oder Verbrecher soll es uicht erlaubt seyn in dem Gefängniß zu leben.

14. Wenn es für nöthig erachtet wird, oder wenn der Zustand oder die körperliche Beschaffenheit irgend eines Gefangenen es verlangt, so soll ein solcher Gefangener, so oft als es sich schicken mag, in dem zum Gefängniß gehörigen Bade gebadet, und gereiniget werden, und die Kleider eines jeden Gefan-

Gefangenen sollen gelüftet, und in dem heißen Ofen gereiniget werden, und besonders ehe sie in den Gerichtshof gebracht werden.

15. Der Schuldner Gemeinstube, die Gänge und Treppen sollen täglich von dem Schuldner, welcher der Quartiermeister oder Stubenaufseher (constable) genennet wird, selbst oder auf seine Kosten rein gemacht werden; der Schuldner, welcher zuletzt in das Gefängniß kömmt, ist allezeit der Stubenaufseher.

16. Die Kübel der Verbrecher u. s. w. sollen um acht Uhr im Winter und um sieben Uhr im Sommer oder noch eher ausgeleert und gereiniget werden.

17. Kein Gefangener oder irgend eine andere Person soll Asche, Kehricht oder andern Schmuz in irgend einen Theil des Hofes tragen, ausgenommen in solche Plätze, welche von dem Gefangenwärter zu dieser Absicht angewiesen worden, noch soll er das Wasser an irgend eine Stelle des Gebäudes abschlagen, sondern für einen jeden solchen Fehltritt soll, wenn es ein Gefangener ist, derselbe vier Penny und wenn es eine andere Person ist, dieselbe sechs Penny bezahlen.

18. Niemand soll mit der Wurfscheibe, oder mit Kegeln sich vergnügen oder andere Spiele spielen, welche das Gras oder den Garten vorne oder auf der Westseite des Gebäudes verderben können, sondern sie sollen ihre Vergnügungen auf die Ostseite einschränken, und um das Spielen und das Verspielen und Ge-

 winnen

winnen an Geld zu verhüten, so soll für jedes solches Vergehen ein Schilling bezahlt werden.

19. Jedweder Verurtheilter soll in eine besondere Zelle eingeschlossen werden, und die verschiedenen Gefangenen von verschiedenem Geschlecht sollen so viel wie möglich von einander abgesondert gehalten werden.

20. Kein Gefangener soll verbunden seyn, mit einem, der krank ist, zu schlafen.

21. Kein Gefangener soll in dem Gefängniß Hunde, Katzen oder Federvieh halten.

22. Wer nur immer sieht oder erfährt, daß eine von diesen Vorschriften gebrochen worden, oder daß irgend ein Vergehen von einem Gefangenen begangen worden, der soll es sogleich dem Inspector und wenn dieser nicht gegenwärtig ist, dem Gefangenwärter anzeigen.

23. Alle Gebühren und Strafen, welche diese Vorschriften und Verordnungen den Schuldnern oder andern auflegen, die Verbrecher sind ausgenommen, sollen in einer Büchse mit zwey Schlössern verwahrt, und in dem Tagezimmer der Schuldner aufgehängt werden, blos um dafür solche Nothwendigkeiten zu kaufen, welche die Vorsteher von den Schuldnern zum Nutzen ihres Tagezimmers, für solche Sachen bestimmen, welche sie zu ihrem Vergnügen und nöthiger Bewegung für nothwendig erachten; die Schlüssel der Büchse bewahren zweye von den Personen auf, welche zu diesen Vorstehern gehören,

hören, und für die Strafen der Verbrecher muß der Gefangenwärter zu ihrem Gebrauche Fleisch einkaufen.

24. Wenn irgend ein Gefangener eine Stunde lang seine Strafe zu bezahlen sich weigert oder vernachlässiget, der soll sogleich enger eingesperrt werden, und acht und vierzig Stunden auf Brod und Wasser sitzen.

Diese Vorschriften und Verordnungen sollen in des Gefängnißwärters großer Küche und eine Copie davon in jeder allgemeinen Tagstube des Gefängnisses aufgehängt werden.

Gebührentafel.

	L.	S.	P.
Für die Wohnung und die Kost eines jeden Gefangenen wöchentlich		7	—
Für einen jeden Gefangenen, wenn er Stube und Bett von dem Gefangenwärter bekömmt und sich selbst beköstiget, wöchentlich		2	—
Für einen jeden Gefangenen, wenn er sein eignes Bett und seine eigne Kost hat, wöchentlich			6
Bey dem Abgange eines jeden Gefangenen .		13	4
Dem Kerkermeister ebenfalls beym Abgange		1	4
Wenn zwey oder mehrere Schuldner in einem Bette liegen, so sollen sie zusammen wöchentlich bezahlen		2	6

 Jed-

	L.	S.	P.
Jeder Gefangener, welcher mit dem Gefangenwärter speisen will, muß für seine Kost, wenn er täglich dreymal Essen bekömmt, wöchentlich bezahlen		4	6
Für eine Copie einer jeden Verurtheilung zum Verhaft, wenn sie verlangt wird		1	—
Für ein jedes Certificat wegen der Verurtheilung zum Verhaft der Habeas Corpusacte zu Folge		2	6
Für die Copie einer jeden Vollmacht des Sheriffs, wenn sie verlangt wird		1	—
Für die Unterzeichnung eines jeden Certificats um eine gerichtliche Inhibition oder eine Vorschrift oder eine Hofordre zu erhalten		2	6

Der Gefangenwärter soll wissen, daß er weder mittelbar noch unmittelbar einen Gefangenen wegen Schulden, zugefügtem Schaden, Unkosten, oder weil er irgend eine andere Gebühre wegen seines Verhaftes oder wenn er in das Gefängniß kam, für Stubenzins u. s. w. sollte vergessen haben, aufheben soll, woferne sie nicht in dieser Tafel angezeigt ist, unter der Strafe für jedes solche Vergehen dem beleidigten Theile funfzig Pfund und alle angelaufene Unkosten zu bezahlen.

Das Gefängniß für Schuldner zu Sheffield.

Der Hof ist größer gemacht worden, und die vormalige Schenkstube ist eines Schuldners Küche geworden. In den zwey Stuben auf der Seite, auf welcher die Schuldner beysammen sind, sind die Fenster, welche auf die Straße hinausgiengen, und dieses ist sehr gut zugemauert. Obschon nun dieses einige Verbesserungen sind, so ist es doch ein schlechtes und zu enges Gefängniß. Kein Krankenhaus. Auf der Seite, wo die Schuldner beyder Geschlechter beysammen sind, sind nur zwey Stuben, welche auch ihre Nachtstuben sind. — Es sind bisweilen Personen für eine so kleine Summe, die nicht mehr, als sechs Penny und die Gebühren beträgt, eingesperrt. Der Innehaber des Gefängnisses erzählte mir, daß bisweilen nahe an die dreyhundert Vollmächte und öfters auch noch mehr da wären, allein das Gefängniß ist zu klein, und es kann ihnen nicht Folge geleistet werden. Insgemein kommen die Schuldner herein, weil sie ihre Schulden, die sie in Bierhäusern gemacht, nicht bezahlen können, denn die Gelegenheit zur Gefangennehmung von neun Schuldnern unter zehen in großen Handlungsstädten ist der Trunk und die Trägheit. Öfters schon wünschte ich, daß in allen Vollmächten wegen kleiner Schulden eine Einschränkung stände, die Gefangennehmungen für in öffentlichen Häusern contrahirte Schulden zu verhindern und zu verbieten.

1788. 5. Aug. Gefangene 16.

In dem Stadtgefängniß zu Sheffield waltet ein Fehler vor. Es ist für eine so volkreiche Manufacturstadt zu klein, und es werden daher die Lehrburschen, welche ein Vergehen begangen haben, in das Zuchthaus nach Wakefield gebracht, und hier werden sie sehr oft in der Gesellschaft von Missethätern verdorben.

Zu Ackworth zunächst Pontefract befindet sich eine Schule, welche den Quackern, welche allen andern Mitbürgern wegen ihrer Industrie, Mäßigung, Friedfertigkeit, Mildthätigkeit und liebenswürdigen Reinlichkeit, sowohl in ihren Häusern, als auch in ihrer Person zum Beyspiel dienen, gehört, in einer gesunden und schönen Lage. Dieses Haus war als ein Zusatz zu dem Findlingsspitale gebaut, und vor ohngefähr sieben tausend Pfund auf Anrathen des vortrefflichen Dr. Fothergill gekauft worden; es sollte zur Erziehung, der Unterhaltung und Bekleidung von Kindern beyderley Geschlechts, deren Eltern nicht in Ueberfluß leben, bestimmt seyn. Sie werden im Lesen, Schreiben und Rechnen, und die Mädchen im Stricken, Spinnen, Nähen und häuslichen Beschäftigungen unterrichtet. Eine kurze Zeit ist jedweden Tag einem stillen und ernsthaften Nachdenken gewidmet, welches den Kindern nicht beschwerlich, zu langweilig und verdrüßlich zu werden scheint; denn sie werden von ihrer frühen Kindheit an zu gewissen Stunden zum Stillschweigen und zur Aufmerksamkeit gewöhnt.

Das Haus ist ein gutes und geräumiges Gebäude, und zur gehörigen Absonderung der Knaben von den Mädchen wohl eingerichtet. Die Kinder unter neun Jahren werden nicht angenommen, es müßten denn Waysen seyn, und wenige bleiben über das vierzehnte Jahr darinnen. Da die Schule zum Theil durch Schenkungen und Legate unterstützt wird, so wird auch die Ausgabe den Eltern dadurch sehr erleichtert; ohngefähr acht Guineen werden jährlich für jedes Kind bezahlt. Die allgemeinste bestimmte Zahl von Kindern beträgt dreyhundert und zehen. Vom achtzehnten October 1779 bis zu Ende des Jahres 1787 sind neun hundert und zwey und neunzig Kinder zugelassen worden. Von diesen sind nur zwölfe gestorben, drey von ihnen an den natürlichen Blattern im Jahre 1782. Von zwey und dreyßig Inoculirten ist nicht eines gestorben.

Als ich diese Schule im Jahre 1788 den 10ten Januar besuchte, so waren einhundert und zwey und sechzig Knaben, und einhundert und achtzig Mädchen da, alle waren nett und reinlich gekleidet, widmeten ihren verschiedenen Beschäftigungen ihre Zeit, und ihre Schulstuben waren in der besten Ordnung. Die Kinder waren ruhig und gelassen, und ihre Mienen zeigten, daß dieses nicht von der Furcht für der Strenge ihrer Lehrer und Lehrmeisterinnen herkam. Ihre Schlafzimmer waren rein und in guter Ordnung, die Kinder lagen auf Haarmatratzen, und in jedem Zimmer war eine Aufseherin. Ich übergehe die Speiseordnung, weil ich es nicht billige, den Kindern Bier und auch nicht öfterer als einmal oder zweymal wöchentlich Fleisch zu geben.

Das landschaftliche Spital zu York.

Die vier Säle (für jedes Geschlecht zwey) waren reinlich und ruhig, und nicht im geringsten übelriechend. Die Bettstellen waren von Eisen mit hölzernen Latten und leinenen Behängen *): die Betten waren von Haaren über Strohmatratzen. Solche sind die schicklichsten und besten Betten, denn wenn das Haar gewaschen, getrocknet und ausgelesen ist, so ist es so gut, wie neu. Die Kranken bezahlen bey ihrem Eintritt, welches sehr ungroßmüthig ist, im Voraus zehen Schilling für das Waschen ihrer Wäsche u. s. w. allein wenn sie bald wieder herausgehen, so wird ihnen ein Theil ihres Geldes wiedergegeben.

In dem landschaftlichen Gefängniß zu Morpeth lag eine Frau, welche eines gestohlnen Halstuchs wegen verurtheilt wurde, wenn sie gleich schon vor

*) Diese sind den wollenen vorzuziehen, in welche sich weit mehr Staub und Ansteckung zieht, und welche nicht so gut können gewaschen werden. Betten mit ganz und gar keinen Behängen sind aber ohnstreitig die allerbesten, weil Behänge allezeit die Luft versperren, obschon wegen anderer Ursachen sie auch wieder ihren Nutzen haben können. Es ist nemlich nicht immer gut, wenn die Kranken einander sehen können; [illegible] aber auch leichte Unterschiede zwischen den Betten anbringen. A. d. U.

vor kurzem ins Bett gebracht worden war, in schweren Ketten, welche ihr aber während der Zeit, in der ich hier war, abgenommen wurden.

In dem Alnwick Castle ist ein Gefängniß, in dem die Kerker sehr dunkel und dumpfig sind, acht und einen halben Fuß lang und breit, und eilf Fuß hoch. Solche Kerker und auch wohl noch schlechtere habe ich in mehreren alten Schlössern gesehen, denn die alten barbarischen Zeitalter dachten blos auf die Sicherheit der Gefangenen.

Das landschaftliche Gefängniß zu Lancaster Castle.

Das Gefängniß war reinlich und ruhig. Viele von den Verurtheilten hatten nur einen einzigen Ring, und wenn man die Gefangenen in ihren Stuben und in der Kirche sah, so konnte man bald erkennen, daß der Gefangenwärter menschenfreundlich und aufmerksam war. Der Unterhalt der Schuldner, wenn sie arm waren, betrug zwey Sixpenny Brod die Woche, die Verbrecher bekamen täglich ein und ein halb Pfund hausbackenes Brod, und für einen Penny Potatoes, Butter und Käse, und Sonntags ein halb Pfund gutes Rindfleisch ohne Knochen, und ein Quart Brühe. Beyde, die Schuldner und die Verbrecher, bekommen Kohlen zur Heizung. Die losgesprochenen Missethäter bekommen wöchentlich kaum eine halbe Krone. Der alte gute Wundarzt, Herr Wright, trug beständig dafür Sorge, daß den Schuldnern die hitzigen Getränke versagt wurden,

weil

weil er wußte, wie viel Uebel daraus zu erwachsen pflegten *). — Ich freute mich, daß ich die Vorschriften und Verordnungen aufgehangen fand, und ich werde mir die Freyheit nehmen, einige wenige Beobachtungen über einige von ihnen zu machen, weil vielleicht einige andere Grafschaften diese guten hier eingeführten Einrichtungen wahrscheinlich annehmen werden. — Für den Gefangenwärter ist ein recht zweckmäßig eingerichtetes Haus gebaut worden, und man will auch Veränderungen zur Absonderung der Gefangenen treffen, und einzelne Zellen anlegen. Am besten wäre es, sie würden zehn Fuß lang, zehn Fuß hoch, und acht Fuß weit angelegt. Bey denen, die gesund sind, ist es nicht nothwendig sie zu heizen, bey den Kranken ist es eine andere Sache. Wie ich noch neuerlich hörte, so soll die Ausführung dieser Verbesserungen unter der Direction des Hrn. Harrison, Architect zu Lancaster, ihren Fortgang gewinnen. Lord Loughborough bat sehr menschenfreundlich für neun verurtheilte Verbrecher, die sich am besten aufgeführt hatten, um Pardon, und wie ich höre, so war ihr Betragen seit der Zeit, der Gnade, die man ihnen erwiesen, entsprechend.

Schuld-

*) Dr. *M* *Farlan* Inquiries concerning the Poor. 1782. übersetzt unter dem Titel: Macfarlans Untersuchung über die Armuth, die Ursachen derselben und die Mittel ihr abzuhelfen. Aus dem Englischen mit Zusätzen von Prof. Garve. Leipzig. 1785. 8.

Schuldner kamen in dieses Gefängniß im Jahr 1778, 109; 1779, 133; 1780, 126; 1781, 96; 1782, 121; 1783, 120; 1784, 97; 1785, 118; 1786, 127; 1787, 125; Totalsumme 1172.

In dieser Grafschaft ist das Gesetz gegen die Schuldner weit strenger, als in irgend einer andern, weil auch über die gemeinen Rechtshändel Gerichte gehalten wird. Das Verfahren gegen die Schuldner, welche durch einen Proceß von diesem Gerichte arretirt werden, wird auf die Gerichtstage gebracht, und zwar in den Terminen des ersten Gerichts, so daß der Schuldner zwölf Monat in dem Gefängniß verweilen kann, ehe der Kläger seine Erklärung abfaßt: da hingegen ein Schuldner in London, York u. s. w. in zwey Terminen gerichtet wird. Wenn es dem Kläger gelingt, so vergehen erst noch zwey Jahr, ehe er den Vortheil von den Parlamentsacten ziehen kann, wenn auch schon seine Schuld nicht mehr als zehn Pfund betragen soll. Der Gehalt des Gefangenwärters beträgt zweyhundert und zehen Pfund statt der Schenkfreyheit, der Gebühren, Stubenzinßen u. s. w. Einige Schuldner kamen zum Schluß des vorigen Jahres hinein in der Hoffnung einer vom Parlament gegebenen Befreyungsacte

1787. 29. Dec. Schuldner 53. Verbrecher u. s. w. 65. mit Einschluß von 37 Verurtheilten.

Vorschriften und Verordnungen

für das landschaftliche Gefängniß zu Lancester Castle.

1. Kein Mißbrauch von irgend einer Art, kein Zank oder Aufruhr oder üble Behandlung soll unter den Gefangenen erduldet werden, noch der Trunk, Fluchen, Schwören, schmuzige und ungeziemende Reden, noch Spielen mit Würfeln, Karten oder irgend auf eine andere Art, und im Fall sie darwider fehlen, so sollen sie mit strengerem Gefängniß, mit Fesseln oder Beraubung ihres Unterhalts bestraft werden. Diese Strafen darf und soll der Gefangenwärter für die oben erwähnten Ungebührnisse oder andere Arten von Ungehorsam gegen diese Vorschriften, denen, die sich vergangen haben, auflegen; allein er darf keine dieser Strafen länger als sieben Tage fortsetzen, woferne er nicht eine geschriebene Ordre von einem oder mehreren Friedensrichtern hat.

2. Der Gefängnißwärter soll sich mit einem oder mehreren Büchern versehen, in welche er die Namen von einem jeden Gefangenen niederschreiben soll, der sich auf irgend eine Weise übel beträgt, oder welcher wiederspenstig und ungehorsam ist, auch soll er sein Vergehen und die Art und Weise und Zeit seiner Strafe aufzeichnen; ebenfalls soll er auch die Namen dererjenigen Gefangenen einschreiben, welche diesen Vorschriften nachkommmen, den öffentlichen Gottesdienst abwarten, und sich auf eine friedliche ordentliche Weise betragen. Diese Bücher soll er regelmäßig

denen

denen Besuch abstattenden Richtern und bey den Gerichtstagen und vierteljährigen Sitzungen vorlegen.

3. Der Gefängnißwärter soll unter keinen Vorwand oder irgend einem Begehren von einem Gefangenen in seiner Verwahrung oder von irgend einer andern Person Geld oder irgend sonst etwas für Gebühren, Bewillkommungstrunk, Stubenzins und so weiter verlangen oder annehmen, und auch nicht für den Eintritt oder bey dem Abgange aus dem Gefängnisse.

4. Der Gefängnißwärter soll aufs strengste verbieten und verhindern, daß kein Gefangener von dem andern, unter welchem Vorwand und Begehren er auch immer wolle, Gebühren, einen Bewillkommungstrunk oder sonst Geld verlange oder annehme.

5. Der Gefängnißwärter soll sich weder mittelbar, noch unmittelbar einigen Vortheil und Profit verschaffen, indem er die Gefangenen mit Fleisch, Getränke, Kleidern u. s. w. versieht.

6. Der Gefängnißwärter soll auf Unkosten der Grafschaft sich mit Waagen, Gewichten und Maaß für die Flüssigkeiten in der besten Ordnung und gesetzmäßig gestempelt versehen, und zwar zum freyen und ungehinderten Gebrauch aller Gefangenen.

7. Der Gefängnißwärter soll für Kohlen, Seife, Weinessig, weiße Bettdecken, Stroh, Wischlappen, Sand, Bürsten, Besem, Wassereymer, Wasch-

becken,

becken, Handtücher, geflochtene Körbe, und Kohlenkasten zum nöthigen Gebrauch der Gefangenen sorgen, damit sowohl diese Personen, als auch alle Theile des Gefängnisses so viel, als nur immer möglich ist, in einen guten Stand zur Reinlichkeit und für die Gesundheit mögen erhalten werden; und über diese Ausgaben soll er bey den vierteljährigen Sitzungen des Gerichts eine Rechnung eingeben, welche hier untersucht werden muß, und dem landschaftlichen Schatzmeister soll der Auftrag, diese Rechnungen auszuzahlen, ertheilt werden

8. Jedweder, der wegen Verbrechen in das Gefängniß kömmt, und jedweder Verurtheilter soll, wenn er in das Gefängniß gebracht wird, alle seine eignen Kleider ausziehen, er soll gereiniget und gewaschen und in die Gefängniß-Uniform gekleidet werden; seine eignen Kleder sollen gereiniget, und in einem geheizten Ofen gelegt, gezeichnet und aufgehoben werden, damit sie der Gefangene oder die Gefangene bey seinem oder ihrem Verhöre oder Abgange aus dem Gefängnisse wieder anziehen können.

9. Die Weiber, Kinder oder andere Personen dürfen in dem Gefängniß nicht schlafen.

10. Keine Schweine, Federvieh oder andere Thiere dürfen innerhalb des Gefängnisses gehalten werden, die Hunde des Innehabers sind zu seiner Sicherheit allein davon ausgenommen.

11. Der Gefängnißwärter soll die Klocke ziehen zu der Stunde, zu welcher die Gefängnisse sollen ver-

verschlossen werden, welches in den Monaten November, December, Januar und Februar um vier Uhr geschehen soll. Die Verurtheilten und diejenigen, welche wegen Verbrechen eingekerkert sind, sollen in ihre Tagstuben, in welchen Feuer seyn soll, eingeschlossen werden; und diese Monate hindurch sollen die Verurtheilten in ihren separaten Zellen oder Schlafstuben um sieben Uhr, und die wegen Verbrechen eingesperrten Gefangenen um acht Uhr gegenwärtig seyn. Der Gefängnißwärter soll ferner die Glocke ziehen, wenn die Stuben und Zellen geöffnet werden, welches in den vier Wintermonathen frühmorgens um acht Uhr, und von dem ersten März bis zum ersten October bey Sonnenaufgang, allein doch nicht später, als um sechs Uhr, geschehen soll. Der Schuldner ihre Stuben werden das ganze Jahr hindurch um neun Uhr verschlossen.

12. Der Gefangenwärter soll besonders darauf sehen, daß jede Tagestube, Schlafstube und jede Zelle von einem oder mehr Gefangenen nach der Reihe täglich vor dem Frühstück rein gemacht, und alle Dienstage, Donnerstage und Sonnabende ausgewaschen werde.

13. Jedweder Verbrecher und Zuchthausgefangener soll täglich einen Unterhalt von einem und einem halben Pfund guten und gesunden Weizenbrod, das einen Tag alt, und mit den Waagen des Gefängnisses ehrlich gewogen ist, bekommen, und auch für einen Penny Käse, Butter, Erbsen, Potatoes, Rüben u. s. w. so wie es die Jahreszeit zuläßt,

und der wöchentliche Unterhalt von der Grafschaft soll den armen Schuldnern an Brod und nicht im Gelde gegeben werden. Diese Provisionen sollen alle Morgen sogleich an die Gefangenen ausgetheilt werden, sobald als die Stuben rein gemacht worden sind; allein sie sollen allen denen zurück behalten werden, welche ihre Hände und Gesichter nicht rein gewaschen haben, und die sich überhaupt nicht reinlich halten.

14. Als eine Aufmunterung zur Industrie, Reinlichkeit und guten Ordnung und einer gewissenhaften Aufmerksamkeit auf den Gottesdienst soll alle Sonntage eine besondere Ausspendung von einem halben Pfunde schlechten Rindfleisch und einem Quart Brühe mit Zwiebeln und Rüben u. s. w. bereitet, an jedweden Gefangenen, der sich die verwichene Woche wohl aufgeführt hat, geschehen; allein aller Unterhalt und Nachsicht soll denjenigen Gefangenen entzogen werden, welche den Gottesdienst nicht gewissenhaft nach den Vorschriften des Gefängnisses abwarten.

15. Keiner einzigen Person sie sey, welche sie nur immer wolle, soll erlaubt seyn, Ale oder Bier den Gefangenen zu überbringen, (geistige Getränke sind durch die Gesetze verboten,) ausgenommen in den Stunden um Mittag von zwölf bis ein Uhr, und Nachmittags zwischen drey und vier Uhr im Winter und sechs und sieben Uhr im Sommer, und jedem Gefangenen sollen nicht mehr, als drey Pinten täglich erlaubt werden.

16.

16. Der Gefangenwärter soll ein Register halten, welches in regelmäßige Columnen soll abgetheilt seyn, in welches er folgende Puncte von einem jeden ihm anvertrauten Gefangenen einschreiben soll, nemlich seinen Namen und den Ort seines Aufenthalts; Alter; Statur; Temperament; Farbe des Haares; von wem er arretirt worden; weswegen; wenn und wie er losgelassen werden soll; Anmerkungen über das Betragen überhaupt u. s. w. welches an jedem Gerichtstage und bey jeder vierteljährigen Sitzung übergeben werden muß.

17. Der Sheriff der Grafschaft und sein Deputirter, die Richter der vierteljährigen Versammlungen, der Grand Jury bey den Gerichtstagen und die besuchenden und die andern Magistratspersonen sind verpflichtet und werden ersucht, dieses Gefängniß so fleißig als möglich zu besuchen und zu untersuchen, wie die gegebenen Vorschriften von dem Gefängnißwärter und seinen Untergeordneten und auch von allen Gefangenen befolgt werden.

18. Der Gefängnißwärter soll täglich einen jeden Theil des Gefängnisses besuchen und durchsuchen, er müßte denn durch Krankheit oder nothwendige Abwesenheit davon abgehalten werden; auch soll er, so oft Gottesdienst gehalten wird, gegenwärtig seyn.

19. Die Missethäter sollen der Reihe nach alle Tage eine hinreichende Menge von Wasser für das Gefängniß, so wie es der Gefängnißwärter bestimmen wird, heraufpumpen.

20. Der Caplan soll Gebete ablesen und alle Sonntage Morgen eine Predigt und Nachmittags Betstunde halten; auch soll er alle Mittwochen und Freytage um eilf Uhr Gebete ablesen; und dem Caplan soll es überlassen seyn, auf Rechnung der Grafschaft Bibeln und Gebetbücher zum christlichen Unterrichte der armen Gefangenen zu kaufen.

21. Der Wundarzt soll persönlich die Verbrecher, Verurtheilten und armen Schuldner, so oft es nöthig ist, besuchen; und einmal die Woche allezeit oder zu einer andern Zeit auch österer.

22. Die Vorschriften und Verordnungen benebst der Tafel, auf welcher die Schenkungen und Legate und die drey Verbote (of the 24 th. Geo. II. cap. 40.) stehen, sollen, auf ein Bret oder mehrere Breter gemahlt, an den Plätzen des Gefängnisses, an welchen sie am meisten in die Augen fallen, aufgehängt werden, und eine hinreichende Anzahl soll für die Gefangenen gedruckt werden, und sie sollen den ersten Sonntag in jedem Monate nach dem Gottesdienste von dem Caplan deutlich verlesen werden.

Lancaster. Wir Unterschriebene, Sr. Majestät Friedensrichter in den öffentlichen Sitzungen im Januar 1786 versammelt, bestätigen die bevorstehenden Vorschriften und Verordnungen.

T. B.. Bayley. S. Clowis jun. M. Bentley, J. Barton.

Die

Die bevorstehenden Verordnungen sind von mir bestätiget und gebilliget worden an dem Gerichtstage und der allgemeinen Gefängnißübersicht unsers Herrn und Königs, gehalten in der Grafschaft Lancaster den 29. März 1786.

E. Willes.

Bemerkungen über diese Verordnungen.

1. Anstatt sieben Tage sollte meiner Meynung nach die Macht des Gefängnißwärters zu strafen auf drey Tage eingeschränkt werden.

8. Es that mir leid, daß ich sah, daß die Magistratspersonen für die Ausführung dieser Verordnung nicht gehörig gesorgt hatten.

10. Keinem Gefängnißinnehaber sollten mehr, als ein oder zwey Hunde gelassen werden.

15. Diese Erlaubniß scheint besonders für Verurtheilte zu groß zu seyn.

17. Ich hoffe die Magistratspersonen werden dieser Vorschrift so gut wie möglich nachzukommen suchen.

21. Jede Verordnung sollte erklärt werden. Ich hörte den Wundarzt sich beklagen, daß er nicht wüßte, wer unter den sogenannten armen Schuldnern begriffen wäre. In Gefängnissen, in denen Freysäle sind, möchte ich diejenigen arme Schuldner nennen, welche für keine Stube und Bett bezahlen.

Das landschaftliche Zuchthaus zu Preston.

In dieses Gefängniß wurden eingebracht.

Jahr.	Gefangene.	wegen Diebstahl.	wegen unehelicher Geburten.	wegen Verbrechen.
1782	123	18	18	61
1783	173	43	26	86
1784	159	41	21	71
1785	173	47	25	71
1786	183	26	27	110
1787	179	29	23	110

Jahr.	Landläufer.	Ueberläufer.	Schuldner.
1782	5	15	6
1783	6	7	5
1784	14	11	1
1785	4	16	2
1786	15	4	1
1787	7	7	3

Bey einer sorgfältigen Betrachtung der Fassung und Gesichtsbildung der Missethäter in diesem und einigen andern Gefängnissen bin ich vollkommen überzeugt worden, daß die Abschaffung der Schenkfreyheit ungemein viel zu ihrer Gesundheit und deren Erhaltung beygetragen hat. Das wenige Geld, was sie haben, wenden sie nunmehro auf gesunde Kost, und sie verkaufen jetzt nicht mehr ihr Brod, um sich dafür Liqueurs zu kaufen. In den nördlichen Grafschaften von England kostet ein Quart Milch nicht mehr

mehr als ein Halfpenny, und ein Pfund Habergrütze, welcher sich die Gefangenen gerne bedienen, kostet ohngefähr einen und einen halben Penny. Zehn Unzen davon mit ein wenig Salz und Butter in Wasser gekocht, macht ein gutes Gerichte, welches man hier Wassersuppe nennt; und kocht man es mit ein wenig Zucker und Corinthen, so wird es Habergrützsuppe genannt. Habergräubchen und Wasser wohl gekocht, in welchem man Corinthen ein wenig aufwallen läßt, kann man zwey drey Tage halten, und werden sie gewärmt und wieder süß gemacht, so glaube ich, müssen sie eine gute Arzney für Kranke in Gefängnissen abgeben, und eine gute vegetabilische Suppe ist einer Fleischbrühsuppe vorzuziehen. Wenn ich ein Getränk vorschlagen sollte, so wäre es der Thee, welcher ein gesundes und gutes Getränke ist, und nicht blos für Gefangene, sondern ich habe auch Seeleute, wenn sie krank waren, mit Vergnügen davon trinken sehen.

Das Zuchthaus zu Liverpool.

Da die Stuben des Aufsehers keine Aussicht in einen von den Höfen haben, so mögen wohl auch aus diesem Grunde beyde Geschlechter eingeschlossen gehalten werden. Alle Männer waren in schwere Ketten eingeschmiedet, und von acht Weibern waren sieben mit Ketten an den Fußboden angelegt, und Sonntags Mittags in den Betten, weil sie seit einigen Tagen kein Feuer gehabt hatten *). Alle Bet-

*) Dergleichen Beyspiele dürfte man zwar selten, aber doch wohl hier oder da auch in Deutschland vorfinden. Ar-

ten waren auf dem Fußboden; weil die Bettstellen alle in die obern Stuben verlegt worden waren, und einige von den Gefangenen eine Art Leiter daraus gemacht hatten, um durch den obern Fußboden hindurch zu kommen, und ihr Entweichen dadurch zu erleichtern. Allein es sind Bettstellen und Betten den Gefangenen unumgänglich nothwendig, und das Entweichen könnte man am allerbesten verhüten, wenn man die Gefangenen in besondere Zellen einsperrte. In einigen von den Zellen sollte man feste Steine und Backziegel in die Wände etwan achtzehn Fuß hoch von dem Fußboden einmauern, und ferner sollte man sie mit eichnen Pfosten mannshoch einschließen, worauf die Betten gelegt werden könnten, wie ich in einigen auswärtigen Gefängnissen gesehen habe. Den folgenden Tag wurden zwey von denen, die an Ketten gelegt worden waren, auf mein Verlangen losgelößt, und mußten Schiffseile ausfasern. Ich sagte mehreren Gefängnißwärtern und Zuchtmeistern, daß Gelindigkeit gegen die Gefangenen, das beste Mittel sey, das Durchbrechen zu verhindern, denn wenn ihr Geist träge gemacht wird, und wenn ihre Körper abgemattet werden, so werden sie zur Verzweifelung aufgefordert, und es gelingt ihnen dann und wann zu entwischen, und ich erzählte ihnen,

daß

Armuth solcher öffentlichen Häuser, schlechte Verwaltung ihrer Güter, Nachlässigkeit der Vorgesetzten und Untergeordneten schaden öfters der Gesundheit, Frömmigkeit und Thätigkeit der Gefangenen beträchtlich. A. d. U.

daß man von diesen Maaßregeln gute Wirkungen in dem Gefängnisse zu Oxford gesehen hätte. Auch gaben mir einige Zuchthauswärter vollkommen recht. Der Unterhalt besteht blos in einem zwey Penny Brodchen, welches siebenzehn Unzen wiegt, und es wird keine Provision in das Gefängniß gebracht und die Gefangenen bekommen auch nichts für ihre Arbeit. In andern Zuchthäusern giebt man den Profit für die Arbeit den Gefangenen erst bey ihrem Abgange aus dem Gefängnisse, und nicht eher; allein ich wollte, daß man ihnen dieses allezeit zu Ende jedweder Woche gäbe, dieses würde allen Argwohn entfernen, und sie würden wegen ihrer Einnahme gewiß seyn, und dieses würde sie auch bey ihrer Arbeit zu größerm Fleiße antreiben. Jedoch wollte ich, daß die Magistratspersonen hier eine gewisse Einschränkung träfen, und daß sie auf gewisse Artikel verwiesen seyn möchten, welche sie für ihr Verdientes einkaufen dürften.

1787. Dec. 23. Gefangene 15.

In dem Armenhause, welches zunächst dem Zuchthause liegt, waren nahe an tausend Einwohner. Als ich es blos flüchtig übersah, so konnte ich beym Mittagsessen nichts als Unordnung und Unregelmäßigkeit wahrnehmen; auch mußte ich es höchst unschicklich finden, daß eine Menge von großen Knaben und Mädchen bey einander waren, und daß man auch in den Krankenstuben die beyden Geschlechter nicht gehörig von einander absonderte.

Das allgemeine Krankenhaus zu Chester.

Die Stuben waren geräumig und rein, und die Betten standen nicht allzuenge bey einander. Die beyden Fiebersäle waren nicht im geringsten übelriechend: sie waren wegen eines contagiösen Fiebers zu Chester im Jahre 1784 zurechte gemacht worden, und was sehr gut war, nicht getäfelt, sondern mit Ziegeln gepflastert. Dergleichen obere Stuben sind in den meisten Spitälern und Arbeitshäusern, da in ihnen die Balken der Quere gelegt und viereckig getäfelt sind, niedrige und schlechte Stuben; so wie auch die obern Stuben in vielen Häusern hierdurch zu enge gemacht werden, und ungesunde Plätze abgeben, da sie hingegen, wenn sie nach dem Dache zu ausgetäfelt wären, für das Auge angenehmer angelegt, und für die Bewohner gesünder und frischer könnten eingerichtet werden.

Vorschriften für die Fiebersäle, um die Ansteckung der andern Kranken in dem Krankenhause zu Chester zu verhüten.

1. Frisch Wasser und Kohlen sollen, so wie andere nothwendige Dinge, alle Morgen nach den Fiebersälen gebracht werden, und zwar so bald die Klingel gezogen wird.

2. Weder die Fieberpatienten, noch ihre Wärterinnen dürfen in andere Theile des Hauses gehen. Und keinem andern Kranken ist erlaubt, in die Fiebersä-

bersäle zu gehen; auch gilt dieses von einem jeden Fremden, er werde denn von dem Apotheker oder seinem Gehülfen begleitet.

3. Jedweder Kranke darf, wenn er in das Spital aufgenommen wird, seine angesteckte Wäsche mit reiner verwechseln, Gesicht und Hände werden mit warmen Wasser rein gewaschen, und die untern Gliedmaaßen werden gebäht.

4. Alle faulichte Ausleerungen der Kranken müssen so bald als möglich aus dem Saale herausgeschafft werden.

5. Der Fußboden in den Sälen muß alle Wochen zweymal ganz rein ausgefegt werden, und um das Bette herum alle Tage.

6. Alle schmuzige Wäsche muß unmittelbar in kalt Wasser gesteckt werden, und zweymal aus reinem Wasser sorgfältig in der Stube darneben ausgewaschen werden.

7. Die Bettdecken und die übrigen zu Betten und Kleidern gehörigen Stücken, müssen der frischen Luft erst auf einige Stunden ausgesetzt werden, ehe sie ein anderer Kranker gebrauchen darf.

8. Alle Bettüberzüge in den Fiebersälen müssen Fiebersaal (fever ward) bezeichnet werden, und alle Messer, Gabeln, Töpfe, Gläser und die übrigen Geräthschaften, müssen von einer besondern Farbe seyn, damit sie nicht von andern Kranken etwan unbemerkt gebraucht werden.

9. Alle

9. Alle Fenster in den Fiebersälen müssen den ganzen Tag offen erhalten werden, es müßte denn das Wetter sehr kalt und naß seyn, und einige von ihnen dürfen die Nacht hindurch nicht einmal zugemacht werden, wenn sehr viele Kranken da sind, und das Wetter gelind und gut ist.

10. Verwandte oder andere Bekannte dürfen niemals ungewaschene Wäsche hinwegnehmen, und so auch nicht andere Kleider, bevor sie nicht lange genung der frischen Luft ausgesetzt gewesen *).

Das Arbeitshaus zu Nantwich ist im Jahre 1779 auf einem Gemeindeplatze von ohngefähr eilf und einem halben Acker Land errichtet worden, vor welches der Besitzer von dem Mayerhofe jährlich zwey Schilling Sixpence bezahlt. Das Haus wird wöchentlich von den Rathsherren der Reihe nach besucht. Es war reinlich, und wie es schien, so wendeten die Bewohner desselben viel Aufmerksamkeit darauf. Die Stuben sind zu niedrig, und der obere Theil der Fenster zu nahe an der Decke. Monathlich sind fünf Schilling für Rauchtabak und Schnupftabak ausgesetzt; allein Thee, wenn sie ihn auch für ihr eignes Geld kaufen, dürfen sie nicht trinken, oder sie werden

*) Alle diese Verordnungen verdienen ganz vorzüglich gelobt zu werden, ob man schon auch noch einige hinzufügen könnte, z. B. daß die Kranken durch kein Getöse dürfen gestört werden, daß alle Zänkereyen unter den Fieberkranken sowohl, als auch unter den Wärterinnen baldigst müssen beygelegt werden u. s. w. A. d. U.

den mit dem Einsperren in einen unterirdischen Kerker dafür gestraft. Den 1sten August 1788 fand ich daselbst eilf Männer, sechszehn Weiber, zehn Knaben und sieben Mädchen.

Ich habe auch noch in einigen andern Arbeitshäusern eine regelmäßige wöchentliche Unterstützung für Rauchtabak und Schnupftabak gefunden: allein ich gestehe, ich kann nicht billigen die Armen auf eine solche Art anzufeuern, noch viel weniger, daß man junge Leute zu einer solchen unnützen Gewohnheit anzieht, deren unsaubere Wirkungen eckelhafter sind, als man sich wohl vorstellen kann, und der Aufmerksamkeit, die man ernstlich für die Reinlichkeit haben sollte, völlig entgegen gesetzt sind. Diese Nachsicht hat sich auch in die Gefängnisse eingeschlichen, und wenn man mich nicht falsch benachrichtiget hat, so macht der Gefangenwärter dieser Grafschaft eine beständige beträchtliche Ausgabe in diesem Artikel, weil er einmal zugestanden ist. Wie ich glaube, so wurde diese Gewohnheit in Gefängnissen und andern vollgedrängten Orten eingeführt und zugelassen, um vermittelst des Rauches die Ansteckung zu unterdrücken. Dr. Hodges war während der Pest auch nicht dafür, und warum sind die Türken der Pest so sehr ausgesetzt, da sie doch so viel und so anhaltend rauchen. Und wo man frische Luft hinzulassen kann, da braucht man keine Räucherung anzuwenden, und sollte man glauben, daß diese mit Vortheil könnte gebraucht werden, so können leichtlich noch viel wirksamere und heilsamere Methoden angewendet werden. Auf der andern Seite ist der Thee in solchen Häusern streng verboten, ob er schon meiner Meinung nach mit zu den unschuldigsten Schwelgereyen gehört, und trinkt man ihn mit Milch und Zucker, so ist er so gesund, als ein jedes angenehmes Getränke. Und was könnte wohl mehr und besser diejenigen, die reinlich und fleißig sind, anfeuern, als eine Belohnung der Art? — Ferner wollte ich wünschen, daß in den Arbeitshäusern eines jeden Kirchspiels die alten und schwachen Leute, wie in Hamburg einen Drittel von ihren Arbeiten bekämen, welches, ich bin es versichert, den Kirchspielen sehr vortheilhaft seyn würde. Auch muß ich noch hinzusetzen, daß ich auf keine Weise die Idee der Kirchspiele billige, welche denen Armen keine Erhohlung außer ihren Arbeitshäusern verstatten, denn eben bey den besten Einrichtungen dieser Art liegt hierinnen etwas widersprechendes.

— Bevor ich diese Bemerkungen noch schließe, so muß ich noch anmerken, daß ich nie bey allen meinen Besuchen in Gefängnissen von den Gefängnißwärtern oder Gefangenen Verunglimpfungen habe ertragen müssen, noch habe ich auch in irgend einem von ihnen etwas verloren, ausgenommen einmal verlor ich in einem unserer Gefängnisse ein großes neues Schnupftuch aus meiner Tasche, welches ich einige Zeit nicht vermißte, allein bey einem zweyten Besuche, ohngefähr zehn Monat nachher, überreichte es mir sogleich ein Gefangener, welcher sagte, daß ich es letzthin hätte fallen lassen.

Die Lastschiffe oder Höcker (Hulks) an der Themse*).

Bey meinen beyden Besuchen waren die Höcker rein, das Brod gut, die Gefangenen gesund, und viele bey der Arbeit. Das Spitalschiff war reiner und ruhiger als die meisten von unsern Landspitälern. Es waren verschiedene Missethäter neuerlich aus landschaftlichen Gefängnissen hierher gekommen, und der Capitain bemerkte, wie so verschieden jetzt die Gesundheit dieser Gefangenen von derjenigen wäre, welche sie hatten, als sie hierher kamen. — Allein ich muß meine Klagen wiederholen und bemerken, daß eine solche Versammlung dem moralischen Charakter der jungen Missethäter vollkommen zuwider sey, indem die Gottlosigkeit der Gefangenen nicht hinreichend gezäumt wird, und weil einige von den Wachen ihnen selbst ein böses Beyspiel geben.

Am 26 März 1787 belief sich die Anzahl der Missethäter auf 549, von denen 246 zur Justitia, 229 zu den Censor und 74 zu der Ceres gehörten. Von diesen waren sechs und dreyßig in dem Hospital-

*) Hulks: Dieses Wort haben, wenn ich nicht irre, die Engländer von den Holländern entlehnt. Man versteht aber unter Hulks Schiffe ohne Mast und Segel, in welche blos des Nachts die Gefangenen oder Verurtheilten, je zwey und zwey an einander geschmiedet gebracht werden, den Tag über werden sie aber, um arbeiten zu können, an das Land gelassen. A. d. U.

talschiffe, eilfe von der Justitia, zwölfe von dem Censor und dreyzehn von der Ceres.

Am 16. July 1788 belief sich die Anzahl auf 741. Die Justitia hatte 265., der Censor 248 und der Stanislaus 228.

Von der Justitia waren neunzig und von dem Stanislaus hundert und zwey und dreyßig am Ufer und in den Lastbooten mit Arbeit beschäftiget.

In dem Spitalschiffe waren zwey und dreyßig, von der Justitia zwölf, von dem Censor zwölfe und von dem Stanislaus achte.

Das Lastschiff zu Plymouth.

Am 10. November 1787 waren auf dem Schiffsplaze von Plymouth am Bord der Höcker Chatham genannt, ein Schiff von siebenzig Kanonen und die darauf Verurtheilten waren gesund und wohl; allein der Dunkirk, welcher bequemer ist, wurde ausgebessert. Das Brod, Fleisch und Bier war gut, allein der Unterhalt von Brod von vier Pfund täglich für sechs Personen ist nicht hinreichend. Es waren unter ihnen viele muntre junge Personen, welche alle in völliger Trägheit und Müßiggang lebten, ob man sie schon auf verschiedne Art hätte nützlich anwenden können. Es waren zwey und neunzig Männer und eine Frauensperson: und es wurden noch neun Verurtheilte von dem Gefängnisse zu Glamorgan her erwartet.

Am 28. Juny 1788 waren drey hundert und sechs und sechzig Missethäter in dem Dunkirk, und diese waren in verschiedene besondere Stuben vertheilt. In einer von denselben, welche sieben und funfzig Fuß lang und achtzehn breit, und sechs Fuß hoch war, befanden sich acht und sechzig. Eine solche Stube aber muß des Nachts, wenn die Flügel des Schiffes herabgelassen worden sind, einen ungemein üblen Geruch verbreiten. An dem einen Ende ist eine Stube, welche für die Kranken bestimmt ist, und auch eine Stube für die Genesenden; in der ersten waren sieben Missethäter und in der letztern dreyzehn. Das Fleisch war gut, allein nicht eben so das Brod, und das Bier war dick.

Die Gefangenen waren alle in völliger Trägheit, sechs oder sieben ausgenommen, welche ein Boot für den Capitän machten. Ein sinnreicher Kerl hatte ein kleines Dintenfaß aus einem Stück Knochen gemacht, man hatte ihm aber darauf das Messer genommen. Ich fand einige, die eine Bibel in ihren Händen hatten; allein hier war kein Caplan und kein Gottesdienst. Auch gaben einige von den Aufsehern durch ihre Bosheit den Gefangenen ein böses Beyspiel *).

Drey

*) Dergleichen Fälle kommen auch in den Landzuchthäusern und Spitälern vor und das Betragen der angestellten Subalternen giebt Züchtlingen und Kranken kein anderes, als ein böses Beyspiel. Zu oft sind dergleichen subordinirte Aufseher dem Trunke und andern Lastern ergeben, auch sind sie öfters Gotteslästerer und in allem Betracht höchst unmoralische Men-

Drey Unglückliche, welche zu entweichen den Versuch gemacht hatten, waren in eine fürchterliche, dunkle und tiefe Höle auf den Boden des Schiffes geworfen worden, wo sie fast nackend auf ein wenig Stroh lagen; allein nachdem sie schon einige Wochen so eingesperrt gewesen waren, so erhielt ich auf ihr ernsthaftes Bitten Erlaß für sie und eine Erleichterung ihres Zustandes.

Der Höcker zu Gosport.

Am 7. July 1788 waren zweyhundert und drey und siebenzig Verurtheilte in dem Höcker, welcher oft nach Indien geseegelt war und den Namen der Löwe führte, und den 1. May 1788 vor Anker gelegt worden war. Das Schiff war rein und die Gefangenen hatten ein gesundes und ruhiges Ansehen; allein zweye von ihnen lagen in einem Bette und hatten nur eine Bettdecke. Hier waren einige, die auf Zeitlebens transportirt werden sollten, und einige, die in kurzer Zeit sollten hingerichtet werden, und unter diesen waren Knaben von nicht mehr als zehn Jahren. Ohngefähr ein hundert und funfzig, welche Eisen an beyden Füßen und Ketten darzwischen hatten, waren am Ufer, und wendeten Mist. Fünf Zimmerleute nahmen in dazu bestimmten Plätzen am Ufer ihr Mittagsmahl ein, wel-

Menschen. Die Hauptschuld liegt an den Oberaufsehern und Vorgesetzten, welche ihrer Pflicht zu wenig nachkommen, und solche ihnen anvertraute Häuser zu wenig besuchen. A. d. U.

welches weit besser ist, als wenn sie um Mittag nach dem Höcker zurücke kehren, wie diese die an der Themse Verurtheilten zu thun pflegen.

Der Höcker zunächst Portsmouth.

In dem Hafen von Langston, zunächst Portsmouth, sind drey Höcker. In der Fortune'e, einer ehemaligen französischen Fregatte von sechs und dreyßig Kanonen, waren am achten July 1788 dreyhundert und acht und dreyßig Verurtheilte. In der Ceres waren zweyhundert und neunzehn. Das andere Schiff ist ein alter Höcker, und wird als ein Hospitalschiff gebraucht. Zweyhundert und dreyßig Verurtheilte von der Fortune'e und ein hundert und vier von der Ceres waren in dem Hafen von Cumberland in Arbeit, neunzehn von ihnen als Mäurer, sechs als Zimmerleute und die übrigen als Handlanger. Die meisten halfen Schiffe umladen und schafften Steine zu verschiednen neuen Bauen. Zu Mittage speisen sie am Ufer um zwölf Uhr. Ihr Brod und Bier war gut, allein sie beklagten sich sehr über das Fleisch und nicht ohne Grund; denn das Rindfleisch war sehr mager, voller Knochen und hatte nicht das halbe vorgeschriebene Gewicht, es soll nemlich unbereitet einem jeden ein Pfund zugewogen werden. Die Diättafel, welche ich vormals in der Kajute von der Justitia sah, will ich hier abkopiren.

Jede Mahlzeit wird für sechs Personen eingerichtet und täglich mit sieben Pfund Brod belegt.

Frühstück täglich eine Pinte Graupen oder Reis in drey Viertel Suppe bereitet.

Mittagsmahlzeit, Sonntags sechs Pfund eingesalznes Schweinefleisch, oder sieben Pfund Rindfleisch, nebst fünf Quart Bier.

Montags, Mittwochs und Freytags sechs Pfund von jungen Rindsköpfen.

Dienstags, Donnerstags, Sonnabends zwey Pfund Käse und fünf Quart Bier.

Abendessen, Sontags, Montags, Mittewochs, Freytags eine Pinte Erbsen und Graupen in drey Viertel Suppe bereitet.

Dienstags, Donnerstags, Sonnabends eine Pinte Habergrüze in gutem Bier zubereitet.

Alle diejenigen, welche zu öffentlichen Arbeiten am Ufer angewendet werden, bekommen jeden Tag, den sie arbeiten, eine Pinte schwaches Bier, und zwar auf königliche Kosten. Die meisten von diesen haben einen eisernen Ring um den Fuß, und der andere ist um ihrem Wamst befestiget. — Einige sind der Meynung, daß diese Verurtheilten besser und mehr arbeiten, als die gewöhnlichen Tagelöhner; allein wiederholte Beobachtungen haben mich von dem Gegentheile überzeugt, und wie wäre dieses wohl auch anders zu vermuthen.

Beyde Schiffe waren rein, besonders die Ceres. Die Fortune'e hatte wenige Kranke in dem Theile des Schiffs, welcher das Spital genonnt wurde; allein die Ceres hatte weit mehr Kranke, als ihr

Spi-

Spital fassen konnte. Diese Einrichtung, einen Theil des Schiffs zu einem Spital zu machen, muß wohl einem jeden mißfallen, denn wie bald wird nicht das ganze Schiff angesteckt. — Einige hatten das Gefängnißfieber, und einige wenige Petechen. — Sechs von zehen, die von Bedford herkamen, waren gestorben und zwey von den andern waren sehr krank. — Von den Verurtheilten liegen jederzeit zweye auf einem Strohbette und haben eine Decke, und wenn der eine krank ist, so wird es der andere bald nachher. Einige wenige haben hangende Betten, welches in jedem Betracht besser ist, und ich wollte wünschen, man wendete durchgängig dergleichen an, ausgenommen in den Spitalschiffen nicht. Da die Ceres ein altes Schiff ist, so mag wohl dieses auch die Hauptursache seyn, warum es voller Ansteckung ist, wozu auch noch kömmt, daß die meisten Verurtheilten von dem Lande hieher kommen. Nichts destoweniger ist man überhaupt auf Reinlichkeit in Ansehung der Kleider, Wäsche und der Personen der Gefangnen selbst in den Gefängnißschiffen so aufmerksam, als man es nothwendig zur Erhaltung der Gesundheit seyn sollte; denn wenn auch schon einige ganz anständig in ihren eigenen Kleidern angezogen sind, so gehen doch andere in Lumpen, und viele ohne Hemden. Alle sollten Matrosenuniform anhaben, und ich wollte, daß man den ganzen Sonnabend zur Reinlichkeit anwendete, nemlich zum Baden, Waschen, Ausbessern der Kleider, zum Bartscheeren, zur Reinigung ihres Körpers und jedes Theils des Schiffes, und zum Ausklopfen und Reinigen der Betten. Diese Bemühungen würden Gegenstände von der größten Wichtigkeit seyn, und viele erfahrne Officiere haben beobachtet, daß die reinlichsten Soldaten allezeit die ehrbarsten und die trägsten und schmuzigsten allezeit die verdorbensten waren. Die andern Tage sollte keiner, der arbeiten könnte, von der Arbeit ausgeschlossen seyn. In der Fortune'e waren hundert von der Arbeit ausgeschlossen, ob schon das Schiff gesund war.

Es wäre auch besser, wenn eine Diättafel in jedem Höcker aufgehängt wäre, so daß sich die Verurtheilten darnach richten könnten, und wenn ihnen erlaubt wäre, zwey von ihren Nummern zu wählen, damit sie sähen, daß ihnen Gerechtigkeit wiederführe, wie in dem neunten Artikel der Vorschriften für die Kriegs-Gefangenen, welche ich ein andermal herausgab, angemerkt ist, und es sollten eigne Waagen, Gewichte und Maaße zu ihrem Gebrauch angeschafft werden. So sollte auch eine Tafel von Vorschriften und Verordnungen nur für die Kriegsgefangenen vorhanden seyn, nebst einem strengen Verbote gegen alle Gottlosigkeit, welches, ich merke es ungern an, bey den Aufsehern über diese Verurtheilte ganz vorzüglich nothwendig ist. Ein Herr vom Stande sollte als Commissair angestellt werden, an welchen die Gefangnen, im Fall, daß sie grausam und unbillig behandelt würden, appelliren könnten, und welcher auch darauf sehen sollte, daß das von dem Gouvernement zugestandene Geld ihnen zulezt gegeben würde. Siehe Act. 16. Geo. III. cap. 43. und

Act. 24 the. Geo. III. cap. 12. sect. 6. Durch diese Acte, und eine andere von dem nemlichen Jahr cap. 56. sect. 9. ist ausgemacht worden, „daß „alle die Zeit, während welcher ein Missethäter in „dem Gefängnisse zum Verhör geblieben, welcher „transportirt, oder bey der vorerwähnten Provision „entfernt werden soll, bey seinem Abgange oder „bey seinem Transport mit gerechnet werden soll. Einige von den Missethätern wurden zum Tode verurtheilt, andere wurden zu einem Gefängniß von vierzehn, sieben, fünf oder drey Jahren verdammt: unter diesen gab es auch einige Knaben. Ist es der Gerechtigkeit und der Menschenliebe nicht zuwider, Missethäter, welche nicht zum Tode verurtheilt sind, in entfernte Gegenden wegzuschicken, und zwar in Gegenden, wo es nicht wahrscheinlich ist, daß sie daraus zurückkehren werden, und verfährt man nicht noch härter mit denjenigen, welche man transportirt, nachdem sie schon vier oder fünf Jahr und drüber in dem Gefängnisse gewesen waren, wie es letzthin der Fall bey dem Transporte nach Botany Bay war?

Ich glaube, man wird mir einräumen, daß die Gefangenschaft und Arbeit in den Höckern für die größere Anzahl der Eingefangenen etwas zu streng ist. Zu gleicher Zeit ist auch kein Verhältniß zwischen der Strafe und den verschiedenen Verbrechen und folglich kein Unterschied der Bestrafung, worüber viele kluge Gesetzgeber schon seit langer Zeit geklagt und es als ein Uebel angegeben haben, welches verbessert zu werden verdiente.

Die Sterblichkeit ist in allen diesen Gefängnißschiffen sehr groß, und einige schreiben sie dem Wasser zu, allein wieder andere sind der Meynung, daß es keine gesündere geben könne, als die in der Nähe eines Flusses. —

Anzahl der Verurtheilten in den Gefängnißschiffen oder Höckern zur Zeit als ich dieselben 1788 besuchte.

Zu Woolwich den 16. July	in der Justitia -	265.
- - - - -	in dem Censor	248.
- - - -	in dem Stanislaus	228.
Zu Plymouth den 28. Juny	in dem Dunkirk -	366.
Zu Gosport den 7. Juny	in dem Löwen - -	273.
Zu Langston Harbour — den 8. July	in der Fortune'e -	338.
- - - - -	in der Ceres -	219.
		1937.

Bemerkungen über die Zuchthäuser.

Die Acte zur Errichtung der Zuchthäuser, welche von zweyen der weisesten Menschen im Königreiche abgefaßt worden ist, war ein Werk einer lang anhaltenden Arbeit und Bemühung, und die Gesetzgebung drückte ihre weisen und menschlichen Grundsätze auf folgende

Art

Art aus: „daß, wenn mehrere Verbrecher, welche we„gen Missethaten verurtheilt würden, auf welche „insgemein die Strafe des Transports gesezt würde, „in einzelne Gefängnisse gebracht würden, gehörige „Arbeit bekämen und in der Religion unterrichtet wür„den, so möchten diese unter göttlichem Beystand die „Mittel seyn, um die andern nicht nur von der Bege„hung ähnlicher Missethaten abzuhalten, sondern auch „um einzelne Verbrecher zu bessern, und ihnen Liebe „zur Industrie beyzubringen.“ Ein so großer und weit umfassender Plan verlangt nothwendig Veränderungen und Verbesserungen.

Ich will auch daher bemerken, daß es einige Stücke in der Acte giebt, welche zu verändern rathsam seyn dürfte. Die Zeit, welche einige Missethäter in den in Vorschlag gebrachten Zuchthäusern bleiben sollen, ist bey einigen auf ein Jahr und bey andern auf zwey Jahr angesetzt. Dergleichen Missethäter sollten vielmehr in die landschaftlichen Zuchthäuser gebracht werden, denn ist es wohl möglich an einige Besserung in dem Betragen eines Missethäters zu denken, wozu allezeit anhaltender Eifer und mehr Zeit als ein Jahr gehören dürfte? Ich wollte wünschen, daß alle diejenigen, welche nicht wenigstens fünf Jahr in einem Zuchthause bleiben könnten, auf eine andere Art möchten bestraft werden.

Denn der Ausdruck des Parlaments, der solche Häuser Büßungshäuser (Penitentiary houses) nennt, zeigt, daß vornemlich auf ihre Besserung gesehen werden soll.

Demohnerachtet wollte ich, daß in solche Häuser keine andern, als solche verurtheilt würden, welche alte und abgehärtete Bösewichter sind, und diejenigen, welche nach den jetzigen Gesetzen ihr Leben durch Raub, Hauseinbrechen und ähnliche Verbrechen verwirkt haben; oder solche, welche entweder auf eine lange Zeit oder Lebenslang eingesperrt bleiben sollen. Ferner wünschte ich, daß niemand hingerichtet würde, als wer eine Mordthat begangen — Feuer angelegt — und in Häuser eingebrochen wäre und Grausamkeiten zu gleicher Zeit ausgeübt hätte. Unsere jetzigen Gesetze sind in der That zu blutdürstig, und werden daher falsch ausgeübt, und dieser letzte Umstand macht, daß viele Missethäter, selbst nachdem sie überführt worden sind, der Strafe zu entgehen hoffen, und die Anzahl ihrer Missethaten um desto mehr vermehren. Jedoch werden sehr viele einem frühzeitigen Ende überliefert, welche dem Staate noch viel hätten nützen können. Ich bin daher in der That ganz außerordentlich und ernstlich für die Errichtung solcher Büßungshäuser eingenommen, wenn ich sehe, wie viele Karren mit unsern Mitmenschen beladen zur Execution geführt werden, wenn auch schon die große Denkungsart unserer Landsleute selten zuläßt, daß Handlungen der Grausamkeit begangen werden, wenn ich zu gleicher Zeit vollkommen überzeugt bin, daß viele von diesen armen Unglücklichen in nützliche Mitglieder der Gesellschaft würden verwandelt werden können, wenn sie eine regelmäßige beständig gute Erziehung in dem Büßungshause würden bekommen haben, und über dieses hoffe ich mit aller

Zuver-

Zuversicht, daß ein solcher Plan Mittel zur Erhaltung einzelner Individuen an die Hand geben könnte, welches doch in allem Betracht eine Sache von der größten Wichtigkeit ist.

Ich wollte, daß man größtentheils alle Zuchthäuser durch Missethäter aufbauen ließ. Auch glaube ich, würde das Parlament bald Anstalten treffen und Verordnungen ertheilen, welchen zu Folge alle diejenigen angewendet werden könnten, die jetzt an der Themse arbeiten oder auch diejenigen, welche in den landschaftlichen Gefängnissen sind und transportirt werden sollen, nachdem nun das eine oder das andere anwendbarer und besser seyn dürfte. — Zuerst müßte man einen ringsherumgehenden Wall anlegen, um auf die sicherste Weise das Entwischen verhindern zu können, und man müßte auch besondere Warten für die Thürhüter anlegen — Ferner müßte man in einem Theil dieses Einschlusses, den man unterdessen dazu hergäbe, bis das Ganze beendigt wäre, leicht aufgebaute Hütten, eine Art von Barraquen errichten. Drauf müßte man ein hundert oder zweyhundert Mann mit ihren Aufsehern und unter der Aufsicht eines Baumeisters zum Ebenen des Bodens, Ausgraben des Grundes, Handlangen der Mäurer und zum Sägen des Holzes und der Steine anstellen, und ich habe auch wohl unter den verschiedenen Missethätern Zimmerleute, Mäurer und Schmidte gefunden, welche in den Arbeiten ihrer Handwerke können angewendet werden, weil solche Arbeit so nothwendig und tauglich, als irgend eine andere seyn kann.

kann. Hierzu wähle man hauptsächlich diejenigen, welche entweder der Loßlassung nahe sind, oder in kurzer Zeit können losgelassen werden, und sobald nun der Grund für die Bauleute gehörig zubereitet ist, die Gärten angelegt, die Wälle gehörig gegraben sind, und das Gebäude beendiget ist, so lasse man diejenigen, welche abgedankt werden können, nach und nach abgehen, und ich fände es auch nicht unschicklich, sie nach den Höckern (hulks) und Gefängnissen wieder zurückzuschicken. Auf diese Art könnten sie, wie mich dünkt, am allerbesten angewendet werden; auch könnten sie zu gleicher Zeit durch regelmäßige Arbeit, gehörige Entfernung und gutes Betragen ihrer Aufseher etwas gebessert werden, denn außer ihren Aufsehern und Vorgesetzten würden sie nicht mehr mit so vielem andern Volke untermischt und abwechselnd umgehen, wie jetzt zu Woolwich, Portsmouth und Gosport. — Mehrere Erfahrung und längere Beobachtungen haben mich gelehrt, daß Missethäter doch regiert werden können, und daß man irrt, wenn man das Gegentheil glaubt. Da giebt es eine gewisse Art, die aller Boshaftesten ganz leicht und zu ihrem Vortheil zu behandeln. Viele von ihnen sind verschmitzt und reitzbar, diese muß man ganz ruhig allein mit Stetigkeit behandeln: zeige diesen, daß du menschenfreundlich bist, daß du bedacht bist, sie zu nützlichen Mitgliedern der Gesellschaft zu machen, laß ihnen die Vorschriften und Verordnungen des Gefängnisses sehen und hören, damit sie überzeugt werden, daß sie in Ansehung ihres Unterhalts und ihrer Kleider von den Gefangenwärtern u. s. w.

nicht

nicht hintergangen werden. Sind sie krank, so behandelt sie theilnehmend. Ein solches Betragen kann Aufruhr in Gefängnissen und Versuche zum Entweichen verhüten helfen, da hingegen öfters die Gefangenen durch die Wildheit und Unmenschlichkeit ihrer Aufseher zur Verzweifelung gebracht werden. — In auswärtigen Zuchthäusern sind mehrere bekehrt und zu nützlichen Mitgliedern der Gesellschaft umgeschaffen worden, und diese haben Gott für ihre Gefangennehmung gedankt. Ihr Verdienst muß zweytens auch noch in Betracht gezogen werden, und das ist doch zuverlässig schön, wenn man einen gewissen Vortheil von ihnen ziehen und die Seelen unserer Mitmenschen zu gleicher Zeit besser machen kann.

— Jetzt will ich die Gründe angeben, warum Dr. Fothergill und ich zwey eingeschlossene Plätze zu Islington, als schicklich zu Zuchthäusern oder solchen Büßungshäusern für männliche und weibliche Missethäter angaben, indem dieses zu einigem Vortheil gereichen dürfte, wenn man in der Zukunft einen solchen Plan annehmen sollte.

1. Die Lage ist gesund und sehr vortheilhaft.

2. Weil kein Mangel an Wasser daselbst ist.

3. Weil sie von allen andern Häusern entfernt sind, und nun müßte man so viel Platz dazu nehmen, als nöthig seyn dürfte, um zu verhindern, daß in der Nähe keine Häuser errichtet werden könnten.

4. Weil sie sich in der Nähe von der Hauptstadt befinden, wodurch zwey Entzwecke befördert werden, beque-

bequemere Aufsicht und Unterricht in der Gottesfurcht u. s. w.

5. Weil hinlänglichere Provisionen um billigere Preise zu bekommen sind.

6. Weil auf einem schiffbaren Kanal sowohl Nahrungsmittel, als auch schwere Materialien, welche die Missethäter verarbeiten können, wohlfeiler hierher, als an irgend einen andern Ort der Metropolis so nahe können gebracht werden.

7. Weil, wenn die Missethäter den Entschluß fassen sollten zu entweichen, nirgends besser als hier einem solchen Vorhaben Einhalt gethan werden kann, weil nicht nur genung Beystand von Seiten des Militär in der Nähe ist, sondern auch noch mehr herbeygerufen werden kann. Und außerdem kann auch die Zuverlaßigkeit eines solchen Beystands den Muth zu solchen Verschwörungen gar sehr mindern, da hingegen, wenn solche Häuser von allem Schutze entfernt wären und nur obenhin bewacht würden, die diesen Häusern vorgesetzten Officiers leichtlich ein Opfer der rauhen Verzweiflung der Missethäter werden könnten.

8. Es ist keine geringe Beschwerde und Ausgabe für die Grafschaften, wenn sie, wie es jetzt geschieht, ihre Missethäter nach Woolwich und Plymouth schicken, weil sie zu entfernt von London liegen, weil, wenn die Missethäter des Nachts in die Stadt kommen, sie viele Unkosten für Wohnung, und damit sie sicher bewacht werden, aufwenden müssen, ehe

sie

sie in die Höcker (hulks) gebracht werden können. Diese Beschwerden und Ausgaben würden aber wegfallen können, wenn sie unmittelbar zu Islington könnten angenommen werden.

9. Ferner muß ich noch bemerken, daß die Ausgaben für das Gebäude, in der Nachbarschaft von London noch geringer seyn dürften, als in einiger Entfernung davon. Vielleicht könnte man behaupten, daß ein Stücke Land entfernter von der Hauptstadt wohlfeiler seyn könnte. Hierauf will ich blos zur Antwort geben, daß der Fleck bey Islington wahrscheinlicher Weise wohlfeiler gekommen seyn würde, zu der Zeit als er in Vorschlag kam, als irgend ein kleines Stück Land in irgend einer andern Gegend um London: allein über dieses ist auch bey einem Gebäude, das zum öffentlichen Nutzen errichtet wird, und welches Jahrhunderte hindurch stehen soll, die Verschiedenheit des Preises für ein Stücke Land bey einer oder der andern Lage meinem Gutdünken nach keine Sache von Erheblichkeit. Ein Zuchthaus für männliche Missethäter zu Islington verschafft der Gerechtigkeitspflege auch noch den Vortheil, daß es eine große Menge Menschen sehen; jedoch muß es freylich auch so liegen, daß die Missethäter unter einander keine Vereinigung haben können. Einige von ihnen würden bey der Arbeit gesehen werden, und andere, wenn sie abgestraft würden, und dieses könnte ein sehr lehrreiches Beyspiel den andern geben, die vielleicht eben der Vergehungen sich schuldig machen, wegen welcher diese in das Gefängniß gekommen sind.

Das

Das Zuchthaus für die Verbrecherinnen sollte nach meiner und Dr. Fothergills Meynung so angelegt und gebaut werden, daß sie ganz und gar niemand beobachten könnte. Allein in Ansehung der gesunden Lage, des Wassers, der Aufsicht, der Provisionen, der Brennmaterialien und der Materialien zur Arbeit sollte für alles gesorgt werden. Demohnerachtet gestehe ich gerne ein, daß ich freylich einsehe, daß es mehrere kleine Schwierigkeiten in Ansehung der Verwaltung eines solchen Hauses geben möchte. Sollten hierzu Männer angewendet werden, so müßte man grosse Sorgfalt gebrauchen, wenn man ihnen trauen sollte. Wollte man Frauen dazu nehmen, welches ich im Ganzen vorziehen wollte, so würde man nicht leicht solche finden, welche Klugheit genung besäßen, so wohl auf der einen Seite ohne einige Tyranney zu regieren, als auch auf der andern Seite nicht zu gelind und zu nachgebend zu seyn. Jedoch dürfte es aller Wahrscheinlichkeit nach weit schwerer fallen, gehörige männliche Bedienung und Aufsicht zu bekommen. Ich weiß dieses meinen Beobachtungen in den Gefängnissen zu Folge. Jedoch daß vielleicht bey einer größern Anzahl von Gefangenen wie in den Zuchthäusern die Gefahr geringer seyn dürfte.

Ein gehöriger und anwendbarer Plan zur Regierung der Zuchthäuser ist eine Sache von großer Wichtigkeit, allein doch ausführbarer, als einige glauben mögen. Ich bin in der That von der Schwierigkeit der Ausführung eines so wichtigen Unternehmens, als die Besserung der Missethäter und die

die Umwandlung ihres Thuns zur Industrie vollkommen überzeugt; jedoch wenn auf dergleichen Bemühungen das öffentliche Wohl beruht, so sind wir verbunden Versuche zu machen, und was habe ich anders gethan, wenn ich die Verordnungen einiger der am besten eingerichteten Zuchthäuser in Europa zusammentrug, von denen die Erfahrung lehret, daß sie können ausgeführt werden, als daß ich mich bemüht habe, die Ausführung eines so nützlichen Vorschlages und Vorhabens zu erleichtern? Die Sittsamkeit, Ordnung und gehörige Aufmerksamkeit, welche ich in den Zuchthäusern in Holland, Hamburg, Bern, Ghent, Florenz u. s. w. beobachtete, ist, wovon ich vollkommen überzeugt bin, größtentheils der beständig fortdaurenden Sorgfalt zuzuschreiben, mit welcher man den Gefangenen ein Gefühl für Religion durch plane, ungekünstelte und ernsthafte Unterredungen, Katechisiren und besondern Unterricht der Geistlichen und zu gleicher Zeit durch gute Beyspiele derselben, der Innehaber, Gefängnißwärter u. s. w. einprägt *). Diese Umstände machen einen weit größern Eindruck auf die Gemüther der Misse-

*) Ich möchte hier nicht gern eine Anmerkung wiederholen, die ich schon ein andermal vorgetragen habe, daß es nemlich auf gute Beyspiele der Vorgesetzten sowohl, als der Subalternen in Spitälern, Versorgungshäusern, Gefängnissen und Zuchthäusern besonders ankomme, und daß unter den niedern Klassen selten viel Subjecte gefunden werden, welche zu solchen Absichten könnten angewendet werden. A. d. U.

Missethäter, wenn sie im Gefängniß sind, als sie auf sie gemacht haben würden, bevor sie hierher kamen. Wir haben zu sehr die altgothische Mode durch ernsthafte und gewaltsame Strenge zu bessern angenommen, welche das Herz abhärtet, da hingegen die Ausländer einen klügern Plan verfolgen und die Gemüther milder zu machen suchen, um sie zu bessern. — —

Ich hoffe, man wird es mir verzeihen, wenn ich einige allgemeine Vorschläge über diesen Gegenstand hier wiederhole, um die Grundlinien anzugeben, auf welche man bey der Regierung solcher Häuser vorzüglich sehen muß.

Hauptstücke der Verordnungen, welche vorgeschlagen worden sind, um in Zuchthäusern oder Büssungshäusern ausgeführt zu werden.

Sicherheit.

Lage — die Erfindung und Ausführung eines tauglichen Gebäudes — Wohnungen über Treppen und über Bogen — Kleider von zwey Farben — Drehkreuze und niedrige Thorwege — eine große Klocke (alarm bell) — doppelte Thore, von denen eines mit einem eisernen Gitter — ein hoher rings herumgehender Wall — die Anzahl und Beschaffenheit der Gefanfangenwärter — Soldatenwache, wenn sie nöthig ist — des Gefangenwärters Fenster, müssen in den Hof gehen — Halskragen, Ring und andere Stücke von der Art, welche müssen getragen werden, damit man die, welche entweichen, entdecken kann — die Zeiten, in welchen die Zellen geöffnet oder verschlossen werden sollen, müssen wohl beobachtet werden — Vorsicht in Ansehung des Zulasses der Besuche — sie sollen nur zu bestimmten Tagen und Zeiten zugelassen werden — nicht viel auf einmal — sie sollen wegen der Instrumente, die sie mit einbringen können, wegen der hitzigen Getränke u. s. w. untersucht werden.

Gesundheit.

Frische und gute Luft — offene Fenster und Oeffnungen zum Durchzug der Luft — die Gefangenen müssen zu bestimmten Zeiten aus den Zellen in die freye Luft gelassen werden — die heimlichen Gemächer müssen eine gehörige Lage haben und die Cloaken müssen weit und geräumig seyn.

1. Die Reinlichkeit der Gefangenen selbst anlangend — Gebrauch der Bäder bey der Aufnahme und auch zu anderer Zeit — sie müssen sich vor den Mahlzeiten waschen — Wasser in den Höfen und Sälen — Seife und Handtücher — Kloaken u. s. w. an den gehörigen Plätzen — Die Häupter müssen abrasirt werden — die Reinlichsten belohnt werden.

2. Ihre Kleider — die Wäsche rein — andere Kleider — die Bettgestelle — die Betten, welche müssen gelüftet und ausgeklopft werden.

3. Das Haus — die Zellen müssen gescheuert und ausgefegt werden — die Arbeitsstuben — die Treppen — die Gallerieen u. s. w. — die Cloaken — die Wassertröge — die eyrunden Wasserleitungen — die Höfe — Hinreichend viel Wasser — viel Wasser muß durch die heimlichen Gemache geführt werden — der inwendige schiefe Abhang der Wälle — das Ausweisen jährlich zweymal.

Diät.

Die Provisionen ihre Menge — ihre Beschaffenheit — verhältnißmäßig eingerichtet nach der Arbeit — Unterschied im Sommer und im Winter — Warme Nahrung täglich — Frühstück — Mittagsessen — Abendessen von welcher Art — Art der Eintheilung. — die zu den Mahlzeiten bestimmten Stunden — der Unterhalt nach dem Gewichte angegeben — die Aufseher über die Provisionen — Hausgewichte — Liqueurs, welches Maaß derselben — was den Gefangenen zu verkaufen erlaubt ist, und wenn. —

Kleidung.

Eine Gefängnißuniform — die Zeuge dazu — Farbe u. s. w. — Wäsche — Strümpfe — Schuhe u. s. w.

Wohnung.

Eine abgesonderte Zelle für jeden Gefangenen — die Geschlechter von einander getrennt — Wäsche und Betten von welcher Art — Unterschied im Sommer und Winter — auf Feldbetten oder eisernen oder hölzernen Bettstellen — — Camine und Ofen in den Zellen im Winter — — die Zeit zum Schlafengehen bestimmt.

Heizen.

Brennmaterialien von welcher Art und Menge — wenn geheizt wird und wie lange — wo das Feuer zu machen — — Ofen — Kamine u. s. w.

Christlicher Unterricht und moralische Besserung.

Der Caplan seine Pflichten — welche und wenn — Privatermahnungen an junge Verbrecher — plane ernsthafte Unterredung — — Catechisiren — Capelle — Art und Weise die Gefangenen darinnen zu setzen — Personen, welche ihr Betragen übersehen sollen — Belohnungen und Bestrafungen wegen ihres Betragens — Besuche müssen zur Zeit des Gottesdienstes weggewiesen werden — die Gefangenen müssen Gebete lesen — — Bibeln und andere Bücher müssen angeschafft werden — gottesfürchtiger Anstand bey den Mahlzeiten — Kein Spiel — kein Trinken — die Geistlichen verschiedener Religionspartheyen dürfen den Zutritt haben.

Anwendung.

Verhältnißmäßig nach ihrer Stärke — und nach dem Grad ihres Verbrechens — in welchen Stunden — von welcher Art — innerhalb des Hauses und außer dem Hause — Anzahl derer, die zusammen arbeiten — ihr Tagewerk — bloße Arbeit — oder Manufacturarbeiten, welche redliche Arbeiter nöthig machen — die Arbeit eines jeden soll unterschieden seyn — Arbeiten ihres eigenen Gewerbes — Kleider u. s. w. für das Haus von Gefangenen zu machen — zum Waschen — zum Backen — Theil von dem Profit, welcher den Gefangenen zukömmt.

Die Beschäftigung muß der Gesundheit entsprechen — ein baldiger Verkauf der gearbeiteten Sachen — die Herbeyschaffung der rohen Materialien und die Vertheilung der gefertigten Waaren — die nöthigen Werkzeuge, allein keine gefährlichen — müssen Abends wieder abgegeben werden.

Belohnungen.

Abkürzung der Zeit der Gefangenschaft — leichtere und angenehmere Arbeit — die Ordnung, nach der sie bey Mahlzeiten bedient werden — bessere Provision — mehr Freyheit — besser eingerichtete Zellen — Profit von der Arbeit — Vertheilung der milden Gaben — das Fortrücken in höhere Klassen — Geld, welches ihnen bey dem Abgange gegeben wird — Kleider, die ihnen bey dem Abgange gegeben werden — ein Dienst beym Abgange — Geld zu Ende eines Jahres oder zweyer Jahre, wenn sie abgehen.

Strafen.

Weniger Kost — gröbere Kost — harte und unangenehme Arbeit — Zeichen der Ungnade; Halsringe u. s. w. müssen getragen werden — Schläge — Verlängerung der Zeit der Gefangenschaft, wenn sie zu entwischen versuchten — die Widerspenstigen müssen in festere Kammern geworfen werden — einsames Einsperren und Auferlegen vieler Arbeit und Stillschweigen der Aufwärter *).

Behandlung der Kranken.

Ein Krankenhaus — ein Bad — medicinische Hülfe — Arzneyen — bessere Diät, Milch, Wein, Fieberrinde u. s. w. — Seife und reine Wäsche — frische Luft — Krankenwärterinnen, ihre Anzahl — Vorsichtsregeln gegen die Ansteckung — Räuchern — die Kleider werden dem Feuer ausgesetzt — in einem Backofen oder sie werden verbrennt — Zimmer für die Genesenden — allmählig werden sie wieder an ihre alte Diät und Arbeit gewöhnt.

*) Dies trennt sie von aller menschlichen Gesellschaft und kann sie desto mehr auf sich aufmerksam machen, aber manche dürfte diese harte Strafe auch stöckisch und boshaft machen. A. d. U.

Verfahren bey dem Tode der Gefangenen.

Ein Beamter, welcher die Todten untersuchen muß (Coroner) — das Leichenbegängniß — wie es zu besorgen — Unkosten dafür.

Regierung des Gefängnisses.

Die Magistratspersonen; müssen es zu bestimmten Zeitperioden besuchen — ohne vorher davon Nachricht zu geben — müssen alle Gefangene besonders durchsehen und ausfragen — die Belohnungen und Bestrafungen festsetzen — ein Zimmer für sie im Gefängniß.

Aufseher. Von wem angesezt — ihre Pflichten — wie lange sie ihrem Amte vorstehen sollen — wie oft sie das Gefängniß besuchen sollen — zu unerwarteten Zeiten und unverhofft — sie sollen das ganze Gefängniß übersehen und die Klagen der Gefangenen anhören — sie sollen die Provisionen untersuchen und wiegen — sie sollen auf das Betragen der Gefangenen Achtung geben und einzelne unter ihnen zu Gunsten empfehlen — sie sollen bey den Gottesverehrungen gegenwärtig seyn — sie bekommen kein Jahrgeld.

Der Gefangenwärter. Seine Pflicht — Aufsicht auf ihn — Klagen wider ihn werden angenommen — muß für immer im Gefängniß wohnen — darf von den Provisionen, Liqueurs u. s. w. kei-

keinen Profit ziehen — Art ihn zu wählen — hat keine Abgaben zu geben — keine Gebühren und besondere Geschenke von den Gefangenen zu nehmen — ihr Salar muß mit ihrem vorzüglichen Credit, den sie nöthig haben, im Verhältniß stehen.

Hausmutter; ihr Salar — ihre Pflichten.

Gefängnißknechte — wie viel — von wem angesetzt — ihr Salar — ihre Pflichten. —

Werkmeister; (Manufacturer) sein Salar — seine Pflichten.

Zuchtmeister; sein Salar — seine Pflichten.

Um die Verordnungen bekannt zu machen.

Die damit bezeichneten Tafeln müssen jedermann vor Augen stehen — müssen verständlich seyn — von den Pflichten der Vorgesetzten — der Gefängnißwärter — der Gefangenen — von den Stunden, in welchen das Gefängniß geöffnet und wieder verschlossen werden soll — von der Arbeit — von dem Betragen der Gefängnißwärter gegen die Gefangenen — von dem Betragen der Gefangenen gegen die Gefängnißwärter — von Belohnungen und Strafen — von der Abwartung des Gottesdienstes — von der Diät — wo sie aufzuhängen — wie sie bekannt gemacht werden sollen — sie sollen auf ein Bret gemahlt werden — sie sollen jedem Gefangenen gedruckt gegeben werden — sie sollen zu gewissen Zei-

„nung der Aushaucher ist ein so leicht beweglicher „blecherner, ihr auf einer Seite offener Hut ange„bracht, daß er vom geringsten Winde bewegt, und „dessen Seitenöffnung gegen diejenige Weltgegend ge„drehet wird, die dem blasenden Winde gerade entge„gen ist. So können die aus dem Krankensaale „aufsteigenden Dünste nie an ihrem Ausgange ge„hindert werden."

In den meisten Hospitälern in London, fand ich Kamine, und die Luft wurde durch sie sehr gut gereiniget. —

Aehnliche Ventilatoren und noch viele andere Mittel, die Luft in den Spitälern und Gefängnissen zu verbessern, sind ferner in Vorschlag gebracht worden, und wir können die Bemerkungen des Duhamel [1]), Pringle [2]), Wargentin [3]) und Nahuys [4]), wenigstens nicht ganz übergehen, wenn wir auch einiger andern weniger wichtigen Bemerkungen nicht gedenken wollten.

Duha-

1) Histoire de l'academie royale des sciences, année 1748. Memoires p. 1.
2) Philosophical Transactions Vol. XLVIII. p. 42.
3) Kongl. Svenska Vetenskaps Academiens Handlingar. 1757. Vol. XVIII. p. 1.
4) Verhandeling over de schadelyke hoedanigheid der lugt in de gasthuyzen en gevangenissen benevens deszelvs hulpmiddelen: welke de dubbelde prys van de konniglyke academie der weetenschappen te Lyons behaald heeft door *Alex. Petrus Nahuys*. Te Haarlem, 1770.

Bemerkungen über das Gefängnißfieber.

Ich möchte hier noch gerne einige beyläufige Anmerkungen über das Gefängnißfieber hinzufügen, und sollte es scheinen, als ob ich mir hier das Ansehen eines Arztes geben wollte, so hoffe ich, wird man mir verzeihen, weil meine Erfahrung in dieser Materie meinen Mangel an andern Kenntnissen einigermaaßen wird ersetzen helfen *).

Wenn man fragen wollte, was die Ursache von dem Gefängnißfieber wäre, so müßte man zur Antwort geben, Mangel an frischer Luft und Reinlichkeit. Da ich aber in einigen auswärtigen Gefängnissen, Zellen und unterirdischen Kerkern, welche so schmuzig und übelriechend waren, als ich nur immer welche in unsern Gegenden gefunden habe, demohnerachtet dieses Uebel nicht fand, so muß ich sehen, ob ich irgend eine andere zufällige Ursache seiner Entstehung dürfte auffinden können. Ich bin also der Mey-

lassen, die dem deutschen Leser weniger wichtigen Vorstellungen weggelassen, und wir glauben keinen Fehler begangen zu haben, wenn wir blos die zweyte, eilfte, vierzehnte, neunzehnte und zwanzigste Kupferplatte unserer Uebersetzung beygefügt haben. A. d. U.

*) Hieraus sieht man, daß einige einer irrigen Meynung waren, welche glaubten, daß Howard ein Arzt gewesen und verschiedene medicinische Schriften herausgegeben habe. A. d. U.

Meynung, daß die plötzliche Veränderung der Speiseordnung und der Wohnung das Nervensystem der neuerlich Verurtheilten so angreife, daß die allgemeinen Ursachen der Faulfieber eine unmittelbare Wirkung auf dasselbe äußern. Daher ist es ein gewöhnlicher Fall zu sehen, daß sie krank werden und in einer kurzen Zeit sterben, ohne eben ganz vorzüglich krank gewesen zu seyn. Die Verurtheilten sind insgemein herzhafte starke junge Leute, welche an eine ungezwungene Speiseordnung, mittelmäßige Wohnungen und lebhafte körperliche Uebungen gewöhnt sind. Diese werden an Ketten gelegt, in enge st...kende Kerker geworfen und festgeschlossen, manche ohne Stroh oder andere Betten; in einem solchen Zustande bringen sie im Winter von vier und zwanzig Stunden sechzehn bis siebenzehn in völliger Unthätigkeit und in die schädlichen Ausdünstungen ihres eigenen Körpers versenkt zu. Man hat daher auch beobachtet, daß die Gefängnißkrankheit allezeit in unsern Gefängnissen mehr im Winter, als im Sommer vorkömmt*), da doch sonst, so viel ich weiß, die fäulichten Krankheiten besonders in der heißen Jahrszeit vorzukommen pflegen. Ihre Speiseordnung ist zu gleicher Zeit schlecht und sehr knapp, insgemein bekommen sie auch keine Heizung, und die Lebenskräfte hören bald auf, und behalten nicht mehr das Vermö-

gen

*) So grassiren auch z. B. die meisten Krankheiten in Rußland im Winter, weil die Russen sehr warme Stuben lieben, und noch ehe die sehr kalten Monathe kommen, schon einheizen.

gen so vielen Ursachen von Abmattung, Mißvergnügen und Entkräftung zu widerstehen.

Bey meinen Besuchen im Jahr 1779 fand ich nur eine einzige Person am Gefängnißfieber krank, es war im Newgate und diese saß auf den Tod. Im Jahr 1782. fand ich auch im ganzen Königreiche keine einzige Person an dieser Krankheit leidend. Allein im Jahre 1783. als bey erfolgtem Frieden die Gefängnisse wieder angefüllt wurden, machte ich die traurige Beobachtung, daß wegen der schlechten Bauart derselben, und wegen ermangelnder Aufsicht der Magistratspersonen, die eigentlich eine strenge Aufsicht halten und auf die Befolgung der Verordnungen wegen der Verpflegung und Erhaltung der Gesundheit der Gefangenen dringen sollten, dieselben in ihren vormaligen lasterhaften Zustand zurückzukehren anfiengen. — Ich halte nicht für unschicklich, hier anzumerken, was andere aufmerksam machen kann; ich will nemlich einen Kunstgriff bekannt machen, den die Gefangenwärter nicht selten anwenden, um eine genauere Untersuchung ihrer Gefängnisse zu verhüten. Wenn nemlich eine Magistratsperson in die Gefängnisse kömmt, um sie zu besuchen und zu untersuchen, so bezeigt der Gefängnißwärter zufördersi die größte Willfährigkeit sie zu begleiten; allein zu gleicher Zeit weiß er ihr auch die Furcht beyzubringen, daß sie glaubt, sie sey in Gefahr, wenn sie hört, daß das Fieber unter den Gefangenen zu herrschen angefangen. Hierüber erschrickt die besuchende Magistratsperson, dankt ihm für die gehabte Vorsorge,

und

und verläßt sogleich das Haus. — — Man sieht hieraus, wie nöthig es sey, genaue Untersuchungen anzustellen; denn da, wo Fieber vorwalten sollten, fand ich keine, wohl aber schmuzige und unordentliche Gefängnisse.

Ich habe noch verschiedene andere gefährliche und wohl gar auch tödliche Krankheiten in Gefängnissen beobachtet und an den gehörigen Stellen angemerkt. Demohnerachtet muß ich noch anmerken, daß ich noch daran zweifele, ob es bey einigen wirklich die Krankheit gewesen seyn möchte, welche man Gefängnißfieber nennt, oder ob es wohl eine epidemische Krankheit gewesen seyn könne, welche die Gefangenen zu gleicher Zeit mit den übrigen Bewohnern der Stadt befallen hatte. Man kann nun aber wohl nicht vermuthen, daß Gefängnisse von solchen Krankheiten frey bleiben könnten: nur sollte man alle Sorgfalt und Aufmerksamkeit darauf verwenden, zu verhindern, daß diese Krankheit hier in Gefängnissen nemlich nicht gefährlicher, als an andern Orten werde.

Seit meiner Rückkehr aus der Türkey hat man mich öfters gefragt, welche Vorsicht ich anwendete, um mich vor der Ansteckung zu sichern, und ich kann daher versichern, daß, außer der göttlichen Gnade Mäßigkeit und Reinlichkeit meine vornehmsten Präservative waren. Im Vertrauen auf die göttliche Vorsehung, und weil ich glaubte meiner Pflicht nachzukommen, habe ich die angestecktesten Spitäler und ungesundesten Zellen besucht, und habe nichts übles gefürchfürchtet. — — Demohnerachtet gehe ich selten, bevor ich das Frühstück zu mir genommen habe, in ein Spital oder in ein Gefängniß, und in einer eckelhaft stinkenden Stube hole ich nie tief Athem, und wenn ich nach Hause komme, wasche ich mir zuweilen die Hände und spüle mir den Mund aus *).

Schluß.

Es freuet mich aufrichtig und ungemein, daß meine Bemerkungen über den Zustand der Gefängnisse, in diesem Lande die Aufmerksamkeit der Magistratspersonen auf sich gezogen haben, und daß die heilsame Acte von Erhaltung der Gesundheit der Gefangenen bewirkt hat, daß die Gefängnisse in der Hauptstadt, wenn sie auch noch so voll sind, jedoch von derjenigen Krankheit befreyt sind, welche mehr Menschen hinrichtete, als die Hand des Nachrichters; und die Gefängnisse in den Grafschaften sind doch

*) Da hier wohl niemand einen ausführlichen Unterricht von dem Gefängnißfieber erwartet haben dürfte, so wird wohl auch jedermann Howard verzeihen, daß er doch wenigstens einige brauchbare Bemerkungen darüber lieferte. Aerzte, welche hiervon mehrere Erfahrungen sich bekannt machen wollen, müssen hierüber besonders folgende Schriften nachlesen: *Ciera* de febre nosocomica, Mediolani 1779. An Account of the Jail Fever or Typhus carcerum by *John Heysham*, Lond. 1782. Observations on the Jail, Hospital or Ship Fever by *Rob. Robertson*, Lond. 1783. 8. und was Pringle und andere außerdem noch davon haben.

doch um so viel verbessert worden, daß man jetzt die meisten besuchen kann, ohne befürchten zu dürfen, angesteckt zu werden, indem die Richter gegen diejenigen Gefahren gesichert sind, welche vormals bey ihrem wichtigen Amte, sie nur gar zu sehr beschwerten. Mit inniger Zufriedenheit habe ich ebenfalls beobachtet, daß menschenfreundliche Gesinnungen das Publikum beleben, um sowohl im Allgemeinen die Leiden der Gefangenen zu erleichtern, als auch insbesondere viele geschickte, obschon unglückliche Schuldner zu erquicken. Allein hier scheint der Geist auf Verbesserungen bedacht unglücklicherweise zu erkalten, welcher einen noch wichtigern Gegenstand unberührt läßt, nemlich die Verbesserung der Moralität in unsern Gefängnissen: jedoch sieht man hieraus, daß, wenn diese vernachlässiget wird, außer den üblen Folgen, welche aus einer solchen Quelle von Gottlosigkeit entspringen, man argwöhnen könne, daß alles, was man bis jetzt gethan hat, hauptsächlich aus dem eigennützigen Bewegungsgrunde, die Gefahr in Ansehung unserer eignen Gesundheit zu vermeiden, entsprungen sey.

Bey einer fortzusetzenden Verbesserung wird es nun besonders nöthig seyn, mit der Hauptstadt anzufangen. Denn wie man mir insgemein und fast allezeit erzählt hat, wenn ich bey meinen frühern Besuchen in den landschaftlichen Gefängnissen das Gefängnißfieber fand, so ist es allezeit von London dahin gekommen; so entspringen auch die verderbten Sitten aus dieser großen Quelle, und verbreiten

weit

weit und breit ihre bösartigen und nachtheiligen Ströme. Und in welchem londner Gefängnisse ist wohl eine gehörige Absonderung der Missethäter getroffen worden, so daß die Alten von den Jungen, und die Verurtheilten von denen, die noch nicht verhört worden sind, getrennt wären? Wo sind Nachtstuben zur abgesonderten Gefangenschaft und zum einsamen Nachdenken? Wo giebt man wohl auf die kranken und sterbenden Gefangenen genugsam Achtung? Wo findet man die Vorschriften und Verordnungen der Magistratspersonen, welche die Aufsicht über die Gefängnißwärter und die Regierung und Beherrschung der Gefangenen enthalten? In welchem Gefängnisse werden wohl nicht die Ohren von den ungezogenen und boshaften Gesprächen der Gefangenen sowohl, als auch der Knechte des Gefangenwärters beleidiget? In welchen Gefängnissen achtet man wohl die Heiligkeit des Sonntags? Kommen nicht an diesem Tage Nachmittags allezeit eine ungeheuer große Menge Besuche zusammen und mehr, als zu irgend einer andern Zeit? Und ob schon die Schenkfreyheit der Gefängnißwärter abgeschaft worden ist, gehen nicht dennoch für immer Herumträger in die Gefängnisse, um die Gefangenen und ihre Gesellschaft zu bedienen? Und verkaufen nicht die Schuldner jetzt Bier? Und halten nicht jetzt noch die Knechte des Gefangenwärters in den Gefängnissen Laden?

Ja es wird keine vorzügliche Reform in unsern Gefängnissen eher statt finden, bis die Wurzel aller dieser Uebel ausgerottet seyn wird, welche, wie ich den zuverlässigsten Beobachtungen zu Folge sagen kann, das Laster der Trunkenheit ist. Daher ist es nöthig, dasselbe ernstlich einzuschränken, welches vielen, wie ich vermuthen kann, zu hart und strenge seyn wird; allein hier giebt es keinen Ausweg, keine Mittelstraße: eine besondere Nachsicht gegen einzelne Gefangene würde das ganze Vorhaben umwerfen. Meiner Meynung nach, und nach dem angehängten Entwurf einer Verordnung, sollte man nothwendigerweise das Einbringen einer jeden Art von Getränke verbieten, Milch, Molken, Buttermilch und Wasser ausgenommen, und um die anscheinende Härte in Ansehung der Schuldner zu vermindern, so wollte ich herzlich wünschen, daß man in unsern Gesezen die Aenderung träfe, und keine andere Schuldner einsperrete, als diejenigen, welche offenbar niederträchtige und betrügerische Schuldner wären. Solche sind wie Missethäter zu betrachten, und können auch hiernach behandelt werden.

In Ansehung der Gesundheit und der wirklichen Stärkung der Gefangenen bin ich versichert, daß dieselbe durch ein solches Verbot am besten befördert werden könnte. Wie viele Gefangene und Gefängnißwärter habe ich durch das Laster des Trunks darauf gehen sehen, und wie viel Verurtheilte habe ich in der Berauschung sterben sehen. Missethäter sind insgemein noch in den besten Jahren, und folglich noch stark genug, um einen Versuch ihre schlechte Gewohnheit zu brechen, wagen zu dürfen; und in Ansehung

hung der Gefangenen*), welche in den Gefängnissen insgemein in träger Unthätigkeit leben, so können diese selten starke Getränke nöthig haben, und weit zuträglicher würde es für sie seyn, wenn sie zu ihrer Speiseordnung noch ein wenig Fleisch oder vegetabilische Kost hinzugesetzt bekämen, welches bey dieser Einschränkung ihnen desto besser bekommen würde**).

Endlich werden auch die besten Geseze ohne Würkung und Kraft seyn, woferne nicht die thätigen und eifrigen Bemühungen der Magistratspersonen darauf sehen, daß dieselben alle streng befolgt werden: Mißbräuche, wenn man auch noch so sehr darüber wacht, schleichen sich ein, und es ist die äußerste Wachsamkeit, um sie zu entdecken, und die angelegenste Aufmerksamkeit, sie zu verbessern, nöthig. Wenn ich im Stande gewesen bin, einige von diesen anzugeben,

 und

*) Wie so viele habe ich gekannt, und von wie so vielen habe ich gehört, die als nüchterne und mäßige Menschen in das Gefängniß gekommen waren, und sich erst in demselben das Trinken angewöhnt hatten.

**) Sollten einige Aerzte noch der Meynung seyn, daß gegohrne Getränke als Fäulniß widrige Mittel in Gefängnissen nothwendig seyn dürfen, so bitte ich nur zu überlegen, daß ein warmes Gerichte vegetabilischer Kost, täglich zweymal, doch noch von größerem Nutzen seyn möchte, und daß von den Frauen, die in den Gefängnissen insgemein wenig Bier trinken, doch im Verhältniß nicht mehr, als von den Männern sterben. — Ich vermuthe nur gar zu sehr, daß sich die Meynungen der Aerzte hierinnen ganz gewiß noch ändern werden.

und ihre Ursachen und Mittel dagegen anzugeben, so hat dieses bey einer anhaltenden Aufmerksamkeit auf einen Gegenstand von meiner Seits alleinig geschehen können.

Das Resultat meiner vorherigen Arbeiten und Bemühungen übergebe ich meinem Vaterlande. Ich bin wieder entschlossen es zu verlassen, um Rußland, die Türkey und einige andere Gegenden zu besuchen, und meine Reise besonders nach Osten zu zu richten. Ich weiß sehr wohl, daß eine solche Reise mit vielen Gefahren verknüpft ist. Jedoch im Vertrauen auf die göttliche Vorsicht, welche bis jezt für mich gesorget hat, übergebe ich meine Schicksale ruhig und gelassen der Führung ihrer nie irrenden Weisheit. Sollte es Gott gefallen, meinem Leben ein Ende zu machen, bevor ich dieses Vorhaben sollte ausgeführt haben, so meynet nicht etwan lieblos, daß mein Betragen die Folge eines übertriebenen Enthusiasmus gewesen sey, sondern die Frucht eines ernsthaften Nachdenkens über meine Pflichten, und weil ich meinen Nebenmenschen so nützlich zu werden hoffte, als bey einer eingeschränkten Lebensart nur immer geschehen konnte.

Entwurf zu einer Verordnung.

Da die guten und heilsamen Gesetze zu einer bessern Anordnung und Einrichtung in den Gefängnissen des Königsreichs und zur Verhütung der Trunkenheit und der Zänkereyen in denselben sich noch nicht würksam zur Vollziehung der hierbey nöthigen Absichten bewiesen haben, so mag daher auf Befehl seiner Königlichen Majestät in eine Acte eingetragen werden, daß kein Gefängnißwärter oder Officier irgend eines Gefängnisses oder eines Zuchthauses zulassen soll, daß in dieselben irgend'ein Getränke gebracht, oder in denselben verkauft oder ausgegeben werde, Milch, Molken, Buttermilch, und Wasser ausgenommen, und ein jeder bey einem Gefängniß angestellter Gefangenwärter u. s. w. soll für einen jeden solchen Fehler und ein jedes solches Vergehen, eine Strafe von ein hundert Pfund bezahlen, wovon die Hälfte dem, der es angegeben, und die andere Hälfte dem Schaz der Grafschaft, in der der Fall vorgekommen, soll überliefert werden, und dieses soll zu dem Capital, welches der Grafschaft zugehört, geschlagen werden; die angezeigte Geldstrafe soll in einem der königlichen Gerichtshöfe zu Westmünster durch eine Klage eingetrieben werden, und im Falle daß ein Gefängnißwärter oder anderer Officier hierinnen sollte überführt worden seyn, wie wir vorhin anmerkten, und sollte wiederum auf gleiche Weise den nemlichen Fehler begehen, und deshalb ein zweytesmal nach den Gesetzen verurtheilt werden, so soll dieser zweyte Fehltritt mit dem Verlust seines Amtes bestraft werden.

Und ferner soll in die Acte gesezt werden, daß, wenn irgend eine Person oder mehrere sollten auf irgend eine verborgene Art versuchen oder selbst und wirklich in irgend ein Gefängniß oder Zuchthaus Getränke und Liqueurs von irgend einer Art bringen,

Milch, Molken, Buttermilch und Wasser ausgenommen, so soll es den Gesetzen zu Folge, dem Gefängnißwärter, oder einem andern Aufseher eines solchen Gefängnisses oder Zuchthauses, oder auch seinen Knechten erlaubt seyn, eine solche Person zu ergreifen, und sie vor den Friedensrichter der Grafschaft zu bringen, welcher die Macht und Gewalt hat, die Klage anzuhören und das Verbrechen kürzlich zu richten; und wenn er durch den Eidschwur eines glaubwürdigen Zeugen oder sonst auf eine andere Weise eine solche Person oder mehrere des Verbrechens halber überzeugen sollte, so soll er von Stund an, einen solchen Verbrecher, oder wenn es mehrere sind, dieselben ins Gefängniß oder Zuchthaus bringen lassen, allwo sie einige Zeitlang, jedoch nicht über drey Monath, in Sicherheit gehalten werden sollen, ohne Bürgschaft anzunehmen, es sey denn, daß diejenigen, die so etwas verübt, unmittelbar eine Summe von zehn Pfund und nicht drüber bezahlen wollten, die aber auch nicht geringer, als fünf Pfund seyn darf, welche der genannte Friedensrichter als eine Gebühr anrechnen soll, wovon die eine Hälfte derjenige bekommen soll, der es angab, die andere Hälfte aber soll dem Schazmeister des landschaftlichen Capitals gegeben und zum Besten der Grafschaft angewendet werden.

Allezeit mit dem Beding soll ferner in die Acte gesezt werden, daß nichts von dem, was wir bis jezt vorgetragen, auf irgend eine Person, welche hitzige Getränke in das Haus des Gefangenwärters zu seinem Privatgebrauch gebracht, und sie in die Hände des

Gefan-

Gefangenwärters selbst abgeliefert hat, soll ausgedehnt werden, so wie auch nicht diejenige Person, welche in das Krankenhaus eines Gefängnisses Getränke oder Arzneyen bringt, welche der Wundarzt oder der Apotheker des Zuchthauses verschrieben hat, wenn sie nur dem Wundarzte, Apotheker, oder einem diesen beygeordneten Gehülfen überreicht werden.

Ferner soll in die Acte eingetragen werden, daß die verschiedenen Fridensrichter bey den vierteljährigen Sitzungen versammlet, hiermit berechtiget sind, und aufgefordert werden, zu verordnen und Sorge zu tragen, daß die verschiedenen, in dem unten angehängten Plane enthaltenen und erwähnten Artikel, jeden Gefangenen zum Unterhalt desselben während seiner Gefangenschaft mögen dargereicht werden; auch sollen sie gleichfalls verordnen, daß die Zimmer, welche in irgend einem Gefängniß zum Behuf eines Krankenhauses ausgesetzt worden sind, mit einer hinreichenden Anzahl Strohbetten mögen versehen werden, daß das Stroh darinnen wenigstens alle Monathe einmal verwechselt werde, und daß auch zu den Betten hinreichend viel Betttücher, Bettdecken und andere Ueberzüge da seyn mögen, so wie auch, daß eine gehörige Menge Wäsche und Kleider, die von den Gefangenen verdorben worden, herbeygeschaft werde, und sollen ferner verordnen, daß von Michaelis bis zu Mariä Verkündigung in dem Zimmer, in welchem die Gefangenen den Tag über zusammen kommen, Feuer gemacht werde, jedoch allezeit vorausgesetzt, daß kein Contract zu Lieferung der

 nöthi-

nöthigen Provisionen, Betten, Feuerung oder irgend anderer Artikel mit irgend einer Person, oder mit dem Innhaber eines Gefängnisses, oder seinen Leuten, soll gemacht werden, damit sie kein Interesse dabey haben und keinen Vortheil davon ziehen mögen.

Und ferner soll in die Acte eingetragen werden, daß die Ausgaben, welche die Ausübung der Verordnungen der genannten Richter verursachen, und welche kraft dieser Acte gemacht werden, in so fern sie die landschaftlichen Gefängnisse angeht, aus dem jedesmaligen landschaftlichen Kassen soll ausgezahlt werden, und im Falle, daß sie die Gefängnisse besonderer Städte und Flecken angehen sollten, welche zu den landschaftlichen Kassen nichts beytragen, so sollen sie aus den besondern Kassen dieser Städte, welche eigene Gerichte haben, zu welchen solche Gefängnisse gehören, bezahlt werden.

Und ferner soll in die Acte eingetragen werden, daß alle Gefangene, welche Diebstahls halber angeklagt worden sind, von den übrigen Gefangenen bey Nacht abgesondert, in besondere Zellen gestecket, und ein jedweder von dem andern getrennt werden sollen, und alle übrige Gefangene, welche zum Verhör sitzen, oder weil sie ihre Gebühren nicht bezahlt haben, sollen bey Nacht von einander, so viel als es das Gebäude zulassen will, abgesondert werden.

Und ferner soll in die Acte eingetragen werden, daß jede Zelle und Nachtstube gehörig mit Betten und so weiter versehen seyn soll, und daß die Gefangenen, welche

welche ordentlich sind, nicht allein in ihre Zellen sollen eingeschlossen werden, sondern sie sollen den Tag über, einige Stunden in den Hof oder Garten gelassen werden.

Und ferner soll verordnet werden, daß jedem losgelassenen oder losgesprochenen Gefangenen, der entweder gerichtlich oder durch Begnadigung seiner Majestät, seine Befreyung erlangt hat, unmittelbar nachher öffentlich seine Fesseln abgenommen werden sollen, und ihm davon zu gehen erlaubt seyn; auch soll er nicht zurück gehalten werden können, durch irgend eine Rechnung von verursachten Kosten jeder Art, oder durch eine Schuld, die er sich während seiner Gefangenschaft zugezogen hat, welche nur der Kerkermeister oder Aufseher des Zuchthauses unter irgend einem Vorwande von ihm fordern.

Und da die große Anzahl von Personen, welche sich täglich zu den Gefangenen begeben, welche in den verschiedenen Gefängnissen eingesperrt sind, Unordnungen und Ausschweifungen befördern, und Gelegenheit zu mehreren und neuen Verbrechen geben, und das Entweichen aus den Gefängnissen erleichtern; so soll daher in die Acte eingetragen werden, daß niemand in irgend ein Gefängniß oder Zuchthaus eingelassen werden soll, um einen Gefangenen, der Schulden halber sitzt, zu besuchen, drey Tage in der Woche ausgenommen, Montags, Mittewochs und Freytags nehmlich, und ferner sollen nur drey Personen an einem jeden von diesen Tagen, zu einem so eingesperrten Gefangenen gelassen werden, und daß niemanden er-

 laubt

laubt seyn soll, irgend einen Gefangenen zu besuchen, welcher wegen einer Verrätherey, eines Diebstahls, oder andern Verbrechens verurtheilt worden ist, Freytags in jeder Woche ausgenommen, und alsdann sollen auch nur zwey Personen zu einem solchen Gefangenen gelassen werden.

Immer mit der Voraussetzung, daß nichts von dem, was hierinn enthalten ist, auf die Ausschließungen aller der Personen ausgedehnt werden soll, welche bey solchen Gefängnissen zu nöthigen Absichten angestellt sind, noch einer solchen, welche einen gesetzmäßigen Prozeß zu vollziehen bekömmt, oder in der Absicht ein eidliches Zeugniß oder Bescheinigung von einem darinnen eingeschlossenen Gefangenen zu erhalten hat, noch auf dem Richter des Gerichtstages, oder den Grand Jury, noch irgend eine Magistratsperson des Districkts, in welchem solche Gefängnisse liegen, noch eine Person, die durch Hand und Siegel einer solchen Magistratsperson bevollmächtiget ist, die besagten Gefängnisse oder einem Gefangenen darinnen zu besuchen, noch auf einem Geistlichen, er sey von einer Religionssecte, von welcher er wolle.

Und ferner soll verordnet werden, daß jeder durch einen Prozeß, oder sonst verurtheilten Person, erlaubt seyn soll, sich zu gehöriger Zeit den Tag über holen und bringen zu lassen, was sie von Nahrungsmitteln und nothwendiger Kost braucht, woher sie es nur immer bekommen kann, und daß ein oder mehrere Diener des Zuchtmeisters alle Morgen in der Woche, den Sonntag ausgenommen, auf das Verlangen der

Gefange-

Gefangenen ausgehen sollen, um nothwendige Nahrungsmittel einzukaufen und herbeyzuschaffen.

Und ferner soll in die Acte eingetragen werden, daß ein jedweder Gefängnißaufseher, oder Innhaber eines Gefängnisses oder Zuchthauses, bevor oder wenigstens den 29. September 17.... eine, oder mehrere Copien von dieser Acte auf ein Bret mahlen, und an einer Stelle in dem Gefängnisse aufhängen, und von Zeit zu Zeit ausbessern lassen soll, damit es jederzeit gut könne gelesen werden, bey einer Strafe von vierzig Schillingen, welche durch die Vollmacht einer gerichtlichen Person, in der Grafschaft in welcher das Gefängniß ist, gehoben werden kann, und dieses Geld soll zu dem Capital der Grafschaft geschlagen werden.

Vorerwähnte Tabelle.

Gut Weizenbrod, ein und ein halb Pfund täglich, das heißt, ein halb Pfund zum Frühstück, und ein Pfund zur Mittagsmahlzeit.

Frühstück. Jedweden Tag eine viertel Pinte Weizen- oder Gerstenmehl, Habergrüze oder Reis zu einer Suppe gekocht.

Mittagsessen. Sonntags und Donnerstags, ein Pfund Rindfleisch, Schöpsenfleisch oder Schweinefleisch, ohne Knochen.

Montags und Freytags, eine Pinte Erbsen in der Brühe des vorhergehenden Tages gekocht.

Dienstags, eine halbe Pinte feines Weizenmehl zu einem Pudding oder Suppe.

Mittwochs, zwey Pfund Potatoes, Rüben, Möhren oder andere Vegetabilien, wie sie die Jahreszeit mit sich bringt.

Sonnabends, ein viertel Pfund Käse oder vegetabilische Kost, wie Mittewochs.

Täglich eine Viertelunze Salz.

Zusätze.

Keine Forderung ist wohl billiger als die, daß ein jeder in dem Staate, in dem er glücklich und zufrieden lebt, alles das zur Glückseligkeit seiner Mitmenschen beytrage, was er dazu beyzutragen in Stand gesetzt ist. Und eines je größern Lobes derjenige würdig ist, der Gott immer vor Augen hat, je geneigter die Gutgesinnten in unsern Tagen sich nach den besten Grundsätzen der Moral zu leben bemühen, und je angelegentlicher der Begüterte auf alle Bequemlichkeiten des Lebens täglich immer mehr denkt, um desto mehr ist ein jeder, den Amt, Ansehen und Vermögen dazu berechtiget, verbunden, nach den Vorschriften der Religion und Moral zu handeln, und für die Erleichterung des Elends seiner unglücklichen Brüder zu sorgen.

Wenn wir aufmerksam seyn wollen, so können wir finden, daß schon längst andere Nationen den Deutschen zu Beyspielen in der Verpflegung der Gefangenen, der Armen und der Kranken dienten, ob es schon zum Theil unsere Nation in einzelnen Polizeyanstalten auch so weit gebracht hat, daß sie von andern verdient nachgeahmt zu werden.

Allein merkwürdig, ja ganz besonders merkwürdig ist es, daß einer, ein einziger wahrer Menschenfreund, mehr leistete, als viele Nationen mit vereinigten Kräften, **Howard** nemlich, dessen

thäti-

thätigen Eifer sein Vaterland und die ganze Menschheit segnen muß.

Recht gerne möchte ich dahero zu dem vortrefflichen Werke des Herrn **Howard** einige Zusätze liefern, wenn mir nur der in seinem Buche gewählte Plan, und die Kürze der mir gegebenen Zeit erlaubte, etwas Vorzügliches zu leisten. Doch sollte dieß nicht möglich und für jezt unausführbar seyn, so will ich mich doch bemühen, wenigstens nutzbar in meinen Beylagen zu werden. Sie werden freylich nichts anders seyn, als zerstreute Bemerkungen; allein jeder, der diese Materie zu bearbeiten unternahm, wird wissen, wie viel dazu gehören würde, wenn man bey so vielen und mannichfaltigen Gegenständen vollständig werden wollte. Ferner ist in dem Howardschen Werke von Pesthäusern, Gefängnissen, Arbeitshäusern, Zuchthäusern und Krankenhäusern die Rede; allein ich werde in meinen Zusätzen blos von den leztern sprechen; denn von den Pesthäusern würde ich keine andern, als mangelhafte Nachrichten geben können, und von den Zuchthäusern und Gefängnissen hat uns Herr **Köster** schon viele Bemerkungen in seiner gleich zu Anfang*) angeführten Uebersetzung des erstern Howardschen Werks mitgetheilt. Dennoch werde ich noch einige Anmerkungen einstreuen können, welche auch auf die Versorgungshäuser anwendbar sind.

Der so rühmlich bekannte, verdienstvolle, arbeitsame und gelehrte Herr D. **Krünitz** in Berlin, hat

*) Seite 2. dieser Uebers.

hat zwar in dem sieben und vierzigsten Bande seiner ökonomischen Encyclopädie in dem Artikel Kranken-haus, außerordentlich viel geleistet, und dieses könnte mich von meinem Vorhaben allerdings abhalten, wenn ich nicht gesonnen wäre, in einer andern Ordnung den angezeigten Gegenstand abzuhandeln, und wenn ich mir nicht zur Pflicht gemacht hätte, nur das Nothwendigste aus diesem Buche zu entlehnen, und meine Leser fleißig darauf zu verweisen.

Die Geschichte der Errichtung der Krankenhäuser durch die Johanniter Ritter und Tempelherren und den Ursprung der öffentlichen Badestuben erzählet uns der Herr D. Moehsen in seiner Geschichte der Wissenschaften in der Mark Brandenburg, besonders der Arzneywissenschaft. Berlin und Leipz. 1781. 4.

Den Nutzen, den die Hospitäler dem Wohl der menschlichen Gesellschaft und der Arzneywissenschaft leisten, hat Herr Leußler in seiner Strasburger Dissertation: de vtilitate xenodochiorum, 1779. 4. zu erweisen sich bemüht*), ob schon dieser eines weitläuftigen Beweises nicht benöthigt seyn dürfte. Der große Nutzen der Spitäler für den Staat ist entschieden, allein wie vervielfältiget er sich nicht, wenn er zur Ausbildung der Arzneywissen-

*) Ferner auch Adelb. Friedr. Markus, von den Vortheilen der Krankenhäuser für den Staat. Bamberg und Würzburg, 1790. 8.

wissenschaft so vieles beytragen kann. Auch hat die Hospitalpraxis das medicinische Studium sehr aufgeklärt. Mein seliger Lehrer und Freund Stoll gieng vielleicht zu weit, wenn er meynte, daß derjenige kein guter praktischer Arzt seyn könnte, der nicht außer seiner Stadtpraxis, einem Krankenhause vorstände, oder sich nicht nach den Beobachtungen, welche besonders in Ansehung der epidemischen Krankheiten in dem Spitale gemacht würden, richtete, oder wenigstens in einem Spitale gebildet worden wäre. Ein Krankenhaus kann zur Auflösung mancherley Probleme in der Arzneykunde dienen. Ein Spitalarzt kann täglich eines jeden wichtigen Kranken Zustand und den Verlauf der Krankheit aufzeichnen, Beobachtungen über die Mortalität, über die epidemischen Krankheiten, über die Kopfwunden, complicirten Brüche u. s. w. anstellen, meteorologische Bemerkungen zusammentragen, pathologische Sectionen veranstalten und practische Resultate daraus ziehen, und **Stolls**, **Bangs**, und anderer lobenswürdigen Beyspielen nachahmen. Der junge praktische Arzt übt sich im Beobachten, lernt die große Kunst Patienten zweckmäßig auszufragen; doch hiervon mehreres weiter unten, wo von den clinischen Instituten die Rede seyn wird. Kurz, Hospitäler müssen Elend und Schmerzen lindern, die Mortalität nützlicher Bürger vermindern und junge Aerzte bilden helfen, so wie sie schon erfahrne immer sichrer und geschickter in der Ausübung ihrer Kunst machen können.

I.

Von den Krankenhäusern überhaupt.

Von der Lage derselben.

Die Auswahl des Plazes zu einem Spitale, ist das erste, worauf sich alle Aufmerksamkeit der Vorsteher desselben verwenden muß. Der Plaz zu einem Spital muß frey, luftig, trocken und groß seyn, etwas erhaben auf einem Hügel oder Berge liegen, von keinem Flusse *), stehenden Wasser umgeben, nicht von zu vielen Bäumen umschattet, noch von sehr hohen Häusern oder Manufacturgebäuden umringt seyn. Der Ort darf nicht zu enge eingeschlossen und von aller Erneuerung der Luft abgeschnitten seyn. Vor den Nordwinden muß ein Spitalgebäude gesichert seyn, auch soll es nach Petits **) Vorschlag, nie in einer großen Stadt Plaz nehmen, sonder außerhalb derselben liegen. In der Stadt kann ein kleineres Spital seyn, in welchem man diejenigen aufnehmen kann, welche nicht gleich in das große gebracht werden können. Diesen Angaben und Erfordernissen zu Folge, liegt also das Hotel-Dieu, in Paris ***), an keinem allzu vortheilhaften und gut gewählten Orte, weil es nicht

*) Andere hingegen meynen, es müsse in der Nähe von fließendem Wasser liegen, wie dieses auch bey mehreren Spitälern der Fall ist: große Flüsse können nicht immer in der Nähe eines jeden Spitals liegen, und kleine schlammigte Gewässer bringen keinen Vortheil.

**) Memoire sur la meilleure maniere de construire un hospital des malades, par *M. A. Petit*, 1774. à Paris, 4.

***) Krünitz ökon. Encyclopädie, 47 Bd. S 323.

nicht nur niedrig und nahe an der Seine liegt, sondern auch mitten unter hohen Häusern steht. Ein Gleiches gilt von dem Bartholomäusspitale in London, welches mitten in der Stadt liegt, obschon die Mortalität in demselben nicht allzugroß ist. Herr Strack im allgemeinen Krankenhause in Mainz, Frankfurt am Mayn 1788. S. 15. meynt, ein Krankenhaus müsse nahe am Ende einer Stadt gegen die Ost- oder Nordseite, am besten zwischen Nordost, nicht aber gegen die Süd- und Westseite, am wenigsten zwischen Südwest stehen. In der Nähe desselben, soll kein Morast seyn, weil Sumpfluft schädlich ist, und zu gewissen Zeiten sich sehr hoch erhebt; keine Mahlmühle, kein Schlosser, kein Schmidt, kein Faßbinder, kurz, was ein lermendes Geräusch macht, darf in der Nachbarschaft seyn. Auch muß ein Hospital von Fleischbänken, Viehställen, Gerber- und Färberwerkstädten und Kirchhöfen entfernt seyn. Nicht rathsam ist es, ein Krankenhaus am Fuße eines Berges anzulegen, weil nur gar zu gewöhnlich alsdann die Bergwasser herabfließen und das Gebäude feucht machen. Herr Hunczovsky *) rühmt vorzüglich die Lage des Heil. Geist-Spitals zu Marseille. Es liegt an der Nordseite der Stadt, auf einer Anhöhe, und sieht mit dem Frontflügel gegen Mittag. Das Hotel-Dieu, zu Rouen, liegt ohnweit der Stadt, gegen Westen, und

*) Joh. Hunczovsky medicin. chirurgische Beobachtungen, auf seinen Reisen durch England und Frankreich, besonders über die Spitäler. Wien, 1783. 8. S. 270.

und ganz frey, so, daß die Luft von allen Seiten ungehindert hinzukommen kann. Das Gebäude macht drey Seiten von einem Viereck aus, die Hauptseite ist gegen Westen gerichtet, die Seitenflügel gegen Süden und Norden, und anstatt des vierten Flügels, hat man eine ungefähr 20 Schuh hohe Mauer gegen die Stadt zu, aufgeführt. Das Hotel-Dieu zu Lyon, liegt an der Südseite der Stadt, an der schnelllaufenden Rhone, nur schade, daß nur ein Flügel den Vortheil dieser Lage genießt. Mit diesen bis jezt vorgetragenen Grundsätzen in Ansehung der Wahl des Orts zu einem Krankenhause, kommen größtentheils auch Hrn. Fauckens Anmerkungen überein *).

Von dem Gebäude.

Hierüber haben uns mehrere, und besonders Sturm, Goldmann, Aikin, Petit, le Roi, Maret, und Faucken, ihre Bemerkungen und Vorschläge mitgetheilt. Prächtig aufgeführte Gebäude und Meisterstücke der Baukunst, in Ansehung der äußern Verzierungen, dürfen Spitäler nicht seyn. Hinlänglicher Raum und bequeme Eintheilung des Ganzen, sind die nothwendigsten Erfordernisse eines solchen Gebäudes. Es muß massiv und fest, damit es der Zeit troze und den Nachkommen einen Beweiß der Klugheit und Menschenliebe ihrer Voreltern gebe; nicht allzu hoch und weitläuftig, damit es gehörig verwaltet werden könne, nicht allzu ängstlich und enge,

*) Krünitz, a. a. O. S. 204.

enge, damit die Luftreinigung desselben ungehindert von statten gehen könne, und trocken seyn. Ich bin zu wenig Baumeister, und zu wenig von dem, wovon hier die Rede ist, unterrichtet, als daß ich nicht für bescheidener halten sollte, über diesen Gegenstand andere anzuhören. **Howard** hat viele Plane und Risse von Pesthäusern und Krankenhäusern abbilden lassen, und **Krüniz** hat es an dem Zusammentragen ähnlicher Risse und Plane auch nicht fehlen lassen. Zu einem Spitalgebäude müssen solide und dauerhafte Steine *) gewählt werden; die Kosten müssen nicht auf Verzierungen, sondern auf Bequemlichkeiten in dem Gebäude verwendet werden; innerhalb der Mitte des Gebäudes muß ein freyer Plaz gespart werden, oder man muß einen nicht zu sehr mit Bäumen besezten Garten mit dem Gebäude in Verbindung zu bringen suchen; die Fenster der Krankensäle müssen nicht nach derjenigen Seite zugerichtet seyn, von welcher gemeiniglich Regen und Sturm herzukommen pflegen. Die Gestalt eines Vierecks zu einem Spitalgebäude ist verwerflich; die Luft wird, wie **Aikin**[1]) und andere bemerken, darinnen zu sehr gesperrt. Es wäre daher das Bartholomäus-Spital zu London sehr fehlerhaft gebaut, wenn nicht in jedem Winkel ein Flügel von dem andern

*) Weder Quadersteine, noch auch zu mürbe Steine; die erstern machen das Gebäude zu kühle, und die leztern saugen zu viel Feuchtigkeiten an.

1) Thoughts on Hospitals. Lond. 1771. und Sammlung auserlesener Abhandlungen, zum Gebrauche practischer Aerzte, 3 B. 2 St. S. 207. Leipz. 1777. 8.

dern durch einen leeren Raum von dreyßig Schuhen getrennt wäre. Nach Petit[a]) soll man dem Hospitalgebäude die Gestalt eines Sterns geben, der mehr oder weniger Strahlen hat, nachdem die Menge der Kranken groß oder klein ist. In der Mitte des Sterns soll die Kirche angebracht werden, und um sie herum, die Wohnungen der Aerzte, Wundärzte, Krankenwärter, und die Apotheke seyn, und in den Strahlen des Sterns, die Krankenzimmer. Diese Bauart soll den Dienst in dem Spitale sehr erleichtern. Der mittlere Dom soll eine trichterförmige Gestalt haben, und alle Zimmer sollen durch Röhren mit diesem Dom, welcher einen Ventilator abgeben soll, in Verbindung stehen. Maret[3]) thut den Vorschlag, man soll einem Spitalgebäude die Gestalt einer mehr oder weniger langen Ellipse geben, deren beyde Enden abgestuzt sind. Die Decke soll gewölbt seyn*), so daß das ganze Zimmer die Gestalt eines der Länge nach durchschnittenen halben Eyes hat. An beyden Enden sollen ein paar große Thüren seyn, die herauf bis an den Anfang des Gewölbes reichen, und die ganze Breite des Saals einnehmen. Die Länge des Gebäudes soll von Norden nach Süden gerichtet seyn, da der Zug der Luft von Norden nach Süden alle-

a) Memoire sur la meilleure maniere de construire un hospital des malades, par *Mr. Petit*, à Paris 1774.

3) Nouveaux memoires de l'acad. de Dijon. 1. Semestre, 1782. 8.

*) Fehlerhaft, wie wir weiter unten sehen werden.

allezeit sehr stark ist. Jedoch scheinen diese Behauptungen den Vorschriften des Aikin zuwider zu seyn, welcher wider die großen, mit vielen Kranken angefüllten Säle sich erklärt. Noch halte ich für nöthig anzumerken, daß es nicht gut ist, wenn das Spital aus mehreren Häusern besteht, welche entweder einander nahe liegen, oder an einander angebaut sind

Wenn alle gute Wünsche allezeit ins Werk gerichtet werden könnten, so wäre ich auch dafür, daß ein Krankenhaus nicht höher, als ein Stock hoch, sollte aufgeführt werden, wie Herr Faucken [1]) vorschlägt, und wie auch zu Rouen das Hotel-Dieu gebauet ist. Auch findet diese Einrichtung bey mehreren Spitälern statt, allein freylich, soll das Spital viel Kranke fassen, so verlangt es viel Plaz, mehr Bedienung, und verursacht mehr Hindernisse in der Administration. Allein ich kann auch nicht so gleich den so großen Nachtheil in einem zwey Stock hohen Hospitalgebäude finden, nur kömmt es dabey auf die fernere Abtheilung desselben, u. s. w. an. Ein weit größerer Fehler bey einem Spitalbaue ist, wenn die Krankenstuben alle parterre sind, und ganz und gar kein Stockwerk über ihnen aufgeführt ist, wie ich in mehreren deutschen Städten dergleichen gesehen habe. Eigentlich sollen ganz und gar keine Krankenstuben auf dem Fußboden angelegt werden, auch nicht die, welche für die Genesenden bestimmt sind. Ein anderer

1) Entwurf zu einem allgemeinen Krankenhause verfasset von Johann Peter Xaver Faucken, mit vier K
Wien 1786. 8.

derer Vorschlag, den neuerlich mehrere gethan haben, ist der, große Gebäude aufzuführen, und nur wenige Kranke in denselben aufzunehmen. Nur dürfte er nicht überall und zu allen Zeiten ausführbar seyn, so zum Beyspiel nicht, wenn epidemische Krankheiten herrschen u. s. w. Und auch diese Einrichtung hat ihr Nachtheiliges.

Noch könnte ich anfragen, ob die Wohnungen der Aerzte und ihrer Gehülfen, so auch der Kanzelleybeamten sich mit in dem Spitalgebäude, oder in einem besondern nahen Gebäude befinden sollten? Die erstere Einrichtung dürfte für die Anstalt im Ganzen viel Vorzügliches haben, allein die zweyte würde vortheilhafter für die Gesundheit dieser in allen Betracht so wichtigen Personen seyn.

Rathsam dürfte es auch seyn, auf besondern Gerüsten, oder auf den Spitalkirchthürmen gehörig eingerichtete Wetterableiter anzubringen.

Da jedes Krankenhaus hinlänglichen Zufluß von gutem frischen Wasser haben muß, so ist auch bey Aufführung eines Spitalgebäudes darauf zu sehen, daß zweckmäßige Wasserleitungen angebracht werden. So sind z. B. in dem Bartholomäushospitale zu London, auf ebener Erde, große Wasserbehältnisse, worein das Wasser durch Röhren geleitet wird. Im zweyten Stockwerke ist ein ähnliches Behältniß, welches aber kleiner, und blos zum Gebrauch der obern Zimmer bestmmt ist. Besonders muß Sorge getragen werden, daß das Wasser darinnen nicht lange stehen bleibe. In Rouen wird das Wasser aus einer eine Stunde entfernten Quelle, in ein großes Wasserbehältniß geleitet, und aus diesem bekömmt das ganze Spital durch Röhren sein Wasser. Auch in andern Spitälern sind Wassermaschinen angebracht, welche das Wasser in alle Zimmer führen.

Springbrunnen und freye Gärten tragen endlich auch nicht nur zur Verzierung der Krankenhäuser, sondern auch zur Gesundheit der Kranken, vieles bey *).

Von den Abtheilungen eines Spitalgebäudes.

Zu einem Spitalgebäude gehören viele und verschiedene Abtheilungen, welche in einem jeden Krankenhause anzubringen, nicht immer möglich ist. Ich habe zu wenig Kenntnisse in der Baukunst, als daß ich nicht fühlen sollte, daß ich besser thäte, hierüber nur diejenigen Bemerkungen niederzuschreiben, mit welchen ich nützlich werden zu können hoffen darf. Auch läßt sich hierüber nicht viel Ausführliches sagen, weil das verschiedene Locale hierbey allezeit besonders in Betracht gezogen werden muß. Auch richtet sich die Abtheilung eines Spitalgebäudes nach der verschiedenen Absicht der ganzen Anstalt selbst.

Zuför-

*) Allein den größten Tadel verdient eine Einrichtung, wie die im Hotel-Dieu zu Paris, wo man auf dem Plaze für die Genesenden, die Wäsche der ansteckenden Kranken trocknet.

Zuförderst ist es nöthig, daß an einer schicklichen Stelle eine Kirche oder Kapelle angebracht werde, welche Einrichtung auch eine Wohnung für einen, oder mehrere Geistliche nöthig macht, obschon diese auch außerhalb dem Spitale, und blos in dessen Nähe wohnen können.

Damit die Administration des Krankenhauses nicht gestört werde, ist es nöthig, daß eine Kanzley in einem wohleingerichteten Spitale angelegt werde, nebst einem Versammlungszimmer für die Administratoren und Aerzte des Spitals und einer Wohnung für die Kanzellisten.

Zur gehörigen Ausführung einer zweckmäßigen Oekonomie sind ferner mehrere Abtheilungen in einem Spitale nöthig: eine, oder mehrere Küchen *), Speisekammern, Keller, Vorrathskammern, ein Waschhaus, Holzschuppen, größere und kleinere Höfe, Ställe, u. s. w. Andere Vorrathskammern müssen zur Aufbewahrung der Speisesorten und nöthigen Nahrungsmittel, die sich dann und wann vortheilhaft kaufen und lange aufbewahren lassen, bestimmt werden; andere dienen zur Aufbewahrung der Betten, Bettgestelle und anderer Hausgeräthe, wieder andere zur Aufbewahrung der Kleidungsstücke, welche die Kranken mit in das Spital brachten, und welche sie bey ihrem Abgange wieder bekom-

*) Auf zwey Säle rechnet **Fancken** eine Küche, weil immer Fußbäder, Umschläge u. s. w. zuzubereiten sind.

bekommen, so wie andere zur Aufbewahrung der Wäsche und übrigen Kleidungsstücke, welche die Kranken in dem Spitale bey ihrem Eintritt bekommen, nöthig sind. Hieraus ergiebt sich, daß man auch schickliche Wohnungen für den Spitalvater, Verwalter, oder Oekonomieinspector, für die Köche oder Köchinnen und übrigen Dienstboten, nicht vermissen dürfe. Wollte ich die Einrichtung einer Hospitalküche angeben, so würde ich mich auch in ein Feld wagen, in dem ich zu vielen und mannichfaltigen Anmerkungen würde Gelegenheit finden, denen ich aber in der Ausführung eine Gnüge zu leisten, nur gar zu sehr zweifeln muß. Insgemein, obschon nicht allezeit, geben die der Oekonomie verstehenden Personen sich alle ersinnliche Mühe, besonders und gewöhnlich die weiblichen Gehülfen, daß nichts an Reinigkeit und Ordnung ihre Bemühungen übertreffe, wie ich in mehreren deutschen und ausländischen Spitälern zu sehen Gelegenheit gehabt habe.

Ich gehe nunmehr fort zu den nothwendigsten Abtheilungen des Spitalgebäudes, zu welchen alle diejenigen gehören, welche mit der Verpflegung der Kranken in unmittelbarer Verbindung stehen, ich meyne das Aufnahmezimmer, die Krankensäle, die Apotheke, das Bad, den Operationssaal, und die freyen Plätze, Höfe und Gärten.

Das Aufnahmezimmer muß parterre angebracht werden, damit die unglücklichen Personen, welche in das Krankenhaus aufgenommen werden wollen, bald dahin gebracht werden können; hier untersucht sie der

Arzt

Arzt alle Morgen, und nimmt so viel davon auf, als durch Absterben, oder durch das Abgehen der Spitalkranken, Betten in den Krankensälen leer geworden sind, wozu er diejenigen wählen soll, die seiner Hülfe am nothwendigsten bedürfen, und welche, ohne wider die Vorschriften der Spitalordnung einen Fehler zu begehen, aufgenommen werden können. Von den Krankensälen und ihrer Einrichtung, dürfte ich weiter unten einiges beybringen können. Zur Apotheke gehört nothwendig ein Laboratorium. Das Bad aber muß zu mehreren Stuben können eingerichtet werden, so wohl für beyde Geschlechter, als es muß auch ferner in ein Dampfbad, Tropfbad, kaltes und warmes Bad u. s. w. abgetheilt werden. Hierüber kann man den Krünitz in s. ökon. Encyclopädie 3. Band S. 403. nachlesen.

Ein Operationssaal, dergleichen man in mehrern englischen Krankenhäusern hat, muß mäßig groß seyn, in der Nähe der Krankensäle sich befinden, in denen die chirurgischen Kranken liegen; er kann wie ein Theatrum anatomicum gebaut seyn, und muß viel Licht haben, wo möglich eine Kuppel, die mit einem Fenster versehen seyn muß. Dieses Fenster muß sehr festes Glas haben, und drüber ein Gitter angebracht seyn; auch muß die Kuppel nach geendigter Operation allezeit zugedeckt werden. Das auf diese Art oben hereinfallende Licht, verschafft dem operirenden Wundarzt, ungemein viel Vortheile, wie diejenigen mir gerne einräumen werden, welche solche Anstalten gesehen haben.

Die

Die heimlichen Gemächer und Kloaken müssen auch zweckmäßig und nicht allzu sparsam anbracht werden, auch müssen sie wo möglich in benachbartes Wasser geführt werden. Mehrere hierher gehörige Bemerkungen sammelten Howard, Krünitz, und andere von mir schon angeführte Schriftsteller; auch werde ich weiter unten, wenn von der Spitalreinigung die Rede seyn wird, noch einiges nachholen können.

Für die Genesenden können in einem Spitale auch allgemeine Speisesäle angelegt werden, weil die Speisen die Luft gar sehr verderben. So ist es auch rathsam, für die schon größtentheils Wiederhergestellten Arbeitsstuben zu haben, damit Trägheit und Faulheit sie nicht wieder zu neuen Krankheiten prädisponire. Daß man Genesenden, wenn man sie noch nicht aus dem Spitale entlassen will oder kann, leichte Arbeit gebe, ist sehr anzurathen, jedoch auch solche, bey welcher die Materie, welche sie verarbeiten, keine neuen Krankheiten ihnen zuzuziehen im Stande ist. Denn auf diese Art kann der Fond des Spitals wenn auch nur einen kleinen Zuwachs gewinnen. Oefters sah ich in Spitälern Personen, die eher in Versorgungshäuser, als in Krankenhäuser gehört hätten.

Bey der Abtheilung eines Spitalgebäudes hat man ferner darauf zu sehen, daß den Geistlichen, Aerzten, Wundärzten, Apothekern, an gehörigen Stellen Wohnungen, und den Aufwärtern Kranken-

wär-

wärtern u. s. w. die erforderlichen Stuben und Behältnisse angewiesen werden. Von den Stuben für die Krankenwärterinnen werde ich weiter unten noch etwas erinnern können.

Eine Todtenkammer darf einem Krankenhause auch nicht fehlen, und neben derselben ein anatomisches Zimmer nebst einigen Kammern, in welchen die pathologischen Sectionen veranstaltet werden müssen *).

Außerdem wird wohl von selbst ein jeder Baumeister, dem ein Spitalgebäude anvertraut wird, darauf sehen, daß es helle und lichte werde, mit lichten und wohlabgetheilten Gängen versehen sey, und in Ansehung der Fenster, Gänge, Säle und Treppen **) so angelegt und ausgeführt sey, daß der Luftreinigung des Spitals nichts im Wege stehe.

Von den Krankensälen.

Die erste hier aufzuwerfende Frage, mit welcher die übrigen vereinpaart werden können, ist diejenige, welche durch gegenseitige Streitschriften die Herren Hoffmann und Strack in Mainz aus einan-

*) Also nicht wie in dem Hotel-Dieu, in welchem zwischen den Krankensälen, Todtenkammern und Kleiderbehältnisse sind, oder wo zunächst der Zimmer, in denen die ansteckenden Kranken liegen, das anatomische Theater ist.

**) Die Treppen in Spitälern müssen breit, und die Stufen niedrig seyn.

einander zu sezen bemüht gewesen sind. Nun will ich gleich im Voraus anmerken, daß es weder rathsam sey, jedem Kranken eine besondere Zelle zu geben, noch auch in größern oder kleinern Sälen zu viel Kranke aufzunehmen. Jedennoch wollen wir die einander gegenüberstehenden Gründe der Herren **Hoffmann** und **Strack** nicht unangeführt lassen, weil dieser Gegenstand mit einer der wichtigsten in unserer Materie ist. Herr **Hoffmann** [1]) führt weder viele noch besonders wichtige Gründe an, und Hr. **Strack** [2]) hingegen sezt diesen nicht nur geltende Gegengründe entgegen, sondern führt auch außerdem noch treffliche Beweise an, welche darthun, daß man nicht einem jeden Kranken ein besonderes Zimmer einräumen müsse. Hr. **Hoffmann** meynet, man sähe in Krankheiten verschiedene Ausgänge durch Stuhl, Urin, Schweis, Auswurf und Athem; jeder dieser Ausgänge müsse durch eine besondere Zimmerwärme unterhalten werden, dieses könne aber in einem Saale, wo mehrere Kranke beysammen liegen, unmöglich geschehen, weil im ganzen Saale der nemliche Grad von Wärme wäre. Was hier Herr **Hoffmann** verlangt, kann auch nicht in einzelnen Zellen und in der Stadtpraxis erreicht werden, eine reine

1) **Christ. Ludwig Hoffmann** von der Nothwendigkeit, einem jeden Kranken in einem Hospitale sein eigenes Zimmer und Bett zu geben, Mainz 1788. und Bestätigung der Nothwendigkeit u. s. w. 1789.

2) **Karl Strack** das allgemeine Krankenhaus in Mainz. Frankfurt am Mayn, 1788. 8.

reine mäßig warme Luft dürfte zu allen Crisen tauglich seyn, in verschiedenen Climaten werden die nemlichen Krankheiten geheilt; was das Regimen nicht ausrichten kann, können Arzneymittel bewerkstelligen: Ferner sagt Hr. Hoffmann: in großen Sälen, wo mehrere Kranke beysammen liegen, stören die Kranken einander in der Ruhe. — Auch die Gemüthsruhe wird gestöret, wenn einer seinen Nachbar beichten, sterben, oder wegtragen sieht. Diese Unbequemlichkeiten aber können durch Vorhänge zwischen den Betten, und ähnliche dergleichen Mittel, um vieles vermindert werden, und diejenigen, die stark phantasiren, oder operirt werden müssen, kann man ja in besondere Stuben bringen*). Endlich bemerkt er, wenn in großen Spitalsälen nur ein oder der andere mit einer ansteckenden Krankheit behaftet würde, und die Luft des Spitals vergiftete, so könne dieses die Kranken des ganzen Hospitals in große Gefahr setzen. Wie aber, wenn bey ansteckenden Krankheiten von einzeln Zimmern mehr zu fürchten seyn dürfte, als von größern Sälen, wenn man wahrgenommen hätte, daß ansteckende Krankheiten in den engen Wohnungen der Armen eher bösartig würden, als in den Häusern der Vornehmen, wenn die Erfahrung lehrte, daß die bewegte Luft die Ansteckung ver-

*) Eine Vorschrift, die sich fast in allen über die Spitäler abgefaßten Schriften befindet, ist, daß Kranke, die durch Geschrey, Unruhe, Roserey, u. s. w. stören, aus dem Krankensäale in einsame Zimmer gebracht werden müssen.

vermindere. Auch könnte man noch mehrere Gegengründe anführen, wenn diese nicht schon hinreichend wären. So habe ich auch in mehrern Krankenhäusern die Kranken in besondern Zellen angetroffen, z. B. zu Greenwich, Chelsea, und noch an mehrern Oertern*). Aikin, ist auch für die einzelnen Zellen. Demohnerachtet hindern mich nur gar zu viele Gründe, ihm hierinnen Recht zu geben.

Nun müssen wir aber auch noch Hrn. Strack über diesen Gegenstand unsere Aufmerksamkeit schenken. Einzelne Stuben und Zellen in einem Krankenhause, das viele Kranken aufnehmen soll, könnten für das, was in ein Krankenzimmer gehört, nicht immer groß genug angelegt werden. Die Betten müßten der Länge nach insgemein an die Wand gestellt werden, und es entgeht den Patienten und den Aerzten und Wundärzten viel Bequemlichkeit, wenn das Bette nicht von zwey Seiten frey steht. Es verträgt sich mit einer solchen Einrichtung, wie Herr **Hoffmann** vorschlägt, ferner die bey dergleichen Anstalten

*) In Dessau sah ich in einem kleinen Krankenhause eine Einrichtung, welche mir doch auch nicht ganz gefallen wollte. Es lagen die Patienten ebenfalls in kleinen Zellen, deren Scheidewände aber auf beyden Seiten oberwärts mit Gittern versehen waren, damit die Luft durch alle Zellen gehörig ziehen sollte. Allein man sieht nur gar zu bald, daß hierdurch nichts gewonnen wird, daß die Luft durch die Scheidewände nur zu sehr in Stockung kömmt, und daß also hierdurch für das Wohl der Kranken sehr wenig gesorgt wird.

halten so nöthige Oekonomie nicht im geringsten. Wer wird nicht sogleich zugeben müssen, daß in zwanzig einzelnen Stuben mehr Holz verbrennt werde, als in einem Saale. Jedermann, der nur einige Erfahrung der Art hat, wird eingestehen, daß zur Spitalbedienung und Verpflegung öfters Krankenwärter eben so viel, oder auch wohl noch mehr, beytragen, als Arzneymittel und Aerzte. Wo nun also mehrere kleine Zellen in einem Krankenhause sind, da sind auch mehrere Wärter nöthig, und dieß vermehrt die Kosten des Spitals ungemein. Wenn zehn Kranke, die sich in einem Saale befinden, zwey Wärter brauchen, so würden eben soviel in einzeln Zellen zehn Krankenwärter erforderlich machen, und wenn zehn Kranke vier Wärter in einem Saale brauchen, von denen zween des Tags, und zween die Nacht über nöthig wären, so würden unter gleichen Umständen, zehn Kranke in einzelnen Zellen, zwanzig Krankenwärter haben müssen, und vierzig Kranke folglich achtzig Wärter nöthig machen. Alle Vorschläge, welche Hr. **Hoffmann**, um Wärter zu ersparen vorträgt, sind sehr gründlich vom Herrn **Strack** in der angeführten Schrift S. 69 u. folgg. beleuchtet worden, so wie er auch alle übrige nur mögliche Einwürfe hinreichend beantwortet hat. Auch zeigt besonders die Kostenberechnung, daß eine solche Einrichtung, bey der in einem Spitale jedem Kranken eine besondere Zelle eingeräumt würde, die Kräfte noch so großer Capitalien, mit denen die Krankenhäuser nicht immer versehen sind, übersteigen würde. Und endlich wie ungereimt wäre es in einem großen

Spitale von sechshundert und mehreren Kranken, doppelt so viel Krankenwärter zum Spitaldienste anzuwenden, welches denn nun mit allen übrigen Gesezen der Spitalpolicey streiten würde. Jedoch genung hiervon.

Allein freylich ist es auch zweckwidrig, in sehr großen Krankensälen sehr viele Kranke aufzunehmen, wohl vierzig, funfzig, oder noch mehr. Dieses ist höchst verwerflich; besser thut man, wenn man bey einer so großen Anzahl auch eine verhältnißmäßige Anzahl Stuben und Krankenwärterinnen; denn diese werde ich in der Folge der männlichen Bedienung vorziehen; bey einem Spitale einrichtet und anstellt. Man muß in einen Saal oder in eine Krankenstube so viel Kranke legen, daß auch noch Plaz für zweymal so viel übrig bleibt. In Bordeau liegen in zwey Sälen, sechs und dreysig Kranke*); in Portsmouth stehen in einem Saale zwanzig, und im Bartholomäusspitale in London zehn bis vierzehn Betten. Mehrere Beyspiele will ich vor der Hand nicht anführen, denn jedermann sieht, daß sich dieses nach der Größe der Säle richten müsse.

In Ansehung der allgemeinen Abtheilung der Krankenzimmer, werden sie in die Männerstuben und Weiberstuben zuförderst abgetheilt. Denn daß in allen Versorgungshäusern die Trennung der Geschlechter von einander unumgänglich nothwendig sey, hat Howard an mehrern Stellen seiner Schrift erwie-

*) Hankzovsky, S. 250.

erwiesen und nachdrücklich angemerkt. Es sind daher auch grosse Spitäler öfters in die Männerseite und Weiberseite abgetheilt. Von diesen kann nun auch eine jede wieder in drey, sechs oder neun Säle abgetheilt werden, so, daß andere für die an innerlichen Krankheiten Leidende, andere für die äußern oder chirurgischen Kranken, und wieder andere für die Genesenden bestimmt werden können *). Freylich bleibt noch immer die Frage übrig, ob es nicht besser sey, für die in der Genesung Begriffenen ein besonderes Haus zu errichten? Andere wiederum haben vorgeschlagen, man sollte die Kranken nach den Krankheiten von einander absondern. Nun kann man zwar die Kranken in mit hitzigen Krankheiten Behaftete, und in von langwierigen Krankheiten Geplagte, abtheilen, auch wird man nicht gern Wahnwizige, Krätzige und Venerische unter die übrigen bringen, allein eine vollkommen nosologische Abtheilung hier anwendbar machen zu wollen, dürfte keine Ausführung verstatten. Da dieses nun also nicht allezeit möglich ist, so hat man besser gethan, daß man für besondere, und entweder besonders gefährliche, oder besonders häufig vorkommende

*) So giebt es in einigen Londner Spitälern, wie ich gesehen habe, so genannte Spare-rooms. Auch hielt Herr Stoll in Wien, zu meiner Zeit, immer auf solche Zimmer für Genesende, und liebte auch mit den Sälen zu ändern, so, daß er die, in welchen lange viel Kranke gewesen, einige Zeit wieder leer stehen ließ. Im Wiener Militärspitale gab es ebenfalls Reconvalescenten Zimmer.

mende Kranke, Specialspitäler errichtet hat, von denen wir auch weiter unten reden werden.

Colombier [1]), Hunczovsky [2]), Stoll [3]), Strack [4]), Faucken [5]), Pfähler [6]), Scherf [7]), und andere mehr, schildern uns die Einrichtung eines Krankenzimmers. Strack sagt, die Krankensäle in dem allgemeinen Krankenhause wären achtzig bis neunzig Schuh lang, und zwanzig bis dreysig Schuh breit, und hierinnen theils neun, theils zehen Bettstellen. Die Betten sind mit der Kopfseite einen halben Schuh von der Wand gestellt, und jedes Bett von dem andern mehr als fünf Schuh entfernt. Zu der einen Seite des Bettes befindet sich ein Tischchen, und auf der andern ein Leibstuhl, der durch eine Fallthüre herein und hinaus geschoben werden kann. An der einen Seite eines jeden Bettes sind Viertelvorhänge angebracht. Der Fußboden ist nicht von Holz, damit die darauf fallenden Feuchtigkeiten nicht eindringen, mit dem Holze faulen, und so einen Gestank erregen können. Er ist von gebackenen, nicht

1) Code de Medecine militaire.

2) a. a. O.

3) Ueber die Einrichtung der öffentlichen Krankenhäuser von G. Ad. von Bäckhen. Wien, 1788.

4) a. a. O. 5) a. a. O.

6) Die vollkommene Krankenwärterin, oder Unterricht, wie kranke Personen gut zu pflegen und abzuwarten sind, n. d. Fr. v. D. Pfähler. Strasburg, 1787. S. 4. und 12.

7) Archiv. f. d. med. Policey, 2 Band. S. 33.

nicht verglaßten Steinen, welche, um sie rein zu erhalten, oft gebürstet werden müssen. Nach Colombier sollen die Krankenzimmer auch nicht mit bretternen Bohlen, welche Unreinigkeiten anziehen, sondern mit Gyps belegt seyn, und Hunczovsky *) zieht die Quatersteine den Ziegelsteinen und Diehlen vor. Jedennoch habe ich mehrere Spitäler besucht, in denen die Fußboden gediehlt waren; und da sie sehr rein gehalten wurden, so hatte dieses ganz und gar keine üblen Folgen. Bey der Einrichtung eines Krankensaals kömmt es auch vorzüglich darauf an, daß alle nur mögliche unnütze Dinge aus demselben herausgelassen werden, damit auf alle Weise alles sauber erhalten werde, besonders entferne man, welches in manchen Krankenhäusern nicht geschieht, die alten mit hineingebrachten Kleidungsstücke der Kranken, in denen sich so leicht Ungeziefer erzeugt, oder schon erzeugt hat. Die Fenster der Krankenzimmer müssen nicht mit Bley eingefaßt seyn, sondern in hölzerne Rahme gut eingeküttet werden, weil das Bley nicht gut schließt, wodurch in großen Zimmern der Luftzug zu sehr vermehrt wird. Auch erhält man im Winter eine gleichere Wärme durch die Verküttung. Die auswendigen Fenster der Krankenzimmer müssen mit hölzernen Sommergittern versehen seyn, wie dergleichen besonders in Wien, und auf den Landgütern um Wien im Gebrauch sind, damit man nach Willkühr und Gutdünken, zur Sommerszeit das Licht und die Sonnenhitze vermindern kann. Denn

*) S. 261.

dieses ist eine sehr wichtige Sache für einen Krankensaal, zumal bey hitzigen Krankheiten. Durch inwendig oder auswendig angebrachte Fensterladen kann man diese Absichten nicht so gut erreichen. Ferner geben mehrere die Vorschrift, daß nicht blos auf einer Seite Fenster angebracht werden müßten, sondern wo möglich, an zwey einander gegenüberstehenden Seiten; allein dieses läßt sich sehr selten ausführen, und den gegenüber zu befördernden Luftzug bewirken auch insgemein eine oder mehrere Thüren, wenn der Saal sehr groß seyn sollte. Von den anzubringenden Ventilatoren in einem Krankensaale spreche ich weiter unten, wo die Mittel zu einer gehörigen Luftreinigung werden können angeführt werden.

Die Größe der Krankensäle soll sich nach der Anzahl der darinnen liegenden Kranken richten; und hier läßt sich kein gewisses Maaß angeben. Zu niedrig dürfen sie nicht seyn, aber auch nicht zu hoch und gewölbt, ob man schon vormals glaubte, daß die gewölbten Säle die besten wären. In Lyon sind in dem großen Spitale die Säle zweyhundert und dreyzehn Schuh lang, sechs und vierzig breit, und fünf und zwanzig hoch, in welchen die Betten in vier Reihen, zwey oder zwey und einen halben Schuh von einander stehen. Es fällt nicht schwer einzusehen, daß diese Einrichtung nicht die beste ist. Im Hotel-Dieu zu Rouen sind die Zimmer sechszig Schuh lang, und zwanzig breit und hoch. Mehrere Beyspiele anzuführen, halte ich nicht für nöthig. Hr. Faucken legt in in ein Krankenzimmer zwey und dreyßig Kranke, die Betten fünf Schuh weit von einander, und hierzu müssen sie, wie er meynt, vierzehn Klaftern lang, vier Klaftern zwey Schuh breit, und drey Klaftern hoch seyn. Nach **Stoll**, **Strack**, und nach den Vorschriften anderer guten Aerzte dürfen, wie von selbst jedermann sieht, die Krankenzimmer nicht zur Erde angelegt werden, wie ich schon weiter oben angemerkt habe.

Die Krankenzimmer müssen auch ihre besondern Benennungen haben, weil dieses den Spitaldienst und die nothwendige Listenführung sehr erleichtert.

Des Nachts müssen die Krankensäle für immer erleuchtet seyn, wozu aber keine Talklichter gebraucht werden sollen, sondern wie **Colombier** will, so soll eine große Laterne in der Mitte angebrannt werden. Auch **Faucken** will das Licht in der Mitte angebracht wissen, und über demselben soll ein breiter Rauchfänger mit Röhren seyn, und der Dampf durch die Decke hinausgeführt werden.

Zum Heizen der Krankensäle bedient man sich der Kamine oder Oefen. Bey beyden Mitteln, die Zimmer zu erwärmen, sind Vortheile und Nachtheile zu bemerken. In kalten Ländern können die Kamine nicht wohl angewendet werden, und die Oefen geben zu vielen heilosen Unordnungen, die der Hospitalpolicey völlig zu wider sind, Gelegenheit. Herr **Faucken** hat einen besondern Ofen beschrieben; da aber seine Beschreibung hier zu viel Raum einnehmen würde, so will ich blos die Abbildung und die Beschreibung davon anführen *).

Von den Betten in einem Krankenhause.

Von welchem Material sollen sie gefertiget werden? wie groß sollen sie seyn? wie eingerichtet? wie sollen sie in einem Krankensaale gestellt werden? Dieses dürften die vorzüglich von uns zu beantwortenden Fragen seyn. Einstimmig sagen fast alle, daß sie von Eisen gefertiget werden sollen; so verlangt es Stoll, und zu Lyon und Marseille, sind schon längst dergleichen eingeführt gewesen. Man kann sie aber auch, weil die eisernen sehr kostbar sind, von Holz machen und mit Oelfarbe bestreichen lassen. Das Oel verhindert, daß die Ausdünstungen von den Poren des Holzes nicht angezogen werden, und wenn die Klinzen ausgestrichen sind, so kann man auch für Ungeziefern insgemein sicherer seyn.

Ein Krankenbette soll sechs und einen halben Schuh lang, und vier Schuh breit seyn.

„Ferner muß jedes Bette seine Nummer, sein Tischen, um Uringlaß, Aderlaßschälgen u. s. w. darauf zu setzen, und eine Tafel haben, auf welche die Ankunft des Kranken ins Spital, seine Krankheit und einige Hauptumstände derselben, zur Belehrung und Erinnerung der Aerzte und Wundärzte, und Krankenwärterinnen, angemerkt werden können.

Uebri-

*) Krünitz ökonom. Encycl. im angef. Bande S. 226. Fig. 2769.

Uebrigens ist ein gut gefüllter Strohsack, eine mittelmäsige Haarmatratze, eine wollene Decke, ein Polster von Haar, und zwey leinene Tücher zur Einrichtung eines Bettes hinreichend. Alles dieses Zubehör muß auch, wenn es nöthig ist, gehörig und mehr als einmal gewechselt werden *). Am Kopfende des Bettes kann ferner noch ein nicht allzubreites Bretchen angebracht werden, auf welches verschiedene Geschirre, Arzneymittel und andere kleine Habseligkeiten der Kranken, können gelegt werden. Nun ist noch die Frage übrig: Sind Vorhänge um die Betten, der Gesundheit der Kranken vortheilhaft oder nachtheilig? Hunczovsky **) hält sie in jedem Spital für nachtheilig, und weiß an der Einrichtung des Hospice de Charite zu Paris nichts weiter auszusetzen, als daß die Betten Vorhänge haben. Auch ist es nur wohl gar zu offenbar, daß diese Einrichtung nachtheilige Folgen haben muß. Man wendet sie an, um dem Kranken Ruhe zu verschaffen, um ihn dann und wann vor Luftzug zu sichern, und um ihn den Anblick seiner leidenden Nachbarn zu ersparen. Allein hinlängliche Ruhe kann

*) Stoll a. a. O. S. 33. Auch lese man den Krünitz a. a. O. unter den Artikeln, Krankenstuhl und Krankenbette, nach. Ein ungemein zweckmäßig künstlich eingerichtetes Bette sah ich bey dem Mechanicus Arz in Wien. Dr. Vaughans Krankenbette findet sich abgebildet in White von der Behandlung der Schwangern und Kindbetterinnen. Lpz. 1775. 8. S. 142.

**) S. 104.

kann man ihm hierdurch doch nicht allein verschaffen, vor Luftzug kann man ihn sichern, wenn man vor die Thüren Schirme sezt, oder Vorhänge hängt, und damit er nicht sehe, daß sein Nachbar beichte, oder viel leide, oder an einer chirurgischen Krankheit untersucht werde, so kann man sich portativer Schirme bedienen, welche von Stelle zu Stelle um die Betten leicht herum gestellt werden können. Außerdem sind aber die Vorhänge und Himmeldecken an einem Spitalbette zu verwerfen, worinnen auch Herr Howard den übrigen allen beystimmt, weil sie nicht nur Staub und Ungezieser beherbergen, sondern auch die Luft außerordentlich sperren, und durch Entziehung der frischen und freyen Luft, den Kranken beängstigen. Und doch habe ich sie in den meisten, gut fundirten, und vor vielen Jahren eingerichteten Krankenhäusern in Deutschland, Frankreich und England angetroffen, da ich sie hingegen bey ärmern Spitälern am allerersten vermißt habe. Man hat auch angerathen, man solle die Betten mit Rädern versehen, damit sie desto leichter von Ort zu Ort geschafft werden könnten; allein obschon dieß bisweilen nützlich seyn könnte, so halte ich es doch für etwas zu umständlich, auch hat es mehrere Unbequemlichkeiten.

Es ist weder rathsam, die Betten zu nah an einander, noch auch in einem Krankensaale, in mehr als zwey Reihen zu stellen. So stehen sie auch in den meisten Spitälern in zwey Reihen und zwey und einen halben Schuh von einander, wie in Marseille und Bordeaux. In dem Invalidenhospitale zu Paris stehen sie in langen Sälen, die ohngefähr zwanzig Schuh breit sind, in zwey Reihen vier Schuh von einander, und der in der Mitte befindliche Raum beträgt acht Schuh. Fehlerhaft und des Tadels würdig ist es aber, wenn die Betten in drey, vier bis fünf Reihen stehen, wie dieses der Fall in der großen Männerstube in dem Bürgerspitale zu Strasburg ist. Uebrigens müssen die Betten auch nicht vollkommen an die Wand angerückt werden, sondern ein wenig von derselben abstehen.

Daß in jedem Bette nur ein Kranker liegen müsse, braucht von mir kaum angemerkt zu werden. Denn ob schon in Hotel=Dieu zu Paris, vier bis fünf Patienten in einem Bette beysammen liegen, so darf doch dieses Elend der großen Stadt den übrigen nicht zur Norm dienen. Auch ist hierüber hinlänglich viel geschrieben worden; denn da an eine Verbesserung des Hotel-Dieu gedacht wurde, so rührten sich so gleich mehrere Federn und thaten Vorschläge. Hiervon weiter unten.

Von der Luftreinigung in Krankenhäusern.

Bey der ganzen Spitalpolicey ist kein Umstand wichtiger, als die Verbesserung der Luft, worauf nicht genung gedrungen werden kann. Außer mehreren Schriften über diesen Gegenstand, will ich nur zwo

anfüh-

anführen, die nemlich der Herren Thomas Day [1]) und Ehmbsen [2]).

Das erste Mittel, die Luft rein zu halten, besteht ohnstreitig darinnen, daß man alles entferne, was nur immer die Luft verderben kann. Also ist zuförderst darauf zu sehen, daß das Spital selbst so reinlich wie möglich allezeit gehalten werde. In dieser Absicht sind die Säle und Betten fleißig auszufegen und auszuwaschen, und es ist daher gut, wenn immer Stuben oder Säle leer gehalten werden können, um, wenn man in diese eine Weile nicht gebrauchten Säle die Kranken bringt, die vorher besezten Stuben wieder leer machen zu können *). Auch könnte man dafür Sorge tragen, daß diejenigen Kranken, welche das Bette verlassen können, des Tages über, sich in einem großen Saale aufhielten damit mittlerweile ihre Zimmer gereiniget und durchlüftet werden könnten.

Beson-

1) Gedanken über die verschiedenen Methoden und Mittel ansteckende und eingeschlossene Luft zu reinigen; a. d. Engl. Altenburg, 1788. m. K.

2) Diss. de aere corrupto eiusque remed. Gott. 1789. 8.

*) Eine solche Einrichtung dürfte ich dennoch so gut erfundenen und gehörig angebrachten Ventilatoren vorziehen. Spare-rooms sind in dem Bartholomäus Spital und London-Hospital, in welchen keine Ventilatoren angebracht sind.

Die Betten müssen so fleißig wie möglich von neuem überzogen werden. — Howard rechnet auf den Gebrauch der Seife, Scheuren, und Frischweisen, außerordentlich viel. Sand hingegen zur Reinigung der Spitäler taugt nichts, er macht zu viel Staub.

Besonders ist auch vornemlich auf die baldige Hinwegschaffung der Excremente zu sehen, weshalb die Leibstühle, so oft wie möglich, auszugießen sind. Hierauf dringt Petit, so wie auch die übrigen ganz vorzüglich. In Portsmouth werden die Abtritte täglich rein gewaschen; in dem Hotel des Invalides täglich gereiniget und in der Charite alle Nächte zwischen zwey und drey Uhr ausgeleeret. In Hospice de Charite sind Röhren angebracht, durch welche der Gestank durchzieht. Herr Hunczovsky *) beschreibt uns diese Einrichtung mit folgenden Worten: „die „Abtritte sind auf eine solche Art angebracht, daß der „Gestank, von welcher Seite der Wind auch herkom„men mag, in den Sälen nie verspürt wird; die von „gebrannter und glasirter Erde gemachten Röhren, „durch welche der Gestank von den Gruben bis in die „Höhe des Gemäuers und noch darüber hinaus gelei„tet wird, sind von einem ganz besondern Nutzen." In andern Spitälern leitet man die heimlichen Gemächer in Flüsse, oder sucht durch Wasserleitungen das nemliche zu befördern. In den Sälen bringt man Fallthüren an, durch welche die Leibstühle herein und heraus auf die Gänge geschoben werden müssen, damit nun ferner aller Unrath sogleich weggeschafft werden könne **).

Alle

*) S. 103.

**) Ich kann nicht übergehen, ein Buch über diesen Gegenstand anzuführen, welches mir zwar bis jezt nur dem Titel nach bekannt worden, allein vielleicht mehrere gute Bemerkungen enthalten kann: Memoria del Medi-

Alle überflüßige Geschirre, Arzneyen, Spucknäpfe müssen täglich einmal oder zweymal aus den Spitalstuben herausgeschafft werden. Besonders ist darauf zu sehen, daß die Kranken nicht in die Stuben spucken, sondern alle und besonders diejenigen, welche viel Auswurf haben, müssen ihre eigenen Spucknäpfe haben, nicht blos der Reinlichkeit wegen, sondern auch noch aus andern Ursachen *).

Verbandstücke und Karpie mit Eyter müssen auch sogleich hinausgeworfen werden, und dennoch habe ich wohl in Spitälern gesehen, daß man sie unter die Betten geworfen und zu dem Verbande am nächsten Bette fortgegangen ist.

Nichts ist ferner geschickter, die Luft zu verderben, als das Aufhängen der halbgereinigten und nassen Wäsche in den Krankensälen.

Und bey besondern Kranken, Krätzigen, Venerischen, u. s. w. z. B. muß man besondere Besorgniß in Ansehung der Reinlichkeit beobachten, und ihre

Medico Giuf. Ant. Dardana intorno a mezzi di togliere agli appartementi il fetore communicato da luoghi secreti, di migliorare la condizione degli spedali riguardo la salubrità di essi, e del modo di espurgare le cloache piu commodo, mero, insalubre e mero dispenzioso. 1790. 8. Auch C. White, von der Behandlung der Schwangern und Kindbetterinnen. Leipzig, 1775. 8. S. 136.

*) Zur Belehrung der Aerzte, und um den Aerzten Gelegenheit zu geben, in der Diognosi und Prognosi einen sichern Weg zu gehen.

ihre gebrauchte Wäsche und Kleidungsstücke in die freye Luft hängen, oder vergraben, oder verbrennen.

Es sind aber auch noch außerdem mehrere Vorschläge zur Verbesserung der Luft in den Krankenhäusern gethan worden, von denen ich besonders die, des le Roi, Maret, und Strack, ausheben will. Zuerst verlangt le Roi *), daß man die obern Decken in den Krankenzimmern nicht flach, sondern in mehreren Abtheilungen gewölbt machen, und den Mittelpunkt der Wölbung mit einer Oefnung versehen soll. Die in den Oeffnungen befindlichen Röhren aber sollen zu dem Dach hinaus geführt werden. Am Fußboden jedes Saals sollen ferner an verschiedenen Orten Luftlöcher angebracht werden, welche durch Röhren mit der äußern Luft eine Communikation haben, und von le Roi Luftbrunnen genannt werden. Zunächst dieser Luftbrunnen sollen die Oefen angebracht werden. Um die Luft desto geschwinder zu erneuern, hat er noch besondere Schirme erfunden, welche merklich höher als die Betten sind, welche sie von einander absondern. Sie sollen besonders dienen, die Luftsäule in gerader Linie in die Höhe zu leiten.

Maret **) hingegen ist wider die hohen Dome und Zimmer in Spitälern, er behauptet, daß die Luft

*) Hunczovsky, S. 98. und folgg.

**) Nouveaux Memoires de l'academie de Dijon. Premier Semestre. 1782, a Dijon 1783. 8.

Luft in den niedern Regionen verdorbener ist, als in den höhern, und daß sie nicht in die Höhe steige, beweiset er durch seine Versuche mit Vögeln und rohem Fleisch. Die obere Luft, meynt er, drücke auf die untere, deren Elasticität durch die in derselben befindlichen Dünste vermindert wird, treibe sie aus ihrer Stelle auswärts und nehme ihre Stelle ein. Allein dieses gereiche, meynt er, den Kranken nicht zum Vortheil, denn die Luft nehme, indem sie aufsteigt, die Unreinigkeiten nicht mit sich in die Höhe, die herabsteigende obere Luft, welche kälter wäre, benehme der aufsteigenden untern Luft ihre Wärme, und präcipitire dadurch die in derselben enthaltenen Feuchtigkeiten. Die heraufsteigende wärmere Luft werde durch die herabsteigende kältere Luft gleichsam durchgeseigt und lasse ihre Unreinigkeiten zurück. Je höher also die Krankensäle wären, desto kälter und dicker wäre die Lage der obern Luft, und desto mehr Unreinigkeiten blieben folglich in der untern Luft. Woraus er endlich folgert, daß die hohen Krankenzimmer die Infection in den Hospitälern vermehrten. Er schreibt ferner vor, Zuglöcher oder Zugöffnungen anzubringen, und so, daß der Strom der Luft die untere Gegend des Zimmers in horizontaler Richtung durchziehe. Die Zugöffnungen müssen einander vollkommen gegenüber seyn und nicht in der Höhe, sondern vielmehr in den Seitenwänden, um die verderbte Luft desto sicherer abzuziehen. Der Zug ist von Norden nach Süden am stärksten, und hierauf soll bey Erbauung eines Spitals gesehen werden. Zu gewissen Zeiten soll man vorzüglich die Luft in den Krankenhäusern er-

neuern

neuern und alsdenn die Kranken, die das Bette verlassen können, in ein Nebenzimmer bringen, die übrigen aber sollen bedeckt werden, damit der Luftzug ihnen nichts schade. Also kann man besonders darauf bedacht seyn, daß in einem großen Saale Fenster und Fenster, oder Fenster und Thüren, oder Fenster und Kamine einander gegenüber stehen. Allein der Zug darf nicht nur in einem Theile des Saals würken, sondern in mehrern Stellen und Durchzügen und die Zugöffnungen müssen einander gegenüber stehen. In Rochefort sind die Galeerensclaven in einem langen Zimmer, das nur zwey Oeffnungen hat, und es ist daher kein Wunder, daß hier sehr viele sterben.

Hr. Strack *) bringt die Kamine zur Luftreinigung besonders in Vorschlag, und weil ich nicht deutlich genug werden möchte, wenn ich einen Auszug davon liefern wollte, so setze ich Hrn. St. Worte selbst her: „Die Einrichtung, wie die äußere Luft in „den Saal kömmt, denselben geschwind durchstrei„chet und dann mit der im Saale schon befindlichen, „oben wieder aus und über Dach geleitet wird, ist „folgende:“ — „Die Mauer, an welcher das Ka-

 „min

*) In der ang. Schrift S. 33—37. — Auch handelte eben dieser Verfasser von diesem Gegenstande in s. akademischen Rede: de novandi ratione et purum reddendi aerem intra nosocomia carceres, ue, 1770. Auch hat er diese Einrichtungen durch Kupferstiche zu erläutern versprochen, dennoch ist dieses für jetzt, so viel mir bekannt, noch nicht geschehen.

„min ist, hat an ihrer äußern Seite im Hofe drey „große Oeffnungen, an welchen Kanäle oder Luft„trichter angebracht sind, wodurch die Luft in den Saal „gehet. Der erste dieser Kanäle theilt sich wieder in „drey andere, wovon der eine gerade unter der Platte, „worauf das Feuer im Kamine brennt, und dann „ferner unter dem Fußboden her, bis in die Mitte „des Saals läuft, hier öffnet er sich mit einer großen „Mündung; die zwey andern Abtheilungen des er„sten Kanals steigen zwischen der Mauer und der „eisernen Platte, die die inwendige Mauer des aufstei„genden Kamines bekleidet, bis zur Hälfte der „Saalshöhe seitwärts auf, und hier öffnen sie sich zu „beyden Seiten des Kamines mit runden Mündun„gen. Diese drey Kanäle heiße ich die Einhaucher. „Durch sie bringe ich die äußere Luft in den Kranken„saal, denn da die innere Luft des Saals aus be„kannten Ursachen spezifisch leichter, als die äußere „ist, so findet diese, wenn sie durch die Einhaucher „dringt, keinen Widerstand im Saal, besonders „wenn die Einhaucher, die unter und neben den „erhitzten Kaminplatten laufen, vom Feuer erwärmt „sind; und also die darinn enthaltene Luft verdünnt ist. „Hieraus erwächst noch der Vortheil, daß die neuein„dringende Luft bey der kalten Jahreszeit schon er„wärmt in den Saal kömmt. Man kann täglich in „den Sälen dieses Krankenhauses die Probe anstellen, „wie stark die Luft durch diese Anordnung, auch „wenn kein Feuer brennt, von außen eindringt."

„An die zwey andern in der äußern Kamin„mauer angebrachten Oeffnungen schließen sich auch „zwey Kanäle an, die ebenfalls zwischen der Mauer „und der aufsteigenden eisernen Kaminplatte, bis „beynahe oben an die Decke des Saales laufen, hier „öffnen sie sich aber nicht im Saale, sondern gehen „zu beyden Seiten des Kamines in zwey, etliche „Zoll weite blecherne Rohre über, welche an der „Decke des Saals fort bis in die beyden Ecken dessel„ben gehen; diese Kanäle heiße ich Durchhaucher, „hier nun durchbohren sie die Decke, und öffnen sich „in zwey von Backsteinen aufgeführte, weite, hohe, „und über Dach hervorragende Kanäle, die ich Aus„haucher nenne, an der ganzen Länge der Durch„haucher sind blecherne Trichter angebracht, deren „weite Oeffnung herunter in den Saal gerichtet, die „engere aber ins Rohr des Durchhauchers eingesezt „ist. Ihre Richtung mit dem Durchhaucher ist „schief, und so, daß sie dem durch den Aushau„cher ziehenden Luftstrome sehr günstig ist."

„Der Nutzen aller dieser Kanäle besteht darinn: „die innere Luft des Saales wird durch diejenige, „welche die Einhaucher einführen, bewegt, und „weil sie leichter ist, in die Höhe getrieben, und da „der in den Durchhauchern befindliche Luftstrom, „welcher durch einen langen, vom Kaminfeuer sehr „erwärmten Kanal ziehet, auch beständig verdünnet „wird, so wird sie in dieselben (Durchhaucher) aufge„nommen, dann in die Aushaucher gebracht, und „durch diese über Dach geführt. Auf der obern Oef-

„nung der Aushaucher ist ein so leicht beweglicher „blecherner, nur auf einer Seite offener Hut ange„bracht, daß er vom geringsten Winde bewegt, und „dessen Seitenöffnung gegen diejenige Weltgegend ge„drehet wird, die dem blasenden Winde gerade entge„gen ist. So können die aus dem Krankensaale „aufsteigenden Dünste nie an ihrem Ausgange ge„hindert werden."

In den meisten Hospitälern in London, fand ich Kamine, und die Luft wurde durch sie sehr gut gereiniget. —

Aehnliche Ventilatoren und noch viele andere Mittel, die Luft in den Spitälern und Gefängnissen zu verbessern, sind ferner in Vorschlag gebracht worden, und wir können die Bemerkungen des Duhamel [1]), Pringle [2]), Wargentin [3]) und Nahuys [4]), wenigstens nicht ganz übergehen, wenn wir auch einiger andern weniger wichtigen Bemerkungen nicht gedenken wollten.

Duha=

1) Histoire de l'academie royale des sciences, année 1748. Memoires p. 1.

2) Philosophical Transactions Vol. XLVIII. p. 42.

3) Kongl. Svenska Vetenskaps Academiens Handlingar. 1757. Vol. XVIII. p. 1.

4) Verhandeling over de schadelyke hoedanigheid der lugt in de gasthuyzen en gevangenissen benevens deszelvs hulpmiddelen: welke de dubbelde prys van de konnigklyke academie der weetenschappen te Lyons behaald heeft door *Alex. Petrus Nahuys*. Te Haarlem, 1770.

Duhamel verlangt, man soll in die Decken der Spitäler Oeffnungen machen und Röhren über das Dach hinaus führen, auch wendet er diese Luftverbesserungs-Methoden auf die Schiffe und Kloacken an. Wenn er aber meynt, daß hohe Dome sich in ein Krankenhaus schicken, so ist er dem Herrn Maret, einem neuern Schriftsteller, von dem wir vorhin Nachricht gaben, geradewegs entgegen. Pringle beschreibt den Nutzen des Ventilator des Hales und der Zugröhren in Gefängnissen, und erzählt, daß mehrere, welche vor dem Ventilator standen, als er sich ausleerte, das Faulfieber bekommen hätten. Hr. Nahuys aber giebt der Maschine des Sutton noch den Vorzug vor dem Ventilator des Hales.

Die Verbesserung der Luft durch offenes Feuer von Wacholderholz, durch siedenden Essig, durch Sprengen mit Essig und Wasser, und das Aufstreuen des Salpeter auf Kohlen, sind zu bekannte Mittel, als daß ich derselben noch zu erwähnen brauchte; nur will ich blos anmerken, daß sie nicht hinreichend sind.

Von der Spitalgeräthschaft.

Hierher rechne ich zuförderst Betten, Kleidung und Wäsche.

Jedes Bett muß aus einem Strohsacke, einer Matratze, einem Kopfküssen, einem obern und untern Leintuche und einer wollenen Decke bestehen. Diese Stücken müssen fleißig und wenigstens zweymal

mal im Jahre, im Frühjahre und Spätjahre, gewechselt werden, und auch noch öfterer, wenn an Faulfiebern oder an andern ansteckenden Fiebern Erkrankte darinnen gelegen haben. Bey diesem Wechsel müssen sie auf Böden der freyen Luft ausgesetzt werden. Gegen die wollenen Decken könnte man auch vieles einwenden, wenn man nur ein Surrogat für sie auffinden könnte. Vielleicht könnte man sie aus einem Material fertigen lassen, welches freylich theurer, als Wolle, allein auch dauerhafter seyn könnte. Die ledernen mit Roßhaaren ausgestopften Küssen sind vortrefflich, allein freylich sind sie erst zu kostbar, und wenn das Leder naß wird, so schrumpft es zusammen. Ein Vortheil, der bey Roßhaaren nicht zu verkennen ist, besteht darinn, daß sie die Ansteckung nicht leicht einsaugen, und daß sie gewaschen werden können.

Die Kleidungsstücke, welche der Patient mit in das Krankenhaus bringt, muß er beym Eintritt ablegen, und sie müssen mit der Nummer desjenigen Bettes, welches er im Spital einnimmt, bezeichnet, gewaschen, geschwefelt, und gut aufbewahret werden. Im Spitale aber erhält er ein Spitalhemde, einen Schlafrock, ein paar Strümpfe und eine Nachtkappe. Nach Colombier soll nichts von Wolle den Kranken umgeben, sondern alles von Leinwand seyn.

Von der Spitalwäsche und ihrer Reinigung will ich nichts weiter anmerken, als daß die von venerischen Kranken, wie auch die von Blatterkranken, oder mit andern ansteckenden Krankheiten behafteten

Patie

Patienten, separat gewachsen werden muß *). Mehrere Anmerkungen von meiner Seite über diesen Gegenstand, wird man von mir, meiner Unerfahrenheit wegen, wohl nicht verlangen.

Das Geschirr zum Speisen soll von Erde, Holz, und Leder seyn, außerdem ist besondere Reinlichkeit dabey für immer anzuwenden **). Zinnerne, kupferne und überhaupt metallene Gefäße, und dergleichen, müssen mit äußerster Vorsicht angewendet werden. Ich kann mich aber hier auf keinen wichtigern und brauchbarern Schriftsteller berufen, als auf den Herrn Franck, welchen ich hierüber und über mehrere Gegenstände meiner Zusätze, in seinem vortrefflichen Systeme einer vollständigen medicinischen Policey ***), nachzulesen bitte. Vorzüglich viel Ordnung und Sorgfalt dieser Art fand ich im Londonhospitale, in dem Versorgungshause zu Waldheim, von dem uns Hr. D. Günz eine Nachricht mitgetheilt hat †), und im Pädagogium zu Halle.

*) In manchen Krankenhäusern hat man besondere Wäsche und Kleidung für Fieberhafte, Venerische, Krätzige, u. s. w.

**) Beyläufig will ich anmerken, daß Hr. Stoll zu gewissen Arzneyen, hörnerne und eiserne Gefäße in Spitälern vorzufinden wünschte.

***) Im dritten Bande.

†) Nachrichten von dem Irren- und Zuchthause zu Waldheim, in Pyls neuem Magazin 1 Band 1 Stück, S. 106.

Zur Bequemlichkeit in den Krankensälen dienen Großvaterstühle und Lehnsitze, auf welchen die genesenden Kranken ausruhen können; zur Beförderung der Reinlichkeit, Waschbecken nebst Handquelen, Spucknäpfe, Nachtstühle *) und ein Leibgeschirr oder Unterschieber; zur Belehrung und Nachforschung des Arztes zinnerne nach Unzen abgetheilte Aderlaßschälgen und Uringläser. Ueberdieß müssen in einem Hospitale für Gebährende Geburtsstühle, Milchpumpen und Bademulden und dergleichen bey der Hand seyn: in ein Krankenhaus gehören ferner mehrere chirurgische Instrumente, Aderlaßgeschirr, Geschirr zum Schröpfen, Klystierspritzen, die Geräthschaft zum Tabaksklystiere, Fässer zu Fußbädern, Rieme und Gurte, um die Rasenden zu bändigen, Tragsessel; in den Operationssaal gehört ein Tisch zum Steinschnitt, und wenn ich auch noch mehr von dieser Geräthschaft anführen wollte, so würde ich doch noch immer leicht etwas vergessen können. Ich breche also hier ab, und werde nur noch einige wenige Anmerkungen hinzufügen.

Die Spucknäpfe können von Blech seyn, ausserdem müssen sie rund gestaltet seyn, und einen Handgriff, und in dem Deckel eine trichterförmige Vertiefung haben, damit der Speichel desto besser abfliessen kann. Daß die Untersuchung des Gespuckten für

*) Von Kloacken und heimlichen Gemächern s. Johann Peter Frank med. Polizey. III. B. S. 969.

für den Arzt eine wichtige Sache ist, brauche ich nicht weitläuftig zu erinnern.

Was die Leibstühle anbelangt, so geben diese fast allezeit zu Unsauberkeiten und Verderbniß der Luft Gelegenheit. Herr Strack verlangt, man soll jederzeit den Leibstuhl außerhalb dem Krankensaale stehen lassen, und der Krankenwärter soll ihn, so oft, als es der Kranke verlangt, durch eine neben dem Bette angebrachte Fallthüre hereinschieben und nach dem Gebrauche soll er sogleich wieder hinausgeschoben und gereinigt werden. Herr Faucken verwirft größtentheils alle Nachtstühle, und verlangt, man solle sich bey den Schwachen eines Unterschiebers bedienen, diesen nach dem Gebrauche sogleich zudecken und ausgießen, oder an eine bestimmte Stelle zur Untersuchung bey Seite setzen.

Die zinnernen Aderlaßschälgen waren zu meiner Zeit in dem Dreyfaltigkeitsspitale zu Wien vier Zoll weit, und fünf Zoll hoch, und inwendig waren, wie in den Apotheker-Mensuren, die Unzen angezeigt.

Nach Verschiedenheit der Spitäler und Kranken, sind auch noch andere Geräthschaften nöthig, Augenbader, Augenschirme, andere bey denen, die ein Bein gebrochen haben, andere für die Wöchnerinnen u. s. w.

Von der Nahrung, Unterhalt und Verpflegung der Kranken.

Die Speiseordnung ist zuverläßig auch ein wichtiger Gegenstand bey der Verpflegung der Kranken, und daß auf die Güte der Kost, weil sie für Kranke bestimmt ist, und auf einen vortheilhaften Einkauf wegen der Menge der zu Beköstigenden zu sehen sey, ergiebt sich von selbst. Eine ausführliche Belehrung über diesen Gegenstand erwartet wohl niemand in den wenigen Zusätzen zu dem Howard; auch ändert sich die Oekonomie eines Spitals nach den Jahren und den Preisen der Victualien, und richtet sich nach den verschiedenen Gegenden, so daß eine und dieselbe Norm nicht auf alle Spitäler angewendet werden kann. Ich begnüge mich daher, nur einige Beyspiele anzugeben. — Zu Portsmouth ist die Speiseordnung, wie gewöhnlich, in die strengere Diät, in die halbe und ganze Portion abgetheilt. Erstere besteht in warmer Milch mit Wasser, oder einer Panatsuppe; und zum Getränke Gerstenwasser; die zweyte besteht in einem halben Pfund gekochten Schöpfenfleische und ohngefähr in einem halben Maaß leichten Bier, die ganze Portion in einem Pfunde gekochten Rindfleische und einem Maaß Bier [1]).

Im Hotel-Dieu zu Paris bekommen diejenigen, welche au bouillon oder an der Diät sind, alier zwey Stunden eine Suppe. Diejenigen, welchen schon eine solidere Kost erlaubt wird, bekommen um

1) Hanczovsky, S. 64.

um zehn Uhr Vormittags eine Suppe, eine mäßige Portion Kalb- oder Rindfleisch, samt Brod und einem halben Viertel Wein, und dasselbe wird ihnen auch Nachmittags gereicht. Diejenigen, welche zu genesen anfangen, bekommen Suppen und Fleisch von Hühnern und anderm Geflügel [2]).

In dem pariser Spital, Hospice de Charité, bekommen diejenigen Patienten, welche Diät haben, dreymal des Tages eine Suppe; Früh um halb sieben Uhr, um zehn, und dann um fünf Uhr Nachmittags; um ein Uhr werden ihnen gekochte Zwetschken oder gedünstete Aepfel gereicht, oder etwas eingesottenes, wenn sie zu schwach sind. Denenjenigen, welche die halbe Portion bekommen, giebt man Früh eine Suppe: um zehn Uhr vier Unzen Fleisch, und eben so viel Brod: um ein Uhr eine Obstspeise und ein kleines Glas Wein, welches den sechsten Theil von einer gewöhnlichen Bouteille austragen mag. Die ganze Portion besteht in der Verdoppelung der halben, und die Reconvalescenten bekommen dreymal die Woche zum Abendessen ein Stück Braten, und an den übrigen Tagen ein Ragout [3]).

In dem Invalidenspital zu Paris, besteht die strenge Diät in einer bloßen Suppe; die ganze Portion in einer Suppe, einem Pfund Rindfleisch und Zugemüse, nemlich ein halbes Pfund zu Mittag, und eben

2) Hunczovsky, S. 81.

3) Hunczovsky, S. 105.

eben soviel zur Nacht, und einem Viertel Wein; die halbe besteht in einem Viertel von diesem[4]).

In dem Militairspitale zu Gros Caillou ist folgende Speiseordnung eingeführt: die ganze Portion besteht in einer Suppe und einen Pfund Fleisch, welches auf zweymal des Tages gegeben wird: die halbe in der Hälfte, und bey der Viertelportion giebt man Kalbfleisch. Außerdem hat man das Regime blanc, worunter Reis und Milch verstanden wird. Für diejenigen, welche die ganze Portion bekommen, ist Bier der gewöhnliche Trank, für die übrigen eine Ptisane oder Wasser[5]).

In der Charite zu Paris besteht die strengere Diät in einer leichten Suppe, oder leichten Milch- oder Obstspeise. Die ganze Portion in einer Suppe, acht Unzen Fleisch, und zehn Unzen Brod zu Mittag, und eben soviel des Nachts. Die halbe Portion in der Hälfte vom vorhergehenden, und die Viertelportion in sechs Unzen Fleisch für jeden ganzen Tag. Diejenigen, welche die ganze Portion erhalten, bekommen den dritten Theil von einem Viertel Wein[6]).

In dem Krankenhause zu Brest, einem Spitale für Matrosen, besteht die ganze Portion in einer Schaale Suppe, einem Pfund Rindfleisch, zwey und zwanzig Unzen Brodt und manchmal kommt noch eine

4) Hunczovsky, S. 126.

5) Hunczovsky, S. 132.

6) Hunczovsky, S. 111.

Des

Zimmer und Abtheilungen.				Anzahl der Better.	verbleiben vom vorigen Tag Personen.
Spital zur H. Dreyfaltigkeit gratis für Arme.	Zimmer	Männer.	S. Caroli.	6	
			S. Francisci.	14	
			S. Josephi.	15	
		Weiber.	S. Elisabeth.	6	
			S. Theresiæ.	14	
			S. Annæ.	15	
	Officianten-Tafel		Ein Apotheker, und ein Chirurgus.	—	
	Dienstbothen-Tisch.		10. Krankenwärteriunen, und 1. Kirchenknab.	—	
	S. Jacobi. für Männer.	2te Kost.	Zahlende Partheyen.	48	—
		3te Kost.	Nationalen.		—
			Zahlende Partheyen.		—

Tag- und

…t- Kaiserl. Königl. Spanischen Nation

…mittag.		verbleiben auf Mittag zu verpflegen.	Portiones auf Mittag.					
…ntlassen.	gestorben.		Schwache.	Viertl.	Halbe.	Ganze.	Wein ein halb Seidl. a 10 kr.	a 8 kr.
			a $1\frac{1}{2}$ kr.	a 3 kr.	a 6 kr.	a 7 kr.	a $1\frac{1}{4}$ kr.	a 1 kr.
			2	1	3	—		
			7	4	2	1		
			4	6	2	3		
						a 8 kr.		
						a 5 kr.		
				a $4\frac{1}{2}$ kr.	a $6\frac{1}{2}$ kr.	a $9\frac{1}{2}$ kr.		
				a 3 kr.	a 6 kr.	a 7 kr.		

Speis=Zettel

al- und Heil. Dreyfaltigkeits Kranken=Sp

Nachmittag. angekommen.	entlassen.	gestorben.	verbleiben auf die Nacht zu verpflegen.	Portiones auf die Nacht. Schwache.	Viertl.	Halbe.	Ganze.	Wein ein halb Seid[l] a 10 kr.	à 8 kr.
				a 1½ kr.	a 3 kr.	a 3 kr.	a 4 kr.	a 1¼ kr.	a 1 kr
							a 4½ kr.		
							a 4 kr.		
					a 3½ kr.	a 5½ kr.	a 5½ kr.		
					a 3 kr.	a 3 kr.	a 4 kr.		

Zur Seite 479.

…s den 17

-Paßirungen.		Abends entlassen worden.	verbleiben im wirklichen Stand.	Gebühret dem Traiteur.					
				von Portionen.			in Summa von jedem Spital.		
auf Brod.	auf Zuspeis.			fl.	kr.	pf.	fl.	kr.	pf.
kr.	à 1½ kr.								

Spanisches Spital für Nationalen, und zahlende kranke Partheyen.

Commun-Zimmer.	S. Eulaliæ für Weiber.		2te Kost.	Zahlende Partheyen.	24	—
			3te Kost.	Nationalen.		—
				Zahlende Partheyen.		—
	Corrupten-Clausur.	Männer.	2te Kost.	Zahlende Partheyen.	17	—
			3te Kost.	Nationalen.		—
				Zahlende Partheyen.		—
		Weiber.	2te Kost.	Zahlende Partheyen.	11	—
			3te Kost.	Nationalen.		—
				Zahlende Partheyen.		—
mit eigenem Zimmer.			1te Kost.	Zahlende Partheyen.	42 Zimmer.	—
			2te Kost.	Zahlende Partheyen.		—
Officianten-Tafel.				ein Apotheker und ein Chirurgus.	—	—
Dienstbothen-Tisch.				2 Kirchenknaben.	—	—
				Summa.		

				a 4½ kr.	a 6½ kr.	a 9½ kr.		
				a 3 kr.	a 6 kr.	a 7 kr.		
				a 4½ kr.	a 6½ kr.	a 9½ kr.		
				a 3 kr.	a 6 kr.	a 7 kr.		
				a 4½ kr.	a 6½ kr	a 9½ kr.		
				a 3 kr.	a 6 kr.	a 7 kr.		
				a 6½ kr.	a 9 kr.	a 14 kr.		
				a 4½ kr.	a 6½ kr	a 9½ kr.		
						a 8 kr.		
						a 6 kr.		

D. St. * * *

					a 3½ kr.	a 5½ kr.	a 5½ kr.		
—	—	—	—	—	—	—	—	—	—
					a 3 kr.	a 3 kr.	a 4 kr.		
—	—	—	—	—	—	—	—	—	—
—	—	—	—	—	—	—	—	—	—
—	—	—	—	—	—	—	—	—	—
					a 3½ kr.	a 5½ kr.	a 5½ kr.		
—	—	—	—	—	—	—	—	—	—
					a 3 kr.	a 3 kr.	a 4 kr.		
—	—	—	—	—	—	—	—	—	—
—	—	—	—	—	—	—	—	—	—
					a 3½ kr.	a 5½ kr.	a 5½ kr.		
—	—	—	—	—	—	—	—	—	—
					a 3 kr.	a 3 kr.	a 4 kr.		
—	—	—	—	—	—	—	—	—	—
—	—	—	—	—	—	—	—	—	—
					a 4½ kr.	a 6 kr.	a 6 kr.		
—	—	—	—	—	—	—	—	—	—
					a 3½ kr.	a 5½ kr.	a 5½ kr.		
—	—	—	—	—	—	—	—	—	—
							a 4½ kr.		
—	—	—	—	—	—	—	—	—	—
							a 4 kr.		
—	—	—	—	—	—	—	—	—	—

D. T. * * *

—	—	—	—	—	—	—	—	—	—	—
—	—	—	—	—	—	—	—	—	—	—
—	—	—	—	—	—	—	—	—	—	—
—	—	—	—	—	—	—	—	—	—	—
—	—	—	—	—	—	—	—	—	—	—
—	—	—	—	—	—	—	—	—	—	—
—	—	—	—	—	—	—	—	—	—	—
—	—	—	—	—	—	—	—	—	—	—
—	—	—	—	—	—	—	—	—	—	—
—	—	—	—	—	—	—	—	—	—	—
—	—	—	—	—	—	—	—	—	—	—
—	—	—	—	—	—	—	—	—	—	—
—	—	—	—	—	—	—	—	—	—	—
—	—	—	—	—	—	—	—	—	—	—
—	—	—	—	—	—	—	—	—	—	—

* * *

Verwalter.

eine grüne Speise dazu. Die halbe Portion ist die Hälfte von der ganzen, und die strenge Diät eine Suppe und Reis. Des Abends giebt man wechselsweise Reis, gekochte Zwetschken oder Salat[7]).

Nothwendig darf nach den besondern Umständen der Spitalarzt diese Kost abändern, nachdem es die Krankheit des Patienten so oder anders verlangt. Oder eine solche Abänderung der Kost richtet sich nach dem Geschlecht, Alter, oder der Classe, in der der Patient lebt.

In Wien in dem ehemaligen Dreyfaltigkeitsspitale, waren die Portionen der Kranken, welche mit kurzen Zeichen angegeben wurden, folgende: Mehlspeise (M.), Panatel (Pl.), Suppe ohne Brod (⊓), Suppe mit Brod (⊓), Eingemachte Suppe (¼ X.), Fleisch mit Wein (½ V.), grünes Viertel (¼) *). Weil diese Einrichtung viel lobenswürdiges hat, so werde ich auch die Tag- und Speiszettel und die Speis Ordinations Zettel in dem K. K. unirten Krankenspital abdrucken lassen, ob sie sich schon auch, wenn ich nicht irre, in Hrn. Nikolai Reise durch Deutschland befinden.

Endlich will ich noch die Speiseordnung des allgemeinen Krankenhauses in Wien anführen.

Speise-

7) Hayczovsky, S. 192.

*) Es bediente man sich auch zu meiner Zeit noch anderer Zeichen, z. B. D. (Deserat Nosocomium) V. S. (Aderlaß) Ves. (Vesicatorium) M. (Schlafrock, oder Mantel) Klist. (enema.)

Speiseordnung für diejenigen, welche zehen Kreuzer des Tages, oder nichts bezahlen. Kranken, welche nur Fleischbrühe genießen dürfen, wird dieselbe des Tages, so oft sie der Arzt verordnet, gereicht.

Schwache Portion. Früh: eine Schaale Fleischbrühe. Mittags: Trinkpanatel. Nachmittags, wenn es von nöthen: Fleischbrühe. Abends: Suppe mit Brodschnittel oder Panatel.

Viertel Portion. Früh: eine Schaale Brühe. Mittags: Suppe mit Reis, oder eingekochter Mehlspeise, Obst oder grüne Speise. Abends: Panatel, gerollte und geriebene Gerste; für ½ Kreuzer Semmel des Tages.

Drittel Portion. Früh: Fleischbrühe. Mittags: Suppe mit Reis oder Mehlspeise, anderthalb Vierting Kalb- oder Lammfleisch in einer Brühe, Zugemüse oder Obstspeise. Abends: Panatel, oder eingekochte Mehlspeise, für 3 Pfennige Semmel.

Halbe Portion. Früh: Fleischbrühe. Mittags: Suppe mit Reis oder Melhspeise, fünfmal die Woche 1½ Vierting Kalb- oder Lammfleisch mit Brühe eingemacht; zweymal die Woche Lungenmuß oder eingeschnittene Lunge. Abends: Suppe mit Gerste, Reiß oder Mehlspeise, Obst oder grüne Speise, zweymal die Woche geschnittene Kuttelflecke, wenn es die Krankheitsumstände zugeben, für 1 Kreuzer Semmel.

Ganze

Speis-Ord

In dem Kaiserl. König

Für das Sancti Caroli Zi

Schwache Portion.	Viertel Portion.	Halbe Portion. mit Fleisch.	Halbe Portion. mit extra-Mehlspeis.	Ganze Portion.	S
4	1 П 5 $\frac{1}{4}$ 6 П	2 6 D			
7 8 13	9 П 10 $\frac{1}{4}$ 11 M.		12		

Zur Seite 479.

tions-Zettel,

nirten Kranken-Spital.

. Den 30. August 1780 *).

Extra-Suppen.	Ankommen.	Entlassen.	Gestorben.
3			
	4		
	5		
		6	
	6		
		S.	Francisci.
	13		

14					
	15 Π				
	$16\frac{1}{4}$				
	$17\frac{1}{4}$				
	18 Π				
	$19\frac{1}{4}$				
	20 Π				
	$21\frac{1}{4}$				
		22 D			
	$23\frac{1}{4}$				
	$24\frac{1}{4}$ D				
	25 Π				
		26 D			
	$27\frac{1}{4}$				
	$28\frac{1}{4}$				
	$29\frac{1}{4}$				
	$30\frac{1}{4}$	31			
		32			
	$34\frac{1}{4}$				
		33			
	$35\frac{1}{4}$				

*) Die Nummern deuten auf die Betten, und die d

	14		14
			S. Josephi.
		22	
		24	
		26	

henden Zeichen sind oben S. 479 erklärt.

Speis = Ordi

In dem Kaiserl. König

Für das S. Elisabethæ Zi

Schwache Portion.	Viertel Portion.	Halbe Portion. mit Fleisch.	Halbe Portion. mit extra-Mehlspeis.	Ganze Portion.
	$36\frac{1}{4}$			
	$37\frac{1}{4}$			
		38 D		
39				
	$40\frac{1}{4}$			
		41		
	$71\frac{1}{4}$			
42				
43				
44				
	45 Π			
	$46\frac{1}{4}$			
	$47\frac{1}{4}$			
			48	

…tions - Zettel,

…nirten Kranken-Spital.

… Den 30. August 1780.

…	Extra-Suppen.	Ankommen.	Entlassen.	Gestorben.
			38	
		39		
		43	S.	Thereſiæ.

	49¼				
	50 Π				
52					
53					
	54¼				
	55 Π				
	81¼				
		56			
	57¼				
	58¼ D				
		59 D			
	60¼				
		61 D			
	62¼		62 D		
	63¼				
		64 D			
64					
	65¼ D				
	66¼	67			
	68¼				
	69¼				
	82 Π				

	51			
				S Annæ.
			58	
			59	
			61	
		62	62	
			64	
		64		
		65	65	
			70	frhin entlassen.

D. * * *

Ganze Portion. Früh: Einbrennsuppe mit Brodschnittel. Mittags: Suppe mit Gerste, Reis, Gries, oder Mehlspeise, 1½ Vierting Rindfleisch, Zugemüse. Abends: alle Tage Suppe, wie bey der halben Portion. Sonntags, Dienstags und Donnerstags: Kuttelflecke, oder eingeschnittene Lunge, oder Lungenmuß. Montags und Freytags: Zugemüse oder Obstspeise. Mittwochs und Sonnabends: Lungenstrudel, Gries und Leberknötel, für 1 Kreuzer weißes Brod. Sollte für einige Kranke diese Portion nicht hinreichend seyn, so wird auf Verordnung des Arztes mehr abgereichet werden. Kranke, welchen Weinsuppe oder Milchspeisen zuträglicher, als Fleisch sind, werden sie bekommen. Denen, so die ganze Portion geniesen, wird auf Verordnung und Erlaubniß des Arztes, Bier und Wein, das Maaß für acht Kreuzer gegeben.

Für die, welche monatlich 15 Gulden bezahlen. Schwache, Viertel - Drittel - Portion, wie bey den vorigen.

Halbe Portion. Früh: Suppe mit Brodschnittel. Mittags: Suppe mit Reis oder Mehlspeise, 1½ Vierting Kalb - oder Lamm - Eingemachtes, Zugemüse. Abends: Suppe mit Mehlspeise. Sonntags und Mittwochs: 1½ Vierting Eingemachtes. Dienstags und Donnerstags: Suppe mit Mehlspeise, Kalb - oder Lamm-Peischel. Montags, Freytags und Sonnabends: Sem-

Semmel und Gries-Knötel, Lungenstrudel, Obst und grüne Speise.

Ganze Portion. Früh: Suppe mit Brodschnittel. Mittags: Suppe mit etwas Eingekochtem, $1\frac{1}{2}$ Vierting Rindfleisch, grüne Speise, $1\frac{1}{2}$ Vierting Eingemachtes oder Gebratenes. Abends: wie die halbe Portion; die Portion Brod, wie bey den Nichtszahlenden, nur daß bey der ganzen Portion, Semmeln abgereicht werden. Der Wein ist das Maaß für 10 Kreuzer.

Für die täglich 1 Gulden Bezahlenden.

Schwache, Viertel-Drittel und halbe Portion, wie bey den Vorhergehenden.

Ganze Portion. Früh: Suppe mit Brodschnittel. Mittags: Suppe mit etwas Eingekochten, $1\frac{1}{2}$ Vierting Rindfleisch, grüne Speise, $1\frac{1}{2}$ Vierting Eingemachtes, Gebratenes. Diesen wird nach Thunlichkeit, mit Hühnern, statt Kälber- und Lämmerfleisch, und bey der Obstspeise mit Kirschen u. d. gl., abgewechselt werden. Abends: wie bey denen mit 15 Gulden. Der Wein ist das Maaß für 16 Kreuzer.

Je größer ein Spital ist, desto weitläuftiger wird auch seine Oekonomie seyn, und desto mehr wird Ordnung und eine gehörige Abtheilung nöthig seyn. Das Hotel Dieu zu Paris, welches aus fünf und zwanzig Krankensälen besteht, ist mit zwanzig separaten Oekonomien versehen, unter welche diese Krankensäle vertheilt sind. Hr. Faucken, der über diesen

Gegen-

Gegenstand auch sonst noch viele gute Anmerkungen mittheilt, ordnet einer jeden Oekonomie oder einem Kostgeber, vier Krankenzimmer unter. Allein Paris und Wien können uns nicht zur Norm dienen; dieses ändert sich nach Gebräuchen, Sitten, eingeführten Gewohnheiten und ähnlichen Umständen nur gar zu sehr ab. Ich will daher auch nicht vorschreiben, welche gesunde und wohlfeile Speisesorten besonders in Vorschlag gebracht zu werden verdienen. Das auf den Einkauf der Victualien zu rechter Zeit viel ankomme, weiß man, und hiervon etwas anzumerken, liegt außer meinen Kenntnissen und Erfahrungen, und den Grenzen dieser wenigen Zusätze. Hr. Hunczovsky, wenn er von dem Hotel Dieu zu Lyon schreibt, merkt hierüber einiges an *).

Nichts ist verderblicher, als wenn die Kranken die Speisen, welche sie bekommen, nicht aufessen können, und dieselben aufheben und zu einer andern Zeit aufwärmen, oder wenn sie sich diese von den noch Kränkern geben lassen, welche ganz und gar keine Speisen zu sich nehmen wollen.

So verdient auch diejenige Einrichtung allen Tadel, nach welcher es einem jeden Kranken erlaubt oder befohlen wird, sich selbst zu beköstigen, wie dieses ehemals in dem Bürgerspitale zu Wien der Fall war.

Im Ganzen rechnet man auf einen Kranken, täglich 1 Groschen 7 Pfennige, oder 6 Kreuzer.

*) S. 291.

Die Einrichtungen in Ansehung der Verpflegung der Kranken im Hospice de Charite der Madam Necker in Paris, verdienen auch rühmlichst angeführt zu werden. Hr. Krünitz hat sie in seiner Encyclopädie größtentheils alle angeführt *).

Jedoch ich breche hier ab, und führe nur noch das an, was Carrere [1]), Krünitz [2]), Bang [3]) und Reyher [4]), hierüber vorgeschrieben haben. Es kömmt bey der Lebensordnung eines Kranken, auf die sechs nicht natürlichen Dinge an, und diese giengen die beyden ersten Schriftsteller durch, so wie Hr. Bang in seinem vortrefflichen Buche, das bey Errichtung von Krankenhäusern nicht übergangen werden darf, der Speiseordnung besonders gedenkt.

Nun

*) 47. Band. S. 361. — S. ferner: Einrichtungen und Anstalten in dem Hospice de Charite zu Paris. Lpz. 1780. 4.

1) Die vollkommene Krankenwärterin, durch D. Pfähler. Strasburg 1787.

2) In dem Artikel **Kranken-Diät.** Encyclop. 47. B. S. 41.

3) Selecta Diarii Nosocomii regii Fridericiani Hafniensis, Tom. I. auct. *Frid. Ludov. Bang.* Hafniae 1789. 8. p. XXI. — Nothwendig muß man in den verschiedenen Spitälern nach der Verschiedenheit der Zuverpflegenden, nachdem es Kinder oder Erwachsene u. s. w. sind, die Lebensordnung abändern.

4) D. J. G. Reyhers pathologische Diät oder Lebensordnung für Kranke. Schwerin und Wismar. 1790. 8.

Nun zu den Arzneymitteln, welche auch zur Verpflegung des Kranken gehören. Wohlfeile Arzneymittel haben viele in Vorschlag gebracht [5]) und in Pharmacopäen [6]) für Arme und für Krankenhäuser niedergeschrieben. Es ist gut, wenn die Apotheken gleich im Spitale angebracht sind, und bey großen Spitälern und in weitläufigen Städten ist es auch unumgänglich nothwendig. In kleinern Städten hilft man sich aber damit, daß man die beste Apotheke für das Spital wählt, in welcher die Arzneymittel gehörig und gewissenhaft bereitet werden. Denn daß auf die Güte der Arzneymittel viel ankomme, bedarf hier keiner neuen Erinnerung. Von der Einrichtung einer Spitalapotheke zu reden, übergehe ich; allein das muß ich bemerken, daß Spitalärzte alle mögliche Sorgfalt und Strenge anwenden müssen, daß den Kranken und Krankenwärterinnen in Ansehung des Einnehmens der Arzneyen keine Unregelmäßigkeiten dürfen gestattet werden.

Die Kosten der Arzneymittel sind für ein Krankenhaus ein importanter Gegenstand, weshalb es auch nöthig ist, daß die Administratoren und Vorgesez-

5) Reyher üb. d. Einrichtung kleiner Hospitäler in mittlern und kleinern Städten. Hamb. u. Kiel. 1784. 8.

6) *Bang* Pharmacopaea in vſum noſocomii Fridericiani Hafnienſis. Hafniae. 1788. 12. — Pharmacopaea militaris naualis et eorum vſui accommodata, qui impenſis publicis curantur. Stockholm 1789. 8. Pharmacopaea Pauperum in vſum inſtituti clinici Hamburgenſis. 1781. und mehrere.

gesezten ein wachsames Auge hierüber haben, obschon ihre Strenge und Aufmerksamkeit nicht so weit gehen darf, daß dadurch der Güte der Arzneyen etwas entzogen werden könnte. In bürgerlichen und Stadtspitälern geschehen seltner solche grobe Betrügereyen, als in Feldlazarethen.

Von den Personen, welche bey einem Krankenhause angestellt werden müssen.

Das Personale eines Spitals kann in dasjenige abgetheilt werden, welches die Aufsicht über dasselbe hat, und in dasjenige, welchem die nähere Verwaltung desselben, und die unmittelbare Verpflegung der Kranken obliegt. Zu dem erstern gehören die Vorsteher, Geistlichen und Aerzte, zu dem zweyten, die Aerzte, Wundärzte, Apotheker, Verwalter, Krankenwärter und Krankenwärterinnen. Den Administratoren müssen wiederum Kanzellisten, Schreiber, Rechnungsführer u. s. w., untergeordnet werden, so wie den Aerzten und Wundärzten Assistenten an die Hand gehen müssen. So gehören auch noch zu den in einem Spitale nöthigen Personen, Thürsteher (Portiers) Nachtwächter, Lohnkutscher, Gärtner, Medicinträger, Siechkorbträger, Sesselträger u. s. w. Das weitläufige Personale des Wiener allgemeinen Spitals findet man in D. Krünizens Encyclopädie 47. B. S. 435. Das Personale für 3000 Personen in der Charite zu Berlin, will ich aber kürzlich anführen.

Etat der Officianten und Domestiken.

Officianten. Der Oberinspector, der Medicus, der Chirurgus, der Einnehmer, der Controlleur, der Comptoirschreiber, der Lazarethvater, der Hospitalvater, der lutherische Prediger, der reformirte Prediger, zwey Pensionärchirurgi, ein Provisor, acht Feldscheerer.

Domestiken. Der Küster und Schulhalter, der Organist, der Haußschlächter, eine Ausgeberinn, zwey Köchinnen, fünf Scheuerfrauen, ein Brod- und Fleischschneider, ein Hausknecht, vier Thürhüter, zwey Nachtwächter, drey Holzhauer, zwey Einheizer, ein Holzträger, eine Oberplätterinn, sechs Waschmädchen, vier Aufwärterinnen bey den innern kranken Männern, vier Aufwärterinnen bey den innern kranken Weibern, drey Aufwärter bey den äußern kranken Männern, eine Aufwärterinn bey den äußern kranken Weibern, zwey Aufwärter bey inficirten Männern, zwey Aufwärterinnen bey inficirten Weibern, zwey Aufwärter bey krätzigen Männern, zwey Aufwärterinnen bey krätzigen Weibern, ein Bierschenke, ein Apothekergehülfe, ein Apothekenaufwärter, ein Haustischler, eine Kämm- und Todtenfrau, zwey Einheizer und ein Holzhauer im neuen Flügel, drey Reinigungsfrauen, eine Compressenwäscherinn, ein Aufwärter in der Männer-Pflegestube, eine Aufwärterinn in der Weiber Pflegestube, ein Bothe *).

 Von

*) Krünitz, S. 516.

Von dem Personale des Petersburger Stadtspitals werden wir alsdenn weiter unten Nachricht geben.

Ferner ergiebt sich von selbst, daß sich das Personale eines Spitals allezeit nach der Anzahl der im Krankenhause befindlichen Kranken richte.

Die Administratoren oder Vorsteher der Spitäler müssen aus den Vornehmsten des Landes, der Stadt oder Ortschaft gewählt werden. Beyspiele solcher lobenswürdiger Sorgfalt und Aufmerksamkeit kann man in Italien, Frankreich, und in mehrern Ländern finden. In Mailand in dem großen Spitale haben neunzehn Edelleute aus den besten Familien, die Aufsicht über dasselbe, und einer von ihnen, an dem die Reihe ist, muß alle Morgen sämmtliche Säle besuchen. In Marseille sind sechszehn angesehene Bürger Administratoren des Spitals, und der Diensthabende visitirt das Spital täglich zweymal bis dreymal *). Daß nun aber freylich nicht alle Vorsteher der Spitäler sich ihrer Pflicht so annehmen, wie sie sollen, und daß andere durch vorsichtige Hausväter der Spitäler, welche den Vorstehern nicht alle ihre Geheimnisse entdecken wollen, aus Furcht ansteckenden Krankheiten sich auszusetzen, von ihren Pflichten abgehalten werden, hat Howard schon sehr richtig angemerkt. Der Dienst, den die Administratoren dem Staate leisten, ist beträchtlich groß **). Es

*) Hanczovsky, S. 272. 277.

**) Außer mehreren Schriften, die ich hier anführen könnte, und wie viele giebt es nicht dieses Innhalts, führe

Es ist nicht gut, wenn zu viel die Administration haben, oder wenn diejenigen, welchen die Aufsicht aufgetragen ist, nicht wissen, worauf sie zu sehen haben.

Die Administratoren müssen die Gelder und Einkünfte des Spitals unterbringen und zweckmäßig verwenden, und in allem Betracht für das Beste des Krankenhauses so gut wie möglich sorgen, für die Reparaturen des Gebäudes, und die Erhaltung und Ergänzung des Inventariums Sorge tragen, und auf die Befolgung der Spitalgesetze und der Spitalpolicey ernstlich sehen. Es müssen daher die Aufseher eines Krankenhauses monatlich einmal zusammen kommen, um mit dem Spitalvater gehörige Berathschlagungen zu halten. Wenn aber außer der Zeit etwas vorfallen, und eine Entscheidung der Directoren nothwendig machen sollte, so muß der Hausvater einen Bericht erstatten, und die Resolution des Directors, der an der Reihe ist, erwarten, und alsdann ausführen.

Die Aerzte und Wundärzte, denen die Aufsicht auf das Spital nebst den Directoren anvertraut ist, müssen wöchentlich einmal zusammen kommen, alle Krankensäle durchsehen, und ob die Verpflegung der Kranken gehörig vorgenommen werde, untersuchen, auch wenn es nöthig seyn sollte, den übrigen angestellten Aerzten und Assistenten Rath ertheilen; endlich

führe ich blos Hrn. M. van Geuns Rede an: de civium valetudine reipublicae rectoribus inprimis commendanda. Harderouici et Lipsiae 1788. 4.

müssen sie auch die Spitalapotheke durchsehen, und für die gehörige Bereitung der Arzneymittel sorgen.

Die Kanzellisten müssen die Aufnahmezettel der neu aufgenommenen Kranken ausfertigen, die Rechnungen des Krankenhauses führen, bey den Versammlungen der Directoren das Protocoll führen, die Baurechnungen und das Inventarium des ganzen Spitals in Ordnung halten, die Acten des Spitals führen, und aufbewahren, die Kleidungsstücke, und alles, was die Kranken mit in das Spital bringen, verzeichnen und mit dem Hausvater aufheben, und Listen für die Directoren halten, in welchen stehen muß, welche in das Spital aufgenommen worden, welche entlassen worden, welche gestorben, welche noch gegenwärtig, in welchen Krankensale sie liegen, unter welches Arztes oder Wundarztes Aufsicht, auch wie viel nicht haben aufgenommen werden können; auch muß einer von ihnen die Rechnungen alle revidiren und unterschreiben.

Der Hausvater muß über die übrigen Domestiken die Aufsicht haben, der Oekonomie vorstehen, die täglichen nöthigen Kosten bestreiten, auf die Bereitung und Vertheilung der Speisen Achtung geben, für die Heizung, Licht, Geräthschaft zur Reinigung der Kranken, ihre Kleidungsstücke, Wäsche, und was sonst noch zur Verpflegung und Aufsicht über die Kranken erforderlich ist, sorgen. Auch muß er die Luftreinigung des Spitals sich angelegen seyn lassen, bedacht seyn, daß die Kranken in Chaisen oder von den Sesselträgern herbeygeholt, und wohl in Acht

ge-

genommen werden. Er ist nach den Aerzten und mit denselben die wichtigste Person im Krankenhause.

Die Aerzte, welche Medici ordinarii genannt werden, und eigentlich den Spitaldienst verrichten, müssen täglich zweymal, und, wenn es nöthig ist, auch noch öfterer *) die Kranken besuchen, und ihnen Diät und Arzneyen vorschreiben, die Krankengeschichten, wenigstens die vorzüglichsten Fälle, niederschreiben **) oder niederschreiben lassen, die neu angekommenen Kranken durchfragen und ausforschen ***), den Sektionen beywohnen, und die vorzüglichsten Beobachtungen ebenfalls aufzeichnen; endlich können sie auch bei den Krankenvisiten sehr wohl für die Belehrung und den Unterricht junger Aerzte sorgen.

Wundärzten kommen, wenn sie anders hierzu geschickt genug sind, gleiche Pflichten zu.

In einem großen Krankenhause thut man sehr übel, wenn man wenig Aerzte anstellt, und diese auch nur zweymal die Woche die Kranken besuchen

*) Ich weiß, daß mein verdienstvoller Lehrer, Hr. Prof. Stoll in Wien noch Nachts um eilfe mehr als einmal in sein Spital gieng, um eine Crisin oder sonst etwas zu beobachten.

**) wie de Haen, Stoll, Bang und mehrere thaten.

***) Amand Wilhelm Smith Schema eines methodischen zweckmäßigen Krankenexamens. Wien, 1787. 8. (nach Stolls Plane).

chen läßt [1]). Ein Spitalarzt kann nur eine bestimmte Anzahl von ohngefähr zweyhundert Kranken oder allenfalls von dreyhundert, wenn viele chronische darunter seyn sollten, übersehen [2]).

Im Hotel Dieu zu Rouen wechselt der Dienst der Aerzte von drey Monathen zu drey Monathen, und zwey versehen allezeit die Spitaldienste, einer besorgt die Morgenvisite oder den Hauptdienst, ein anderer die Nachmittagsvisite. Das Fehlerhafte dieser Einrichtung rügt Hunczovsky [3]).

Im Hotel Dieu zu Paris besorgen zwölf Aerzte die innern Krankheiten, und wechseln aller vier Wochen die Säle. Eine für die armen Kranken und die Aerzte höchst nachtheilige Gewohnheit, wie der Herr Hofrath und Leibarzt Schäffer in seinen Briefen an den Herrn D. Wittwer sehr nachdrüklich anmerkt [4]).

In England besuchen in den meisten Krankenhäusern drey Aerzte und drey Wundärzte dreymal die Woche, Montags, Mittwochs und Sonnabends die Kranken, und besorgen jederzeit diejenigen, welche sie aufgenommen haben.

In

1) Stoll a. a. O.

2) Ich würde nur hundert auf einen Arzt rechnen; mehrere Krankheiten, gesezt es wären auch chronische, kann er nicht hinreichend übersehen.

3) S. 161.

4) Archiv für die Geschichte der Arzneykunde in ihrem ganzen Umfang. Nürnberg, 1790. S. 204.

In wichtigen Fällen müssen die Aerzte conferiren und bey wichtigen Operationen Aerzte und Wundärzte zusammentreten, um sich ihre Bemerkungen und Kenntnisse zum Vortheile des Kranken gegenseitig mitzutheilen.

Ein Wundarzt kann täglich höchstens für zwanzig beträchtliche chirurgische Kranke Sorge tragen [5]).

In dem prager Militairspital ist für funfzig chirurgische Kranke ein Unterwundarzt angestellt.

Noch ein paar Worte von den Assistenten und den jungen Aerzten und Wundärzten, welche ein Krankenhaus auf keine Weise entbehren kann.

Diese müssen den Medicis ordinariis, wenn sie die Kranken besuchen, folgen, und alles, was diese beobachten und verordnen, aufzeichnen, die aufzunehmenden Kranken durchgehen, und den Oberärzten davon Bericht erstatten, Arzneyen, besonders die, welche vorsichtig gegeben seyn wollen, den Patienten selbst reichen und darauf sehen, daß sie sie zur rechten Zeit u. s. w. bekommen, und endlich über die neu Aufgenommenen, abgegangenen und verstorbenen Kranken von Woche zu Woche Listen führen und in die Kanzley abgeben.

Von der Bildung junger Aerzte, Wundärzte und Geburtshelfer werde ich weiter unten einiges bey

5) Stoll a. a. O.

bey Gelegenheit der clinischen und chirurgischen Institute und der Hebammeninstitute erinnern können.

Im Hotel Dieu zu Paris sind hundert angehende Wundärzte, von welchen einige in und andere außerhalb dem Spitale leben.

Der erste Assistent von clinischer und chirurgischer Seite und auch noch einige andere Eleven sollten billig allezeit im Hospitale wohnen.

Ein Vorzug von einem Spitale ist es gleichfalls, wenn die Oberärzte und Oberwundärzte im Krankenhause wohnen können.

Von den Pflichten der Aerzte schrieben außer vielen andern neuerlich die Herren Hoffmann *) und Kohlhaas **).

Nun noch etwas von der Verpflegung der Kranken durch Krankenwärter und Krankenwärterinnen. Wir haben über diesen Gegenstand viel Schriften erhalten, von denen ich die vorzüglichsten anführen will. — *Pierre Eutrope Serrain* Instructions pour les personnes, qui gardent les malades. Amst. 1777. *Carol. Strack* de custodia aegrorum, Frcf. 1779. 8. — Unterricht für Kran-

*) Unterricht von dem Collegium der Aerzte in Münster — nebst den münsterischen Medicinalgesezen, entworfen durch C. L. Hoffmann. Münster, 1777. 8.

**) Nachrichten von den Medicinalanstalten in Regensburg, — von D. Johann Jacob Kohlhaas Regensburg, 1787. 8. — Gräflich Lippische Medizinal-Ordnung. Leipz. 1789. 4.

Krankenwärter zum Gebrauch öffentlicher Vorlesungen, von Franz May. Mannheim 1782. zweyte Aufl. 1784. 8. — Dessen Nachricht von der Krankenwärterschule in Mannheim, in desselben vermischten Schriften. Mannheim 1786. 8. und in Scherfs Archiv der gerichtl. Arzneyk. 2. Band. S. 26. — Eigenschaften einer guten Krankenwärterinn von Senfft. S. Leipziger Intell. Blatt v. J. 1782. No. 56. — Unterricht für Personen, welche den Kranken abwarten. A. d. Franz. Strasburg, 1783. 8. — Die vollkommene Krankenwärterinn oder Unterricht, wie kranke Personen gut zu pflegen und abzuwarten sind. A. d. Fr. von D. Pfähler. Zweyte Auflage. Strasburg, 1787. 8. — Die Hausmutter am Krankenbette, von D. Jo. Erdm. Keck. Berlin. 1784. 8. — Manuel pour le service des malades ou Precis des connoissances necessaires aux personnes chargées du soin des malades, femmes en couche, enfans nouveaux nés &c. par Mr. *Carrere.* Nouvelle Edit. à Paris. 1787. 12. — Handbuch zur Krankenpflege oder Entwurf derjenigen Kenntnisse, welche zum Dienst der Kranken, Kindbetterinnen, neugebornen Kinder u. s. w. und zu deren guten Besorgung nützlich und erforderlich sind. Vom Herrn Carrere. A. d. Fr. Strasburg, 1787. 8. — Von den Kinderwärterinnen. Hannöv. Magazin 46. Stück. 1785. — Artikel Krankenwärter in D. Krünitzens ök. Encyclopädie. 47. Band. S. 597.

Krankenwärter und Krankenwärterinnen müssen zu diesem beschwerlichen Dienste gebildete, tugendhafte, mitleidige, nüchterne, stille und verschwiegene Menschen seyn. Sie müssen liebreich in Reden und in ihrem ganzen Betragen seyn, ohne diese Eigenschaft in Schwachheit ausarten zu lassen, sie müssen standhaft und beherzt, nicht aber weichlich und doch auch nicht unempfindlich seyn. Sie müssen Verstand mit Klugheit, Gedächtniß mit einem guten Willen und Bescheidenheit mit Höflichkeit in sich vereinigen. Sie müssen reinlich, wachsam und mäßig seyn. Man hüte sich, zu alte Personen dazu zu wählen. Die Krankenwärter müssen immer nahe um den Kranken seyn, sie auf alle mögliche Weise unterstüzen und ihnen behülflich seyn, sie reinlich halten, die Vorschriften der Aerzte oder Wundärzte beobachten, alle Zufälle, die sich ereignen, nicht unbemerkt vorüber gehen lassen, unnöthige Besuche von ihnen entfernen. Selten sind die Krankenwärter im Stande, den Arzt belehrende Berichte von der Veränderung der Krankheit, den Crisen und so weiter zu geben; allein durch lang anhaltende Uebung bringen sie es doch gemeiniglich immer weiter, und manche schicken sich ganz vorzüglich gut dazu.

Nun ist noch die Frage übrig: Schicken sich Weiber oder Männer zu dem Krankendienste und der Krankenverpflegung am besten? Die meisten meynen, daß die Frauenspersonen sich zu dieser Beschäftigung am besten schicken, und Stoll will, daß auch bey den Männern die Wartung durch Weiber geschehen solle.

solle. Im Bartholomäus Spital zu London sind auch blos weibliche Wärter *). Andere wollen wieder, man solle die Männer von Männern und die weiblichen Kranken von Frauen verpflegen lassen. Wahr ist es, daß die weibliche Wartung Vorzüge für der männlichen hat, allein bey Wahnsinnigen, Phantasirenden u. s. w. ist doch dieselbe nicht hinreichend.

Krankenwärterinnen sollen in Filzschuhen gehen, wie mehrere mit Recht vorschreiben. —

Im Hotel Dieu zu Paris sind 92 Nonnen (Soeurs de charité) und 50 Novizen als Wärterinnen, 18 Dienstmägde und 14 Knechte.

Im Hôtel Dieu zu Rouen sind ebenfalls die Krankenwärterinnen Nonnen, welche auch des Nachts wachen und von 6 bis 10 Uhr, von 10 bis 2 Uhr und von 2 bis 7 Uhr sich ablösen.

In Lyon bedienen und verpflegen 3 Aerzte, 1 Wundarzt, 6 Eleven, 75 Layenschwestern, 45 Mägde, 35 Aufwärter, 25 Knechte, die Kranken in 790 Betten **).

In Bordeau haben 36 kranke Frauenspersonen in zwey Zimmern zwey Krankenwärterinnen ***).

Nach Stoll brauchen 200 Kranken 12 Krankenwärterinnen.

Nach

*) Im Londonspitale ist eine besondere Aufwärterinn, die sogleich allen Unrath wegschaffen muß und watch genannt wird.

**) Hunczovsky S. 283.

***) Hunczovsky S. 250.

Nach Strack 20 Kranke 4 Krankenwärterinnen, von denen zwey des Tags und zwey des Nachts bey ihnen bleiben, und gehörig einander ablösen.

Krankenhäuser selbst sind die besten Krankenwärterinnen Schulen.

Anzahl der Kranken in einem Spitale. — Aufnahme derselben ins Spital. — Sterblichkeit verschieden in verschiedenen Krankenhäusern.

Die Anzahl der aufzunehmenden Kranken richtet sich nothwendig nach der Größe und Volksmenge der Städte, und nach dem Umfang der Krankenhäuser. In dem portsmouther Spital können dreytausend Betten im Fall der Noth gestellt werden. Im Hotel Dieu zu Paris haben mehr als einmal wohl zweytausend bis dreytausend zu gleicher Zeit Verpflegung bekommen. Das Hopital General zu Rouen nimmt wohl achthundert und funfzig Kranke auf. Das allgemeine Krankenhaus oder Hauptspital zu Wien kann an 2000 Kranken aufnehmen. Vom 16. August 1784. bis zum 16. August 1786. also in den drey ersten Jahren waren 30764 Kranke aufgenommen worden, wovon 2642 gestorben, 27002 entlassen und 1137 verblieben sind. In Wien sind im Durchschnitt von 200,000 Einwohnern, welches die dasige Volksmenge ist, 1400 Spitalkranke.

Ob es nun in einer grossen Stadt besser sey, ein allgemeines Krankenhaus oder mehrere in verschiedenen Gegenden der Stadt zu haben, davon ist

zwar

zwar schon viel geschrieben worden, allein ich werde doch weiter unten noch darüber etwas erinnern können.

Was die Aufnahme in das Spital selbst anbelangt, so müssen die Aufzunehmenden gehörig ausgefragt werden. Von der Aufnahme in das Matrosenspital zu Portsmouth giebt uns Herr Hunczovsky Nachricht *). Auch will ich einen Aufnahmezeddel aus dem ehemaligen Dreyfaltigkeitsspitale in Wien hier abschreiben:

Namen J. F. R.
Religion catholisch.
Alter 19 Jahr.
Wohnhaft in der Alstergasse.
Gebürtig aus Mähren.
Stand ledig.
Condition ein Schneider.
Beschauet rothe Ruhr.
durch D. St.
Armuth (zahlte in nosoc. Hisp.)
Passirt den 30sten August 1780.
No. 26. ins Caroli Zimmer **).

Im Hotel Dieu zu Paris heften sie einen solchen Zeddel den Kranken an dem Arm, damit, wenn er gestorben, man doch wissen könne, wem er angehöre u. s. w.

In manchen Spitälern müssen die Kranken bey ihrem Eintritt eine kleine Summe für das mög-

*) S. 53.

**) Man vergleiche hiermit Hanczovsky S. 63.

liche Begräbniß entrichten. In manchen Krankenhäusern nimmt man die Kranken blos gegen eine bestimmte Summe auf, in andern völlig unentgeldlich *).

Nun

*) Beyläufig will ich anmerken daß es in dem Dreyfaltigkeitsspitale an jedem Bette Tafeln gab, auf welchen folgende Rubriken standen:

Malum Nomen ad Hospit. die No. I.

	Pulsus,	Tussis,	Lingua,	Urina,	Alvus,	Exanthema,	Delirium,	Somnus.
Vigilia prima ab hora VI. matutina ad hor. II.	—	—	—	—	—	—	—	—
Vigilia secunda ab hora II, ad hor. X.	—	—	—	—	—	—	—	—
Vigilia tertia ab hora X. ad hor. VI. matutinam.	—	—	—	—	—	—	—	—

Solche

Nun ferner: welche Kranke sind besonders in ein Krankenhaus aufzunehmen? Dieses richtet sich nothwendig nach der Einrichtung und dem Zwecke des Spitals. Eigentlich gehören nur hizige Krankheiten, und die in einer bestimmten Reihe von Tagen vorüber gehen, in ein eigentliches Krankenhaus, mit langwierigen, ansteckenden oder unheilbaren Krankheiten Behaftete gehören in Versorgungshäuser *). Daß man manche von der Aufnahme ausschließen sollte, oder daß man wenigstens auf eine Absonderung der Kranken denken sollte, darinnen stimmen die neuesten besten Schriftsteller über diese Materie mit einander überein.

Einige Erfahrungen, welche zur Beantwortung unserer Frage abzwecken, sind besonders folgende. Für chirurgische Kranke ist es sehr schädlich, wenn sie sich in der Nähe derer befinden, welche an bösartigen Fiebern krank liegen. Daher gelingen auch insgemein die bedenklichern Operationen in grossen Spitälern nicht. Herr Desault zum Beyspiel macht im Hotel Dieu keine Trepanation mehr, weil vielfache Erfahrungen ihn gelehrt haben, daß wegen der schlechten Luft schwerlich eine gelingen kann. Was ist das Spitalfieber anders, als eine Folge großer Spitäler und zu vieler ohne allen Unterschied aufgenommenen Kranken. Im Hotel Dieu zu Paris liegen

Solche Einrichtungen könnten freylich sehr nuzbar werden, wenn die Menge der Kranken nur nicht den Beobachtern Hindernisse in den Weg legte.

*) Stoll a. a. O. S. 21. 22.

gen nach Tenons **) Angabe die bösartigen Fieberkranken, die Wahnsinnigen, die an der Wasserscheu Erkrankten mitten unter den übrigen. Wer sechs Monat im Hotel Dieu zu Rouen krank gelegen hat, und noch nicht geheilt worden ist, wird ins Hopital General gebracht.

Es sind also eine Ausschließung mancher Kranken von der Aufnahme und eine gehörige Absonderung zwey höchst wichtige Puncte der Spitalpolicey.

Aikin, den ich schon mehreremale meinen Lesern habe nennen können, der aber freylich in seinem Verlangen ein wenig zu weit geht, schließt viel Kranke von der Aufnahme in ein Spital aus, ansteckende Kranke nemlich oder solche, welche die Hospitalluft vorzüglich verderben, auch diejenigen Kranken, deren Cur eine reine Luft verlangt, also Faulfieberkranke, Lungenkranke, Scorbutische, Venerische, Krätzige. Ins Hotel Dieu zu Paris sollen keine Venerischen und Krätzigen aufgenommen werden, und doch soll sich die Anzahl der Krätzigen in sämmtlichen pariser Hospitälern auf 1200 belaufen, wie Tenon angiebt.

Lungensüchtige, Scorbutische, Rasende, Venerische, Krätzige und ähnliche solche Kranke, sollten wenigstens in besondern Sälen liegen.

In Portsmouth liegen die Kranken nach den verschiedenen Krankheiten. Ebenfalls in dem Bartholomäusspital in London, und in mehreren.

Herr Faucken theilt, so wie Herr Stoll, die Krankheiten in hitzige, mit Gefahr verknüpfte, sich ge-

*) Memoires sur les hopitaux de Paris. à Paris. 1788.

geschwind entscheidende und in langwierige Krankheiten ab. Zu den erstern rechnet er die epidemischen Fieber, die faulartigen Fieber u. s. w. Die langwierigen Krankheiten theilet er ein: 1. in unruhige und gefährliche, als: Wahnwitzige, mit der Epilepsie Behaftete; 2. in bösartige und eckelhafte, als: Krebs, Scharbock und dergleichen; 3. in ansteckende, als: Räude, Grind, Lustseuche u. s. w. 4. in nicht ansteckende und nicht bösartige, als: Gelbsucht, Verhärtungen, Wassersucht u. s. w. 5. in abzehrende langwierige Fieber, 6. in chirurgische Krankheiten.

Jeder Gattung dieser Krankheiten weist er ein eignes Zimmer an.

Den zeither angeführten Bemerkungen füge ich noch einiges von der Sterblichkeit in Spitälern bey. Nun ist zwar leider schon jedermann bekannt, daß die Sterblichkeit in Spitälern größer, als außerhalb denselben ist. Spitäler sind insgemein so beschaffen, daß Gesunde eher in Gefahr sind, ihre Gesundheit zu verlieren, als daß Kranke ihre verlohrne Gesundheit darinnen wieder zu erhalten hoffen dürften. Schon das Hospitalfieber steht uns für die größere Sterblichkeit in Spitälern Bürge.

Die Sterblichkeit in den Krankenhäusern richtet sich besonders nach ihrer Lage, nach ihrer Policey, nach dem Eifer der Administratoren und Officianten, der Geschicklichkeit der Aerzte und Wundärzte, nach ihrer Größe, nach der Wahl bey der Aufnahme der Kranken, nach dem Alter der Aufgenommenen u. s. w.

Ich gehe sogleich zu einigen Beyspielen fort:

In dem Hospital der Barmherzigen zu

Bruchsal starb der . .	34ste.
In Edinburg .	$25\frac{1}{2}$.
In Manchester . . .	$24\frac{1}{2}$ *).
In Nordhampton	19
In dem Bartholomäusspitale London .	13—15.
Im Militärspital zu Toulon . .	15
Zu la Rochelle	14
Zu Lyon .	$11\frac{2}{5}$—$13\frac{2}{3}$
Zu Wien . . .	$12\frac{1}{2}$—$13\frac{1}{2}$.
Zu Portsmouth . .	13
Zu Rom . . .	11
Zu Brest . . .	11
Zu Rouen Hotel Dieu .	10
Zu Paris Charite' . .	9
Zu London nach Tenon . .	$8\frac{1}{2}$
Zu Toulon Matrosenspital	8
Zu Paris Hotel Dieu .	4—$4\frac{1}{2}$

In dem allgemeinen Krankenhause zu Wien sind zu Ende des Jahres 1786 verblieben 1246 Kranke. Vom 1. Jenner bis zum lezten December 1787. sind angenommen worden 11796; entlassen worden 10790; gestorben 945 **).

In

*) In Manchester nahm man vom 24sten Juny 1755. bis zu eben diesem Tage 1771. 6459 Patienten auf, von denen 263 starben, also der $24\frac{1}{2}$. S. Carl White von der Behandlung der Schwangeren und Kindbetterinnen. Leipzig, 1775. 8.

**) Kletten, Wiener medicinische Monatschrift.

In einem Spitale von funfzig Betten starb jeder ein und zwanzigste, in einem großen Spitale jeder fünfte *).

In ein und zwanzig Klöstern und Spitälern der barmherzigen Brüder im Umfange der sämmtlichen k. k. Staaten sind im Jahre 1788. 10077. Kranke unentgeldlich aufgenommen worden, 1019 gestorben, und 9081 wiederhergestellt worden.

In das Hospital der Barmherzigen zu Bruchsal wurden vom December 1776 bis December 1788 3958 Kranke aufgenommen, von diesen starben 116. folglich im Durchschnitt der 34ste **).

Noch sind mir einige andere Beyspiele übrig.

In den Jahren 1773—1777 waren in Paris in allem Findlinge aufgenommen	31951.
Davon starben im ersten Monat	21985.
In dem Rest des ersten Jahres	3491.
Im zweyten Jahre	1325.
Im dritten Jahre	332.
Im vierten Jahre	107.
und waren den 1. Sept. 1778. nicht mehr übrig als	4711.

Ji 5 Fer-

*) Stoll a. a. O.

**) Dies wäre also das vorzüglichste Beyspiel der geringsten Sterblichkeit: S. D. F. H. Biernstiel Die Sterblichkeit in dem Kranken- und Waisenhause zu Bruchsal, und die öffentlichen Verpflegungsanstalten der Kranken und Nothleidenden im Fürstenthum Speier. Gießen, 1789. 8.

Ferner:

In London war in den Jahren 1749—1782 das 31ste Kind todt geboren.

In Berlin in den Jahren 1758 bis 1774 das 20ste.

In Paris im Hotel Dieu von 1776 bis 1786 mehr als das 14te.

Ferner:

In London starb die 51ste Wöchnerin.

In Paris mehr als die 16te.

Im Jahre 1778 waren in Paris unter 1677 Wöchnerinnen 162 todte *).

Uebrigens will ich nicht weitläufig wiederholen, was schon Süßmilch, Hensler, Graf Buffon Black **), und andere über diesen Gegenstand vorgetragen haben, weil dieses die Grenzen meiner Zusätze überschreiten würde.

Von den Fonds und Kosten eines Krankenhauses.

Die gewöhnlichsten Fonds der Krankenhäuser sind ohnstreitig folgende:

1. Mil-

*) S. Tenon a. a. O.

**) D. Blacks Vergleichung der Sterblichkeit des menschlichen Geschlechts in allen Altern, ihren Krankheiten und Zufällen. A. d. E. gr. 8. Leipzig, 1789. bey Junius.

1. Milde Stiftungen. So stehen z. B. in dem Spital der Barmherzigen zu Prag an jedem Bette eine Nummer und eine Nachricht von der milden Stiftung dieses Bettes oder mehrerer. So fand ich in dem Bürgerspitale zu Strasburg, daß mehrere Betten, und die Versorgung mehrerer oder weniger Kranken von Innungen und Handwerken gestiftet war.

2. Ertrag der Zinsen von Häusern, Ländereyen und Capitalien.

3. Subscriptionen. Fabricius und Wendeborn rühmen mit Recht die vortrefflichen Gesinnungen der Engländer in dieser Hinsicht.

4. Abolitions- und Dispensationsgelder.

5. Armencassen bey Hochzeiten, Kindtaufen u. s. w.

6. Collecten für Krankenhäuser einmal oder ein paarmal des Jahres.

7. Auf Volksvergnügungen, Schauspiele, Concerte, Lehnwaagen und so weiter gelegte Abgaben. Wie dies in London, Paris, Wien geschieht.

8. Honoraria von studirenden jungen Aerzten für die Erlaubniß, die Krankenhäuser besuchen zu dürfen.

9. Einnahme für die Arbeit dererjenigen, die als Genesende schon wieder etwas verdienen können.

10.

10. Einnahme von denen, die für ihre Verpflegung im Spital etwas entrichten *).

Nach Verschiedenheit der Umstände und Gegenden, in denen Krankenhäusern erbaut werden, können auch noch andere Fonds ausgedacht und erfunden werden, oder sich von selbst ergeben.

Nun müssen wir aber auch noch zur Gegenrechnung die Kosten eines Spitals in die vorzüglichsten Rubriken geordnet anzeigen.

Nothwendig richten sich die Ausgaben eines Krankenhauses vorzüglich nach der Größe desselben, nach der Anzahl der aufgenommenen Kranken, und nach der Anzahl des angestellten Personale. Jedennoch kostet ein großes allgemeines Spital nicht so viel zu unterhalten, als mehrere kleine, weil sich manche Ersparniß in Besoldung des nöthigen Personale machen läßt.

Die vorzüglichsten Kosten eines Krankenhauses aber sind folgende:

1. Die Besoldung der Geistlichen.
2. Die Besoldung der Aerzte.
3. Die Besoldung der Wundärzte.
4. Die Besoldung des Apothekers.

5. Die

*) Im deutschen Merkur 1782. September S. 247. steht ein lesenswerther Aufsatz: Wie versorgt ein kleiner Staat am besten seine Armen? — S. besonders S. 288.

5. Die Besoldung des Verwalters und Spitalvaters.

6. Die Besoldung der Rechnungsführer und Kanzellisten.

7. Die Besoldung der Krankenwärterinnen und der übrigen Domestiquen.

8. Die Kosten für Alimentation und Verpflegung eines jeden Kranken.

9. Ausgaben für Arzeneyen.

10. Ausgaben für Betten, Wäsche, Kleider.

11. Ausgaben für andere Spitalgeräthschaft.

12. Baukosten und Baureparaturen.

Herr Faucken in Wien macht bey einem großen Spitale von 1400 Kranken folgenden Kostenanschlag von 204400 Fl. und theilt die Summe in drey gleiche Theile; mit dem einen also mit 68133. Fl. 20 Kr. bestreitet er die Kost, mit dem zweyten also ebensoviel die Heilmittel, und mit dem dritten die übrigen Ausgaben,. Besoldungen u. s. w. und sucht noch etwas zu erübrigen.

1. Der Vorsteher, als ein Mann von so erhabenem Rang, dessen Glücksumstände durch einige tausend Gulden nicht verbessert werden können, (so schreibt Herr Faucken) ist, durch das Vertrauen des Staates und durch die Ehre, die der Staat demselben erweiset, indem sie ihm ein so wichtiges und nüzliches Werk anvertrauet, hinlänglich belohnet.

2. Der Vorgesezte der Aerzte, als die Triebfeder des ganzen Werks, von welchem der Nutzen und die Ehre des Staats, die Ordnung und das Ver-

Vertrauen der Einwohner auf das Krankenhaus und das Ansehen der praktischen Medicin und Chirurgie bey auswärtigen Gelehrten abhängt, verdient allerdings, da derselbe keinen großen Nebenverdienst von andern Kranken in der Stadt erwarten kann, wofern er seiner Ehre und Pflicht Genüge leisten will . . . . . . 3000 Fl. — Kr.

3. dem Lehrer der praktischen Medicin . . . . 1500 Fl. — Kr.
4. dem Lehrer der praktischen Chirurgie . . 1500 Fl. — Kr.
5. dem Verwalter der Wirthschaft des ganzen Krankenhauses. 1500 Fl. — Kr.
6. den sechs bestellten Aerzten jedem 1200 Fl. . . . 7200 Fl. — Kr.
7 dem Gegenhändler in der Kanzelley des Krankenhauses . . . 1000 Fl. — Kr.
8. den drey Wundärzten des Krankenhauses, jedem 1000 Fl. . 3000 Fl. — Kr.
9. den 13 untergeordneten Aerzten, jedem 300 Fl. . . 3900 Fl. — Kr.
10. den 7 untergeordneten Wundärzten, jedem 300 Fl. . 2100 Fl. — Kr.
11. den zwey Kanzellisten, jedem 500 Fl. . . . . . 1000 Fl. — Kr.
12. dem Apotheker . . . 800 Fl. — Kr.
13. Jedem der 3 Gehülfen 150 Fl. . 450 Fl. — Kr.
14. dem Zubereiter der Heilmittel. . 250 Fl. — Kr.
15. dessen zwey Gehülfen jedem 60 Fl. . . . . 120 Fl. — Kr.

16 den zwey Hausknechten von der Apotheke, jedem 40 Fl. . .	80 Fl. — Kr.
17. dem Apotheker für jeden dieser 8 Personen an Kostgeld 100 Fl. .	800 Fl. — Kr.
18. Für die Kost der 324 Krankenwärter und Krankenwärterinnen, jedem täglich 10 Kreuzer gerechnet, beträgt jährlich .	19710 Fl. — Kr.
19. Jedem dieser 324 Personen jährlich 30 Fl. Besoldung	9720 Fl. — Kr.
20. Für Kost und Lohn der 4 Hausknechte . .	363 Fl. 40 Kr.
21. den 12 Wäscherinnen jeder 100 Fl. jährlich . .	1200 Fl. — Kr.
22. dem Thorsteher für Lohn und Kleidung jährlich . . .	180 Fl. — Kr.
Summa	59373 Fl. 40 Kr.

In dem großen Armenhause in Wien betrug die Einnahme und Ausgabe wie folget:

Einnahme.

Interessen für Stifts- u. eigene Capitalien	28800 Fl.
Lehnwagentaxen . .	25000 Fl.
Holzaufschlag . .	32000 Fl.
Privatzahlungen . .	5000 Fl.
Portionersparung und Strafgelder .	3000 Fl.
Zins .	2000 Fl.
Agio, Legate, Kirchengeld u. s. w. . .	4000 Fl.
Summa	99800 Fl.

Aus-

Ausgabe.

Portiongelder	45000 Fl.
Kranken	7000 —
Besoldung der Officianten	6300 —
Apotheke .	4600 —
Holz . .	4000 —
Die Hälfte vom Holzaufschlag	16073 —
Studenten .	5000 —
Kleidung	1800 —
Pensionen	2600 —
Gebäudeunterhaltung, andere Ausgaben auf Kirche, Messen u. s. w.	3000 —
	96073 Fl.

Aehnliche Anschläge zu Rechnungen finden sich auch mehrere in dem schon öfters angeführten 47sten Bande von Herrn D. Krünitz ökonom. Encyclopädie S. 262, und 516.

Auf einen Kranken rechnet Herr Faucken täglich 24 Kreutzer, und Herr Stoll an Medicamenten täglich $4\frac{1}{4}$ Kreuzer, und an Kost $6\frac{1}{4}$ Kreuzer.

In Lyon kostet jeder Kranke täglich dem Spitale 9 Sols. Zu la Rochelle jeder Soldat täglich 18 Sols *).

Andere französische Spitäler rechnen auf den Kranken jährlich 320 Livres.

Kostet

*) Hanczovsky, S. 239.

Kostet die Stiftung eines Bettes 5400 Livres, so wendet man die Interessen von 5000 Livres Capital für den Unterhalt des Kranken, die Interessen von 200 Livr. Cap. für Anschaffung des Bettes und die Interessen von 200 Livr. Capital für die Unterhaltung desselben an.

Für die Officianten, einen in den andern gerechnet, täglich 14 Sols, scheint zu wenig zu seyn.

Das Pachtregular von Brest werde ich weiter unten bekannt machen. Es steht in Herrn Hunczovskys angeführtem Buche.

Von der Spitalpolizey.

Von dieser kann ich nur einen kleinen Umriß liefern, theils weil Weitläuftigkeit hier nicht eben nützlich seyn dürfte, theils weil Howard in mehreren Stellen seines Buchs hierher gehörige Anmerkungen eingestreut hat, und mehrere Verordnungen hat abdrucken lassen, besonders in Hinsicht auf die Ordnung und gute Polizey in Verpflegungshäusern und Zuchthäusern. Ich will nur einige wenige Stellen anführen *). Auch werde ich selbst noch einige dergleichen Verordnungen und Plane weiter unten mit in diese Uebersetzung aufnehmen können.

Erstlich aber ist es nöthig, daß gehörige Verordnungen zur besten und zweckmäßigsten Vollziehung

*) Howard S. 287. 296. 308. 332. u. s. w.

hung der Religionsübungen, Gebräuche und Feyerlichkeiten vorhanden sind.

Zweytens muß durch strenge Verordnungen darauf gesehen werden, daß gute Sitten an die Stelle der verderbten kommen, welche so viele Spitalkranke mit in das Krankenhaus bringen.

Drittens müssen Inventarien über die zum Spitale gehörigen Geräthschaften, Habseligkeiten, Wäsche, Kleidungsstücke u. s. w. gehalten, und von den Vorgesetzten eine halbjährige oder jährige Revision anberaumt und gehalten werden.

Viertens müssen ähnlichen Verordnungen und Reglemens zu Folge nicht nur Rechnungen und Spitallisten *) geführt, sondern auch von den Vorstehern durchgesehen werden.

Fünftens müssen allen bey dem Krankenhause angestellten Personen von dem Vorsteher, Geistlichen und Arzt an bis zu den Krankenwärtern u. s. w. Instructionen gegeben werden, damit sie wissen können, nach welchen Vorschriften und Maaßregeln sie sich zu achten haben, und welches ihre Pflichten sind.

Sechstens müssen ganz besonders die strengsten Verhaltungsregeln allen Domestiken im Spital und

*) Die Spitallisten werden geführt über die Aufnahme, das Abgehen, die Beköstigung der Spitalkranken u. s. w.

und ganz vorzüglich den medicinischen und chirurgischen Assistenten und Krankenwärterinnen gegeben werden.

Siebentens muß allem, was der Verpflegung der Kranken und einer gehörigen Curmethode im Wege steht, wenn ihm durch Verordnungen vorgebeugt werden kann, vorgebeugt werden; es ist daher nothwendig, daß für die gehörige Austheilung der Speisen, Arzneyen u. s. w. gesorgt werde, daß für die nöthige Ruhe im Spitale Sorge getragen werde, daß die unerlaubten Besuche verhindert werden, daß den Kranken nichts von Nahrungsmitteln und dergleichen zugeschleppt werde. Auch sind den Kranken ihre Uebertretungen und Ungezogenheiten ernstlich zu verweisen, und auf die Genesenden müssen besonders wachsame Augen gerichtet seyn.

Achtens. Nothwendig ist auch auf die sichere Verwahrung mancher Kranken, die zugleich Gefangene sind, in manchen Spitälern zu sehen.

Neuntens muß auf alle Vermeidung der etwanigen Verwahrlosungen des Spitalgebäudes oder einzelner Theile desselben gesehen werden.

Zehntens müssen alle nöthige Verordnungen und Reglemens in dem Hospitale aufgehängt werden, und zwar an mehreren Stellen, damit sie von allen, denen sie zu wissen nöthig sind, zu wiederholtenmalen können gelesen werden. Auch müssen sie in der Kirche, wenn die bey dem Spitale angestellten Personen gegenwärtig sind, diesen und den Genesenden einigemal im Jahre vorgelesen werden.

Endlich halte ich für nöthig anzumerken, daß nach der Verschiedenheit der Krankenhäuser auch verschiedene Verordnungen nöthig und erforderlich seyn können.

II.

Von den Krankenhäusern überhaupt.

Es giebt allgemeine und besondere Spitäler, andere für beyde Geschlechter und alle Alter, andere blos für Männer, oder Frauen, oder Kinder oder für Kranke zu besondern Zeiten, und endlich zum Unterricht junger Aerzte, Wundärzte und Hebammen bestimmte.

Also:

Versorgungshäuser und Spitäler für Unheilbare, z. B. Blinde, Epileptische und mit andere chronischen Krankheiten Behaftete.

Contumazhäuser für Aussätzige, Krätzige und so weiter.

Spitäler für Rasende.

Spitäler für venerische Kranke.

Spitäler für alle hizige und chronische, innere und äußere Krankheiten, eigentliche allgemeine Spitäler.

Spitäler für Reconvalescenten.

Ferner:

Militärspitäler.

Spitaler für Seeleute.

Hospi-

Hospitalschiffe
Schulspitäler.

Ferner:

Spitäler für Schwangere und Kindbetterinnen.

Ferner:

Findlingshäuser.
Waysenhäuser.
Spitäler für Blatternkranke.
Inoculationshäuser.

Ferner:

Pesthäuser.
Feldlazarethe.

Endlich:

Clinische Institute.
Chirurgische Institute.
Hebammenschulen.

Von allen diesen besonderen Spitälern einige Beyträge mitzutheilen verbietet die Zeit, verbieten die schon vorgetragenen Bemerkungen, weil ich nur allzuoft mich würde wiederholen müssen.

Jedoch will ich zuerst kürzlich die Frage beantworten, ob Krankenhäuser einen Vorzug vor den Besuchanstalten und Arzneyaustheilungen haben, und ob mehrere mäßig große Krankenhäuser einem allgemeinen großen Spitale vorzuziehen sind? Nachmals aber will ich einige Bemerkungen über einzelne Spitäler und darüber herausgekommene Schriften

 an-

anführen, um meinen Lesern zum ferneren Nachlesen Gelegenheit zu verschaffen. Weitläuftiger darf ich für jezt nicht werden.'

Bemerkungen und Urtheile über Krankenbesuchanstalten im Vergleich mit Krankenhäusern, haben wir besonders dem Herrn Leibarzt D. Heusler *) und dem Herrn D. Nootnagel **) zu verdanken.

Das Resultat ihrer Bemerkungen ist, daß zwar die Kranken insgemein, theils weil sie sich der liebreichen Verpflegung ihrer Anverwandten und der Ihrigen gern anvertrauten, theils auch einen Abscheu für den Krankenhäusern hätten, die Krankenbesuchanstalten den Spitälern vorzögen, daß aber doch auch diesen Vorurtheilen durch gute Verpflegung in den Krankenhäusern könne abgeholfen werden. Ferner, daß die Besuchanstalten leichter zu unterstützen wären, als zu den menschenfreundlichsten Absichten errichtete Krankenhäuser; allein daß freylich auch Krankenhäuser einen Vorzug verdienten, weil Reinlichkeit, Pflege, Nahrung und Gebrauch der Arzneymittel in einem Spitale besser und richtiger besorgt werden könne, als in den Wohnungen der Kranken selbst.

*) Ueber Krankenanstalten, Altona. 1785. Schlözers Staats-Anzeigen, 27. Heft. 7ter Band. 1785. — Krüniz a. a. O. S. 128.

**) Scherfs Archiv der medicinischen Polizey 3. Band. 2 Abtheil. S. 60. Ferner der teutsche Merkur. September 1782. S. 269.

selbst. Und übrigens leidet die Gesundheit der angestellten Aerzte bey Krankenbesuchanstalten noch weit mehr, als in Krankenhäusern. Also sind allerdings diese jenen vorzuziehen.

Was die Arzneyaustheilungen in den Häusern (Dispensaries) anbelangt, wie solche in England und auch in mehreren großen Städten und Spitälern eingeführt sind, so können sie allerdings viel Elend mindern und von großem Nutzen seyn; allein freylich nur bey Krankheiten, bey denen die Patienten noch ausgehen können. Hierher gehören die Almosenanstalten in mehreren großen Städten, die Arzneyvertheilungen, wie sie z. B. in Wien in dem Dreyfaltigkeitsspitale, in Paris in der Charite, und in mehreren großen Krankenhäusern eingeführt sind, in denen auch große Apotheken sogleich bey der Hand sind, und zu dieser Absicht angewendet werden können. In London sind seit 1770 viele solche Besuchanstalten errichtet worden. The General Dispensary, seit 1770. The Westminster General Dispensary, seit 1774. The General Medical Asylum. Welbeckstreet Cavendish Square, seit 1776. The London Dispensary in Norton Falgate, seit 1778. The Surry Dispensary Southwark, seit 1778. The Middlesex Dispensary, seit 1778. The Dispensary for General Inoculation, seit 1777. — Ferner Howard S. 278. Der Medicinalrath Odendahl zu Düsseldorf hat einen Entwurf zu einer solchen Anstalt zur unentgeldlichen Austheitheilung der Arzneyen in dem Journal von und für Deutschland mitgetheilt *).

Nun ist noch eine Frage übrig, nemlich ob man in großen Städten mehrere kleine oder mäßig große Krankenhäuser einem einzigen allgemeinen großen Krankenhause vorziehen müsse? Dieser Meynung ist Aikin und mit ihm mehrere andere gründliche Aerzte. Es ist aber diese Frage in der That schwer zu beantworten. Der Hauptgrund gegen ein allgemeines Krankenhaus ist die Furcht vor der Ansteckung, welche man da, wo mehrere Menschen beysammen sind, eher zu fürchten Ursache zu haben glaubt, als in mehreren kleinern. Demohnerachtet scheint diese Furcht, so gegründet sie auch ist, in allen den kleinern und vielfachen Spitälern ebenfalls statt zu finden, welche auch von vielen Kranken übersetzt sind. Die hierher gehörigen Gründe und Gegengründe sind fleißig von den Wiener Schriftstellern bey der Errichtung des allgemeinen Krankenhauses erwogen worden, und doch hat man ein solches zuläßig gefunden. Man hat in demselben ein Krankenhaus für hitzige und chronische Krankheiten, ein Gebärhaus, ein Tollhaus, die Siechenhäuser und ein Findelhaus vereiniget. Ein in der That großes Unternehmen, welches doch nicht ganz fehlgeschlagen ist. Also die Erfah-

*) August 1784. S. 98. — Churf. Mainzische Verordnung, die armen Kranken mit unentgeldlicher Arzney zu versehen. Journal v. u. f. Deutschland. 1786. Fünftes Stück. S. 451.

fahrung lehrt uns, daß von einem solchen allgemeinen Krankenhause nicht soviel zu fürchten sey, als man im Anfang glaubte. Ein Vortheil ist bey einem allgemeinen Krankenhause, der nur gar zu deutlich einem jeden einleuchtet, daß nemlich, wenn auch noch so viel Plaz nöthig seyn dürfte, und auch ein vollzähliges Personale erforderlich wäre, man doch gar beträchtliche Kostenersparnisse machen könne. Nur eine Beschwerlichkeit tritt ein, und für diese ist mir kein Mittel, ihr abzuhelfen, bekannt. Nemlich, wenn man in einer großen Stadt nur ein Krankenhaus hat, so sind manche einzelne Gegenden und Viertel derselben nur allzu weit von ihm entfernt. Hieraus entspringen mancherley nachtheilige Folgen. Soll aber nur ein allgemeines Krankenhaus einer Stadt zur Verpflegung ihrer Kranken dienen, so kömmt alles darauf an, daß es nach den besten Vorschriften in Ansehung der Größe der Zimmer, der Mittel zur Luftreinigung u. s. w. gebaut werde, und durch geschickte und gewissenhafte Aerzte die Verpflegung der Kranken geschehe.

Nun gedenke ich aber noch einige Beyträge zur Geschichte der Spitäler in und außerhalb Deutschland zu liefern.

Es ist nicht zu läugnen, daß in den letzten funfzig Jahren, und besonders ganz neuerlich an die Verpflegung und Versorgung der Kranken in allen Ländern, allein auch besonders in Deutschland gedacht

dacht worden ist *), und wenn man von den deutschen Krankenhäusern, Versorgungshäusern und Gefängnissen ein Buch zusammentragen wollte, so würde es wohl eben so stark und nicht weniger lehrreich ausfallen, als das Howardsche über die grosbrittannischen Staaten. In dem protestantischen Deutschland nicht weniger, als in dem katholischen ist man auf alle Weise bedacht gewesen, der leidenden Menschheit unter die Arme zu greifen, und Menschenfreundlichkeit und Klugheit haben schon hier und da Meisterstücke hervorgebracht. Ich werde hiervon sogleich mehrere Beweise anführen können, ob ich mich schon nicht blos auf Deutschland einschränken werde, und auch viele hierher gehörige Beweise in diesen Zusätzen übergehen muß, weil Krünitz deren schon mehrere in dem oft angeführten 47. Bande seiner Encyklopädie anführt.

Unter den **Spitälern für Rasende** oder den Tollhäusern zeichnen sich besonders die Salpetriere **), das Bicetre ***), das Bedlamhospital †) und die Zuchthäuser zu Waldheim ††) und Torgau nebst mehreren, aus.

Für

*) Ephemeriden der Menschheit. 1783. März. S. 370. — Auch werden wir weiter unten mehrere Beyspiele angeben können.

**) Krünitz a. a. O. S. 345.

***) Krünitz a. a. O. S. 347. Ferner Hofrath Schäffer in. s. Briefen in D. Wittwers Archiv für die Geschichte der Arzneykunde I. 1. S. 214.

†) Howard S. 273. S. ferner The Medical Register. 1780. S. 50.

††) D. Günz in Pyls n. Magazine.

Für venerische Kranke gehört auch ein besonderes Spital. Aikin und viele andere bewährte Schriftsteller stimmen in diesem Verlangen mit einander überein; jedoch ist es nicht in allen Städten möglich, besondere Häuser zu dieser Absicht einzuräumen. In Wien waren zu meiner Zeit dreyhundert Betten für venerische Kranke in dem Marxsspitale bestimmt; in Bicetre sind insgemein zweyhundert Kranke, die durch die Mercurialbereitungen behandelt werden. In allen Spitälern sind wenigstens jederzeit den Venerischen besondere Säle angewiesen, wie im Hotel Dieu, im Bartholomäusspitale und auch in den meisten kleinern Städten. In Militärspitälern kommen besonders viel venerische Patienten immer vor. **Bromfield**, der bekannte englische Wundarzt, stiftete mit Beyhülfe noch einiger anderer wohlgesinnten und mildthätigen Wohlthäter 1746 das Lockhospital blos für Venerische *). Da die venerischen Kranken ein besonderes Regimen verlangen, eine besondere Behandlung nöthig machen, sehr unsauber sind, ihre Krankheit mit zu den ansteckenden gehört, und ihre Wärter und Wärterinnen zum übrigen Spitaldienst nicht wohl angewendet werden können, und da endlich solche Kranke auch besondere Kleidungsstücke, Wäsche u. s. w. haben müssen, so ist der Rath, dergleichen Patienten in besondern Krankenhäusern zu verpflegen, ganz und gar nicht

*) **Krüniz** a. a. O. S. 417. — The Misericordia, Great Ayliffe — street, Goodman's fields etc. seit 1774. für arme venerische Kranke.

nicht verwerflich. Besonders ist es auch rathsam, sich der von der Lustseuche angesteckten Kinder in Findelhäusern oder allgemeinen Krankenhäusern besonders anzunehmen. Ein solches Hospital zu Paris für arme mit der Lustseuche behaftete Findelkinder erwähnt Herr D. Pyl in seinem neuen Magazine für die medicinische Policey *).

Besondere Spitäler für Reconvalescenten können freylich auch von großem Nutzen seyn; jedoch will ich, da ich hiervon schon oben gesprochen habe, nur noch etwas weniges nachholen. Bey ihnen sehe man besonders darauf, daß die Genesenden nicht ganz unbeschäftiget und träge zu neuen Krankheiten ihren Körper prädisponiren mögen, und ferner gebe man besonders Acht, daß sie während der Genesung nicht zu viele Kost und Nahrung bekommen, oder zu kurze Zeit darinnen verweilen. In der Charite in Paris ist ein besonderes Haus zu dieser Absicht bestimmt, allein in dieser Maison de la Convalescence verweilen sie nur acht Tage **).

Unter den Militärspitälern stehen die zu Wien, Prag, Chelsea [1]), Gros Caillou [2]), Tou-

*) Erster Band, viertes Stück. S. 674. — Hunczovsky S. 119.

**) S. Herrn Hofrath Schäffers Brief in Wittwers Archiv. l. 1. S. 212. — In dieser Charite giebt es auch noch zwey besondere Häuser für erkrankte Officieres und Geistliche.

1) Baldingers med. Journal.

2) Hunczovsky S. 131.

Toulon [3]), und das Hospital des Invalides [4]) oben an. Die Einrichtungen zu Wien haben mir besonders gefallen. Chelsea und das Hospital des Invalides sind mehr Versorgungshäuser. Die zu Strasburg, Dresden und Berlin sind auch sehr gut eingerichtet. Ob ich schon oben die Militärspitäler von den Feldlazarethen unterschieden habe, von denen sie auch unterschieden sind, so will ich doch ihrer jezt zu gleicher Zeit erwähnen. Militärspitäler bleiben immer an der nemlichen Stelle, Feldlazarethe ziehen mit der Armee im Kriege von Ort zu Orte. Wir haben über diese Gegenstände viel lesenswerthe Schriften bekommen, und auf diese muß ich vor jezt meine Leser verweisen.

Von Frankreich her erhielten wir vorzüglich folgende Schriften: — Recueil d' Observations de Medicine des Hopitaux militaires fait & redigé par Mr. *Richard de Hautesierck*, a Paris. Tome I. 1766. Tome II. 1772. — *Colombier* Preceptes sur la santé des gens de guerre. à Paris. 1775. 8. — Ebend. Medicine militaire publiée par ordre du gouvernement, a Paris. 1778. 8. 4 Vol. — Ebend. Code de medicine militaire. — Ordonnance du Roi portant reglement general concernant les hopitaux militaires. du 2. Mai 1781. a Metz 1781. 8. *) — Du ser-

3) Hunczovsky S. 277.

4) Hunczovsky S. 122.

*) S. D. Pyls neues Magazin für die gerichtliche Arzneykunde und medicinische Policey. 2. Band. 1. Stück. S. 1.

service des hôpitaux militaires rappelés aux vrais principes par Mr. *Coste* 1790. 8. à Paris. — Ein ähnliches Werk gab 1785 Herr *Daignan* heraus.

Unter den englischen Schriftstellern über diese Materie kenne ich vorzüglich viere, den Pringle, Donald Monro, Broklesby und den Hamilton: Observations on the diseases of the Army in camp and Garnison. by *Iohn Pringle* Lond. 1775. 8. VII. Edit. (Uebersez. von Gerding und Brand, Altenburg 1772.) An account of the Diseases, which ware most frequent in the British milit. hospital in Germany. London. 1764. 8. (Franz. Uebers. von Pegue de Presle, Paris 1769. 8.) — Observations on the means of preserving health of Soldiers and of conducting military Hospitals by *D. Monro*, London 1781. 8. — Uebersetzung: D. Monro's Bemerkungen über die Mittel, die Gesundheit der Soldaten zu erhalten. Oeconomical and medical observations from 1758 to 1763. tending to the improvement of military hospitals. by *Rich. Broklesby*, London. 1764 8. (Uebersez. mit Anmerk. von D. Selle, Berlin, 1772. 8.) — The Duties of a regimental Surgeon considered with Observations on his general Qualifications by *R. Hamilton*. London

S. 1. Stendal 1788. und Scherfs Archiv 5. Band, S. 173. 6. B. S. 353.

don. Iohnson 1788. 2 Vols. — Uebers. Hamilton über die Pflichten eines Feld- und Wundarztes. a. d. E. frey übersezt, und für die österreichischen Armeen brauchbar gemacht von Johann Hunczovsky. Wien 1790. 8. — Zweyte Uebersetzung, Handbuch der militärschen Arzneykunde für Feldärzte und Wundärzte in Garnisonen und Kriegslazarethen. Nach dem Plane eines englischen Werkes von Hamilton, 3 Theile. Leipzig, 1790. 8.

Unter den Schriftstellern unserer Nation sind einem jeden Arzte gewiß die Schriften der Herren van Swieten, Schaarschmidt, Baldinger und Bilguer hinlänglich bekannt, und ich führe daher nur einige vorzügliche bey den K. K. und K. Preuß. Armeen eingeführte Verordnungen an. — Instruction für die bey den K. K. Armeen und in den Feldspitälern angestellten Feldchirurgen. Wien 1779. Fol. — Instruction für die Professoren der K. K. chirurgischen Militärakademie. Auf Befehl S. K. K. apostol. Maj. Joseph II. von J. A. Brambilla Erster Theil. die Schule betreffend. Zweyter Theil das Hospital betreffend. Wien. 1784. (Die Zeit wird lehren, ob einiger dasiger Aerzte und Wundärzte Einfluß für die Chirurgie wohlthätig oder nachtheilig war. Die ächte Gelehrsamkeit, dies können wir schon im Voraus sagen, darf sich hier auf Unterstützung nicht eben große Rechnung machen.) — Königl. Preußl. Feldlazareth-Reglement. Berlin. 1788. 8. (Vom Herrn D. Fritze eine besonders lesenswerthe Schrift.) — Ferner Pyls neues Magazin

gazin, 2. Band 4s Stück S. 3. — eine Berichtigung über diesen Gegenstand vom Herrn Prof. Baldinger in der neuen Litteratur und Völkerkunde. 2. Jahrgang 1. Band. Juny 1788. S. 468. — Herr D. Krünitz will von den Militärspitälern in einem folgenden Artikel seiner Encyklopädie Kriegs-Hospital ausführliche Nachrichten ertheilen.

In Schweden hat man auch an die Einrichtung zweckmäßiger Kriegsspitäler gedacht.

Militärspitäler und Feldlazarethe sind höchstwichtige Gegenstände für die Staaten in unsern Zeiten. Die Folgen des Kriegs geben öfters zu noch größern Grausamkeiten Gelegenheit, als der Krieg selbst. Sehr oft ließ man in denselben den Kern der jungen Mannschaft elendiglich dahin sterben, bejahrte Soldaten und verdienstvolle Officiers wurden geldgierigen, liederlichen, rauhen und unfreundlichen Officianten und unwissenden schlechtdenkenden Aerzten, Wundärzten und ungeschliffenen Unterwundärzten übergeben, und selbst der besten Fürsten menschenfreundliche und väterliche Absichten vereitelt.

Nach einer so meisterhaften Schrift, als die des Herrn D. Fritze eben angeführte ist, die jedem deutschen Feldarzte und Feldwundarzte unumgänglich nothwendig ist, halte ich für rathsam, in diesen wenigen Zusätzen zum Howard von den Militärspitälern nichts weiter zu erinnern, sondern verweise meine Leser auf diese Schrift.

Herr

Herrn Hunczovsky's angeführte Bemühungen und Schriften rathe ich auch nicht zu übergehen, und ferner auch nicht die deutsche Uebersezung von Hamilton, welche in Leipzig herausgekommen, und mehrere lesenswerthe Zusäze bekommen hat *).

Von den Spitälern für Seeleute. Daß Cockburne, Rouppe, Lind, Pringle und andere von der Gesundheit der Seeleute geschrieben haben, ist bekannt. Noch näher hierher gehörige Schriften sind: — Kallisen Abhandlung über die Mittel, die Seefahrenden, und besonders die Besazungen der Königl. Dänischen Kriegsschiffe gesund zu erhalten. Kopenhagen, 1778. 8. — Medical ad-

*) In dem Wiener Militärspitale waren 1780. 400 Kranke, allein nicht blos Soldaten, sondern auch Weiber und Soldatenkinder. In geräumigen Sälen hatte jeder Kranke sein Bette nebst Matraze und Decke und seine Spitalkleider. Die Ventilatoren waren in der Mauer angebracht. Die Reconvalescenten waren in besondern Sälen. Die Kranken mußten außer den Sälen zu Stuhle gehen, und den Schwachen wurde mit einer Leibschüssel geholfen. Die Lehnung wurde zur Kost geschlagen. Die Krätzigen und Venerischen waren in besondern Sälen. Die Aufwärter meist Soldaten wechselten aller 15 Tage ab. Aus Kärnten, Steuermark, Mähren und der Schweiz gab es hier viele, welche das Heimweh (Nostalgia) hatten. Wenn ich nicht irre, hatten die Officiere besondere Stuben.

advice for the use of the Army and Navy in the present American Expedition. Lond. 1776. 8. — Blane über die Krankheiten der Brittischen Flotte in Westindien, während den Jahren 1780—1783. A. d. E. Marburg, 1787. 8. — An historical account of the Royal Hospital for Seamen at Greenwich by *I. Cooke* and *I. Manle*, London. 1789. 4. — In den Vlissing Verhandel. XIII. wird von einem Spitale für alte Seeleute Nachricht gegeben. Endlich ist meinen Lesern noch erinnerlich, daß auch Hr. Howard *) von einigen Spitälern für Seeleute Nachricht ertheilt, so wie ein gleiches in Ansehung der Matrosenspitäler zu Portsmouth **), Plymouth ***), Brest ****), L'orient †), Rochefort ††) und Toulon †††) Herr Hunczovsky gethan hat.

Von den Hospitalschiffen findet man einiges im Howard [1]) und in einer Abhandlung des Admiralitätsarztes Arvid Faxe [2]).

Abgesonderte Kindbetterinnenspitäler gab es, wenn ich nicht irre nicht eher, als bis die englische Nation auch hierinnen den andern zum Beyspiele diente. In großen allgemeinen Spitälern hatte man

*) S. S. 342. 387. **) S. 49.
) S. 71. *) S. 183.
†) S. 233. ††) S. 242.
†††) S. 278. 1) S. 383.
2) S. Göttingische Anzeigen von gelehrten Sachen, 1784. 24. Stück. S. 233.

man einige Stuben zu dieser Absicht insgemein ausgesezt. Im Hotel Dieu zu Paris hat man, wie Tenon erzählt, wohl dann und wann vier bis fünf Wöchnerinnen in einem Bette liegen gesehen. Ein Grund, warum man abgesonderte Geburtshäuser errichtete, war wohl auch dieser, weil man in allgemeinen Krankenhäusern zu oft das Kindbettfieber von der üblen Luft entstehen und ärger werden sah, und ferner, weil man auch gern diese besondern Spitäler zu Hebammenschulen anwenden wollte, um junge Hebammenmeister und Hebammen zu ziehen: daher die vielen Vorschläge, daher die vielen Institute zu Strasburg, Yverdon, Hannover, Celle, in dem Fürstenthume Sulzbach, in Westpreußen u. s. w.

Ich spreche hier von Spitälern für Schwangere, Kindbetterinnen und von Hebammenschulen zu gleicher Zeit. Es ist nur gar zu gewiß, daß unter allen Theilen der erhaltenden, heilenden und lindernden Kunst, keiner wichtiger seyn kann, als der, welcher zwey oder mehrere Individuen zu gleicher Zeit zum Augenmerk hat, welcher zarte Frauen und eben so zarte Kinder uns zu erhalten und zu verpflegen lehrt, und welcher dem Staate daher so äußerst wohlthätig wird. Noch wäre es zu zeitig, wenn ich anmerken wollte, daß Hebammenunterricht und Hebammenprüfungen nicht immer das wären, was sie seyn sollten. Daß in ein Krankenhaus für Schwangere und Gebährende besondere Geräthschaften, Geburtsstühle und so weiter gehören, weiß jeder Arzt. In einem solchen Spitale sollten die Zimmer so eingerichtet und abgetheilt seyn, daß andere blos für arme Frauen und wieder andere für zahlende eingerichtet wären, denn z. B. in großen Städten und Residenzen ist es nöthig, daß gefallene Mädchen auch von besserer Erziehung ihre Verpflegung finden können; ferner nicht blos für Unverheurathete, sondern auch für Verheurathete. Beyspiele von dergleichen vorzüglichen Instituten finden sich besonders in London, und ich will nur diejenigen anführen, deren Howard selbst gedenkt *)

Carl White [1]), Dr. Venel [2]), Professor Langhuth [3]) und ein anonymer Schriftsteller [4]) geben uns über die Einrichtung von Kindbetterinnenspitälern und Hebammenschulen anwendbare Nachrichten.

Ohne

*) S. 268. 269. — the british lying-in Hospital. seit 1749. the City of London Lying-in Hospital. seit 1750. The Charity for delivering poor married Women at their own houses. seit 1760. the Westminster new lying-in Hospital. seit 1765. S. the medical Register for the Year 1780. London.

1) Von der Behandlung der Schwangeren und Kindbetterinnen. Leipzig, 1775.

2) Ephemeriden der Menschheit. März. 1783. S. 267. August 1783. S. 227.

3) Starcks Archiv für die Geburtshülfe, Frauenzimmer und neugeborner Kinder Krankheiten. Jena. 2. B. 1. Stück. S. 1.

4) Gedanken und Vorschläge über die Verbesserung des Hebammenwesens. S. Posselt Wissenschaftliches Magazin für Aufklärung 1. Band. 3. Heft. Kehl. 1785. — In eben diesem Magazin 2. Band. 1. Heft. Leipzig, 1786. ist auch der Entwurf eines Ideals eines guteingerichteten Krankenhauses befindlich.

Ohne mein Bemerken fällt wohl jedem meiner Leser bey, daß bey dergleichen Kindbetterinnenspitälern und Hebammenschulen, welche mit den erstern sehr wohl verbunden werden können, erfahrne Hebammenmeister, geschickte Hebammen und tüchtige Wärterinnen angestellt werden müssen. Und nur beyläufig bemerke ich, daß in manchen Gegenden die Hebammenmeister, wenn sie auch die nöthigen Handwirkungen geschickt anzuwenden verstehen, dennoch nicht immer die Krankheiten der Kindbetterinnen und Kinder gehörig zu beurtheilen verstehen.

Ob Findlingshäuser den Zweck, den sie für den Staat erreichen sollen, Ordnung nemlich unter den ehelosen Personen, Verhütung des Kindermords und das Gedeihen vieler zukünftiger nüzlichen Bürger wirklich erreichen, will ich hier nicht ausmachen; zum Theil erklärt sich Howard *) hierüber; vorzüglich ist aber Bourmard **) und Pfeil ***) nach-

*) S. 174. besonders 198.

**) Memoire sur cette question: Quels seroient les moyens compatibles avec les bonnes moeurs, d'assurer la conservation des bâtards & d'en tirer une plus grande utilité pour l'etat? Ouvrage, qui a remporte le prix de la Soc. R. des Sc. & des Arts de Metz. 1787. par Mr. *Bourmard* Capitaine &c. Metz et Paris. 1788. 4.

***) Preisschrift von den besten und ausführbarsten Mitteln, dem Kindermord abzuhelfen, ohne die Unzucht zu begünstigen, mit Zusätzen und einem sechsfachen Anhang dahin einschlagender Materien von J. G. P.

nachzulesen. Krünitz †) und Stoll ††) sind auch nicht ganz zu übergehen.

Die Enfans trouves Notre Dame *), das Londner, Strasburger, Caßler Findlingshaus, und die Erziehungsanstalt im Hospital General zu Rouen †††) habe ich gesehen, und in ihnen viel Gutes, aber auch viel Elend. Hundert und mehrere Wiegen, und fast eben soviel Opfer der Lust, der Verwahrlosung und Nachläßigkeit. Selten sind Findelhäuser das, was sie seyn sollen.

Außer den angeführten giebt es auch noch mehrere andere in Copenhagen z. B. wenn ich nicht irre, zu Amsterdam und in mehreren Residenzstädten und andern großen Städten.

In den meisten Findelhäusern werden aber auch nicht alle Findlinge der Gegend und des Landes zu gleicher Zeit verpflegt. Die Säuglinge werden auf dem Lande und in Privathäusern, Ammen und armen Familien zur Ziehe gegeben, und alsdann erst, wenn sie gewöhnt worden, wieder in das Findlingshaus genommen. Unentgeldlich werden nur sehr wenige

J. G. B. Pfeil, Amtmann zu Rammelburg. Leipzig, 1788. 8. — S. 147. werden noch mehr hierher gehörige Schriften angeführt.

†) ök. Encyclopädie. 13. Theil. S. 358.

††) a. a. O. S. 60. — Meisners zwo Abh. über die Frage: Sind Findelhäuser vortheilhaft oder schädlich? Göttingen 1779.

*) S. Curiosites de Paris Tome I. p. 44. & 335.

†††) Hanczovsky S. 176.

nige aufgenommen. Hier bekommen sie gehörigen Unterricht, Nahrung und Kleidung, und Scharbock, Krätze, Scropheln und Zweywuchs sind in denselben die gewöhnlichsten Krankheiten.

Für Inoculationsspitäler und Einimpfungsanstalten hat man sich vorzüglich in London und Wien verwendet. In London wurde schon 1746 eine dergleichen Anstalt errichtet, und nicht blos zur Verpflegung der Blatternkranken, sondern auch zur Einimpfung derselben *). Sie besteht aus zwey Häusern. Zu Pancras werden die Einimpfungen vorgenommen, und sobald die Krankheit ausbricht, so werden die Eingeimpften in das Haus in Cold-bath-fields gebracht. Insgemein sind auf hundert Patienten in diesem Spitale. Alte und Junge werden inoculirt. Kinder unter sieben Jahren werden nicht aufgenommen. Die Zimmer sind reinlich und können gut gelüftet werden. Wenn von 400 mit natürlichen Blattern Behafteten zwey und siebenzig sterben, so sterben von eben soviel Inoculirten nur einer.

Der Streitigkeiten zwischen den Baron Dimsdale und Dr. Lettsom über die allgemeine Inoculation brauche ich hier nur zu erwähnen **).

*) The Small-Pox Hospital. S. The Medical Register 1780. S. 53.

**) S. Dimsdale Schriften über die Einpfropfung der Blattern. Leipzig, 1782. 8. besonders in der Vorrede.

Nun von den Bemühungen der Wiener Aerzte. De Haen *) war wider die Inoculationsspitäler, und Tissot **) vertheidigte sie gegen ihn, und verwarf die allgemeinen Inoculationen, für welche de Haen eingenommen war.

Ein besonders großer Gönner und vorzüglicher Beförderer der Einimpfung war der Herr Rath Stoll, und ich erinnere mich noch mit vielem Vergnügen, wie belehrend und unterhaltend mir und mehreren Schülern des äußerst thätigen Stoll die Inoculation auf dem Strudelhofe ohnweit dem Dreyfaltigkeitsspitale im Monat May des Jahres 1780 war. Es wurden damals siebenzehn Subjecte von verschiedenem Stande und Alter inoculirt, und zugleich auch Herrn Stolls Kinder, ein Mädchen von einem und einem viertel Jahre, und ein Knabe von drey Jahren ***).

Von

*) Quaestiones saepius motae super methodo inoculandi variolas — propositae ab *Antonio de Haen*. Vindobonae. 1757. 8. p. 40.

**) Lettre a Mr. de Haen en reponse à ses questions sur l'inoculation par Mr. *Tissot*. à Vienne. 1759. 8. p. 56.

***) S. Leonh. Zorns Geschichte der im Monat May 1780 in Wien vorgenommenen Pockeneinimpfung. in Jos. Mohrenheims Wiener Beyträgen zur practischen Arzneyk. 1. Theil. Wien. 1781. S. 98.

Von den clinischen Lehranstalten.

Wenn ich nun gleich nicht ausführlich von den so genannten clinischen und chirurgischen Instituten hier handeln kann, so kann ich doch einige wenige Bemerkungen hierüber beyläufig anführen.

Die Wiener clinische Lehranstalt unter van Swieten, de Haen und Stoll, und die Edimburger unter Gregory und Home sind ohnstreitig bis jezt die besten gewesen, und haben auch die meiste Empfehlung und Nachahmung verdient *).

Tissot, der auch den ersten Plan zu dem clinischen Institute zu Pavia gab **), empfahl die Bildung junger practischer Aerzte am Krankenbette theils zuerst, theils ganz vorzüglich. Die berühmtesten und verdienstvollsten Aerzte unserer Zeit in allen Gegenden erkannten ebenfalls den Werth von dergleichen Lehranstalten, und Herr Berends suchte

*) Memoires sur l'etablissement des ecoles de Medecine pratique à former dans les principaux Hopitaux civils de la France à l'instar de Vienne &c. par Mr. *Würz* D. à Paris 1784.

Piano della Scuola Clinica ossia Istruzioni per gli Scolari Clinici del Profess. Nic. Olivari stabilita in Genova nel corrente anno con un discorso del Professore Cullen sulla maniera di studiare la medicina practica. Genua. 1789. 8.

**) Herrn Tissots Entwürfe einer Verbesserung der Lehrart in der Arzneywissenschaft; a. d. F. von Joseph Eyrel. Wien. 1785. 8.

es in einem besondern Buche noch ausführlicher darzuthun *).

Außer Edimburg [1]) und Wien [2]) erhielten auch noch andere Universitäten dergleichen Institute, und

*) Ueber den Unterricht junger Aerzte vor dem Krankenbette von Carl August Wilhelm Berends. Berlin, 1789. 8.

1) Krünitz a. a. O. S. 427. Baldingers med. Journal.

2) *de Haen* ratio medendi — *Stoll* ratio medendi. Diese Lehrschule ist neuerlich sehr eingeschränkt worden. Statt daß der Lehrer der practischen Medicin vormals über zwey und neunzig Kranken nach seiner Willkühr disponiren konnte, bleiben ihm jezt nur zwölf Betten zum Unterrichte. In Stolls Leben (in Wittwers Archiv I. 1. S. 95.) findet man folgende Stelle: „Durch diese neue Einrichtung wurde der „Wirkungskreis seiner Lehranstalten sehr beschränkt. „In dem Dreyfaltigkeitsspitale wurden sonst jährlich „einige hundert Kranke aufgenommen, die große „gleichzeitige Anzahl derselben verstattete allein den „Genius der herrschenden Constitution, worauf Stoll „den Blick seiner Zöglinge vorzüglich zu heften suchte, „darzustellen, und in seinen feinsten Schattirungen „zu verfolgen, es fehlte an chronischen Krankheiten „so wenig, als an hitzigen, er konnte die Reconvalescenten von den Darniederliegenden trennen, und aus „einer großen Menge diejenigen besonders ausheben, „welche ihm zum Unterricht nach Zeit und Umständen „eigentlich dienten. Hier war alles anders. Die „jährliche Anzahl der Kranken bey so wenigen Betten „war gering, und zur Bestimmung des herrschenden „Krankheitsgenius ganz unzureichend, — aus Man„gel

„und wenig nahmhafte Universitäten erleiden daran noch einen Mangel. Ja mit Recht bemerken die besten

„gel eines eigenen Zimmers für Reconvalescenten, de„ren Besorgung er so wichtig, wo nicht wichtiger hielt, „als die Heilung der Krankheit selbst, sah er sich „genöthigt, Fieberkranke mehrere Wochen unter sei„nen Augen zu behalten, und dadurch den Plaz „neuen Ankömmlingen zu verschließen — er durfte „nur selten oder gar nicht chronische Kranke aufneh„men, weil diese lange weilen müssen, und dadurch „den kleinen Raum stets anfüllen, und weil ihm doch „immer am meisten daran lag, seine Schüler mit dem „Gang und der Heilung der Fieber vertraut zu ma„chen — er durfte sich aus dem Hauptspital, welches „allein die Kranken dahin abzugeben hatte, die „Subjecte nicht selbst ausheben, und mußte sich ge„fallen lassen, wenn man ihm vorsäzlich oder aus Un„wissenheit bald nicht diejenige Krankheit hinausgab, „welche er verlangt hatte, bald dieselbe in dem lez„ten tödlichen Stadio überließ, um vielleicht der Lehr„anstalt ihre Todenopfer desto sicherer zu zählen zu „können. — Er hatte keinen zweckmäßigen Ort, wo „er die Leichenöffnungen, welche stets in den Plan „seines Unterrichts gehörten, anstellen, oder die Zög„linge selbst in denselben sich üben lassen konnte. Dem „allen ohngeachtet that der unermüdete Stoll, wie „vorhin, alles, was die engen Grenzen nur immer „erlaubten. An jedem Morgen war eine Stunde „den Krankenbetten selbst gewidmet, dem genausten „Examen der Kranken, worinnen er so sehr Meister „war, und worinnen er seine Schüler vorzüglich übte, „der Bestimmung der Diagnose und Prognose, in „welcher er eine Unfehlbarkeit besaß, welche allein „der

besten practischen Aerzte, daß ein Mangel der Art auf einer Universität ein wesentlicher sey.

Prag [3]), Göttingen [4]), Erlangen [5]), Jena [6]), Pavia,

„der Stempel des vollendeten Meisters ist, und der „Anordnung seiner wenigen, höchst einfachen Mit„tel. — — — Er selbst begnügte sich nicht mit die„sen Morgenbesuchen, sondern kam auch, neben sei„ner ausgebreiteten Stadtpraxis in mehreren Stun„den des Tags und der Nacht, in sein Spitälchen, „um jede Veränderung auf das genauste zu beob„achten."

3) *Ios.* de *Plenciz* Acta et Obseruata medica. Pragae & Viennae. 1783. 8.

4) **Baldinger** in s. Journalen, — **Jo. Peter Frank** Ankündigung des clinischen Instituts zu Göttingen. 1784. — **Krüniz** a. a. O. S. 548. Summarische Auszüge aus den Tagebüchern des königl. Clinischen Instituts. Göttingen. 1787. 4.

5) Erlangisches Institut zu practischen Uebungen für junge Aerzte und zu unentgeldlicher Heilung der Kranken. Ephemeriden der Menschheit. November, 1784. S. 611. — Nachricht von der gegenwärtigen Einrichtung und dem Fortgang des Instituti clinici gegeben von D. **Friedrich Wendt**. Erlangen, in einigen Lieferungen.

6) Joh. Christian Starcke Einrichtung des clinischen Instituts. Jena, 1782. 4. — Ebendess. Auszüge aus dem Tagebuche des Herzogl. Jenaischen clinischen Instituts. Erste Lieferung. 1789. Jena, 4. mit 12 Tabellen.

Pavia [7]), Halle [8]) Berlin [9]) und Kopenhagen [10]) können dergleichen auch aufweisen.

Ohnstreitig können clinische Institute von grossem Nutzen seyn, wenn sie das wirklich sind, was sie seyn sollen, nemlich die Pathologie, allgemeine und besondere Therapie erläuternde Schulen, welche dem Staate Bürger jezt und auch fernerhin erhalten, indem sie den jungen Aerzten zum Unterrichte dienen.

Hier müssen geschickte und gelehrte Professoren und wirklich hippocratische Aerzte sich der zweckmässigsten Heilmethoden bedienen, um ihren Schülern die Kunst, Krankheiten zu beobachten und zu heilen, zu lehren, um sie selbst in dieser Kunst zu üben, und ihre Geschicklichkeiten und Kenntnisse zu prüfen. Dergleichen seltne Männer müssen einen grossen Schaz von Gelehrsamkeit besitzen, und eine eigne Fähigkeit sich erwerben, sogleich beym Krankenbette und bey abwechselnden Krankheitszufällen ihre Schüler zu unterrichten.

Die schon geschicktern Clinisten müssen auf Begehren des Lehrers sein Amt verrichten, er muss sie, wenn sie irren, zu rechte weisen, und den jüngern Clinisten oder Practicanten nach und nach immer mehr

7) in Herrn Prof. Baldingers Journalen.

8) *Reil* Memorabilia clinica. Halae 1790. 8.

9) S. Arnemann Bibliothek für Chirurgie und practische Medicin. 1. Band. 1. Stück. S. 190.

10) Bang in d. a. Schriften.

mehr zeigen, worauf man bey Krankheiten Achtung zu geben habe.

Er muß ihnen die Kunst lernen, die Kranken auszufragen und die Krankheiten zu beobachten, um die Diagnose der Krankheit zu bestimmen, um festsezen zu können, welche Krankheit die vorliegende sey. Die Schüler müssen die nähern und entferntern Ursachen zu erforschen Gelegenheit bekommen, Anzeigen und Gegenanzeigen durchzugehen, und gegen einander abzuwägen angewöhnt werden, die Semiotik studiren, auf Puls, Respiration, Urin u. s. w. Achtung zu geben lernen, eine Prognosis zu stellen versuchen, und Crisen und Transmutationen der Krankheiten wahrzunehmen, und sich bekannter zu machen, sich angelegen seyn lassen.

Die jungen Aerzte müssen angewöhnt werden, gegen die vorliegenden Krankheiten Arzneymittel und Heilmethoden in Vorschlag zu bringen, und diese Vorschläge mit Gründen zu unterstützen. Sie müssen angehalten werden, pathologische Sectionen zu machen, und Krankheitsgeschichten in der gelehrten Sprache niederzuschreiben.

Vorkommende Epidemieen können besonders zum Unterrichte der Clinisten von dem Professor vortrefflich angewendet werden.

Sehr gut ist es auch, wenn der Professor die in seinem therapevtischen Collegio vorgetragenen Materien und den Verlauf einer Krankheit am Krankenbette sogleich erläutern kann, wozu er denn die Freyheit

heit haben muß, aus einem größern Spitale Kranke zur practischen Lehrschule aussuchen zu können.

Auf vielen Universitäten sind mit dem akademischen Krankenhause zu gleicher Zeit Besuchanstalten verbunden, welche sehr wohl dazu dienen, daß den jungen geschickten Aerzten einzelne Kranken allein übertragen werden können.

Der bey einer solchen clinischen Lehranstalt angestellte Professor soll vorzüglich auch darauf sehen, daß den jungen Aerzten keine bloße Empirie beygebracht werde, sondern er muß seine Rathschlüsse jederzeit mit pathologischen oder therapevtischen Gründen unterstützen. Herr Weickardt *), so sehr ich ihn auch sonst schätze, thut doch wohl nicht gut, wenn er meynt, junge Aerzte könnten nicht zeitig genug ans Krankenbette gehen. Auf Universitäten sieht man nur gar zu oft, wie nachtheilig es sey, wenn ehemalige junge Wundärzte, die etwan ein paar alte Schäden gesehen haben, zu den akademischen Vorträgen kommen, und über die theoretische Ausbildung hinwegschlüpfen, um sobald als möglich selbst ausübende Aerzte werden zu können. Daß es aber auch hier Ausnahmen gebe, will ich gern zugeben.

Ein clinisches Institut muß ferner mit einem großen Spitale wo möglich in Verbindung stehen, und etwan aus zwölf oder sechszehn Betten bestehen, wovon die eine Hälfte für männliche Kranke, und die zweyte für weibliche Patienten bestimmt

*) In s. Biographie.

stimmt werden kann. Ueber dieses große Spital muß der Professor zu gleicher Zeit gesezt seyn, und nach seiner Willkühr und seinem Gutdünken die Kranken aussuchen können, die er in der Lehrschule zum Unterrichte braucht. So war es ehemals in Wien in dem Dreyfaltigkeitsspitale *), so ist es noch zu Edimburg, Pavia und Copenhagen.

Ein clinisches Institut kann vorzüglich nur auf einer Universität gedeihen, welche sich an einem grossen Orte befindet, wo der Einwohner viele, und der Krankheiten eine beträchtliche Mannigfaltigkeit ist, wie zu Paris, Wien, Prag, Pavia, Edimburg, Copenhagen.

In Göttingen ist mit der clinischen Lehranstalt ein sehr nüzliches Institut für junge Theologen verbunden. Diese halten nicht nur wöchentlich einmal allgemeine Andachtsübungen in dem großen und mittlern Saale, sondern sind auch durch Privatunterredungen am Krankenbette für die moralische Besserung und Beruhigung einzelner Kranken auf die liebevollste Art besorgt **).

Chirurgische Institute müssen auf die nemliche Weise eingerichtet werden. Um mich nicht zu wiederholen, will ich sogleich abbrechen.

Auf-

*) Wie nachtheilig sich dieses geändert hat, haben wir oben gesehen. S. Seite 538. Note. 2.

**) S. Leipziger Intelligenzblatt No. 27. 1783. S. 229. folgg. Ferner Herrn G. J. R. Pütters academische Gelehrten Geschichte von Göttingen. 2. Th. S. 264.

Auf den meisten vorhergenannten Universitäten giebt es gleichfalls dergleichen chirurgische Lehranstalten. Zu Paris leistete das Hospice du College de Chirurgie eine Zeitlang in der That sehr viel, allein nur nicht lange. Wir wollen sehen, was die neue chirurgische Militairakademie zu Wien leisten wird. Den meisten vorgesetzten Oberwundärzten scheint es insgemein an gründlicher Gelehrsamkeit zu sehr zu fehlen und Mangel an Sitten und eine eigne Art von armseligem Stolz vertragen sich nicht wohl mit der Ausführung so erhabener Plane.

So haben auch selbst in unsern Tagen Wundärzte in kleinen Städten dergleichen chirurgische Schulen zu errichten angefangen, welche vielleicht auf eine bescheidnere Weise in einem kleinern Wirkungskreise mehr ausrichten werden, als selbst die Colleges de Chirurgie und die chirurgischen Militairakademieen.

Von den Hebammenschulen habe ich schon weiter oben einiges beygebracht.

London, Paris, Wien, Prag *), Strasburg, Göttingen, Jena, Halle, Marburg **), Dres-

*) Nachricht von den Privatvorlesungen über die Entbindungskunst und der damit verknüpften Entbindungs- und Krankenanstalt für arme verheurathete Weiber und Kinder, von Dr. Melitsch 1790. Intelligenzblatt der A. L. Z. 1791. No. 39.

**) Herrn Prof. Baldingers med. und phys. Journal 1790. 22. Stück. S. 61.

Dresden, Berlin und mehrere große Städte und Universitäten sind so glücklich, mit dergleichen versehen zu seyn.

Hinreichend ist bekannt, daß man in solchen Instituten nicht blos junge Hebammenmeister zieht, sondern auch vorzüglich brauchbare und geschickte Hebammen zu bilden sich angelegen seyn läßt. Von diesen müssen andere unentgeldlich, andere für einen mäßigen Preis in das Institut aufgenommen werden, in zwey bis drey Monaten ihren Cours im Fall der Noth beendigen können, und Wohnung, Nahrung, Betten u. s. w. bekommen. Ferner muß über ihre Namen und die Ortschaften, von denen sie hergekommen, ein Register gehalten werden, und zuletzt müssen sie durch Fragen gehörig von geschickten Hebammenmeistern geprüft werden. Bey dieser Prüfung können auch Prämien an die geschicktesten Hebammen ausgetheilt werden, als silberne Becher, Löffel u. s. w.

In denen oben angeführten Schriften *) ist aber hiervon schon alles hinreichend angegeben. Die erhebliche Nüzlichkeit solcher Institute ist durchgängig anerkannt; nach Verschiedenheit des Orts und der Umstände lassen sich mancherley verschiedene Einrichtungen treffen.

Herr D. Krünitz hat in seiner Encyklopädie in dem 47sten Bande S. 274. und folgg. ein weitläuftiges

Ver-

*) S. 531.

Verzeichniß aller ihm bekannt gewordenen Krankenhäuser zusammengetragen. Einige Zusätze zu demselben dürften von mir verlangt werden, und folgen also auch sogleich.

1. Dännemark. Krünitz a. a. O. S. 274.

Von dem großen königlichen Friedrichshospital in Copenhagen finden sich einige Nachrichten in den Commentariis Lipsiensibus. XVIII. S. 723. — Selecta Diarii Nosocomii Regii Fridericiani Hafniensis, Tomus I. Auct. *Frid. Ludov. Bang.* Hafniae 1789. 8. — Eiusdem Praxis medica systematice exposita selectis diarii nosocomii Fridericiani illustrata. 1789. 8. —

Schweden. Krünitz a. a. O. S. 281.

Das Lazareth in Stockholm besteht aus drey Etagen und funfzig Zimmern, von denen fünf und zwanzig für Kranke, und die übrigen zu andern Absichten bestimmt sind. Diejenigen Kranken, welche ihre Armuth nicht erweisen können, bezahlen in den gewöhnlichen Krankenzimmern zwey Thaler, und in den außerordentlichen sechs Thaler monatlich. S. A. L. Z. no. 172. 1789.

Von dem Dankwicks Hospital in Stockholm S. A. L. Z. 1788. no. 215. b.

Account of the prisons and hospitals in Russia, Sweden, Denmark by Will. Coxe. London, 1781. 8.

Rußland. Krünitz a. a. O. S. 283.

Der Baron Johann von Vietinghof thut besonders viel für das russische Medicinalwesen.

Die Einrichtung des petersburgischen Stadthospitals, welche allerdings gelobt zu werden verdient, werden wir weiter unten bekannt machen.

S. Baldingers med. Journal 22. Stück, S. 62. 23. Stück S. 29. — Magazin für die gerichtliche Arzneykunde und med. Polizey. 2. Band. 1. Stück. Stendal. 1783. 8.

Italien. Krünitz a. a. O. S. 302.

Von dem Spitale zu Pavia haben wir neuerlich mehrere Nachrichten bekommen. Die clinische Anstalt hat Herr Prof. Franck sehr zu verbessern gesucht, und soll, wie mir ein Freund und ehemaliger Schüler aus Pavia schreibt, Vorzüge vor dem chirurgischen Institute haben.

S. Wiener medicinische Monatschrift. December 1786. S. 361. — Baldingers medicinisches Journal 20. Stück. 1789. S. 20. 21. Stück. 1789. S. 14.

Von den Spitälern in Florenz, besonders vom neuen Marienspital und demjenigen des heiligen Bonifacius, S. Rahns Archiv gemeinnütziger physischer und medicinischer Kenntnisse. 3. Bandes 1ste Abtheilung 1790 *).

Frank=

*) Wenn ich nicht irre, hat auch Cirillo irgend wo etwas über die Einrichtung der Spitäler gesagt.

Frankreich. Krünitz a. a. O. S. 323.

Nachdem im Jahre 1772. der eine Flügel vom Hotel Dieu zu Paris abgebrannt war, und das Elend und die übeln Einrichtungen in diesem Krankenhause jedermann in die Augen fielen, das besser eingerichtete Hospice de Charite' der Madame Necker zeigte, daß bessere und zweckmäßigere Einrichtungen möglich wären, einige französische Aerzte vermuthlich die wiener und londner Spitäler gesehen hatten, das Volk auch wohl mehr oder weniger laut darüber murrte, und man denn nun wohl auch einsah, daß man nicht so unbesorgt eine Menge Menschen dahin sterben lassen dürfte *), so erschienen mehrere Schriften und Vorschläge über Krankenhäuser überhaupt und über die Verbesserung der Einrichtungen des Hotel Dieu. Ich zeige davon die mir bekannt gewordenen an.

Abrégé historique des hopitaux, contenant leur origine, les differentes especes d'hopitaux, d'hospitaliers, & hospitalieres & les suppressions & changemens faits dans les hopitaux en France par les edits & reglemens de nos Rois. par Mr. l'Abbé *de Recalde* à Paris. 1784. 12.

*) Als man einstmalen einem Vorgesezten des Hotel Dieu, einem Staatsmanne, die große Menge der täglich Verstorbenen bekannt machte, und zu Veränderungen Vorschläge that, so meynte er, man brauche keine Verbesserungen zu treffen, und sagte: C'est pour se defaire des miserables gens.

Memoire ſur la neceſſité de transférer & de reconſtruire l'hotel Dieu de Paris ſuivie d'un projet de translation de cet hopital propoſé par le Sieur *Poyet.* à Paris 1785. 4. *)

Extrait des regiſtres de l'Acad. roy. des Sciences. du 22. Nov. 1786. Rapport des Commiſſaires chargés par l'acad. de l'examen du projet d'un nouveau Hotel Dieu; imprimé par ordre du Roi. in den Memoires de l'acad. de Paris de l'an. 1785. à Paris. 1788.

Relevé des principales erreurs contenues dans le Memoire relatif a la Translation de l' hotel Dieu & Examen du projet du Sieur *Poyet*, qui eſt a la ſuite 1785. par Mr. *de St. Phaar*, Architecte de l'hotel Dieu. à Paris. 1785. 4.

Eſſai ſur l'hiſtoire medico-topographique de Paris ou lettres a Mr. *Daumont* par Mr. *Menuret de Chambaud*, à Paris. 1785.

Traité ſur les abus, qui ſubſiſtent dans les hopitaux du Royaume & les moyens propres a les reformer, afin de rendre les maiſons de charité, des établiſſements utiles à l'humanité & glorieux a la nation. par Mr. l'Abbé *de Recalde.* à Paris. 1786.

Calen-

*) Supplement au memoire. S. Journal de Paris. 1786. no. 101.

Calendarium medicum — Parisiis. 1786.

Essai sur l'etablissement des hopitaux dans les grandes villes par l'auteur du Memoire sur la necessité de transferer & reconstruire l'hotel Dieu de Paris. à Paris. 1787.

Moyens de rendre les hopitaux plus utiles à la nation. Par Mr. *Chambon de Montaux.* à Paris. 1787. 12.

Hotel salutaire ou Maison de Santé: Rue de Petit Vaugirad — — tenu par Mr. *Moffet.* — Suppl. au no. 281. du Journal de Paris. 1787.

Memoires sur quelques objets, qui interessent plus particulierement la salubrité de la ville de Paris, par Mr. *de Horne.* à Paris. 1788.

Memoires sur les hopitaux de Paris, par Mr. *Tenon.* à Paris. 1788. (Eine vorzüglich wichtige Schrift.)

Moyen facile d'augmenter considerablement les revenus des hopitaux — à Bruxelles & à Paris 1788. ches Neé de la Rochelle Libr. Rue du Hurepoix. no. 13.

Memoire sur les hopitaux a construire, par Mr. *Pharoux.* 4. (?)

Observations generales sur les Hopitaux. par Mr. *Imberti.* Londres. 1788.

Obſervations ſur les Hopitaux par Mr. *Obert.*

Obſervations ſur les hopitaux par Mr. *Dazille*, in ſeinen Obſervations ſur le Tetanos.

Du Traitement des inſenſés dans l'hopital de Bethléem de Londres, ouvrage traduit de l'anglois, ſuivi d'obſervations ſur les inſenſés de Bicetre & de la Salpetriere par Mr. l'abbé *Robin.* S. Nouvelles ou Annales de Medecine &c. par Mr. *Retz.* Tome V. à Paris. 1789. p. 244.

Memoires pour les Prieure & Religieuſes hospitalieres de l'hotel-Dieu de Paris contre M. M. les Adminiſtrateurs de cette maiſon. par M. Prevoſt de St. Lucien. S. *Retz* Annales a. a. O. S. 390.

Nic. Chambon de Montaux Fac. Med. Noſocomii la Salpetriere Medici &c. Obſervationes clinicae. Curationes morborum periculoſiorum & rariorum aut phaenomena ipſorum in cadaveribus indagata referentes. Pariſiis. 1789. 4.

Der Königl. Akad. der Wiſſenſchaften zu Paris Bericht über die Verbeſſerung der Gefängniſſe in Abſicht auf die Geſundheit. S. Scherfs Archiv. 6. Band. S. 3.

Ueber die Krankenſäle der drey Hauptgefängniſſe von der Gerichtsbarkeit des Chatelets zu

Paris,

Paris, vom Herrn Tenon. S. Scherfs Archiv. 6. Band. S. 22.

Auszüge kann ich vor der Hand aus diesen Schriften nicht liefern, auch habe ich deren einige schon in diesen Zusätzen benuzt.

Von den Krankenhäusern zu Paris und ihrem neuesten Zustande, S. Grimms und Volkmanns neueste Reisen durch Frankreich, Baldingers medicinische Journale, Blumenbachs medic. Bibliothek. 2. Band. 3. Stück. Hofrath Schäfers Briefe in D. Wittwers Archiv I. 1. S. 199.

Von Lyon: Dissertations & observations sur la gangrene des hopitaux, avec les moyens de la prevenir & de la combattre. par *André Dussausoy*, Chirurgien en chef du grand hotel Dieu de Lyon. à Geneve & à Lyon. 1787. 8.

Von Besançon: Tableau des maladies medicales traitées a l'hopital St. Jacques de Besancon. depuis 1783. par Mr. *Rougnon*. Journal de Paris 1788. no. 255.

Im Journal de Medecine und in den Memoires de la Societé de Medecine stehen auch mehrere Nachrichten von Krankenhäusern und lesenswerthe Topographieen.

Maret und le Roi haben wir schon oben zu wiederholtenmalen genannt *).

Spanien. Krünitz a. a. O. S. 400.

Von einer Krankenanstalt in Spanien fand ich eine Nachricht im Avant-Coureur. 1786. no. 13.

Gros=

*) Ganz neuerlich hat man sogar in Frankreich darauf gedacht, in kleinen Städten und auf dem Lande Verpflegungsanstalten für arme Kranke zu errichten. S. Vues générales sur la restauration de l'art de guérir, lues à la Séance publique de la Société de Medecine. — Suivies d'un plan d'Hospices ruraux pour le soulagement des Campagnes. par *Jean Gabriel Gallot*, à Paris 1790. 8. — Ein großer, allein in der That seegensvoller Plan! — Von französischen Militairspitälern S. Reflexions importantes sur le service des hopitaux militaires. 8. — Alle die Kriegsspitäler angehende Verordnungen findet man in: Reglement arrêté par le Roi, portant établissement d'un Directoire d'Administration, & d'un Conseil de Santé pour les Hôpitaux Militaires du 18. Mai. 1788.

Ordonnance du Roi portant Réglement sur la Constitution & l'Administration génerale des Hôpitaux militaires, du 20. Iuillet, 1788.

Supplement interprétatif à l'Ordonnance du 20. Juillet; du 12. Decembre 1788.

Instruction pour les Conseils d'Administration des Régiments, relativement à l'établissement de leurs Hôpitaux; du 3. Août. 1788.

Réglement sur les détails intérieurs des Hôpitaux Militaires; du 1. Septembre 1788.

Grosbrittanien. Krüniz a. a. O. S. 403.

Von den englischen Krankenhäusern, welche ich benebst den wiener Spitälern, wie sie 1780 waren, für die besten halten muß, wenigstens unter denen, die ich gesehen habe, besonders in Ansehung der Reinlichkeit und menschenfreundlichen Verpflegung stehen, außer den von mir schon angeführten Schriftstellern, Nachrichten in Grimms Reisen durch England und Frankreich, und in Herrn Prof. Baldingers medicinischem Jonrnale 15. Stück. S. 7. und folgg.

Bey dieser Gelegenheit will ich auch die französische Uebersetzung von Aikins Werke anführen, weil einige Zusätze dazu gekommen sind. Es ist folgende:

Observations sur les hopitaux, relatives a leur construction aux vices de l'air d'hopital, aux moyens d'y remedier, à l'admission ou rejet des malades, a la maladie antisociale, a la petite verole, aux femmes en couche, aux insensés & à l'utilité dont ils sont pour l'art de guerir & pour les etudians par Mr. *Aikin* chirurgien, avec une lettre a l'auteur sur le meme sujet du D. *Percival*; ouvrage traduit de l'anglois & auquel on a ajouté quelques notes par Mr. *Verlac*. à Paris. 1782. 12.

Ein Versuch über die Verpflegung kranker Gefangener steht in dem Gentlemans Magazine 1789. October. p. 890.

Von

Von dem edinburger Spitale S. Baldingers neues Magazin. 3. Band. S. 450.

Niederlande.

Von Spitälern in Brüssel S. Baldingers med. Journal. 22. Stück. S. 82.

Deutschland. Krünitz a. a. O. S. 430.

a. im österreichischen Kreise.

Von dem wiener allgemeinen Krankenhause S. außer dem, was ich oben S. 171. angemerkt habe:

D. Münchs Nachrichten von dem neuen allgemeinen Krankenhause in Wien im Hannöv. Magaz. 17. 18. 19. Stück. 1786.

Scherfs Archiv. 5r Band. S. 145.

Nicolai's Reise durch Deutschland und die Schweiz. 3r Band. Beylagen S. 45.

b. im fränkischen Kreise.

Nachrichten über die neuesten Verbesserungen des Juliusspitals in Wirzburg; in Meiners und Spittlers Göttingischem historischen Magazine. 1ster Band. 3tes Stück. S. 441.

Ueber das in Wirzburg neu errichtete Werk- und Zuchthaus a. e. a. O. 1r Band. 2s Stück. S. 270.

Wohlthätiges Institut für kranke Handwerksgesellen in Wirzburg. S. Wirzburg. Beyl. zum 20. Stück. 1787. S. 197. und Wagemanns Göttingisches Magazin für Industrie und Armenpflege. Göttingen, 1789. 8.

Von

Von den Bambergischen Armen- und Krankenanstalten S. Adelbert Friedrich Markus von den Vortheilen der Krankenhäuser für den Staat. Bamberg und Wirzburg. 1790. (Ein Buch, welches gelesen zu werden verdient).

Erste bis vierte Nachricht von der Anstalt für arme Kranke zu Altdorf im Nürnbergischen, von Chr. Gottlob Hofmann. Altdorf und Nürnberg. 1787. 8. und Dr. Pyls neues Magazin. 2r Band. 2tes Stück. S. 121.

c. im bayerischen Kreise.

Von den Hospitälern zu München S. Metzgers medicinisch gerichtliche Bibliothek. 2ten Bandes 3s Stück. S. 66.

Von dem neuen Hebammeninstitute im Fürstenthum Sulzbach. S. Journal von und für Deutschland. Siebentes Stück. 1790. S. 85.

Hofrath Schäfers medicinische Topographie der Stadt Regensburg.

d. im oberrheinischen Kreise.

Vom Hospital zu Wisbaden S. Journal von und für Deutschland. Neuntes Stück. 1789.

Nachricht von dem Kastenhospital zu Frankfurth am Mayn S. Pyls neues Magazin. 2ter Band. 1stes Stück. S. 113.

e. in niederrheinisch-westphälischen Kreise.

Nachricht von dem Collegium der Aerzte in Münster, wie ein Unterthan bey allerhand ihm zu-

stoßen-

stoßenden Krankheiten — — — nebst den münsterschen Medicinalgesezen von C. L. Hoffmann. Münster. 8.

Von der Krankenanstalt zu Oldenburg S. Pyls neues Magazin. 2ter Band 1stes Stück. S. 106.

f. in obersächsischen Kreise.

Nachrichten von dem Irren- und Zuchthause zu Waldheim vom Herrn D. Günz. S. Pyls neues Magazin. 1ster Band 1stes Stück. S. 106.

Einrichtungen im H. Weimarschen, die Erziehung der Waisenkinder betreffend. S. Pyls neues Magazin. 1ster Band 1stes Stück. S. 182. und Journal von und für Deutschland. August 1784. S. 107 *).

Krankheitsgeschichte der im verwichenen Jahre 1788 zu Stralsund im Militairlazareth verstorbenen Personen nach dem Tagebuche desselben von M. S. Kaiser, Doctor der Arzneyk. Stralsund. 1789. 4.

Dieser Anstalt nimmt sich der Fürst von Hessenstein vorzüglich an. S. Greifswald. Crit. Nachrichten. 1789. 30. Stück.

Nachricht von den im Jahre 1788. aus dem Königl. Lazareth zu Greifswald entlassenen oder in demselben verstorbenen Kranken, Stralsund 1789. 4.

Kran-

*) S. ferner oben S. 175.

Krankengeschichten der im Jahre 1788 im Rugianischen Landeslazareth in Bergen aufgenommenen, besorgten, entlassenen und gestorbenen Kranken. Stralsund, 1789.

g. im niedersächsischen Kreise.

Verordnung wegen des künftigen Unterrichts der für das Fürstenthum Lüneburg bestimmten Hebammen im Cellischen Accouchirhospital, auch deren nachmaligen Bestellung. S. Scherfs Archiv. 3ter Band. S. 186.

Nachricht von der Besorgung der armen Kranken zu Hannover. S. Baldingers neues Magazin für Aerzte. 9ter Band 4tes Stück 1787. S. 323.

Nachricht von dem zu Hannover errichteten Hospital zur Aufnahme und Entbindung armer geschwächter Personen und der damit verbundenen Hebammenschule. S. Scherfs Archiv. 2r Band S. 47.

Vom Hamburger Pesthofe S. Journal von und für Deutschland. September 1784. S. 174. und Pyls neues Magazin, 1ster Band 3tes Stück. S. 476.

h. im Königreiche Böhmen.

Von dem Hospital der italiänischen Congregation de assumtione B. V. Mariae zu Prag. S. Pyls neues Magazin. 2ter Band 1. Stück S. 102.

i. im Herzogthume Schlesien.

Vom neuerbauten Irrenhaus zu Brieg S. Pyls neues Magazin. 1ster Band 3s Stück. S. 467.

Von dem Zucht- und Arbeitshause zu Brieg S. Pyls neues Magazin. 2ter Band 3tes Stück. S. 97.

Beschreibung des Armenhauses zu Kreuzburg in Schlesien S. Pyls neues Magazin. 1ster Band 1stes Stück. S. 135.

k. im Königreiche Ost- und Westpreußen.

Vom Waisenhause in Königsberg S. Pyls neues Magazin. 2ter Band 1stes Stück. S. 97.

Vom Zuchthause zu Rössel in Ermeland S. Pyls neues Magazin. 2ter Band 3tes Stück. S. 133.

Plan zur Errichtung eines Hebammeninstituts für Westpreußen S. Pyls neues Magazin. 2ter Band 3tes Stück. S. 25.

Hagens Nachricht von den Medicinalanstalten und medicinischen Collegiis in preußischen Staaten. Halle. 4.

Schweiz.

Nachricht von dem neuen Waisenhause in Schafhausen S. Meiners und Spittlers göttingisches historisches Magazin 1ster Band. S. 532.

In Bern ist außer mehreren gut eingerichteten Krankenhäusern, der Insel und dem Stadtspital auch eine Anstalt für durchreisende Kranke.

Nach-

Nachricht von einer neuen Hebammenschule zu Yverdon und ihrer Einrichtung. S. Scherfs Archiv 2ter Band. S. 123.

Hierauf lasse ich einige Plane und Verordnungen folgen, welche ich für besonders wichtig halte.

Plane und Verordnungen.

I.

Plan und Etat des St. Petersburgischen Stadthospitals für Arme und unheilbare Kranke.

Die große Kaiserin von Rußland, Catharina II. welche bejahrten und dürftigen Leuten, die ihren Unterhalt zu erwerben unvermögend sind, ein ruhiges und sorgenfreyes Leben zu verschaffen wünschte, verordnete durch einen speziellen allerhöchsten Befehl, daß der nicht weit von dem neuen woskresenskischen Fräuleinkloster gelegene Platz, und das darauf befindliche Gebäude zur Aufnahme der vorher im woskresenskischen und wassiliostrowschen Armenhause befindlichen Armen eingerichtet werden sollte.

Das Kollegium der allgemeinen Fürsorge hat deshalb, nach geschehener Ausbesserung und gehöriger Einrichtung des erwähnten Gebäudes, alle der öffent-

öffentlichen Mildthätigkeit bedürftigen Leute dahin bringen lassen, wo selbige, nach Vorschrift der allerhöchsten kaiserlichen Gouvernementsverordnungen gehalten, und mit Wohnung, Kleidung und Nahrung versehen werden. In diesem neuerrichteten Armenhause ist auch, durch Beyhülfe des Erzbischofs von Nowogorod und St. Petersburg, eine nach dem heiligen Kaiser Konstantin, und seiner Mutter Helena, benannte Kirche erbauet, deren Einweihung, so wie die Eröfnung des Armenhauses im Beyseyn des Kollegiums der allgemeinen Fürsorge, den 8ten August 1781 gefeyert wurde.

Einrichtung des St. Petersburgischen Stadthospitals oder Armenhauses.

1. Das Kollegium der allgemeinen Fürsorge nimmt, zufolge der Gouvernementsverordnungen, in diesem Armenhause Personen männlichen und weiblichen Geschlechts auf.

2. Mit unheilbaren Krankheiten behaftete Personen sollen in dem Armenhause, in besondern Abtheilungen, von den andern getrennt, erhalten werden.

3. Zur ersten Abtheilung der Armen werden solche arme, gebrechliche und bejahrte Personen gerechnet, welche nicht arbeiten können, und selbigen wird Wohnung, Kleidung und Nahrung gegeben.

4. Die-

4. Diejenigen Armen, welche noch einige Arbeit zu verrichten im Stande sind, werden zur zweyten Abtheilung gerechnet, und zu ihrem Unterhalt auch weniger, nämlich nur das Nöthigste, bestimmt; diejenigen von ihnen, welche dazu im Stande sind, sollen zur Bedienung der Kranken und zu andern Arbeiten angehalten werden, und erhalten alsdenn den Unterhalt der ersten Klasse des Armenhauses, zu welcher sie auch, wenn ihre Gesundheit zu schwach wird, gerechnet werden sollen.

5. Alle Arme, nur die Vorsteher und Vorsteherinnen, und deren Gehülfen und Gehülfinnen ausgenommen, sollen einerley, gemeine, weite Kleidung von weisem, moskowischem Tuch tragen, auf welcher mit blauem Tuche die zwey Buchstaben C. B. d. i. St. Petersburgische Arme, aufgenähet werden.

6. Wenn welche von den Armen aus dem Armenhause gelassen werden sollen, um bey den ordentlichen Privatpersonen sich ihren Unterhalt zu verschaffen: so ertheilt ihnen das Kollegium der allgemeinen Fürsorge, wenn selbiges es für gut findet, dazu die Erlaubniß.

7. Das Kollegium allgemeiner Fürsorge trägt einem seiner Mitglieder die Oberaufsicht über diese Armenhäuser auf, und empfiehlt ihm Menschenliebe und sorgfältige Bemühung für

die Erhaltung guter Ordnung in jeden Theile dieser Armenanstalten.

Pflicht des Oberaufsehers (Glawnüi Nadsiratel).

1) Er trägt für alles Sorge, was zum Armenhause gehört, und alle bey selbigem in verschiedenen Bedienungen befindlichen Personen sind ihm untergeben.

2) Er hat die Gewalt, aus den Aeltesten und Aeltestinnen Unteraufseher und Unteraufseherinnen, so wie auch Aelteste und Aeltestinnen aus den Armen zu ernennen; wenn sich aber unter diesen keine finden sollten, welche dazu tüchtig wären: so kann er fremde Personen dazu nehmen, welche er auch, wenn sie ihre Pflicht nicht thun, wieder verabschieden kann; wovon er aber dem Kollegium allgemeiner Fürsorge Nachricht geben muß.

3) Sollte er finden, daß der Buchhalter, oder Aufseher (Nadsiratel) in irgend einer Sache ihre Pflicht vernachlässigen: so muß er selbiges dem Kollegium allgemeiner Fürsorge vortragen und daselbst Befehle erwarten.

4) Er befiehlt jedesmal, wenn zwischen den Armen und Aeltesten Streitigkeiten entstehen, den Unteraufseher und Unteraufse-

herin-

herinnen, im Beyseyn des Aufsehers die Sache zu untersuchen, worauf er nachher den Streit entscheidet.

5) Es ist seine Pflicht, alles, was nach seiner Meinung zum Besten des Armenhauses gereichen kann, dem Kollegium allgemeiner Fürsorge vorzustellen.

Pflicht des Aufsehers (Nadsiratel) des Armenhauses.

9. Der Aufseher wird vom Kollegium allgemeiner Fürsorge ernannt, und dem Oberaufseher untergeordnet. Unter ihm stehen die Armen, und alle über sie gesezte Bediente. Er bekommt ein von dem Sekretär des Kollegiums der allgemeinen Fürsorge attestirtes und mit dem Siegel des Kollegiums versehenes Buch, worinnen er die Namen aller wirklichen vorhandenen Armen einschreibt, und besonders anmerkt, wie viel, und welche in jedem Zimmer sind, und unter welcher Nummer, welche hinzugekommen oder abgegangen sind, und wenn Jemand aus einem Zimmer in ein anderes versezt ist. Am Ende jedes Monats giebt er dem Oberaufseher, nach der vorgeschriebenen Form, Nachricht, wie viel Personen in jedem Zimmer vorhanden sind, und zeigt dabey an, wieviel in dem Monate hinzugekommen oder abgegangen sind. Der Aufseher muß überhaupt unablässig dafür sorgen:

 1. Daß

1. Daß in den Armenhäusern eine anständige Ordnung beobachtet werde.

2. Daß das für einem jeden empfangene Brod, Grütze, und andere Speise den Armen dieses Hauses wirklich gegeben und unter keinerley Vorwande irgend etwas aus dem Armenhause herausgetragen werde.

3. Daß die Zimmer rein gehalten werden.

4. Daß ein Jeder aufs genaueste seine Pflicht erfülle.

5. Muß er nachsehen, ob alle Arme da sind, und ob in jedem Zimmer die im Etat festgesezte Anzahl wirklich vorhanden ist; wenn welche fehlen, muß er sogleich, mit Erlaubniß des Oberaufsehers, ihre Zahl aus denen Ueberkompletten voll machen.

6. Muß er dahin sehen, ob nicht unter den Gesunden Kranke befindlich sind, welche er sogleich absondern, und in das dazu bestimmte Zimmer bringen läßt.

7. Muß er darauf Acht geben, daß keine fremden Personen in den Zimmern übernachten, und des Abends nicht zu spät da bleiben.

8. Daß kein Zank, Trunkenheit oder andere guten Sitten oder der gemachten Einrichtung zuwiderlaufende Unordnungen vorfallen.

fallen. Sollte er irgend eine Unordnung gewahr werden: so soll er sie mit Sanftmuth zu verbessern suchen, und von allem unverzüglich dem Oberaufseher benachrichtigen und dessen Entscheidung erwarten; von selbst aber keine neue Einrichtungen treffen oder Jemand eigenmächtig bestrafen.

Besonders hat er dahin zu sehen, daß die Armen, und die bei selbigen angesezten Arbeiter niemals, unter irgend einem Vorwande, aus dem Armenhause gehen, ausgenommen nach der Kirche, und dieses nur unter Aufsicht der Unteraufseher und Unteraufseherinen. Von denen, die diesem zuwider gehandelt haben, soll er dem Oberaufseher Nachricht geben. Sollte er dieses nicht thun, und einer der Armen von der Polizey ergriffen werden, oder der Oberaufseher einen von den Armen außer dem Hause der Armen finden; so zieht das Kollegium der allgemeinen Fürsorge von dem Gehalt des Aufsehers einen Rubel für jeden, der sich aus dem Armenhause entfernt hat, als Strafe, ab. Der Aufseher muß dafür auch sorgen, daß ohne Erlaubniß des Unteraufsehers oder der Unteraufseherinnen keine fremde Leute in die Zimmer gelassen werden. Gleichfalls muß er beständig und zu allen Zeiten ein aufmerksames Auge darauf haben, daß alles Vorgeschriebene ganz genau erfüllt werde, und deshalb unausbleiblich alle vier und zwanzig Stunden einmal alle Zimmer besichtigen.

Pflicht des Buchhalters.

10. Der Buchhalter wird von dem Kollegium allgemeiner Fürsorge gesezt, und dem Oberaufseher untergeordnet. Seine Pflicht ist:

1. beständig nachzusehen, wenn die Unteraufseher oder Unteraufseherinnen Brod und Grütze in die Magazine des Armenhauses empfangen, und darauf Acht zu geben, daß alles ordentlich, von gehöriger Güte, und in vollem Maaße empfangen, und daß das Brod und die Grütze monatlich den Aeltesten und Aeltestinnen, für die Armen und zwar nicht mehr, als vorgeschrieben ist, abgeliefert werde. Er soll die Magazine versiegeln, und Niemanden hereinlassen, ohne selbst dabey zu seyn; weshalb er vor diesen Magazinen Wachtleute bestellet, die unter dem Aufseher stehen.

2. Außer dem Brod und der Grütze empfängt er noch monatlich von dem Kollegium allgemeiner Fürsorge Geld zu andern Eßwaaren, und ertheilt darüber seine Quittung. Dieses Geld muß er noch denselben Tag, zu dem im Etat vorgeschriebenen Einkauf der Eßwaaren an die Unteraufseher und Unteraufseherinen abgeben, die sogleich den Einkauf besorgen, und die Eßwaaren unter den Aeltesten und Aeltestinnen vertheilen, so viel Jedem für die Armen in jedem Zimmer

mer nöthig ist. Er muß dabey sorgfältig darauf sehen, daß das Geld genau dazu verwandt und die Eßwaaren richtig vertheilt werden. Gleichfalls nimmt er auch alle Kleidungsstücke in Empfang und theilt sie nach der Vorschrift des Kollegiums allgemeiner Fürsorge aus.

3. Er soll auch vier mit dem Siegel des Kollegiums allgemeiner Fürsorge versehene, und mit dem Attestat vom Sekretär ausgerüstete Schnurbücher haben, in welchen er, nach der vorgeschriebenen Form, die Einkünfte und Ausgaben einschreibt, und zwar auf folgende Weise: im ersten Buche, das Mehl und die Grütze; im zweyten das Geld zum Einkauf der Eßwaaren; im dritten, wie viel die Unteraufseher und Unteraufseherinnen davon ausgegeben haben, und wofür namentlich; im vierten die Kleidungsstücke. Ueber alle diese erwähnte Einnahme und Ausgabe muß er ordentliche Rechnungen führen, und monathlich dem Kollegium allgemeiner Fürsorge und dem Oberaufseher davon Bericht ertheilen; am Ende jedes Jahres aber alle diese Schnurbücher zum Durchsehen abliefern, wogegen ihm neue Bücher gegeben werden. Wenn der Aufseher krank oder abwesend ist, soll der Buchhalter unterdessen seinen Dienst versehen.

Pflicht des Wundarztes.

Es wird hierzu einer von den beym Krankenhause befindlichen Wundärzten oder Unterwundärzten genommen. Seine Pflicht ist: die Armen, jedesmal, wenn es erfordert wird, wenigstens aber jede Woche des Montages, zu besuchen, und zu untersuchen, ob sich nicht unter selbigen Kranke befinden, welchen, entweder zur Stelle, oder durch Versetzen ins Krankenhaus geholfen werden könnte, oder ob nicht einige von ihnen mit ansteckenden oder gefährlichen Krankheiten behaftet sind. Findet er dergleichen Kranke: so muß er sogleich den Aufseher rufen, und selbige in die für sie bestimmten Zimmer bringen lassen. Im Fall der Noth nimmt er die erforderliche Arzeney aus den Krankenhause, und stattet nach jeder Besichtigung des Armenhauses dem Oberaufseher Bericht ab.

Pflicht des Unteraufsehers und der Unteraufseherinnen (Smotritel, Smotritelniza.)

Ueber die Mannspersonen wird ein Unteraufseher, über die Frauenspersonen aber vier Unteraufseherinnen gesezt. Der Unteraufseher soll in einem besondern Zimmer wohnen, und ohne Vorwissen des Aufsehers und Buchhalters sich nicht aus dem Armenhause entfernen. Jede dieser Personen soll eine gewisse Zahl von Zimmern unter ihrer Aufsicht haben, und, in Rücksicht der ihr anvertrauten Armen, sorgfältig dahin sehen, daß alles ihnen der Aufseher vorgeschrieben hat, genau und ordentlich beobachtet werde. Im entgegengesezten Falle aber müssen sie für alle etwanige Unordnungen stehen; weshalb ein jeder in seiner Abtheilung beständig und zu jeder Zeit über die Wärter und die Armen die genaueste Aufsicht führen, und unausbleiblich alle vier und zwanzig Stunden dreymal, nämlich des Morgens, des Mittags und des Nachmittags, die ihnen untergebenen Zimmer besichtigen und nachsehen soll, ob alle Arme daselbst wirklich vorhanden sind. Wenn irgend einer der Armen oder der Arbeitsleute nicht da ist; so muß er davon sogleich dem Aufseher Nachricht geben; sollte einer von den Unteraufsehern oder Unteraufseherinnen dieses vernachlässigen, und einer von den Armen abwesend gefunden werden: so wird selbigen von ihrem Gehalt, für jeden Abwesenden 50 Kopeken Strafgeld abgezogen. Der Unteraufseher und die Unteraufseherinnen sollen das von dem Kollegium allgemeiner Fürsorge gekaufte Mehl und Grütze, im Beyseyn des Buchhalters mit der größten Genauigkeit von denjenigen in Empfang nehmen, von welchen ihn das Kollegium allgemeiner Fürsorge selbige anzunehmen befiehlet, und unter einem eigenen Schloß und Siegel des Buchhalters an einem bestimmten Orte aufbewahren; das empfangene Mehl und die Grütze sollen sie, nach der Vorschrift des Etats, monatlich austheilen, und dieses dem Buchhalter zu wissen geben, damit selbiger es in seinen Büchern anschreiben könne. Die Unteraufseher oder Unteraufseherinnen sollen auch das nach dem Etat, für jedes Zimmer bestimmte Geld

für

für Eßwaaren von dem Buchhalter empfangen, und sich dann aus den ihnen untergebenen Aeltesten eine oder zwey Personen auswählen, mit selbigen die für die Zimmer, welche unter ihrer Aufsicht stehen, erfoderliche Eßwaaren einkaufen, und selbige den Aeltesten unverzüglich, und so viel, als nach dem Etat für jedes Zimmer bestimmt ist, austheilen. Sie sollen auch gehalten seyn, dem Buchhalter ohne Verzug von dem Einkaufe und der Austheilung ordentliche Rechnung abzulegen, welche der Buchhalter alle in eine Kladde schreibt, wöchentlich aber in sein Schnurbuch einträgt.

Pflicht der Aeltesten oder Aeltestinnen (Starosta, Starostina).

In jedem Zimmer muß eine von diesen Personen seyn. Den Aeltesten, bey der Abtheilung der unheilbaren Kranken, werden 4 Knechte oder Arbeiter, und den Aeltestinnen 4 Mägde oder Arbeiterinnen zugegeben. Bey der ersten Abtheilung der Armen sollen 3 Arbeiter oder Arbeiterinnen seyn; bey der zweyten Abtheilung aber werden gar keine angesezt, sondern die Armen verrichten die nöthige Arbeit selbst. Die Arbeiter und Arbeiterinnen sollen gebraucht werden zum Brodbacken, zum Zubereiten der Speisen, um die Armen zu bedienen, und zu andern nöthigen Geschäften, welche sie auf Befehl der Aeltesten und Aeltestinnen verrichten. Die Aeltesten und Aeltestinnen wählen sich aus den Arbeitern und Arbeiterinnen einen Gehülfen oder Gehülfinn,

welche,

welche, wenn erstere krank oder abwesend ist, ihre Dienste verrichten. Die Aeltesten oder Aeltestinnen werden den Unteraufsehern und Unteraufseherinnen untergeben, müssen selbigen gehorchen, und ohne deren Erlaubniß nicht ausgehen. Es ist ihre Pflicht, dahin zu sehen, daß die Zimmer rein gehalten werden, und daß immer eine wohlanständige Ordnung und gute Sitten in selbigen herrschen, daß sich Niemand betrinke, und niemals Zank, Schlägerey und Lärm vorfalle. Sie sollen die Armen, unter keinem Vorwande aus dem Armenhause lassen, und wenn sie sich eigenmächtig entfernen, es dem Unteraufseher oder der Unteraufseherinn anzeigen; wenn sie dieses aber unterlassen, für jeden Abwesenden 25 Kopeken Strafgeld erlegen. Die Aeltesten und Aeltestinnen empfangen die auf jedes Zimmer gerechnete Quantität Mehl, Grütze und andere Eßwaaren von den Unteraufsehern oder Unteraufseherinnen, halten es in ihren Speisekammern unter Schloß, theilen es nachher getreu den Arbeitern und Arbeiterinnen aus, und sehen zugleich dahin, daß das Brod gut gebacken und die Speisen gehörig zugerichtet werden. Sie sollen mit den Armen an einem Tische speisen und dahin sehen, daß bey Tische Ordnung, Ruhe und Wohlanständigkeit beobachtet werde.

Pficht der Wachtleute (Storoscha).

Die Wachtleute sollen dem Aufseher in allem folgen und gehorsam seyn. Wenn sie auf der Wacht stehen, besonders des Nachts, müssen sie genau dar-

auf

auf Acht geben, daß keiner mit Licht oder Feuer herumgehe, daß sich keine Armen aus dem Armenhause entfernen, und keine fremden Leute, ohne Befehl des Aufsehers, der Unteraufseher oder Unteraufseherinnen, in das Armenhaus gelassen werden; überhaupt müssen sie auf das genaueste Wacht halten. Sollte Jemand mit Licht oder Feuer unvorsichtig umgehen, oder fremde Leute mit Gewalt ins Armenhaus hereindringen, oder sich in der Nähe des Armenhauses ein Brand ereignen: so müssen die Wachtleute davon dem Aufseher sogleich Nachricht ertheilen. Sollten, aus Nachlässigkeit der Wachtleute, Unordnungen vorfallen, oder etwas gestohlen werden: so sollen selbige, nach Maasgabe ihres Vergehens, bestraft werden.

Pflicht der Armen in dem Armenhause.

Die Armen sollen, wie oben gesagt ist, nicht nur dem Aufseher und denen Unteraufsehern oder Unteraufseherinnen, sondern auch den Aeltesten und Aeltestinnen, und in deren Abwesenheit ihren Gehülfen oder Gehülfinnen gehorchen. Sie müssen friedfertig leben, und sich äußerst bemühen, ihre Zimmer rein zu halten, sich nicht betrinken, und keinen Streit, Lärm und Schlägerey anfangen, sondern immer einig und verträglich leben, und sich guter Sitten und eines wohlanständigen Betragens befleißigen, und sich nie unter irgend einem Vorwande aus dem Armenhause entfernen. Wenn Jemand von den Armen diesen

zuwi-

zuwider handelt, der soll, wenn deshalb dem Oberaufseher Vorstellung gethan ist, nach Verhältniß seines Vergehens, ohne Anstand mit der behörigen Strafe belegt werden. Es wird den Armen nicht nur nicht verboten, für sich zu arbeiten, sondern ihre Vorgesezte müssen dahin sehen, daß diejenigen, welche zu arbeiten im Stande sind, nicht im Müßiggange ihre Zeit hinbringen. Die Armen können nach ihrem Gutdünken den Unteraufsehern oder Unteraufseherinnen, oder den Aeltesten oder Aeltestinnen, oder deren Gehülfen oder Gehülfinnen, den Auftrag geben, für sie Sachen einzukaufen, und die daraus verfertigten Arbeiten zu verkaufen; sie selbst dürfen sich aber unter keinem Vorwande aus dem Armenhause entfernen. Wenn Jemand von den Armen oder den beym Armenhause angesezten Bedienten von den Vorgesezten beleidiget wird: so kann er sich deshalb beym Oberaufseher beklagen.

Wozu die Pferde des Armenhauses gebraucht werden.

Bey dem Armenhause sollen zwey Pferde und ein Fuhrmann gehalten werden. Diese Pferde werden zum Führen des Wassers, der Eßwaaren, zum Wegführen der kranken Armen in das Krankenhaus, und zu andern Bedürfnissen der Armen gebraucht.

Der Aufseher muß darauf sehen, daß die Pferde, so wie auch das dazu gehörige Geschirr in gutem Stande gehalten werde. Es wird ihm aber, eben so wie jedem andern verboten, diese Pferde zu seinen eigenen Arbeiten zu gebrauchen.

Vorschriftlicher Etat, der bey dem St. Petersburgischen Stadthospital für Arme und unheilbare Kranke angesezten Personen und ihrer Besoldung.

	Jährlicher Gehalt. Einem.		Allen.	
	Rub.	Kob.	Rub.	Kob.
Ein Oberaufseher				
Ein Aufseher	200.	—	200.	—
Ein Buchhalter	200.	—	200.	—
Ein Schreiber	60.	—	60.	—
Ein Wundarzt aus dem Krankenhause, dem auch die Fürsorge für die Armen aufgetragen wird, erhält außerdem ihm beym Krankenhause bestimmten Gehalt	120.	—	120.	—

Die jeztfolgenden Personen werden alle aus den Armen genommen.

Ein Unteraufseher über die Mannspersonen.	36.	—	36.	—
4 Unteraufseherinnen über die Frauenspersonen	36.	—	144.	—
Ein Knecht oder eine Magd bey dem Unteraufseher	18	—	18.	—

Für unheilbare Kranke.

Ein Zimmer in demselben ein Aeltester, welcher zur Wäsche und Kleidungsstücke, erhält	12.	—	12.	—

Jähr-

	Jährlicher Gehalt. Einem.		Allen.	
	Rub.	Kop.	Rub.	Kop.
Zwanzig unheilbare Kranke männlichen Geschlechts, und vier Knechte, von welchen jeder monatlich erhält 1. Pud, 20 Pfund Mehl, macht 50 Kop., Grütze $1\frac{1}{2}$ Graniz macht $13\frac{1}{2}$ Kop., zu den übrigen Speisen $46\frac{1}{2}$ Kop., also überhaupt 1 Rbl. 10 Kop.,	13	20	330	—
Sieben Zimmer, in welchen sieben Aeltestinnen, welche bekommen zur Kleidung und Wäsche	12	—	84	—
Unheilbare Kranke weiblichen Geschlechts in jedem Zimmer 20, also überhaupt 140 Personen, und bei jedem Zimmer 4 Mägde, zusammen 28 Mägde; diese erhalten jede monatlich, Mehl 1 Pud, 20 Pfund, fac. 50 Kop., $1\frac{1}{2}$ Graniz Grütze, macht $13\frac{1}{2}$ Kop., zu andern Speisen $46\frac{1}{2}$ Kop., also überhaupt 1 Rbl. 10 Kop.	13	20	2310	—

Für die Armen der ersten Klasse.

	Jährl. Gehalt. Einem. Rub.	Kop.	Allen: Rub.	Kop.
Zwei Zimmer, in welchen zwei Aeltesten, welche zur Kleidung und Wäsche bekommen	12	—	24	—
Zwey und funfzig arme Mannspersonen und sechs Knechte oder Arbeiter, von welchen jeder monathlich erhält 1 Pud 20 Pfund Mehl macht 50 Kop., Grütze $1\frac{1}{2}$ Graniz, macht $13\frac{1}{2}$ Kop., zu andern Speisen $26\frac{1}{2}$ Kop, also überhaupt	12	—	720	—
Sechszehn Zimmer, in welchen sechszehn Aeltestinnen, die zu Wäsche und Kleidung erhalten	12	—	192	—
416 arme Frauenspersonen, 48 Arbeiterinnen oder Mägde. Von diesen Personen erhält jede monathlich 1 Pud, 20 Pfund Mehl, macht 50 Kop, Grütze $1\frac{1}{2}$ Graniz macht $13\frac{1}{2}$ Kop. zu andern Speisen $36\frac{1}{2}$ Kop., zusammen also 1 Rubl.	12	—	5760	—

Für

Für die Armen der zweyten Klasse.

	Jährl. Gehalt.			
	Einem.		Allen.	
	Rub.	Kop.	Rub.	Kop.
Ein Zimmer, in welchem ein Aeltester, welcher zu Wäsche und Kleidungsstücken erhält	12	—	12	—
Und überdem zu seinem Unterhalt monatlich 36½ Kop.,	438	—	—	—
29 arme Personen männlichen Geschlechts, von welchen jeder monatlich erhält 1 Pud, 20 Pf. Mehl, macht 50 Kop., Grütze 1 Granitz, macht 9 Kop., zus. also 61 Kop.	7	32	219	60
4 Zimmer, in welchen 4 Aeltestinnen, welche zu Wäsche und Kleidung bekommen	12.	—	48	—
Zu ihrem Unterhalt monatlich 36½ Kop.	4	38	17	52
116 arme Frauenspersonen, deren jede monatlich bekömmt 1 Pud und 20 Pfund Mehl, zu 50 Kop., Grütze für 9 Kop., Salz für 2 Kop., zusammen also 61 Kop.	7	32	878	40

Zu Kleidung, Wäsche und Betten.

Für die unheilbaren Kranken und für die bey selbigen befindli-

	Jährl. Gehalt. Einem. Rub.	Kop.	Allen. Rub.	Kop.
chen Arbeitsleute, welche zusammen 192 Personen ausmachen	4	—	768	—
Für die Armen der ersten Klasse, und die bey selbigen befindlichen Arbeitsleute, welche zusammen 522 Personen ausmachen	3	—	1566	—
Für die Armen der 2ten Klasse, welche 145 Personen ausmachen, zu Kleidung	2	—	290	—
Zu Holz für 34 Zimmer, nämlich 31 Zimmer für die Armen, ein Komtoir, ein Zimmer für den Aufseher und die Unteraufseherinnen; und eines für den Buchhalter. In jedem Zimmer sind 2 Oefen, und auf jedes Zimmer werden gerechnet jährlich 18 Rbl.	—	—	612	—
Fünf Wachtleute	24	—	120	—
Zwey Pferde mit Zubehör	—	—	150	—

Zusammen 14931 R. 90 K.

Die von der, für das Hospital bestimmten Summe übrig

blei-

Jährl. Gehalt.

bleibende 485 Rbl. 10 Kop., werden zu Licht und andern Ausgaben verwendet Rbl. 485. Kop. 10.

Ueberhaupt 15417 Rbl.

II.

Auszug

aus eines Hochedl. Raths zu Stralsund Verordnung, wie es mit der Kurirung und Verpflegung der Kranken im Hospital zu halten sey.

Vom 19ten September 1785 *).

1.

Das hiesige bürgerliche Hospital (denn es giebt hier auch ein Hospital für die Garnison) ist 1771 vom Rath gestiftet, und nunmehr mit Betten, leinen Zeugen, Krankenkleidern und Geräthen versehen. Das Kollegium der Armeninspektion bestimmt die aufzunehmenden Kranken, deren Zahl, Nothfälle ausgenommen, und ohne Einwilligung des Raths, nicht über 20 sich belaufen darf.

 2. Der

*) S. Pyls neues Magazin, 2ter Band, 2tes Stück S. 113. und Scherfs Archiv 5ter Band

2. Der beeidigte Krankendiener der Krankeninspektion muß zuförderst von den Vermögensumständen der Aufzunehmenden Erkundigung einziehen, ob sie von Verwandten unterstützt werden können ꝛc. Da das Hospital eigentlich für Personen, welche gar keine Unterstützung außerdem finden können, und mit ansteckenden oder ekelhaften, besonders venerischen, krebsartigen Krankheiten behaftet, aus der Mitte der Gesunden gerissen werden müssen, und bey Niemanden gegen Bezahlung unterzubringen sind; im gegenseitigen Falle, wenn sie mit keinen bedenklichen Krankheiten behaftet, und ganz verlassen sind, erhalten sie, nach Umständen, Unterstützung aus der Armenkasse, oder das Gericht (welches aus zwey Deputirten von den Mitgliedern des Raths und einem Sekretair bestehet,) sorgt für die unentgeldliche Kur.

3. Personen, die nicht unter städtischer Gerichtsbarkeit stehen, werden regelmäßig vom Hospital ausgeschlossen, und auch ganz inkurable, ganz kraftlose alte, und die im Hospital für unheilbar erklärt werden, worüber der Hospitalarzt (der jedesmalige Protophysikus der Stadt) wenigstens alle halbe Jahre Bericht abstattet; sind solche höchstbedürftig, so soll die Armenkasse für sie sorgen.

4. Der Hospitalarzt untersucht zuvor die aufzunehmenden Kranken, damit keiner vergebliche Kosten verwende, oder auch der Verpflegung wegen

gen sich für Kranke ausgebende Personen sich nicht in das Krankenhaus schleichen, und stattet Bericht an die Inspektion ab, welche, dem zu Folge, sie ausschließen oder annehmen, und wie mit Unheilbaren, wie oben erwähnt worden, verfahren.

5. Die Inspektores sowohl, als die Administratoren, sollen oft das Krankenhaus visitiren, und dahin sehen, daß die Genesenen nicht gefüttert werden, und das Krankenhaus nicht zum Verpflegungshause für gesunde Müßiggänger werde. Aus Furcht vor Rückfällen in die Krankheit, müssen keine Genesene daher zurückbehalten werden, die in diesem Falle aufs Neue aufgenommen werden können. Das Kollegium der Armenpflege hat auch dafür zu sorgen, daß die Genesenden, nach dem jedesmaligen Rathe des Arztes, aus dem Krankenzimmer in andere Zimmer, wo sie vor Ansteckung gesichert sind, verleget werden.

6. Zänkische, Widerspenstige, Muthwillige, die Geschirr, Kleidung und Betten vorsezlich verderben, oder auf ihre Entlassung trozig bestehen, sind nach vergeblichen und bedrohlichen Vorstellungen zu verstoßen, und möglichen Falls sogleich zu bestrafen, oder die Strafe ist ihnen nach erfolgter Genesung anzukündigen.

7. Zwanzig Betten finden sich im Hospital in vier geräumigen Zimmern. Der Arzt bestimmt dabey, welche Patienten ohne Nachtheil in einem

Zimmer beysammen schlafen können; oder wenn Einzelne eines eigenen Zimmers bedürfen; so zeigt er es den Inspektoren an.

8. Der Arzt besieht das Hospital täglich, und muß ohne Noth keine kostbare Arzneyen verordnen, und die Genesenden den Inspektoren anzeigen, damit unnöthige Verpflegungskosten erspart werden.

9. Die Oekonomie, die Beköstigung hängt allein von den Inspektoren und Administratoren ab. Darf der Kranke die gewöhnliche Kost nicht genießen, oder muß eine Zeitlang mit etwas besserer gelabet werden, so zeigt es der Arzt an, so wie derselbe sein Gutachten über Verbesserungen den Inspektoren und Administratoren giebt, auf welches diese, so viel thunlich und nöthig ist, Bedacht zu nehmen haben.

10. Der Hospitalarzt hat sich, wenn er in die Conferenz der Armeninspektion gefodert wird, zur Rücksprache, daselbst einzufinden, sich zu besprechen, aber sich nicht einseitig dem Entschlusse des Kollegiums zu widersetzen.

11. Secirt wird mit Bewilligung der Inspektoren, in so weit es zur Erforschung der eigentlichen Krankheiten nöthig ist, in einem ledigen Zimmer im Hospital vom Hospitalarzt; doch wird den übrigen Aerzten und Wundärzten nebst ihren Gesellen und Lehrlingen der Zutritt erlaubt. Ohne Ursache darf die Sektion nicht versagt wer-

den, sie muß aber, aus guten Gründen abgeschlagen, ohne Widerrede unterbleiben. Ohne specielle ausdrückliche Erlaubniß des Raths darf aber der Leichnam nie gänzlich zerleget oder gar skeletirt werden.

12. Zur Erleichterung des Arztes ist demselben ein Wundarzt beygesellet, der ihm täglich von den Kranken Nachricht giebt, der auch auf Befolgung der Diät und des Gebrauches der Arzeneyen, auf das Lüften, die Reinigkeit, und den Kranken angemeßne Heizung der Zimmer zu sehen, und Vernachläßigung den Inspektoren anzuzeigen hat. Chirurgische Operationen nimmt derselbe unter Aufsicht des Arztes vor, dessen Vorschriften er genau befolgen muß.

13. Der Rechnung führende Administrator zeigt seine abgeschlossene Rechnungen vierteljährig den Inspektoren, sieht auch von Zeit zu Zeit die im Inventarium benannten Stücke nach, und bemerkt in demselben ihren Abgang und Ersatz.

14. Ebenderselbe soll noch vorzüglich außer den übrigen Administratoren, das Hospital fleißig besuchen, und nachsehen, ob der Speisemeister seine Pflicht thut; ob die Kranken das Anvertraute gehörig in Acht nehmen; ob die Wärterinnen die Zimmer rein halten, und das Leinenzeug fleißig waschen und bessern u. s. w.

15. Eben derselbe führt auch das besondere Protokoll beim Hospital; im Allgemeinen ist vom Rath

ein Protokollist bey der Armenanstalt überhaupt angesezt.

16. Der Armendiener muß auch einige Male in der Woche das Hospital besuchen, die Anordnungen den Inspektoren anzeigen, und dahin sehen, daß vom Speisemeister der Name, die Krankheit und die Zeit der Aufnahme jedes Kranken auf der über dem Bette jedes Kranken hängenden Tafel gezeichnet werde.

17. Der Speisemeister genießt freye Wohnung und 25 Thaler jährliche Besoldung, die von der Administration mit Genehmigung des Raths erhöhet und vermindert werden kann. Er reicht den Kranken ein Frühstück, Mittags ein gutes Gericht nebst hinreichendem Brod, und Abends etwa eine Suppe und ein Stück Brod, wofür ihm täglich auf die Person 2 Groschen zugestanden werden, wenn der Scheffel Roggen 16 Groschen und darüber gilt, bey geringern Kornpreisen aber 2$\frac{2}{3}$ Groschen. Die Speisen müssen gar und schmackhaft gekocht sein, und dem Kranken zu seiner gehörigen Sättigung gereicht werden; geschieht dieses nicht; so wird der Speisemeister nach Gutbefinden gebührend bestraft, und bey fernern Unterschleifen abgesezt.

18. Der Speisemeister hat jedem der Inspektoren, dem Rechnung führenden Administrator und dem Arzte ein wöchentliches Verzeichniß der Kranken, mit der Anzeige des Tages ihrer Aufnahme und Entlassung zu übergeben, alle Verände-

änderungen im Hospital mündlich anzuzeigen, die sich in der Zwischenzeit ereignen, und sich Verhaltungsbefehle zu erbitten; ingleichen dem Arzte die Ankunft eines Kranken sogleich schriftlich zu berichten, mit der Anzeige des Vor- und Zunahmens, Alters, Geburtsortes, Handwerkes oder Gewerbes, oder doch allemal den Aufsatz eigenhändig zu unterschreiben, auch das Absterben eines Kranken sogleich anzuzeigen.

19. Ebendemselben wird das Inventarium überliefert; daher muß er täglich die Kranken besuchen, und nachsehen, ob alles noch vorhanden ist, und wie sie damit umgehen, auch ob sie die Arzeneyen ordentlich gebrauchen.

20. Nicht Jeden, wohl aber Freunde und Anverwandte der Kranken, darf der Speisemeister in die Krankenzimmer lassen; wobey er, oder seine Frau, aber allemal zugegen seyn muß, damit dem Kranken kein Brandtwein, oder anderes schädliches Getränk und Speise, zugesteckt werde, oder der Kranke, was er nicht verzehrt hat, Freunden zustecke. Ebenderselbe beobachtet auch den Genesenden, daß er, ohne jedesmalige besondere Erlaubniß der Inspektoren, vor seiner völligen Entlassung nicht aus dem Hospitale gehe; welches ungebührlichen Auslaufens wegen der Kranke keine als Lazarethkleidung tragen darf, und der Speisemeister die vorige Kleidung desselben bis zu seiner völligen Entlassung sorgfältig verschlossen halten muß.

21. Die

21. Die Krankenwärterinnen erhalten jährlich, ausser freier Kost und Wohnung 10 Thaler Lohn, welches die Inspektoren vermehren oder vermindern können, wofür sie dem Kranken Handreichung thun, die Medizin holen, dieselbe und das Essen ihm reichen, die Speisegefäße wegtragen und reinigen, die Zimmer reinigen und heitzen, die Wäsche des Kranken waschen und rollen, die Kleidung ausbessern und auch sonst in der Küche dem Speisemeister zur Hand gehen müssen.

22. Die Wärterinnen führen auch die Aufsicht über das Betragen des Kranken und zeigen den muthwilligen Verderb desselben an Leinen, Betten, Speisen, Arzenei, sein Auslaufen, dem Speisemeister an, welcher es unverzüglich den Inspektoren berichtet, welche dieses ernstlich zu verhüten suchen müssen.

23. Auch die Widersezlichkeit und Zanksucht der Kranken zeigen sie an, müssen aber mit Güte und nie mit Schimpfworten ihnen begegnen.

24. Alles ihnen Anvertraute müssen sie wieder liefern, und von den Speisen, die sie den Kranken bringen, nichts abkürzen, sonst werden sie nicht nur abgeschaft, sondern auch vom Gericht, nach Befinden, mit Geld- oder Zuchthausstrafe belegt.

25. Sie sollen auch dem Kranken in der Nacht unverdrossen Handreichung thun, wenn er klingelt, bey

bei Strafe der Abschaffung; wozu sie auch der Speisemeister anhalten soll, und, wenn er bemerkt, daß sie beim Anziehen der Glocke vom Kranken nicht aufstehen, sie wecken, und das Nöthige besorgen.

26. Der Rath behält es sich vor, nach Zeit und Umständen, diese Ordnung verfassungsmäßig abzuändern.

Vorschrift

des Verhaltens der Kranken im Lazareth, ein Auszug von den Verordneten zur Armenpflege und dem Lazareth.

1. Jeder Kranke bedienet sich sogleich bey seiner Ankunft des ihm vom Speisemeister angewiesenen Bettes, Tisches, Stuhles und der Lazarethkleidung.

2. Die Kranken sollen sittsam seyn, nicht fluchen, und sich nicht durch zugesteckte starke Getränke berauschen, schlagen oder schelten, widrigenfalls mit willkührlicher Leibesstrafe belegt, oder auch verstoßen werden.

3. Kleidung und Betten in Acht nehmen, das Schadhafte an denselben sogleich dem Speisemeister oder der Wärterinn anzeigen, und außer dem Bette nicht auf dem Bette, sondern dem zu jedem Bette gehörigen Stuhle sitzen.

4. Der

4. Der schon genesende Kranke, oder der ohne eignen Nachtheil zur Ausbesserung des Schadhaften an Betten, Strümpfen rc. aufgefordert wird, soll nicht murren.

5. Jeder soll Töpfe und Arzeney in den unter dem Tische, der vor jedem Bette steht, angebrachten Kasten setzen, und an die Seite seinen Löffel zur Medizin und zum Essen, und sein Messer sogleich nach dem Essen gereiniget auf die angewiesene Stelle stecken, damit schlechterdings nichts als das Trinkglas auf dem Tische stehe.

6. Die Medizin muß, bey Beahndung, regelmäßig gebraucht, und die Lebensordnung genau beobachtet werden.

7. Alle Veränderungen müssen dem Aufseher zeitig angezeiget werden.

8. Vernachlässigung oder Abkürzung der Speisen muß den Inspektoren mit Bescheidenheit gemeldet werden.

9. Der Urheber von ungegründeten, zwischen mehrern angesponnenen Klagen, soll verstoßen, und die Theilnehmer nach Befinden bestraft werden.

10. Das Gebet wird jedem Kranken empfohlen.

11. Zu dem Ende soll im Winter des Morgens um 8, im Sommer um 7 Uhr, von einem vom Speisemeister Ernannten der Morgensegen gebetet, und nachher ein Morgenlied gesungen werden; bey

Tische

Tische soll einer vor und nach Tische vorbeten; ingleichen der Abendsegen vorgebetet, und darauf ein Abendlied gesungen werden, woran alle, die dazu vermögend sind, Theil nehmen müssen.

12. Sonntags wird aus den dazu angeschaften Büchern, Vormittags die Erklärung des Evangeliums, und Nachmittags der Epistel, gelesen, und 1—2 Lieder gesungen; aber auch außerdem wird Jedem anempfohlen, fleißig und mit Ernst an Gott zu denken.

13. Wer kommuniziren will, muß es den Speisemeister, und dieser den Inspektoren anzeigen.

14. Dem Aufseher ist der Kranke Gehorsam in allem, woran ihn die Krankheit nicht hindert, schuldig.

15. Bey neuen Zufällen zieht der Kranke zu jeder Tageszeit an der auf dem Unterboden angebrachten Glocke so viel Mal, als seine Stubennummer bezeichnet, damit die Wärterinn das Zimmer nicht verwechsele.

16. Erlaubt der Arzt einem Kranken, zur Erquickung aus dem Zimmer zu gehen, so darf derselbe nicht weiter im Hause umher gehen, als der Krankenwärter es erlaubt, auch nicht bey den übrigen Kranken sich aufhalten.

17. Die Genesenen sollen nicht mehr im Hospital geduldet werden, und, wenn sie sich nicht gutwillig wegbegeben, dazu angehalten, und, nach

Umständen, in das hiesige Werk- und Zuchthaus gebracht werden.

18. Respekt gegen die Vorsteher und den Arzt, und Gehorsam gegen den Krankenaufseher, der die Befehle der Obern ihnen bekannt zu machen hat, wird dem Kranken ernstlich anempfohlen.

III.

Allgemeine Spitalgesetze des Senkenbergischen Instituts zu Frankfurt am Main.

1.

Die in diesem Spital aufgenommenen Kranken sollen die ihnen erzeigten Wohlthaten und Pflege, mit schuldiger Dankbarkeit gegen Gott annehmen.

2. Jedermann soll sich des Fluchens, Schwörens und des Mißbrauchs des Namens Gottes enthalten.

3. Bey dem Morgen- Abend- und Tischgebet, und bey den gewöhnlichen Gottesdienstlichen Uebungen, soll sich jedermann andächtig bezeigen.

4. Den Herren Administratoren, desgleichen dem Spitalmeister soll jeder den gebührenden Respekt beweisen, auch den Befehlen des Spitalmeisters genau nachkommen.

5. Die

5. Die Krankenwärter soll niemand in ihren Verrichtungen stöhren, noch sich gegen selbige widerspenstig bezeigen.

6. Es soll auch kein Kranker dem Krankenwärter für seine geleistete Dienste, irgend ein Geschenk, es bestehe worinnen es wolle, anbieten oder geben.

7. Wenn ein Kranker eine gegründete Klage gegen den Spitalmeister oder Krankenwärter hätte, so soll er solche bey den Herren Administratoren anbringen.

8. Die Kranken sollen sich still und ruhig, auch unter einander friedfertig betragen, keiner den andern bedrohen, schimpfen, mit Unnamen belegen, oder wohl gar schlagen.

9. Alle leichtfertige und unziemliche Worte und Geberden, auch Karten- und Würfel- und dergleichen Spiele, wie auch das Tabaksrauchen, werden gänzlich untersagt.

10. Niemand soll etwas an Speise, Trank, Kleidungsstücken, oder wie es sonst Namen haben mag, entwenden.

11. Jeder soll seine vom Spitalmedico verordnete Arzneyen zu gehöriger Zeit und Ordnung wohl gebrauchen, und sich nicht unterstehen, etwas von Arzneyen wegzuschütten, oder heimlich zu verstecken.

12. Außer den vom Spital gereichten Speisen und Trank, soll kein Kranker, ohne Vorwissen und Gutbefinden des Spitalmeisters, sich etwas von Speisen und Trank, von jemand außer dem Spital heimlich zustecken oder holen lassen.

13. Ohne Erlaubniß des Spitalmeisters darf niemand aus dem Spital gehen, noch über die erlaubte Zeit außen bleiben.

14. Es sollen die Mannspersonen aus den Weiberstuben, und die Weibspersonen aus den Mannsstuben bleiben, es müßte denn mit Erlaubniß des Spitalmeisters geschehen.

15. Desgleichen wird das unnöthige Stehen und Plaudern zwischen den Manns- und Weibspersonen auf den Vorplätzen und Gängen des Spitals untersagt.

16. Wann die Reconvalescenten mit Erlaubniß des Spitalmedici in den Garten spazieren gehen dürfen, so sollen sie blos in den Gängen bleiben, und nicht in die Quartiere, oder hinter das Treibhaus gehen, auch nichts von Blumen abbrechen, oder etwas aus dem Garten entwenden.

17. Alle Kranken sollen sich, so viel ihre Kräfte erlauben, der Reinlichkeit befleißigen, und wann sie zu schwach dazu, den Krankenwärter, um sie zu säubern und zu reinigen ansprechen.

18. Auch sollen alle Morgen, bald nach dem Aufstehen, vor dem Gebeth, alle Reconvalescirende,

wann

wann es der Spitalmedicus nicht ausdrücklich ihnen verboten hätte, und auch des Nachmittags, ehe sie zu Tische gehen, sich in den Hof begeben, und sich unter der Aufsicht des Krankenwärters waschen.

19. Wer gegen eins oder das andere dieser vorstehenden Gesetze handelt, macht sich der Wohlthaten des Spitals verlustig, und muß das Spital räumen, oder wird auch, nach Beschaffenheit der Umstände, auf vorhergehendes Ansuchen Hochobrigkeitlicher Hülfe, härter bestraft.

IV.

Pachtregular für das Spital zu Brest *).

Man hat wahrgenommen, daß die Verpachtung des ganzen Spitalwesens sowohl dem königlichen Aerarium als den Kranken zum Nutzen gereiche. Der Pachttermin wird gemeiniglich auf 6 oder 9 Jahre geschlossen, während welcher Zeit der Pachter alle kranke und verwundete Officiere, Soldaten, Matrosen, Taglöhner in den königlichen Arsenalen, die Galeerensklaven, wie auch die erkrankten angehenden Wundärzte, Apotheker und Krankenwärter aufnehmen muß. Alles, was die Nahrung und übrige Besorgung dieser Kranken betrifft, wird gewöhnlich durch folgende Punkte bestimmt.

*) Hanczovsky a. a. O. S. 213.

1. Der Pachter wird einem jeden Kranken, wenn er die ganze Portion zu genießen hat, täglich 16 Unzen Fleisch geben, worunter $\frac{2}{3}$ Rindfleisch und $\frac{1}{3}$ Kalb- oder Lammfleisch seyn muß, ohne daß etwas vom Kopfe, Herzen, Füßen (was man sonsten Zuwage nennt) hinzukommt; welches Fleisch, wenn es wohl gesotten, ohne Knochen nicht weniger als 10 Unzen ausmachen darf.

2. Die Brodportion soll in 20 Unzen weißen, gut gebackenen und schmackhaften Brode bestehen.

3. Die Weinportion besteht in einem Seidel (pariser Maaß) Bourdeauwein, der von einer guten Qualität, roth und alt seyn muß. Neuer Wein darf vor dem ersten April des nämlichen Jahres nicht gegeben werden.

4. Der Pachter ist verpflichtet, die Portionen so abzutheilen, wie es von dem Intendanten des Seehafens und von dem Oberaufseher der Seehafenspitäler festgesezt ist.

5. Einem jeden Kranken, der als ein Reconvalescent aus dem Spitale gehet, soll ein Drittel von der ganzen Portion mitgegeben werden, und weil der Tag des Eintritts allezeit dem Pachter zum Vortheil angerechnet wird, so wird derselbe auch für diese beym Austritte mitgegebene Portion nichts zu fordern haben.

6. Was die Eyersuppen, die weichgesottenen Eyer, die gewöhnliche Tisane, Panatsuppe, Milchreis,

reis, Reisschleim ꝛc., so wie auch die Menge der grünen Speisen betrifft, so wird alles dieses niemals anders als auf ausdrückliche Anordnung der ersten Aerzte und Wundärzte von dem Pachter abgereicht, weil solches nie einen Theil der ordentlichen Portion ausmachen kann.

7. Die erkrankten Officiere werden eine dem Geldwerth nach doppelte, folglich bessere Portion erhalten, als die Soldaten, Matrosen, und andere.

8. Das Essen muß zu jener Zeit den Kranken gereicht werden, wo es die ersten Aerzte und Wundärzte für gut finden, damit sie die nöthige Aufsicht darüber haben können.

9. Damit in Rücksicht auf die tägliche Austheilung der Portionen alles ordentlich zugehe, so werden die ersten Aerzte und Wundärzte täglich von ihnen selbst unterzeichnete Auszüge dem Pachter geben, woraus sich dieser wegen den ganzen, halben ꝛc. Portionen ersehen kann; welche Auszüge hernach den Rechnungen beygelegt werden müssen. In Ansehung der täglich anzuordnenden Arzneymittel werden ähnliche Auszüge verfertiget, damit sie dem ersten Apotheker zu seinen Rechnungen dienen können.

10. Der Platz für die Apotheke und für den nöthigen Vorrath der Arzneymittel wird allezeit bequem und geräumig genug seyn. Die Kästen, Schubladen, und alles, was von

Tischlerarbeit darinn nöthig ist, wird von dem königlichen Aerarium bezahlt und unterhalten. Hingegen wird der Pachter auf seine Kosten sowohl alle einfache und zusammengesezte Mittel, als auch den nöthigen Wein und Brandwein, so wie die zum Verband erforderliche Carpie und Leinwand liefern. Wenn aber den Kranken neu erfundene Mittel, wie z. B. das Roob antisiphyl. wider die Lustseuche gegeben würden, so werden solche alle von Seiten des königlichen Aerarium bezahlt.

11. Die Carpie soll von einer guten Qualität seyn, und in einem trocknen Orte aufbewahrt werden; und der Pachter wird die zum Verbande nöthigen Binden, so wie sie von den Wundärzten verlangt werden, liefern. Die Lieferung von Binden, der Carpie, Weingeist ꝛc. geschieht an den Oberwundarzt selbst.

12. Die Betten, welche der Pachter herbeyschaffen soll, werden in einer Matraße, einem Kopfkissen, einer Decke, in 2 paar Leintüchern und einem Strohsack bestehen. Auch wird er für einen jeden Kranken 2 Schlafmüßen, 4 Kopfbinden, 4 Hemden, 2 Spuckschüsseln, und für 6 Kranke einen Schlafrock nebst der nöthigen Zahl Leibschüsseln zu besorgen haben.

13. Die Bettstätte, die zum Ausführen der Verstorbenen nöthigen Wägen, und die Todtenbahren werden, weil sie für die dem Spitale zugehöri-

hörigen Geräthschaften zu halten sind, von Seiten des königlichen Aerarium angekauft, und unterhalten; aber die übrigen Mobilien und Gefäße, die in den Sälen, in der Apotheke und Küche sind, werden alle, sie mögen von Zinn, Kupfer, Erden, Glase oder Holz seyn, auf Rechnung des Pachters angeschafft.

14. Die Spitalwäsche hat der Pachter zu besorgen, und er wird darauf sehen, daß man die zum Verbande oder zur Carpie bestimmte Leinwand nicht mit der übrigen Wäsche vermenge; auch daß die für die Venerischen bestimmte ganz abgesondert gewaschen werde.

15. Der Pachter verbindet sich, auch bey jedem Kranken alle 14 Tage, und wenn es für nöthig erachtet würde, noch öfters die Leintücher mit frisch gewaschenen zu wechseln.

16. Auch wird die Heizung der Krankenzimmer und der Bäder, das Holz, die Kohlen, die man bey jedem Verbande brauchen könnte, eine Kerze für einen jeden wachhabenden Wundarzt oder Apotheker auf desselben Rechnung gehen; hingegen wird der Ankauf der Zimmeröfen und derselben Unterhaltung, so wie das Rauchfangkehren auf die Rechnung des königlichen Aerarium geschehen.

17. Die Nonnen (soeurs de la sagesse) werden als Krankenwärterinnen ihre Dienste versehen, und das königliche Aerarium wird für ihren Unter-

terhalt sorgen. Sie werden nach der Verordnung, die mit Einverständniß des Intendanten, des Oberkommissairs, und des Pachters gemacht wird, in die Krankensäle eingetheilet, damit sie über die andern Krankenwärter die Aufsicht haben, und für die Erhaltung der Mobilien, so wie für die bestmöglichste Reinlichkeit Sorge tragen.

18. Der Pachter wird die Kirche, wo täglich Messe gelesen wird, unterhalten. Die Priester, welche die Sakramente ausspenden, werden von dem königl. Aerarium besoldet; was die geistlichen Uebungen der Nonnen betrifft, so werden sie solche in der nämlichen Kapelle nach den Regeln ihrer Gemeinde verrichten.

19. Die Begräbnisse der Officiere, Matrosen, Soldaten, Taglöhner und Galeerensklaven werden dem Pachter mit 40 Sols bezahlt, wofür er noch ein Todtentuch, um sie einzuwickeln, schaffen muß.

20. Die Nonnen werden auch für die den Kranken zugehörige Kleidung rc. sorgen, und sie entweder bey derselben Austritte aus dem Spitale, oder nach ihrem Absterben, zu verrechnen gehalten seyn.

21. Der Pachter wird verbunden seyn, einen Thürhüter in königlicher Livree bey dem Spitalthore zu unterhalten, theils um das unbefugte Ausgehen der Kranken zu verhindern, theils damit kein Obst oder andere Speisen von außen in das

Spital

Spital gebracht werden. Dieser Thürhüter wird auch Acht geben, daß nichts von den Mobilien und Geräthschaften, welche dem Spitale, oder den darin angestellten oder den Kranken selbst gehören, aus demselben entfremdet werde. Er wird berechtigt seyn, alle jene Personen, welche er verdächtig hält, zu visitiren, und die dort befindliche Soldatenwache wird ihn im Falle der Noth unterstützen. Ueberhaupt kann der Pachter, zur Handhabung der allgemeinen Sicherheit sowohl innerhalb des Spitals, als in dessen Umfange auf alle mögliche Beyhülfe der dasigen Garnison Rechnung machen.

22. Der Pachter wird gehalten seyn, alle Geräthschaften, deren er nur immer zu dem Spitaldienste bedarf, so wie alle Arzneymittel, die von dem ersten Arzte und Oberapotheker der Marine für gut anerkannt werden, aus dem königlichen Magazine nach der dort festgesezten Taxe zu erkaufen.

23. Für diese von dem Pachter beym Anfange übernommenen Nothwendigkeiten soll der Betrag in 6 gleichen ratis (im Falle die Pachtung 6 Jahre dauerte,) von dem ihm zukommenden Quantum zurückgehalten, und jeden Monat der 12te Theil von dem, was er für jedes Jahr schuldig wäre, abgezogen werden.

24. Im Falle, daß die von dem Pachter anfangs und zur Kriegszeit übernommenen Geräthschaften

 das

das Bedürfniß des Dienstes in der Folge und in Friedenszeit merklich übersteigen sollten, so ist er berechtiget, alles überflüssige nach vorhergegangener neuen Abschätzung in das königliche Magazin zurückzubringen; wo sodann der monatliche Abzug, dessen im obigen Artikul Erwähnung geschehen, geringer wird.

25. Am Ende der Pachtung werden alle Geräthschaften entweder in das königliche Magazin zurückgeliefert, oder dem nachfolgenden Pachter, nach einer von erfahrnen Männern vorgenommenen Abschätzung, übergeben. Der eigentliche Werth davon wird dem Pachter von dem Zahlmeister der Marine die Hälfte in baarem Gelde, und die Hälfte in 6 gleichen Terminen von Monat zu Monath bezahlt.

26. Alle Spitalerfordernisse, die von Ferne hergebracht werden müssen, sind von allen königlichen, herrschaftlichen und Stadtmauthen frey, und der Pachter wird mit allen nöthigen Passeports zu diesem Ende versehen.

27. Wenn die Zufuhre des Vorraths, den der Pachter von entfernten Orten kommen läßt, durch widrige Zufälle gehindert würde, so ist das Verpflegeamt von der Marine verbunden, demselben alles in dem nämlichen Preiße, als wie es dem Könige verrechnet wird, zu liefern.

28. Die Zahl der chirurgischen Zöglinge wird allezeit die nämliche bleiben, das ist, Einer wird für 10

Offi-

Offiziere bestimmt, und so auch Einer für 50 fieberhafte, blessirte, venerische Kranken und Reconvalescenten überhaupt. — Ein Oberchirurgus mit einem Gehülfen, dem die Blessirten vorzüglich anvertrauet werden; ein anderer Oberchirurgus, der zugleich Demonstrator ist, und dem die Obsorge der Venerischen gemeiniglich zukömmt; und die ordentlichen Wundärzte, welche von Woche zu Woche bestimmt sind, die Spitalwache zu halten, werden alle aus dem königlichen Aerarium besoldet. Von dem Departement zu Brest werden aber 24 Gehülfen und Zöglinge vor andern im Spitale angestellt, und alle Jahr mit 24 andern von der nämlichen Klasse abgewechselt. Der Pachter wird verbunden seyn, diesen von dem König besoldeten Wundärzten monatlich noch 20 Livres zuzulegen. Im Falle die Zahl dieser Wundärzte nicht mit den Kranken verhältnißmäßig wäre, so wird der Pachter solche angehende Wundärzte anstellen, welche vorhero von dem ersten Arzte und Wundarzte sind geprüft worden, und er wird ihnen auch nicht mehr als 20 Livres monathlich geben, da ihnen der König ohnehin 30 Livres des Monats für Kostgeld passirt. Auf 100 Fieberhafte, Blessirte, Venerische und Reconvalescenten wird überhaupt Ein Apotheker gerechnet. Es versteht sich aber, daß der Ober- und zwey Unterapotheker, und die nöthigen Gehülfen in dem Laboratorio, die zur Bereitung aller sowohl galenischen als chemischen Arzneymittel, wie auch zur Anfüllung der auf die Schiffe bestimmten Medizindizinkästen, gebraucht werden, unter der Zahl der, lediglich zum Krankendienste bestimmten, Apotheker nicht mit einbegriffen sind.

Das ganze Apothekerpersonale wird in des Pachters Sold stehen, einen Apotheker, dessen oben gedacht worden, ausgenommen, welcher auf eine genaue Befolgung des Dienstes zu sehen, und mit den Aerzten allen wichtigern chemischen Zubereitungen beyzuwohnen hat. Er wird auch mit Einverständniß des Apothekers von der Pachtung dahin bedacht seyn, daß die angehenden Wundärzte in Rücksicht auf diesen Theil allen nöthigen Unterricht erhalten.

Die Zahl der Krankenwärter bleibt ebenfalls festgesezt, nämlich zwey Offiziers haben einen und für 25 mit Fieber behaftete, blessirte, venerische oder halbgenesene Soldaten, Matrosen 2c., ist auch einer bestellt. Wenigstens die Hälfte von den Wärtern sollen Männer von guter Aufführung, auch in dem Krankendienste schon geübt seyn, und diese werden von dem Pachter ernährt und besoldet. Die andere kann aus den Gefangenen, die tauglich dazu gefunden werden, bestehen, und der Pachter ist verpflichtet, diesen monatlich 6 Livres zu geben; denn die Nahrung bekommen sie vom König. Alle diese Wärter bleiben den Nonnen untergeordnet, und leztere werden ihre Verrichtungen so einrichten, daß immer einige bey der Vertheilung der Speisen

zuge-

zugegen sind, die andern hingegen da, wo es nöthig ist, die Nachtwache halten können.

Alle Tage nach der Morgenvisite sollen sowohl die Namen der angehenden Wundärzte, als der Apotheker und Krankenwärter abgelesen werden, um zu wissen, ob ihre Anzahl mit der Menge der Kranken verhältnißmäßig ist, und ob alle in Bereitschaft sind, ihrer Bestimmung nachzukommen.

29. Der Pachter wird befugt seyn, einen jeden von den Untergeordneten, wenn er sich wider die Subordination vergeht, oder eines andern wichtigen Fehlers schuldig macht, abzudanken; jedoch muß es vorhero dem Intendanten und Policeykommissair der Spitäler gemeldet werden, und mit Einverständniß der Aerzte und Oberwundärzte geschehen.

30. Allen, die im Dienste des Spitals sind, sie mögen nun unmittelbar bey den Kranken oder in der Kanzley der Spitaldirection angestellt seyn, werden von Seiten des Königs entweder in dem Spitalgebäude selbst, oder doch in der Nähe die nöthigen Wohnungen angewiesen, ohne daß irgend ein Vorwand statt haben könne, während der Pachtzeit von diesen Quartieren einen andern Gebrauch zu machen.

Von Seiten des Königs werden dem Pachter überhaupt alle zum Spitaldienste erforderliche Gebäude, z. B. Magazine, Gewölber, Bäckerey, Fleischbank, wie

wie auch die Böden, Keller ꝛc. verschafft, und das königliche Aerarium sorgt auch für derselben Unterhaltung.

31. Im Falle eine so große Menge Kranker da wäre, daß man einen Theil davon in einen andern Ort oder Gebäude übertragen müßte, so wird der Pachter nach eingeholter Verordnung des Intendanten alle Anstalten dazu treffen; auch werden ihm die Geräthschaften, so wie bey der Einrichtung des Spitals von Seiten des königlichen Aerarium gegeben, von wo aus die Uebertragungskosten ebenfalls bestritten werden; aber die Nahrung der Kranken und des dabey dienenden Personals bleibt ausgenommen. Die Geräthschaften, z. B. die Bettstätte, Kästen ꝛc. wird der Pachter, sobald er sie entbehren kann, in das königliche Magazin wieder zurückliefern.

32. Der Pachter wird das Vorrecht haben, alle Waaren, die er im Spitale bedarf, und die zum Vortheil des königlichen Aerarium verkauft werden, in dem festgesezten Preiße vor andern an sich zu bringen, z. B. Wein, Mehl.

33. Sollte es sich ereignen, daß bey Gelegenheit einer Belagerung, eines feindlichen Angriffs, eines Wetterstrahls, oder aus einer andern unvorhergesehenen Ursache, die weder von dem Pachter, oder seinen Untergeordneten, noch von einer ansteckenden Krankheit herrührt, die dem Pachter zugehörigen Geräthschaften in Brand gerathen, oder

aus

aus unvermeidlicher Nothwendigkeit angezündet werden müssen, so werden alle diese Geräthschaften, nachdem man sich zuvor von der Menge der Stücke, als von der Art des Verlustes gesetzmäßig versichert hat, dem Pachter, von dem königlichen Aerarium, entweder mit andern oder mit Gelde ersetzt.

34. Zu Ende jedes Monats soll der Pachter, es sey nun zu Brest oder Paris, aus dem Universalzahlamt der Marine mit baarem Gelde bezahlt werden; er wird nämlich für jeden im Spitale aufgenommenen kranken Unteroffizier, Matrosen, Soldaten, Taglöhner und Gefangenen, so wie auch für jeden kranken angehenden Wundarzt, Apotheker und Krankenwärter, täglich 22 Sols; für jeden erkrankten Offizier, Arzt, Wundarzt, oder Apotheker, im Falle sie in dem Spitale besorgt zu werden verlangen sollten, 44 Sols erhalten.

Weil aber die Anzahl der Kranken und die Anstalten zur Friedenszeit um ein beträchtliches vermindert werden, und die Ausgaben im Großen doch fast die nämlichen bleiben, so ist es billig, daß man den Sold um 2 Sols täglich vermehre, und diese Vermehrung soll vom 6ten Monate an, nach der Publikation des Friedens, ihren Anfang nehmen. Diesem zufolge werden also dem Pachter 24 Sols für einen Gemeinen, und 48 für einen Offizier bezahlt, wohingegen er von allen fernern nur möglichen Forderungen abstehen muß.

35.

35. Dem Pachter werden nebst dem ihm kontraktmäßig zukommenden Quantum zu Ende jedes Monats auch alle seine außerordentlichen Auslagen bezahlt; jedoch wird er den Betrag vom erwähnten Quantum erst nach Abzug 4 Deniers von der Livre empfangen.

Im Falle der Pachter nicht alle zur monatlichen Berechnung nöthige Schriften und Stücke zu rechter Zeit in Bereitschaft haben könnte, so wird ihn einstweilen aus dem Zahlamte der Marine ein mit seiner Forderung verhältnißmäßiges Quantum gegeben. Im Falle man ihm aber nicht zu rechter Zeit seine Gelder verabfolgen sollte, und derselbe verbunden wäre, auf die verfallene Forderung zu warten, so wird ihm von dem dritten Monate an dieser Verfallzeit ein $\frac{1}{2}$ pro Cento monatlich bezahlt.

36. Der Betrag des dem Kranken (wo es sich thun läßt) zurückgehaltenen Soldes wird à Conto des oben stipulirten Quantum dem Pachter zu Ende jedes Monats von dem Zahlamte der Marine überliefert.

37. Uebrigens muß sich der Pachter an alles, was in der 1689 in Betreff der Spitäler ergangenen Verordnung vorgeschrieben, und diesen Bedingungen nicht entgegen ist, halten.

Bedingungen,

die sich blos auf die Lieferung und Fassung der Arzneymittel beziehen.

1.

Die Pächter werden während der Pachtzeit alle medizinische Erforderniſſe nach der festgesezten Tarif liefern.

2. Die einfachen Mittel werden allezeit von der besten Gattung seyn, und die zusammengesezten chemischen ꝛc. sollen nirgends als in einem zu dem Brester Departement gehörigen Seehaafen in Gegenwart der Aerzte, Wundärzte und des Oberapothekers von der Marine zubereitet werden. Eben genannte haben die Pflicht auf sich, alles zu verwerfen, was sie untauglich finden; auch muß der Oberchirurgus von dem Schiffe bey der Untersuchung und Uebergabe der Medikamente gegenwärtig seyn.

3. Die Pächter sind bey der Rückkehr der königlichen Kriegs- oder anderer Schiffe verbunden, alle vorräthige und noch brauchbare Arzneymittel und Erforderniſſe 10 pro Cento unter dem Preise, um welchen sie dieselben geliefert hatten, anzunehmen. Hingegen alle Mörser und Mörserkeulen. wie auch alle kupferne und eiserne Geräthschaften muß der Pachter um den nämlichen Preis, als er sie geliefert hatte, wieder zurücknehmen.

4. Die zum Einpacken nöthigen Fässer und hölzerne Medizinkasten mit ihren Schubläden, werden aus dem königlichen Aerarium bezahlt.

5. Am Ende der festgesezten Pachtungszeit, oder im Falle die Pachtung durch eine andere unvorhergesehene Ursache vor dem bestimmten Termin aufhören sollte, wird das königliche Aerarium alle brauchbare Arzneymittel und Erforderniße, welche noch vorräthig waren, nach einer gemachteu Abschäzung übernehmen.

6. Alle Arzneymittel, von welchen die Pächter entweder aus entfernten Gegenden des Reichs, oder auch aus fremden Ländern einen Vorrath kommen zu lassen nöthig finden, werden im Königreiche überall Zollfrei passirt, zu welchem Ende allezeit die nöthigen Passeports gegeben werden.

Nachtrag

Zur S. 2.

Gelegentlich will ich anmerken, daß wir von dem ersten Werke des Howards ebenfalls eine französische Uebersetzung haben, nemlich: Etat des prisons, des hopitaux & des maisons de force, par *John Howard*, Traduit de l'anglois. à Paris. 1788. 2 Vol.

Zur S. 85.

Da diese Uebersetzung für die deutsche Nation bestimmt war, so glaubte ich, daß ich, da die alles verheerende Pest doch seltner und fernerhin hoffentlich bey mehrerer Sorgfalt und Vorsicht und einer bessern Heilmethode noch seltner in Deutschland Invasionen machen dürfte, nicht nöthig hätte, aus andern Schriftstellern über eine Krankheit mehreres zusammenzutragen, welche ich zu beobachten, niemals Gelegenheit gehabt hatte *). Auch schienen mir diese Bemerkungen nicht unmittelbar zu der Absicht zu gehören, welcher wegen diese Uebersetzung besonders für das deutsche Publikum hätte sollen gefertiget werden. Späterhin machte mich, wie ich gern eingestehe, Herr D. Wittwer hierauf aufmerksamer, als ich von selbst mich darauf aufmerksam gemacht hatte. Jezt aber wäre es zu spät, wenn ich noch etwas über diesen Gegenstand nachholen wollte. Allein sollte ich vielleicht noch, wenn auch erst nach einigen Jahren, einen Supplementband zu dieser Uebersezung liefern, und sollte Herr D. Wittwer so gewogen seyn wollen, mir einige Beyträge zu übersenden, so würde ich mich alsdann um desto lieber von diesem so verdienstvollen Gelehrten auf diesen und jenen Umstand aufmerksam machen lassen. Um aber doch für jezt wenigstens

*) Hiermit vergleiche man, was Howard selbst gesagt hat. S. Neue Litteratur und Völkerkunde. September 1790. S. 237.

noch etwas über diesen Gegenstand hinzuzufügen, führe ich einige oben von mir übergangne Schriften an, von denen die des Herrn D. Minderer ganz besonders zu rühmen ist. Es sind folgende:

Lange Rudimenta doctrinae de peste. Viennae 1784. 8.

Ferro's nähere Untersuchung der Pestansteckung nebst zwey Aufsätzen von D. Lange und Fronius. Wien 1787. 8.

Abermal ein Beytrag zur Kenntniß und Heilung der Pest, von D. J. M. Minderer. Riga, 1790. 8.

Ludov. Anton. Muratori Opere.

T. I. Del governo medico della peste

T. II. Del governo ecclesiastico della peste. —

Relazione della peste di Marsiglia. in Venezia. 1790. 8.

Zur S. 462.

Ueber die Mittel, die Luft zu reinigen und Krankheiten abzuhalten, die durch verdorbene Luft verursacht werden, hat einiges Lesenswerthes Herr Sellier in dem Journal encyclop. 1781. vorgetragen. Eine mit Anmerkungen begleitete Uebersezung davon befindet sich im Leipziger Magazine 1781. 11tes Stück. no. 4.

Der

Der Churpfalzbayrische und Herzoglich Zweybrückische Hofmedikus, Herr Beyser, hat einen Ventilator verfertiget, wodurch in einer Stunde 800 bis 1000 Cubicschuhe frische Luft in jedes Zimmer hin und so viele andere wieder heraus geschafft werden können.

Zur S. 537.

Neulich benachrichtigte mir Herr D. Gisbert Jacob Wolff aus Utrecht, daß seit nun sechs Jahren auch in Leiden eine clinische Lehranstalt unter der Aufsicht der Herren Professoren Paradys und Oosterdyck eingerichtet worden wäre. Jeder von diesen beyden Professoren steht dem akademischen Hospitale ein Vierteljahr lang abwechselnd vor, und die Krankheiten werden von den Studierenden unter ihrer Leitung behandelt. Der Student muß jeden solchen Fall in einer kurzen Abhandlung ausarbeiten, welche der Professor beurtheilt, und über welche unter dem Vorsitz des Professors die Candidaten disputiren müssen.

Auch wird in Utrecht durch die gütige und wachsame Vorsorge der Staaten der Provinz Utrecht an den Archiater und Professor Matthias van Geuns die Freyheit und der Auftrag ertheilt werden, in dem Catharinenspital eine clinische Lehranstalt zu errichten. Da dieses ein weitläufiges und grosses Spital ist, so erwartet man von dieser Einrichtung sehr viel Gutes.

Zur S. 545.

Von der Hebammenschule zu Maynz S. Pyls neues Magazin I. 1. 194.

Sollten endlich Spitalärzte und Vorgesezte über Krankenhäuser eine Fortsezung dieser meiner Bemühungen begünstigen wollen, welches durch freundliches Zurechteweisen, in Fällen wo ich geirrt habe, oder durch gründliche Schilderung ihrer Spitäler sammt allen guten und weniger vortheilhaften Einrichtungen am besten geschehen könnte, so bitte ich mir diese Belehrung in brauchbarer Kürze niedergeschrieben ergebenst aus, um sie, wenn auch nicht in den nächsten Messen, doch sobald als ich glauben kann, daß das Publikum dadurch einen bedeutenden Vortheil gewinnen werde, bekannt machen zu können, und um damit in den Stand gesezt zu werden, vielleicht nach einigen Jahren etwas Gründliches und so viel wie möglich Ausführliches über diesen Gegenstand zu liefern. Außer mehreren Fragen möchte ich mir besonders auf Erfahrungen gegründete Antworten auf folgende von einem jeden Spitalarzte erbitten.

1. Welches ist die beste Lage für ein Hospital?

2. Worauf muß ein Spitalarzt bey Beurtheilung eines neuerbauten Spitalgebäudes in Ansehung der innern Abtheilungen sehen?

3. Welche Einrichtungen in Ansehung der Krankensäle sind die besten? Wie hoch sind die Zimmer? wie groß? wie viel Kranke liegen in einem?

4. Bedient man sich, außer der Ventilatoren, der Kamine, der offenen gegenüberstehenden Fenster und offenen Thüren, noch anderer Mittel, um die Zimmer zu lüften?

5. Welches ist die beste Einrichtung in Ansehung der Abtritte? Wie oft werden die Leibstühle ausgeleert?

6. Wie sind die Badestuben eingerichtet, und was findet man für Geräthschaft in denselben?

7. Wie oft werden die Zimmer jährlich geweist?

8. Wie verschieden ist die Speiseordnung?

9. Bekommen die Kranken aus dem Spitale Kleidung?

10. Trägt man in dem Spitale gehörige Sorgfalt für die Reconvalescenten?

11. Ist es wohl auch hier und da eingeführt, die Kranken aus einem Spitale in das andere zu legen?

12. Wohnen der Arzt und Wundarzt, oder blos auch nur ihre Gehülfen, oder auch diese nicht einmal im Spital?

13. Wer führt die Administration über das Spital?

14. Wer führt die Rechnungen für das Spital?

15. Welches sind die Fonds des Spitals?

16. Welches sind die Unkosten des Spitals?

17. Wie sind die Aerzte und Wundärzte besoldet?

18. Wie viel Wärter oder Wärterinnen sind über eine bestimmte Anzahl Kranke gesezt?

19. Wie viel bekömmt eine Wärterinn Lohn?

20. Wie viel kostet jeder Kranke täglich?

21. Müssen die Kranken bey ihrem Eintritt in das Spital etwas erlegen?

22. Was für ein Verhältniß ist in Ansehung der Sterblichkeit in den verschiedenen Spitälern einer Gegend, Stadt u. s. w. ;und welche sind die Ursachen einer solchen Verschiedenheit?

Schlüßlich ersuche ich alle diejenigen, welche Beyträge überschicken wollen, mir dieselben durch Herrn Buchhändler Göschen zukommen zu lassen.

Der Herausgeber.

Verbesserungen.

S. 339. fällt die Anmerkung weg. S. 342. Z. 11. ließ Räucherkammer. Ju u. s. w.

FSC
www.fsc.org
MIX
Papier | Fördert gute Waldnutzung
FSC® C083411

Kolibri 360 GmbH
Ferdinand-Jühlke-Straße 7
99095 Erfurt, Deutschland
produktsicherheit@kolibri360.de